化学工业出版社"十四五"普通高等教育规划教材

供食品科学与工程、食品质量与安全、食品卫生与营养学等专业使用

食品毒理学

骞 宇　张 旭　主 编

陈 强　龚方圆　副主编

U0389640

化学工业出版社

北京·

内 容 简 介

　　《食品毒理学》系统阐述了食品毒理学的基本理论、研究方法和应用实践，旨在为读者提供一个全面的食品安全知识框架。全书内容涵盖食品毒理学基础、食品中常见的有毒物质、外源化学物在机体内的生物转运与生物转化、食品毒理学实验基础、一般毒性作用及其评价、特殊毒性作用及其评价、影响外源化学物毒性作用的因素、食品安全性毒理学评价程序和方法、特殊食品的安全性评价以及新技术在食品毒理学中的应用等多个方面，以深入浅出的方式介绍食品毒理学的基本概念和理论，并结合实际案例分析食品安全风险评估方法和策略。此外，本书还深入探讨了食品毒理学研究的新技术和新方法，为读者提供前沿的学术信息。

　　《食品毒理学》可作为普通高等学校食品安全、食品科学与工程、营养学等食品相关专业本科教材，也可供食品安全监管人员、食品企业从业人员以及相关领域的研究人员参考学习。

图书在版编目（CIP）数据

　　食品毒理学 / 骞宇，张旭主编；陈强，龚方圆副主编. -- 北京：化学工业出版社，2025.3. -- ISBN 978-7-122-46923-6

　　Ⅰ．R994.4

　　中国国家版本馆 CIP 数据核字第 2024UA1116 号

责任编辑：褚红喜　　　　　　　文字编辑：马学瑞
责任校对：李雨晴　　　　　　　装帧设计：张　辉

出版发行：化学工业出版社
　　　　　（北京市东城区青年湖南街 13 号　邮政编码 100011）
印　　装：三河市航远印刷有限公司
787mm×1092mm　1/16　印张 23　字数 570 千字
2025 年 3 月北京第 1 版第 1 次印刷

购书咨询：010-64518888　　　售后服务：010-64518899
网　　址：http://www.cip.com.cn

定　价：**59.80 元**　　　　　　　　　　版权所有　违者必究

《食品毒理学》编写组

主　　编: 骞　宇　张　旭

副 主 编: 陈　强　龚方圆

编写人员（排名不分先后）:

骞　宇　重庆第二师范学院

张　旭　辽宁省检验检测认证中心

陈　强　重庆中医药学院

龚方圆　重庆第二师范学院

王　睿　重庆第二师范学院

黎　芳　重庆第二师范学院

赵　欣　重庆第二师范学院

索化夷　西南大学

张宝勇　重庆医药高等专科学校

前 言

在食品安全领域，食品毒理学对于保障人体健康、防止食品污染以及提高食品质量等具有重要的意义。食品毒理学是研究食品中可能存在的有毒物质及其对人体健康的毒害作用机制的一门重要学科。同时，食品毒理学也是制定食品安全标准、实施食品风险评估和风险管理的重要依据。

随着食品工业的迅速发展和食品安全事件的频发，食品毒理学作为食品安全领域的重要学科，越来越受到人们的关注。为了帮助读者深入理解和掌握食品毒理学的基本概念、原理和方法，我们编写了这本《食品毒理学》教材，旨在为食品科学与安全领域的学生、研究人员和管理人员提供一部系统、全面、实用的食品毒理学参考书。通过本教材的学习，学生可掌握食品毒理学的基本理论、研究方法和实际应用，为今后从事食品安全与质量控制、风险评估与风险管理等方面的工作打下坚实的基础。

本教材的主要内容包括基础理论篇、实验与应用篇和附录（实验部分）三大部分：基础理论篇的内容包含绪论、食品毒理学基础、食品中常见的有毒物质、外源化学物在机体内的生物转运与生物转化；实验与应用篇包括食品毒理学实验基础、一般毒性作用及其评价、特殊毒性作用及其评价、影响外源化学物毒性作用的因素、食品安全性毒理学评价程序和方法、特殊食品的安全性评价、新技术在食品毒理学中的应用、毒理学实验室质量控制；附录部分包括食品毒理学基础实验操作、实验动物生物材料的采集及制备、皮肤刺激试验等内容。本教材在编写过程中，力求做到内容全面、结构清晰，既注重基础理论知识的讲解，又结合了大量实例和案例讨论，以便读者更好地理解和掌握相关知识。

由于编者的水平和能力有限，本教材难免存在不当之处，恳请广大师生和同行专家批评指正，以便后续改进完善。

编 者
2024 年 11 月

目 录

实验与应用篇　111

附　录　341

基础理论篇

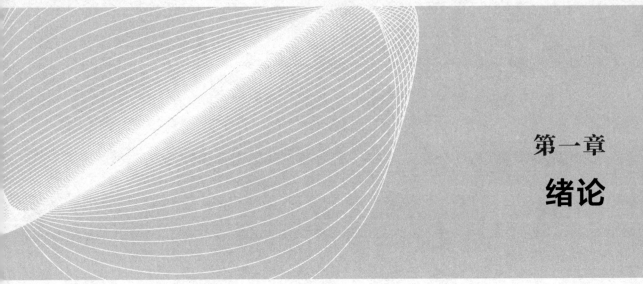

第一章

绪论

 学习要求

掌握： 食品毒理学的概念、研究任务、研究内容和研究方法。

了解： 食品毒理学学科的历史、现状和发展趋势。

 案例讨论

2007年10月23日，江西省某县疾病预防控制中心报告，该县某中学10月17～22日有5例甲型病毒性肝炎（甲肝）病例报告。患者主要临床症状和体征包括皮肤黄染、巩膜黄染、发热、食欲减退、厌油、恶心、呕吐、腹痛、尿黄等，5例患者转氨酶全都增高（最高1022.99 U/L，正常值40 U/L以下），实验室确诊为甲肝。后续报告该起甲肝暴发疫情共报告病例114例，罹患率4.01%，其中113例实验室确诊病例、1例临床诊断病例。所有病例均为学生，无重症、死亡病例。该学校学生均在学校食宿，学校食堂卫生条件较差，粗、精、细食品不分区等情况造成由甲型肝炎病毒引起的食物中毒。

问题：1. 怀疑有群体性食物中毒发生时，一般会用到哪些研究方法溯源病源？

2. 避免发生类似食物中毒事件的方法和措施有哪些？

第一节　食品毒理学的概述

一、食品毒理学的概念

毒理学是研究各种化学性、物理性和生物性有害因素对生物体特别是对人体产生的危害作用及机制，以及预防、救治措施的科学，通过对危害的研究评价提出对各种危害因素的管理措施，保障人民健康。

卫生毒理学（health toxicology）属于预防医学的范畴，是毒理学的一个分支学科，包括环境毒理学、工业毒理学、食品毒理学、农药毒理学和放射毒理学等。食品毒理学（food toxicology）是运用毒理学的基本原理和方法，以研究和解决食品中的毒理学问题为目标，所形成的具有自身特点和系统的概念、理论与方法体系的一门新学科。

食品毒理学是毒理学的基础知识和研究方法在食品科学中的应用，是现代食品卫生学的一个重要组成部分。它通过研究食品中有毒有害物质的性质、来源及对人体损害的作用与机制，评价其安全性并确定这些物质的安全限量，提出预防管理措施，从而确保人类健康。

我国食品毒理学研究始于 20 世纪 60 年代初，着重开展了残留物的检测技术、安全性和卫生标准等相关研究，关注的对象包括农药残留、金属毒物、霉菌毒素和其他污染物等，并开启了食品添加剂的科学研究。

现代食品毒理学是利用分析化学、现代生物学、生物化学、病理学、遗传学、免疫学及流行病学的知识与技能，应用实验研究、临床研究和现场调查等研究方法，从各方面深入研究和认识各种毒性作用的本质，其研究成果为确定食品外源化学物合理的安全接触限量和制定有效的管理措施、预防化学物对人类的危害提供理论依据。

二、食品毒理学的起源和发展

（一）毒理学的起源

毒理学起源于远古时期人类为获得丰富的食物而对各种物质进行品尝食用，人类对自然界中存在的有毒物质的认识可以追溯至 5000 年前，而有文字记载的历史约 3500 年。

东汉时期成书的《神农本草经》中已记载了 365 种药物，其中列出 125 种有毒药物（如乌头、巴豆等），同时记载了一些毒物的相应解毒剂，中国的《黄帝内经》被认为是大多数中医药著作的基础，有很多毒物及解毒的记载。古埃及人在 *Ebers Papyrus* 上记载了颠茄草、铅、铜、锑等多种毒物，并且已经可以从桃仁中提取氢氰酸。古印度人记载了砒霜、鸦片、乌头类等毒物。古印第安人以含有毒糖苷的植物种子提取物作为武器。

Pythagoras（公元前 580 年—公元前 498 年）研究了金属对生物体的毒性作用，提出了中毒的因果关系，为早期毒理学的建立和发展做出了重要贡献。Hippocrates（公元前 460 年—公元前 377 年）提出了古代毒理学的概念，并在其著作中详细阐述了毒物的专业知识。Theophrastus（公元前 370 年—公元前 286 年）撰写了《理论植物学》和《植物学史》，成为重要的早期毒理学教材。Dioscorides（公元前 90 年—公元前 40 年）首先观察了汞的毒性，并对毒物进行了分类，对毒理学做出了重要贡献。

公元 1135—1204 年，Maimonides 的《毒物及解毒剂》是当时重要的毒理学著作。公元 1250—1316 年，Petrus 所著的"关于中毒"的书介绍了已知毒物的中毒与治疗方法，这本书在当时广为流传，在毒理学史上产生了重要影响。

（二）近代毒理学

Paracelsus（1493—1541 年）是中世纪文艺复兴时期医学史和毒理学史上的一个重要人物，被誉为"毒理学之父"。他指出：所有物质都是毒物，没有绝对的非毒物，剂量决定一种物质是毒物还是药物（the dose makes the poison），他还确立了剂量-反应关系这一重要的毒理学概念，被认为是毒理学发展史上的重要里程碑。

Grevin（1538—1570 年）在其 1568 年的经典著作中进一步发展了化学-生物学相互作用

的概念，被誉为生物毒理学之父。

意大利医生 Ramazzini（1633—1714 年）研究了岩石工硅沉着病、陶器工坐骨神经痛病、镀金工眼炎和铅中毒，被视为职业病学的创始人。公元 1775 年，英国著名医生 Pott 研究了烟筒清扫工患阴囊癌的因果关系，揭示了多环芳烃致癌的事实，由此提出毒物作用于靶器官的概念，被认为是现代毒理学研究的开端。

19 世纪以后，有机化学的发展大大促进了现代毒理学的研究与发展。Magendie（1783—1855 年）、Orfila（1787—1853 年）、Bernard（1813—1878 年）等的工作被认为是真正开始了实验毒理学的创新研究工作，为药理学、治疗学、实验毒理学奠定了基础。Orfila 被视为是现代毒理学的奠基人。

19 世纪末，药品的大量使用造成的中毒事件频发引起了美国的重视。1906 年美国国会通过了第一部联邦食品法《纯净食品和药品法》。1918 年 *Journal of Industrial Hygiene* 创刊，化学品生产商开始建立企业内部的毒理学研究室，这些都标志着毒理学的社会需求和学科地位的确立。

（三）现代毒理学的发展

20 世纪 20～40 年代，有机氯农药的广泛使用，雌激素的合成与应用，抗生素的大规模生产与应用，这些物质的使用在产生预期效果的同时也显现出了一些危害。毒理学研究进一步受到关注。1930 年 *Archives of Toxicology* 杂志创刊；在 19 世纪 40 年代，胆碱酯酶抑制剂的发现，有机磷中毒及解毒机制的研究，化学致癌作用的研究，对混合功能氧化酶及细胞色素 P450 对毒物代谢转化作用的研究，都为毒理学研究写下了浓墨重彩的一笔。

20 世纪 50 年代，美国著名的毒理学家 Lehman（1900—1979 年）等出版的《食品、药品和化妆品中化学物的安全性评价》，首次通过美国食品药品管理局（FDA）为毒理学研究提供指南。世界卫生组织（WHO）还提出了每日允许摄入量（acceptable daily intake，ADI）的概念。这一时期 Lehman 还创办了期刊 *Toxicology and Applied Pharmacology*，确立了食品毒理学的一些重要概念。

20 世纪 60 年代，"反应停事件"震惊了世界，Carson 的《寂静的春天》向世人敲响了警钟，由此促进了许多毒理学法规的诞生。毒理学发展的一个重要里程碑是 1962 年成立了国际毒素学会（International Society on Toxicology，IST）。这一时期的化学分析已达到了超微量水平，细胞生物学、生物化学和分子生物学的长足发展促进了毒理学作用机制的研究。

20 世纪 70～80 年代，分子生物学技术的迅速发展和在毒理学研究中的应用，使毒理学研究步入分子水平。这一时期毒理学重要出版物主要有 *Casarett & Doull's Toxicology*（1975 年）、Hayes 主编的 *Principles and Methods of Toxicology*（1982 年），以及 Sipes 等主编的 *Comprehensive Toxicology*，这些毒理学著作至今已多次再版，成为毒理学的经典著作。

20 世纪 80～90 年代至今，毒理学进入快速发展阶段，也是分子毒理学形成和发展的重要时期。1981 年，我国出版的《中国医学百科全书·毒理学》已有"分子毒理学"词条；1986 年，美国 Vanderbilt 大学医学院生化系的环境毒理学中心（Center in Environmental Toxicology）更名为分子毒理学中心（Center in Molecular Toxicology），1987 年出版了专门的分子毒理学杂志 *Molecular Toxicology*；1989 年美国毒理学会（US Society of Toxicology）设立了分子毒理学部；1993 年，Marshall 在 *Science* 上发表了 "Toxicology goes molecular"；

1997 年加拿大的 Joseph 出版了分子毒理学教科书 *Molecular Toxicology*。这些意味着分子毒理学作为一门独立学科的形成。

（四）我国毒理学的发展

在我国，作为毒理学重要分支的食品毒理学起步较晚。我国卫生部于 1975 年组织举办了第一期食品毒理学培训班，在培训班讲义的基础上于 1978 年修订出版了我国第一部食品毒理学著作。20 世纪 80 年代初，一些医学院校开始开设卫生毒理学课程，今天已经成为预防医学专业的必修课。20 世纪 80 年代中期以来，随着食品工业的快速发展，食品科学与工程专业如雨后春笋迅速成长起来。20 世纪 80 年代末期一些院校开始开设食品毒理学。

1989 年中华预防医学会成立了卫生毒理学会生化毒理学组；1993 年中国毒理学会（Chinese Society of Toxicology，CST）成立，至今已先后成立了 31 个专业委员会，其中就有食品毒理学专业委员会（Section of Food Toxicology，SFO）。中国毒理学会积极开展学术交流、技术培训、人才培养、成果转化、科普教育等活动，为我国毒理学事业发展和公众健康保障做出了积极贡献，有力推动了毒理学学科发展和科技进步。

三、食品毒理学的研究任务、内容与方法

（一）研究任务

食品毒理学的研究任务是研究食品中外源化学物的分布、形态及其进入人体的途径与代谢规律，阐明影响毒性发生和发展的各种条件；研究化学物在食物中的安全限量，评定食品的安全性，制定相关安全标准；研究食品中化学物的急性、亚慢性和慢性毒性，特别阐明致突变、致畸、致癌和致敏等特殊毒性，提出安全管理措施。食品毒理学研究的最终目标就是通过研究确定其毒理学安全性，制定安全限量，提出食品及食品中有毒有害物质的预防及管理措施，保障食品安全。

（二）研究内容

1. 有害物的来源、理化性质和结构研究

（1）**外来化学物质**：通过各种途径进入食品的各种污染物，包括工业污染物（如铅、汞、砷、镉）、农药残留（如有机磷农药等）、兽药残留等。

（2）**生物性污染物**：细菌、霉菌、寄生虫和病毒等。

（3）**天然有毒有害物质**：动植物天然含有的毒素，如马铃薯发芽后产生的龙葵碱，河鲀中的河鲀毒素。

（4）**食品包装材料和食品添加剂**：食品包装材料是指食品在加工、生产、储存和销售过程中所接触到的各种材料，当食品包装材料与食品接触时，包装中的外源化学物质（包括其降解产物）可能迁移到食品中，导致食品被污染。食品添加剂是食品在生产加工储存过程中为了某种需要，有意识地加入食品中的少量的化学合成物质或天然物质。随着纳米材料的快速发展及其在食品保鲜包装材料和食品领域中的应用，纳米材料的安全性越来越受到关注，纳米材料毒理学也成为未来研究的热点。

（5）**食品生产加工过程中形成的有害物质**：如亚硝基化合物，以及食品在高温、油炸烹调过程中形成的杂环胺、多环芳烃、丙烯酰胺、氯丙醇等。

2. 毒性作用及机制研究

毒性作用及机制研究包括：研究随食品进入体内的化学物质在机体内的分布、代谢转化

和排泄过程；研究其对机体的毒性作用，包括急性毒性、亚慢性毒性、慢性毒性、遗传毒性、生殖发育毒性、致癌性、神经毒性、免疫毒性、致敏性等；研究其毒性作用的机制及毒性作用特征。

3. 毒理学安全性评价

对新资源食品、保健食品、转基因食品、食品包装材料、食品添加剂、农药开展上市前的毒理学安全性评价，制定人群安全摄入限量。

4. 对人体健康危害的风险评估

开展食品中外来化学物质、生物性污染物、食品包装材料和食品添加剂、食品及加工过程中形成的有害物质对人体健康危害的风险评估。

（三）研究方法

毒理学的研究方法主要有实验研究和人群流行病学调查两个方面。实验研究可采用整体动物或游离的动物脏器、组织和细胞进行实验。根据所采用的方法不同，毒理学实验又可分为体内试验和体外试验，此外食品毒理学研究还需借助化学手段进行食品中外源化学物的检测，以评价机体摄入暴露水平。

1. 动物体内试验

动物体内试验是食品毒理学研究的主要方法和手段，毒理学研究的最终目的是研究外源化学物对人体的损害作用（毒性作用）及其机制，但不可能在人身上直接进行研究和观察，因此毒理学研究主要借助于动物体内试验研究，将各种作为研究对象的受试物经口给予动物，观察其在动物体内的各种毒性反应、毒作用靶器官和毒性作用机制，将实验动物的研究结果再外推到人。最常用的动物为大鼠和小鼠。

在食品毒理学安全性试验中，检测受试物的一般毒性、生殖发育毒性和致癌性就用整体动物进行，如急性毒性试验、亚慢性毒性试验、慢性毒性试验、致畸试验、繁殖毒性试验和致癌试验等。动物特别是哺乳动物在解剖、生理和生化代谢过程方面与人有很多相似之处，这就是动物实验结果可以外推到人的基础。虽然动物实验研究方法易于控制各种影响因素和条件，但由于动物和人存在本身代谢等方面的差异，摄入剂量和时间模式与人也存在较大差异，因此动物实验结果外推到人存在一定的不确定性。

2. 体外试验

体外试验可采用动物游离器官、细胞和微生物，多用于外源化学物对机体毒性的筛选和机制研究。在毒理学安全性评价中，检测受试物的遗传毒性作用可通过体外试验来预测其致癌可能性。体外试验影响因素少，试验条件可严格控制，人力和物力花费少，但体外试验不能够全面反应体内的毒性作用，尤其在风险评估中不能作为风险评估的最后依据。

（1）**游离器官**：利用器官灌流技术，将特定的液体通过血管流经某一脏器，使得脏器在一定时间内保持存活状态，与受试物接触观察受试物对该脏器的毒性作用。常用灌流器官有肝、肾、肺、脑等，此外用体外全胚胎培养试验可观察和评价受试物的致畸性。

（2）**细胞**：可用从动物和人体脏器新分离的细胞（原代细胞）或经多代培养的细胞系或细胞株。在食品毒理学评价中，常用体外哺乳动物细胞染色体畸变试验来检测染色体畸变，所用细胞株有中国仓鼠肺细胞（V79）、中国仓鼠卵巢细胞（CHO），也可用人血液淋巴细胞体外培养进行检测。常用体外哺乳动物细胞基因突变试验来检测基因突变，常用细胞系有中国仓鼠肺细胞（V79）。

（3）**微生物**：可利用微生物的表型变化作为致突变的一种检测方法。在食品毒理学评价中，常用基因缺陷型鼠伤寒沙门氏菌的回复突变试验（又称 Ames 试验）来检测受试物引起的基因突变。

3. 人体试验

人体试验资料是最宝贵的毒性研究和评价资料，但该资料往往难以获得。可通过偶然人体中毒事件，直接获得关于人体的毒理学资料，这是临床毒理学的主要研究内容，应注意收集和保存有关的毒理学资料和信息，包括中毒剂量及毒性特征表现等。对一些毒性很低的食品，如保健食品或新资源食品，在动物或体外毒性研究确证其安全性的基础上，可进行人群志愿者试食试验研究安全性评价。

4. 流行病学研究

在食品毒理学研究中，人体资料是最宝贵的毒性研究和评价资料，但不可能通过人体试验获得，因此对于在食品中已经存在的外源化学物带来的食品毒理学问题，如地方性饮食习惯（腌制食品、烟熏和烧烤食品）带来的食品毒理学问题等，一些食品加工方式带来的食品毒理学问题等，可以用流行病学方法，通过流行病学调查获得某种食品危害因素与机体健康之间的关系，为确定危害因素提供线索，了解可能的剂量-反应关系，为进行人群危险性评价提供科学资料。但流行病学调查研究存在较多干扰因素，因此测定的毒效应也存在不确定性。

5. 化学分析

食品毒理学的研究对象主要是食品中的一些化学物质，这就需要借助化学分析手段确定食品中化学物质的成分和含量水平，如食品添加剂、食品包装材料、农药和兽药残留等，通过检测和分析了解污染水平，结合人群摄入水平，确定人群摄入暴露水平，这是进行人群风险评估的必要步骤。

6. 风险评估和安全限量制定

对于食品中外源物质的毒性，经过动物实验、体外试验的一系列毒理学研究，可以对食品中外源物质及相关食品的毒理学安全性做出评价，最终可将动物实验和体外试验的研究结果外推到人，并与人体观察和流行病学研究的结果综合起来，结合人群对食品中外源性物质的暴露水平，对所研究的外源化学物进行风险评估。在风险评估的基础上，制定人体安全摄入限量和食品安全限量标准。

第二节　食品毒理学与食品安全

一、现代食品安全性问题

食品安全问题是关系到人民健康和国计民生的重大问题，不仅涉及广大人民群众的生命安全与健康，还关系到一个国家经济的正常发展，关系到社会的稳定和政府的威望。随着社会经济的发展，人民生活水平的提高和健康意识的增强以及国际贸易的需要，食品安全问题越来越受到政府和消费者的广泛关注和重视。在食品生产与管理过程中，将食品安全问题放在首位已成为人们的共识和对食品的基本要求，食品毒理学的作用就是从毒理学的角度，研究食品中可能含有的外源化学物对食用者的毒性作用机制，检验和评价食品的安全性，进行食品风险评估，做出食品安全性评价，为政府进行监控管理和制定相应食品安全性标准及相关法规提供科学依据，从而确保人类健康。据我国食品安全现状分析，我国食品安全问题主要有以下五个方面。

1. 生物性污染

生物性污染主要指细菌、真菌及其毒素、病毒、寄生虫及虫卵、媒介昆虫等引起的食品污染。其中以微生物污染最为常见，特别是微生物污染造成的食源性疾病问题。近年来报道的重大食物中毒事故，据调查除意外事故外，由致病微生物引起的食物中毒事件占绝大多数，达到 98.5%。

2. 化学性污染

化学性污染主要指工业"三废"（废气、废水、废渣）污染、农药残留、兽药残留、食品包装材料污染、食品生产加工污染、食品添加剂的违规使用等。例如，长期过量使用化肥，会破坏土壤中的成分和结构，使土壤理化性质恶化，土壤肥力下降，而这又可能使农民加大化肥的使用量，加剧农产品和生态环境的污染；有机磷农药在蔬菜上的残留较严重，并能在体内蓄积。目前社会上出现的食品添加剂问题，主要是由于食品添加剂超量使用、超范围使用或者使用不合格的添加剂或是添加不允许的添加物造成的，给食品安全带来极大隐患。例如，有的企业在腌菜中超标多倍使用苯甲酸；在饮料中成倍超标使用化学合成甜味剂；为使馒头、包子增白使用二氧化硫；为使大米、饼干增亮使用矿物油；用甲醛浸泡海产品使之增韧、增亮，延长保存期；为改善米粉、腐竹口感使用"吊白块"等。

3. 物理性污染

物理性污染主要是指放射性污染（天然放射性污染和人工放射性污染）和杂物污染。天然高本底辐射地区，种植和生产的食品中通常会检测到较高含量的天然放射性物质。人工放射性污染主要有：核爆炸后产生的放射性沉降物，核反应堆产生的核废物，工、农、医及科研部门应用放射性同位素后产生的大量放射性"三废"，开采天然铀、钍矿及在冶炼过程中产生的放射性尘埃等。杂物污染偶然性较大，包括食品生产、贮藏、运输、销售过程中的杂物污染物（如粉尘、毛发、草籽、碎屑、昆虫、粪便、废纸、烟头），以及向食品中人为故意掺入杂物（如肉中注入的水）。

4. 新技术、新资源食品和保健食品的安全性问题

食品工业中新技术、新工艺的应用带来了新的食品安全问题。例如，转基因技术被认为是发展中国家解决日益增长的粮食需求的关键性技术，大豆、玉米、棉花、油菜、马铃薯等转基因作物已在全球十多个国家种植，还有一些转基因动物和微生物用于生产药物。但是转基因生物及其产品的食用安全性除了与一般食品所共有的问题，还有转入基因所表达蛋白的毒性和致敏性问题，抗营养物质含量的变化等其他可能的非预期效应。全球包括中国在内的许多国家都立法加强转基因食品安全的管理，转基因食品安全性问题已成为国内外专家研究的焦点。

新资源食品是指无传统食用习惯、无安全食用历史或仅在局部地区有安全食用历史的非传统食品。由于对其安全性认识不足，为保证消费者健康，欧盟、加拿大、澳大利亚和中国等均注重对这类食品安全性的管理，制定了相应的新资源食品法规，要求新资源食品在上市前均应经过系统的毒理学安全性研究和风险评估。

保健食品是指具有特定保健功能或者以补充维生素、矿物质为目的的食品，即适宜特定人群食用，具有调节机体功能，不以治疗疾病为目的，并且对人体不产生任何急性、亚急性或者慢性危害的食品。保健食品产业的发展给国民经济带来了新的增长点，同时，保健食品的安全性在国际上也受到了广泛关注，保健食品中使用的原料的安全性需要进一步深入研究。

人类食物链环节增多和食物结构复杂化，增添了新的饮食风险和不确定因素。除上述的安全性问题外，某些食品生产企业、不法商贩偷工减料、以次充好，食品制造过程中使用不合格原料及应用新原料、新工艺或添加有毒物质等问题，也给食品安全带来了隐患。

总而言之，现代食品安全性问题，主要是生物性污染，化学性污染，物理性污染，新技术、新资源食品和保健食品的安全性问题。历史的经验和国内外的发展形势都说明，确保食品的安全性必须建立起完善的社会管理体系。

二、食品毒理学与食品安全性的关系

食品毒理学是食品安全性的基础，现代食品毒理学着重于通过化学和生物学领域的知识找寻毒性反应的详细机制，并研究特定物质产生的特定化学或生物学反应机制，为食品安全性评估和监控提供详细和确凿的理论依据。

在一定意义上，只要达到一定剂量，任何化学物质对机体都具有毒性，所以也就存在一定的危险性。危险性或风险度是指一种物质在具体的接触条件下，对机体造成损害可能性的定量估计。对接触外源化学物的危险度进行估计，即危险度评价，是毒理学的重要内容。在毒理学学科中，安全是指一种化学物质在规定的使用方式和用量条件下，对人体健康不产生任何损害，亦不至于对接触者（包括老、弱、病、幼和孕妇）及后代产生潜在的危害。

安全性是一种相对的、实用意义上的安全概念，是指在一定接触水平下，伴随的危险度很低或其危险度水平在社会所能接受的范围之内的相对安全概念。在毒理学中，安全性评价是利用规定的毒理学程序和方法，评价化学物对机体是否产生有害效应（损伤、疾病或死亡），并外推至在通常条件下接触化学物对人体和人群的健康是否安全。

所谓毒理学安全性评价，是指通过动物实验和对人群的观察，阐明某种物质毒性及潜在危害，对该物质能否投入市场作出决定，或提出人类安全的接触条件，即对人类使用这种物质的安全性作出评价的研究过程。由于安全性难以确切定义和定量，因此近年来危险度评价得到了迅速发展。在实际工作过程中，毒理学安全性评价是在了解某种物质的毒性及危害性的基础上，全面权衡其利弊和实际应用的可能性，从确保该物质最大效益、对生态环境和人类健康最小危害的角度，对该物质能否生产和使用作出判断或寻求人类的安全接触条件的过程。

第三节 食品毒理学的发展与展望

随着现代毒理学的发展和分子生物学的基础技术的不断创新，以及新物质和材料的涌现，食品毒理学也呈现出一些新的发展需求。分析检测技术、分子生物学技术、动物替代方法和体外试验技术等发展迅速，进一步促进了食品毒理学的发展及其与其他学科的交叉融合，使一些新的分支学科、理论体系和评估技术与方法得以形成与发展，如营养毒理学、辐照食品毒理学、转基因食品毒理学、食品微生物危害的毒理学评价和风险评估技术、风险/收益评估技术以及根据不同残留/迁移水平确定毒理学评价实验的原则与方法等。主要发展

表现在以下几个方面。

一、新技术和新方法在食品毒理学中的应用

以往的毒理学研究主要是以传统的整体动物实验和体外试验研究为主，观察的指标主要是在组织器官水平上，随着分子生物学技术在毒理学学科中的应用和发展，观察毒性指标采用组织水平、细胞水平和分子水平相结合手段，如利用基因组学、蛋白组学和代谢组学技术来检测和评估食品中有害物质对健康的影响，检测毒物毒性作用、致突变、致癌等作用机制。例如，毒理基因组学不仅可对多个样品同时进行检测，而且可同时展现成千上万基因的整体表达模式及基因间的网络调控模式，其高通量和并行性的优势是传统毒理学研究方法无法比拟的。分子生物学技术与传统毒理学研究方法相比，具有更高的敏感性、全面性和特异性，且有助于探讨化学物的毒性作用机制。

二、生物标志物在食品毒理学研究中的应用

生物标志物包括反映机体暴露水平的接触标志物、反映毒性作用的效应标志物和反映个体遗传敏感性的易感标志物。在对物质进行毒性评价的过程中，利用早期灵敏的生物标志物作为评价终点大大减少了不确定性。尤其在人群流行病学研究中，以生物标志物为手段的监测研究就成为食品毒理学研究的一个热点。

三、体外替代方法在毒理学中的发展

传统的毒理学实验主要是动物实验，如用受试物对动物的致死剂量来预测人体的急性中毒表现，用亚慢性毒性试验和慢性毒性试验来预测较长期和长期暴露条件下的安全剂量和浓度。由于动物保护和"3R"（即减少、替代和优化实验动物的使用）原则的不断强化，利用微生物、植物、昆虫、蠕虫进行一些特殊毒性试验，以及使用哺乳动物细胞或组织、人体细胞或组织体外培养的方法替代整体动物进行食品毒理学研究，将成为未来食品毒理学发展的必然趋势。利用离体的动物和人的细胞、组织培养等新的技术不仅是动物权益保护的需要，也是科学进步、社会经济发展的需要。目前发展得较为成熟的试验主要是化妆品的皮肤刺激试验等，正在研究的可用于食品毒理学研究的动物替代方法有：替代急性毒性试验的细胞培养和靶组织试验、替代致癌试验的 SHE 细胞转化试验和其他体外短期致突变试验、内分泌干扰试验（受体结合、类固醇生成、报告基因和转录活性试验）、计算机模拟和毒代动力学试验、利用基因表达变化探究内分泌干扰活性的替代方法和区分食物过敏的标志物等。

四、数据分析技术的应用

目前，基于先进信息工具的数据分析技术和模块研发在食品毒理学中的应用已取得重要进展。对于在食品中新出现或新发现但其毒性尚未阐明的有毒有害物质，构效关系分析如定量结构-活性关系（quantitative structure-activity relationship，QSAR）分析技术等生物芯片技术已经成为预测新化学物健康效应的重要工具。以生物学为基础的剂量-反应关系（biologically-based dose-response，BBDR）模型可定量描述靶组织剂量与毒性作用终点之间的关系，是评估人群在低剂量暴露情况下的剂量-反应关系的有效方法和重要工具。基于剂量-反应关系统计分析的基准剂量（benchmark dose，BMD）方法、基于蒙特卡罗模拟的概

率分析等技术已成为毒理学安全性评估和健康效应风险评估的另一发展趋势。

五、污染物联合毒效应的评估

由于环境/食品中大量化学物和其他有害因素的存在，人们通过食品接触两种或两种以上的化学物（即混合暴露）或其他因素带来的多种相互作用模式和潜在危险性与日俱增。作用机制相同或靶器官相同的化学污染物在各自无毒性作用水平下有可能通过相互作用而对机体产生联合毒性作用，如多种内分泌干扰物、致癌物和促癌物的同时暴露等。因此，在食品污染物的风险评估中，发展污染物联合毒效应的评估技术也是食品毒理学发展的重点。

 本章小结

本章主要论述了食品毒理学的概念、主要研究内容及研究方法，食品毒理学与食品安全的关系和应用领域，食品毒理学发展的历史、现状和趋势。

食品毒理学是研究食品中有毒有害物质的性质、来源及对人体损害的作用与机制，评价其安全性并确定这些物质的安全限量以及提出预防管理措施的一门学科。主要研究对象是食品中的有毒有害物质，包括化学性污染物、生物性污染物、食品包装材料、食品添加剂等，还包括研究新资源食品、保健食品、转基因食品和食品中天然成分等的毒理学安全性，其主要任务是研究食品中外源化学物在体内的代谢动力学和毒性作用，是评价食品的安全性、制定相关食品卫生标准的基础，主要研究方法和手段包括动物体内试验、细胞和组织水平体外试验、人群志愿者试验、人群流行病学调查研究、化学分析和危险性评估方法等，发展趋势包括新技术和新方法、生物标志物的应用、体外替代方法、数据分析技术、污染物联合毒效应的评估等。因此食品毒理学在各国食品安全政策、法规和标准等制定中将发挥越来越重要的作用，这给食品毒理学的研究和发展也带来更大的挑战和机遇。

◆ 思考题 ◆

1. 食品毒理学的定义和研究对象。
2. 食品毒理学的研究任务和内容。
3. 食品毒理学的研究方法和手段。

⇒ 参考文献

[1] 张立实，李宁. 食品毒理学［M］. 北京：科学出版社，2017.
[2] 沈明浩，易有金，王雅玲. 食品毒理学［M］. 2版. 北京：科学出版社，2021.
[3] 钟生华，林平，欧阳建琼，等. 一起甲型病毒性肝炎暴发疫情的流行病学调查分析［J］. 中国民族民间医药，2010，19（5）：111-112.

第二章

食品毒理学基础

 学习要求

掌握：食品毒理学的基本概念和毒性损伤的常用术语，如毒物、毒性、毒性作用、剂量、生物学标志等。

熟悉：毒性损伤的常用描述指标以及食品中残留物的安全限量指标；剂量-反应关系。

 案例讨论

2008年9月8日甘肃某县14名婴儿同时患有肾结石病症，引起外界关注，至2008年9月11日甘肃全省共发现59例肾结石患儿，部分患儿已发展为肾功能不全，同时已死亡1人，这些婴儿均食用了三鹿奶粉。而且自发现两个月来，多省已相继有类似事件发生。事件曝光后，国家质量监督检验检疫总局对全国婴幼儿奶粉中三聚氰胺含量进行检查，结果显示，有22家婴幼儿奶粉生产企业的69批次产品中检出了三聚氰胺。三聚氰胺是一种化工原料，可以提高蛋白质检测值，但人长期摄入会导致人体泌尿系统膀胱结石、肾结石，并可诱发膀胱癌。最终，三聚氰胺事件被定性为"重大食品安全事故"。

问题：1. 三聚氰胺的毒作用机制是什么？
      2. 三聚氰胺的毒作用靶器官是什么部位？

第一节　毒物、毒性及毒性作用

一、毒物

我国的《中华人民共和国食品卫生法》第六条明确规定，食品应当无毒、无害，符合应当有的营养要求，具有相应的色、香、味等感官性状。食品中除了含有对人体有益的营养成分外，也可能含有一些有害成分。某种有害成分会通过物理损伤以外的机制引起细胞或组织损伤。在一定条件下，当此有害物质进入机体后，积累达一定的量，能与身体内体液和组织发生生物化学作用或生物物理变化，扰乱或破坏机体的正常生理功能，引起暂时性或持久性的病理状态，甚至危及生命，这样的有害物质称为毒物（toxicant）。

根据毒物的来源，可将其分为六类：第一类是人为添加的，如食品中不合格的添加剂及非法添加剂；第二类是食品原料天然存在的或有害微生物产生的，如大豆中的蛋白酶抑制剂、棉籽油中的棉酚、花生中的黄曲霉毒素、肉类中的肉毒素等；第三类是种植或养殖过程中使用的，如农药残留、兽药残留等；第四类是食品加工过程中产生的，如酱油酿造产生的氯丙醇、油炸食品中产生的丙烯酰胺等；第五类是食品外源污染物，如重金属铅、汞、砷等，有机污染物如二噁英等；第六类是食品在人体内消化、吸收以及代谢过程中可能产生的有害中间产物或终产物（如肝脏氧化脂肪酸产生的酮体），也称为内源性化学物。通常所说的食品中的毒物主要指的是外源化学物。毒物能以固体、液体或气体形式存在，也可以粉尘、烟尘、雾等形式存在。

毒物与非毒物质无明显的分界线，即毒物是相对的。欧洲中世纪科学家 Paracelsus 曾说过，所有的物质都是毒物，没有一种不是毒物的，剂量决定毒性（the dose makes the poison）。因此，确定毒物必须考虑接触剂量、途径、时间及可能的影响因素。同一种化学物质，由于使用剂量、对象和方法的不同，则既可能是毒物，也可能是非毒物质。例如，食盐是人体不可缺少的物质，一般不看作是毒物，但如果一次摄入 60 g 左右则会导致体内电解质紊乱而发病，超过 200 g 即可因电解质严重紊乱而死亡。再如，亚硝酸盐对正常人是有毒的物质，但对氰化物中毒者则是有效的解毒剂。通常认为，按人们日常接触的方式，接触较小剂量时，可对生物体产生有害作用的化学物称为毒物。

毒物具有以下基本特征：①对机体有不同水平的有害性，但具备有害性特征的物质并不都是毒物，如单纯性粉尘；②经过毒理学研究之后确定的；③必须能够进入机体，与机体发生有害的相互作用。具备上述三点才能称之为毒物。

二、毒性、毒性作用及分类

1. 毒性

毒性（toxicity）是指外源化学物与机体接触或进入体内的易感部位后，能引起损害作用的相对能力，也可简化为外源化学物在一定条件下损伤生物体的能力。我们平常所说的"剧毒""高毒""低毒"等就是指毒物的毒性。

毒物的毒性大小也是相对的。毒物相对剂量越小，对机体的损害能力越大，则其毒性就越强。在某种意义上，只要达到一定的剂量，任何物质对机体都具有毒性，如果低于此剂量，任何物质都不具有毒性，关键是此种物质与机体的接触量、接触时间、接触途径、接触方式及物质本身的理化性质，但在大多数情况下与机体接触的剂量与时间是决定因素。因此在评价外源化学物的毒性时，要根据不同毒物的理化性质以及受试动物种类等选择合适的毒理学实验及评价指标。有些毒物不仅要考虑急性毒性的水平，还要考虑慢性毒性水平和遗传毒性。例如，$NaNO_2$ 急性毒性属于低毒或微毒，但却有致癌性；有些毒物的急性毒性与慢性毒性完全不同，如苯的急性毒性表现为对中枢神经系统的抑制，但其慢性毒性却表现为对造血系统的严重抑制。

为消除各国毒物的毒性分级标准的差别，建立协调、统一的化学品分级标准，由国际劳工组织（ILO）、经济合作与发展组织（OECD）以及联合国危险货物运输专家委员会（TDG）三个国际组织共同提出框架草案，建立了全球化学品统一分类与标签制度（Globally Harmonized System of Classification and Labelling of Chemicals，GHS）。2002年9月在约翰内斯堡召开的"联合国可持续发展世界首脑会议"提出：各国应在2008年全面实施GHS。为适应国际化学品分类统一的这种必然趋势，结合国内化学品管理的实际需要，参照GHS的急性毒性分级标准，化学品的急性毒性分级如表2-1所示。

表 2-1　GHS 关于化学品急性毒性分级标准

分级[2]	大鼠经口 /(mg/kg)	大鼠（或兔）经皮 /(mg/kg)	大鼠吸入[1]		
			气体 /(μg/mL)	蒸气 /(mg/L, 4h)	粉尘和雾 /(mg/L, 4h)
第1级	$LD_{50} \leqslant 5$	$LD_{50} \leqslant 50$	$LC_{50} \leqslant 100$	$LC_{50} \leqslant 0.5$	$LC_{50} \leqslant 0.05$
第2级	$5 < LD_{50} \leqslant 50$	$50 < LD_{50} \leqslant 200$	$100 < LC_{50} \leqslant 500$	$0.5 < LC_{50} \leqslant 2.0$	$0.05 < LC_{50} \leqslant 0.5$
第3级	$50 < LD_{50} \leqslant 300$	$200 < LD_{50} \leqslant 1000$	$500 < LC_{50} \leqslant 2500$	$2.0 < LC_{50} \leqslant 10$	$0.5 < LC_{50} \leqslant 1.0$
第4级	$300 < LD_{50} \leqslant 2000$	$1000 < LD_{50} \leqslant 2000$	$2500 < LC_{50} \leqslant 5000$	$10 < LC_{50} \leqslant 20$	$1.0 < LC_{50} \leqslant 5$
第5级	5000				

①1h数值气体和蒸气除2，粉尘和雾除4；②某些受试化学品在试验染毒时呈气液相混合状态（气溶胶），而有些则接近气相，如为后者则按气体分级界限分级（μg/mL）。

2. 毒性作用

毒性作用也叫毒性反应，是指外源化学物引起机体发生生理生化功能异常或组织结构病理变化的反应；该反应可在各个系统、器官或组织出现。

3. 毒性作用的分类

（1）**变态反应**（allergic reaction）：也称过敏反应或超敏反应（hypersensitivity）。某些作为半抗原（hapten）的化学物质与机体接触后，与内源性蛋白结合为抗原并激发抗体产生，称为致敏。当机体再度与该化学物质或结构类似物质接触时，引发抗原抗体反应，产生过敏反应症状。过敏反应损害表现多种多样，轻者仅有皮肤症状，重者休克，甚至死亡。

（2）**特异质反应**（idiosyncratic reaction）：指由于遗传因素所致的对某些化学物质的反应异常。某个体对某化学物质的反应更为敏感或强烈。例如，有些患者在接受了一个标准剂量的琥珀酰胆碱后，发生持续的肌肉松弛和呼吸暂停，因为这些患者缺少一种正常人迅速分解肌肉松弛剂的血清胆碱酯酶；还有些人对亚硝酸和高铁血红蛋白形成剂异常敏感，因为他们体内缺乏NADH-高铁血红蛋白还原酶。

（3）**速发与迟发毒性作用**（immediate versus delayed toxicity）：速发作用（immediate effect）指机体与化学物质接触后在短时间内出现的毒效应。例如，一氧化碳引起的急性中毒。迟发作用（delayed effect）指机体与化学物质接触后，经过一定的时间间隔才表现出来的毒效应。例如，初次接触放射性物质后需要几个月甚至是几年才表现异常症状。

（4）**局部与全身毒性作用**（local versus systemic toxicity）：局部作用（local action）是发生在化学物质与机体直接接触部位处的损伤。如接触强酸或强碱造成的皮肤烧伤，吸入刺激性 SO_2 气体引起呼吸道损伤等。局部毒性的最初表现为直接接触部位的细胞死亡。全身作用（systemic action）是化学物质经血液循环到达体内其他组织器官引起的毒效应。例如，氢氰酸引起机体的全身性缺氧。全身毒性的表现是一定的组织和器官的损伤引起的。

（5）**可逆与不可逆毒性作用**（reversible versus irreversible toxic effect）：可逆作用（reversible effect）是指停止接触化学物质后，造成的损伤可以逐渐恢复。一般情况下，机体接触毒物的浓度越低、时间越短、损伤越轻，则脱离接触后其毒性作用消失得越快。不可逆作用（irreversible effect）是指停止接触化学物质后，造成的损伤不能恢复，甚至进一步发展加重。例如，中枢神经系统受到损伤后多数是不可逆的，因为已分化的中枢神经细胞不能再分裂。

（6）**功能、形态损伤作用**（functional and morphological injury effects）：功能损伤作用通常指靶器官或组织的可逆性异常改变。形态损伤作用指肉眼和显微镜下所观察到的组织形态学异常改变，其中有许多改变通常是不可逆的，如坏死、肿瘤等。免疫组织化学和电镜技术的应用大大提高了形态损伤作用检测的敏感性。但不可否认，在许多情况下，有些功能测定本身只能在靶器官有明显的形态学改变之后才有反应，如血清中酶的改变，就要在酶组织化学或电镜改变的中晚期才出现。许多功能指标较形态指标改变更为敏感，所以，测定功能性指标有其重要价值。

三、损害作用与非损害作用

1. 损害作用

损害作用（adverse effect）是外源化学物毒性的具体表现。具有下列特点：
① 机体的正常形态学、生理学、生长发育过程受到影响，寿命可能缩短；
② 机体功能容量降低；
③ 机体维持稳态的能力下降和机体对额外应激的代偿能力降低；
④ 机体对其他某些环境因素不利影响的易感性增高。

2. 非损害作用

外源化学物对机体的非损害作用（non-adverse effect）与损害作用相反。具有下列特点：
① 不引起机体功能形态、生长发育和寿命的改变；
② 不引起机体功能容量的降低；
③ 不引起机体对额外应激状态代偿能力的损伤，机体发生的一切生物学变化应在机体代偿能力范围之内，当机体停止接触该种外源化学物后，机体维持体内稳态的能力不应有所降低；
④ 机体对其他外界不利因素影响的易感性不增高。

损害作用与非损害作用都属于外来化合物在机体内引起的生物学作用，而在生物学作用中，量的变化往往引起质的变化，所以损害作用与非损害作用仅具有一定的相对意义。此外，确定损害作用与非损害作用的观察指标也在不断发展。

四、毒效应谱

外源性化学物质与机体接触后，可引起机体的多种毒效应，包括肝、肾、肺等实质性损伤以及内分泌系统紊乱、免疫抑制、神经行为改变、畸胎、肿瘤形成等多种形式。效应的强度则从小的生理生化正常值的异常改变到明显的临床中毒表现，甚至死亡。毒效应的这些性质与强度的变化构成了外源性化学物质的毒效应谱（spectrum of toxic effect）。具体可以表现为：

① 机体对外源化学物的负荷增加；

② 意义不明的生理和生化改变；

③ 亚临床改变；

④ 临床中毒；

⑤ 死亡。

机体负荷是指在体内化学物和/或其代谢物的量及分布。亚临床改变、临床中毒、死亡属于损害作用（毒效应），毒效应谱还包括致癌、致突变和致畸作用。随着外源化学物异常变动程度的加强，对人体健康的影响逐渐由生理性向病理性发展。

五、靶器官和效应器官

外源化学物进入机体后，对体内各器官的毒性作用并不一样，往往具有选择性，外源化学物可以直接发挥毒性作用的器官就称为该物质的靶器官（target organ）。例如，脑是甲基汞的靶器官，肾脏是镉的靶器官。毒性作用的强弱，主要取决于该物质在靶器官中的浓度。但靶器官不一定是该物质浓度最高的部位。例如，铅浓集在骨中，但并不对骨产生损害作用，而是主要损害造血系统、神经系统等。同样，双对氯苯基三氯乙烷（DDT）在脂肪中的浓度最高，但并不对脂肪组织产生损害作用。在全身毒性作用中，常见的靶器官有神经系统、血液和造血系统、肝、肾、肺等。

机体与外源化学物接触后引起毒效应的器官称为效应器官。效应器官与靶器官可以相同或不同。例如，马钱子碱中毒可引起抽搐和惊厥，靶器官是中枢神经系统，效应器官是肌肉。

某个特定的器官成为毒物的靶器官可能取决于多种因素：

① 器官的血液供应；

② 存在特殊的酶或生化途径；

③ 器官的功能和在体内的解剖位置；

④ 对特异性损伤的易感性；

⑤ 对损伤的修复能力；

⑥ 具有特殊的摄入系统；

⑦ 代谢毒物的能力和活化/解毒系统平衡；

⑧ 毒物与特殊的生物大分子结合等。

机体对外源化学物的处置是影响毒效应的重要因素。因为在靶器官内的外源化学物或其活性代谢物的浓度及持续时间决定了机体的毒效应的性质及其强度。影响吸收、分布、代谢和排泄的各种因素和外源化学物的物理化学性质均可影响在靶器官中产生毒效应的外源化学物的量。对特定靶器官的毒性，直接取决于外源化学物与生物大分子如受体、酶、蛋白质、核酸、膜脂质的作用，激活并启动了生物放大系统，靶器官和/或效应器官在生物放大系统的支配下，发生功能或形态变化，产生具体的局部毒效应；或受到机体整合、适应和代偿等因素的影响产生整体毒效应。

六、生物学标志

生物学标志（biomarker）又称为生物学标记或生物标志物，是指针对通过生物学屏障进入组织或体液的化学物质及其代谢产物以及它们所引起的生物学效应而采用的检测指标，可分为暴露生物学标志、效应生物学标志和易感性生物学标志三类。

1. 暴露生物学标志

暴露生物学标志（biomarker of exposure）指测定组织、体液或排泄物中存在的外源化学物及其代谢产物或与内源性物质反应的产物的含量，作为吸收剂量或靶剂量的指标，可提供暴露于有关外源化学物的信息。

2. 效应生物学标志

效应生物学标志（biomarker of effect）指机体中可测出的生化、生理、行为等方面的异常或病理组织学方面的改变，可反映与不同靶剂量的外源化学物或其代谢物有关联的对健康有害效应的信息。它包括早期生物效应（early biological effect）、结构和/或功能改变（altered structure/function）及疾病（disease）三类标志物。

3. 易感性生物学标志

易感性生物学标志（biomarker of susceptibility）是关于个体对外源化学物的生物易感性的指标，即反映机体先天具有或后天获得的对接触外源性物质产生反应能力的指标。如在接触者体内外源化学物代谢酶及靶分子的基因多态性，属遗传易感性标志物。环境因素作为应激原时，机体的神经、内分泌和免疫系统的反应及适应性，亦可反映机体的易感性。易感性生物学标志可用以筛检易感人群，保护高危人群。

通过动物体内试验和体外试验研究生物学标志并推广到人体和人群研究，生物学标志可能成为评价外源化学物对人体健康状况影响的有力工具。暴露生物学标志用于人群可定量确定个体的暴露水平；效应生物学标志将人体暴露与环境引起的疾病联系起来，可用于确定剂量-反应关系并有助于将在高剂量暴露下获得的动物实验资料外推人群低剂量暴露的危险度；易感性生物学标志可鉴定易感个体和易感人群，应在危险度评价和危险度管理中予以充分考虑。

第二节 剂量与剂量-反应关系

一、剂量

剂量（dose）既可指机体接触化学物的量，或在实验中给予机体受试物的量，又可指化学毒物被吸收的量或在体液和靶器官中的量。剂量的大小意味着生物体接触毒物的多少，是决定毒物对机体造成损害的最主要的因素。剂量的单位通常以单位体重接触的外源化学物数量 $[mg/(kg \cdot bw)]$ 或环境中的浓度（mg/m^3 空气，mg/L 水）表示。

二、效应与反应

1. 效应

效应（effect）即生物学效应，指机体在接触一定剂量的化学物后引起的生物学改变。生物学效应一般具有强度性质，为量化效应，所得资料为计量资料。例如，有些神经性毒剂可抑制胆碱酯酶活性，酶活性的高低则是以酶活性单位来表示的。效应用于叙述在群体中发生改变的强度时，往往用测定值的均数来表示。

2. 反应

反应（response）指接触一定剂量的化学物后，表现出某种生物学效应并达到一定强度的个体在群体中所占的比例，生物学反应常以"阳性""阴性"并以"阳性率"等表示，为质化效应，所得资料为计数资料。例如，将一定量的化学物给予一组实验动物，引起 50% 的动物死亡，则死亡率为该化学物在此剂量下引起的反应。

"效应"也被称为量反应，仅涉及个体，即一个动物或一个人；"反应"也被称为质反应，涉及群体，如一组动物或一群人。效应可用一定计量单位来表示其强度；反应则以百分率或比值表示。

三、剂量-量反应关系、剂量-质反应关系和时间-剂量-反应关系

剂量-量反应关系（dose-effect relationship）表示外源化学物的剂量与个体中发生的量反应强度之间的关系。例如，空气中的 CO 浓度增加导致红细胞中碳氧血红蛋白含量随之升高；血液中铅浓度增加引起 δ-氨基-γ-酮戊酸脱氢酶（ALAD）的活性相应下降，都是表示剂量-量反应关系的实例。

剂量-质反应关系（dose-response relationship）表示外源化学物的剂量与某一群体中质反应发生率之间的关系。例如，在急性吸入毒性试验中，随着苯的浓度增高，各实验组的小鼠死亡率也相应增高，表明存在剂量-质反应关系。

剂量-量反应关系和剂量-质反应关系统称为剂量-反应关系，是毒理学的重要概念。外源化学物的剂量越大，所致的量反应强度应该越大，或出现的质反应发生率应该越高。在毒理学研究中，剂量-反应关系的存在被视为受试物与机体损伤之间存在因果关系的证据。当然，前提是排除实验干扰因素造成的假象。

毒物对机体的毒性作用不仅仅是剂量-反应关系，还与毒物引起机体出现某种反应的时间有关，即时间-反应关系。一般情况下，机体接触毒物后迅速产生毒性作用，表明其吸收和分布快，作用直接；反之，则说明吸收或分布缓慢，或在产生毒性作用前需经代谢活化。中毒后恢复迅速，则表明毒物能很快被代谢解毒或排出体外；反之，说明解毒或排泄的速率很低，或者是已在体内产生了生理或生化方面的损害作用并难以恢复。

剂量-反应关系是从量的角度阐明毒物作用的规律性，而时间-剂量-反应关系（time-dose-response relationship）是用时间生物学或时间毒理学的方法阐明毒物对机体的影响。在毒理学实验中，时间-反应关系和时间-剂量关系对于确定毒物的毒性作用特点具有重要意义。

在进行毒物的安全性或风险评估时，时间-剂量-反应关系是应当考虑的一个重要因素。这是因为持续暴露时，引起某种损害所需要的剂量远远小于间断暴露的剂量；另一方面，在剂量相同的条件下，持续暴露所引起的损害又远远大于间断暴露的损害。

四、剂量-反应曲线

剂量-反应关系可用曲线表示，即以表示量反应强度的计量单位或表示质反应的百分率或比值为纵坐标，以剂量为横坐标，绘制散点图所得到的曲线。不同外源化学物在不同具体条件下，引起的反应类型是不同的，这主要是剂量与量反应或质反应的相关关系不一致，因此，在用曲线进行描述时可呈现不同类型的曲线。一般情况下，剂量-反应曲线有下列基本类型。

1. 直线型

反应强度与剂量呈直线关系，即随着剂量的增加，反应的强度也增强，并呈正比例关系。但在生物体内，此种关系较少出现，仅在某些体外试验中，在一定的剂量范围内存在。

2. S 形曲线型

此曲线较为常见。它的特点是在低剂量范围内，随着剂量增加，反应强度增高较为缓慢，剂量较高时，反应强度也随之急速增加，但当剂量继续增加时，反应强度增高又趋于缓慢，呈"S"形状。S 形曲线可分为对称和非对称两种，后者在毒理学实验中最为常见。

3. 抛物线型

剂量与反应呈非线性关系，即随着剂量的增加，反应的强度也增高，且最初增高急速，随后变得缓慢，以致曲线先陡峭后平缓，而呈抛物线形。如将此剂量换算成对数值则呈一直线。将剂量与反应关系曲线换算成直线，可便于在低剂量与高剂量之间进行互相推算。

4. 指数曲线型

在剂量-反应关系曲线中，剂量越大，反应率就随之增高得越快，这就是指数曲线形式的剂量-反应关系曲线。若将剂量或反应率两者之一变换为对数值，则指数曲线即可直线化。

5. 双曲线型

随剂量增加而反应率的增高类似指数曲线，但为双曲线。此时如将剂量与反应率均变换为对数值，即可将曲线直线化。

6. 受干扰的曲线型

有时毒物的致死作用或对细胞生长的抑制作用等可使曲线受干扰，在中途改变其形态甚至中断。在某些毒性试验中，可见到"全或无"的剂量-反应关系的现象，即仅在一个狭窄的剂量范围内才观察到效应出现，而且是坡度极陡的线性剂量-反应关系。产生这种情况的原因应当依据具体情况做出解释。

第三节　毒性参数和安全限值

化合物的毒性大小是以引起某种损害作用的剂量来表示的，即剂量是描述毒性大小的指标。为了定量地描述或比较外源化学物的毒性及其剂量-反应（效应）关系，规定了下列毒性参数和安全限值的各种概念。

一、毒性参数

在实验动物体内试验得到的毒性参数可分为两类。一类为毒性上限参数，是在急性毒性试验中以死亡为终点的各项毒性参数。另一类为毒性下限参数，即观察到有害作用最低剂量及最大无有害作用剂量，可以从急性、亚急性、亚慢性和慢性毒性试验中得到。毒性参数的测定是毒理学实验剂量-效应关系和剂量-反应关系研究的重要内容。

（一）毒性上限参数

致死剂量或浓度［lethal dose（LD）或 lethal concentration（LC）］指在急性毒性试验中外源化学物引起受试实验动物死亡的剂量或浓度，通常按照引起动物不同死亡率所需的剂量来表示。

1. 绝对致死剂量或浓度

绝对致死剂量或浓度（absolute lethal dose，LD_{100} 或 absolute lethal concentration，LC_{100}）指引起一组受试实验动物全部死亡的最低剂量或浓度。一个群体中，不同个体之间对外源化学物的耐受性存在差异，个别个体耐受性过高，会导致 100 ％死亡的剂量显著增加。所以表示一种外源化学物的毒性高低或对不同外源化学物的毒性进行比较时，一般不用绝对致死量（LD_{100}）。

2. 半数致死剂量或浓度

半数致死剂量或浓度（median lethal dose，LD_{50} 或 median lethal concentration，LC_{50}）：又称致死中量，指引起一组受试实验动物半数死亡的剂量或浓度。它是一个经过统计处理计算得到的数值，常用以表示急性毒性的大小，是对不同化合物进行急性毒性分级的基础标准。LD_{50} 数值越小，表示引起动物半数死亡的剂量越小，外源化学物的毒性越强；反之，LD_{50} 数值越大，则毒性越低。

LD_{50} 是一个生物学参数，受多种因素的影响。对于同一种化学物质，不同种属的动物敏感性不同。例如，异氰酸甲酯对大鼠的 LD_{50} 为 69 mg/kg，对小鼠则为 120 mg/kg。接触途径不同也可影响 LD_{50} 值。如内吸磷对大鼠经口染毒的 LD_{50} 为 2.5 mg/kg，经皮染毒时 LD_{50} 为 8.2 mg/kg。因此在表示 LD_{50} 时，必须注明动物的种属和暴露途径。对于某些化合物，同种不同性别的动物敏感性不同。如有机磷农药马拉硫磷和甲基对硫磷对雄性动物毒性大，而对硫磷和苯硫磷对雌性动物毒性大。在表示毒性具有性别差异的化学物质的 LD_{50} 时，应该标明不同性别动物的 LD_{50}。此外，实验室环境、喂饲条件、染毒时间、受试物浓度、溶剂性质、实验者操作技术等因素均可对 LD_{50} 产生影响。鉴于此，化学物质的 LD_{50} 存在较大的波动性。因此在计算 LD_{50} 时，还要求出 95％可信限，以 lg^{-1}（$lgLD_{50} \pm 1.96 \times S_{lg\ LD_{50}}$）来表示其可信限区间，$S_{lg\ LD_{50}}$ 为标准误差。在各种急性毒性分级标准中，等级间的数值一般可相差 10 倍，就是充分考虑了 LD_{50} 的波动性。

3. 最小致死剂量或浓度

最小致死剂量或浓度（minimum lethal dose，MLD，LD_{01} 或 minimum lethal concentration，MLC，LC_{01}）指一组受试实验动物中，仅引起个别动物死亡的最小剂量或浓度。

4. 最大非致死剂量或浓度

最大非致死剂量或浓度（maximum non-lethal dose，LD_0 或 maximum non-lethal concentration，LC_0）指一组受试实验动物中，不引起动物死亡的最大剂量或浓度。

（二）毒性下限参数

上述表示毒性大小的概念都是以某种剂量下动物的死亡与否来评定，那么对濒死动物，虽然其中毒严重，但实验结束时并未死亡，统计结果时就不能计入死亡。因此上述指标只能反映某种剂量下引起动物死亡的情况，并不能反映中毒的程度，故又提出不同的毒性作用水平的概念。

1. 最低可见不良作用水平

最低可见不良作用水平（lowest observed adverse effect level，LOAEL）是指在规定的暴露条件下，通过实验和观察，一种物质引起机体（人或实验动物）形态、功能、生长、发育或寿命等某种不良改变的最低剂量或浓度，此种不良改变与同一物种、品系的正常（对照）机体是可以区别的。LOAEL 是通过实验和观察得到的，是有害作用，应具有统计学意义和生物学意义。

2. 无可见不良作用水平

无可见不良作用水平（no observed adverse effect level，NOAEL）是指在规定的暴露条件下，通过实验和观察，一种外源化学物不引起机体（人或实验动物）形态、功能、生长、发育或寿命等可检测到的不良改变的最高剂量或浓度。

在具体的实验研究中，比 NOAEL 高一个剂量组的实验剂量就是 LOAEL。应用不同物种品系的动物、暴露时间、染毒方法和指标观察有害效应，可得出不同的 LOAEL 和 NOAEL。在利用 NOAEL 或 LOAEL 时应说明测定的是什么效应，什么群体，什么染毒途径以及研究期限。

急性、亚急性、亚慢性和慢性毒性试验都可分别得到各自的 LOAEL 或 NOAEL。因此，在讨论 LOAEL 或 NOAEL 时应说明具体条件，并注意该 LOAEL 有害作用的严重程度。LOAEL 或 NOAEL 是评价外源化学物毒性作用与制订安全限值（如每日允许摄入量和最大残留限量）的重要依据，具有重要的理论和实践意义。

3. 最低可见作用水平

最低可见作用水平（lowest observed effect level，LOEL）是指在规定的暴露条件下，通过实验和观察，与适当的对照机体比较，一种物质引起机体某种非有害作用（如治疗作用）的最低剂量或浓度。

4. 无可见作用水平

无可见作用水平（no observed effect level，NOEL）是指在规定的暴露条件下，通过实验和观察，与适当的对照机体比较，一种物质不引起机体任何作用（有害作用或非有害作用）的最高剂量或浓度。

（三）阈值

阈值（threshold）为一种物质使机体（人或实验动物）开始发生效应的剂量或浓度，即低于阈值时效应不发生，而达到阈值时效应将发生。一种化学物对每种效应（有害作用和非有害作用）都可分别有一个阈值。对某种效应，对不同易感性的个体可有不同的阈值。同一个体对某种效应的阈值也可随时间而改变。阈值应该在实验确定的 NOEL 和 LOEL 之间。当所关注的效应被认为是有害效应时，就称为 NOAEL 或 LOAEL。有害效应阈值并不是实验中所能确定的，在进行危险性评定时通常用 NOAEL 或 NOEL 作为阈值的近似值，因此也必须说明是急性、亚急性、亚慢性还是慢性毒性的阈值。

目前，一般认为，外源化学物的一般毒性（器官毒性）和致畸作用的剂量-反应关系是有阈值的（非零阈值），而遗传毒性致癌物和致生殖细胞突变物的剂量-反应关系是否存在阈值尚没有定论，通常认为是无阈值的（零阈值）。在致癌试验中，一般发现为 S 型剂量-反应曲线，并可观测到表观的 LOAEL 和 NOAEL。关于致癌作用有无阈值的问题，曾有人对遗传毒性致癌物 2-乙酰氨基芴（2-AAF）进行大规模剂量-反应研究——"百万小鼠（mega-mouse）"试验，此试验利用雌 BALB/c St Cifl C3H/N ctr 小鼠，此品系小鼠本身肿瘤发生率较低，且寿命较长，用 24192 只小鼠分到各组（在饲料中 2-AAF 为 0、30、35、60、75、100 和 150 mg/kg，喂饲 15 个月）。在试验的第 9、12、14、15、16、17、18、24 和 33 个月处死动物。结果发现 2-AAF 诱发肝细胞癌的剂量-反应曲线接近线性，潜伏期约 18 个月，不能确定阈浓度。此试验提示利用动物致癌试验，精确研究低水平肿瘤发生率的剂量-反应关系是不可能的。此试验历经 4 年，花费约 700 万美元。此后，一般都认为遗传毒性致癌物没有可检测的阈值，没有必要进行更大规模的致癌试验。而该研究发现膀胱癌呈现 S 型剂量-反应曲线，说明同一种致癌物对不同靶器官的致癌作用可有不同的剂量-反应关系。

（四）最大无作用剂量

最大无作用剂量（maximal no-effect level，MNL）是指化学物质在一定时间内，按照一定方式与机体接触，用现代检测方法和最灵敏的观察指标不能发现任何损害作用的最高剂量。与阈值一样，最大无作用剂量也不能通过实验获得。

一般来说，略高于最大无作用剂量或浓度，即为最小有作用剂量（minimal effect level，MEL）或浓度"阈剂量"。在理论上，最大无作用剂量与最小有作用剂量应该相差极微，任何微小甚至无限小的剂量增加，对机体造成的损害作用也应该有相应的增加。但由于受到损害作用观察指标和检测方法灵敏度的限制，不能对机体任何细微的异常变化进行检测，而只有当两种剂量的差别达到一定数量时，才能明显观察到损害作用程度的不同，所以 MNL 和 MEL 之间实际上存在一定的剂量差距。当外源化学物与机体接触的时间、方式或途径以及观察对机体造成损害作用的指标发生改变时，最大无作用剂量或最小有作用剂量也将随之改变。所以表示一种外源化学物的最大无作用剂量和最小有作用剂量时，必须说明实验动物的物种品系、接触方式或途径、接触持续时间和观察指标等。

二、毒效应带

毒效应带（toxic effect zone）指阈剂量作用下限与致死毒性作用上限之间的距离，它是一种根据毒性和毒性作用特点综合评价外来化合物危险性的常用指标，包括急性毒效应带（acute toxic effect zone，Z_{ac}）、慢性毒效应带（chronic toxic effect zone，Z_{ch}）。

1. 急性毒效应带

通常以 LD_{50}/Lim_{ac}（急性阈剂量）的比值表示，此比值越大，毒物的急性毒效应带越宽，说明该毒物引起急性致死性中毒的危险性越小；反之，比值越小，则引起致死性中毒的危险性就越大。

$$急性毒效应带 = \frac{半数致死剂量}{急性阈剂量}$$

2. 慢性毒效应带

通常以 Lim_{ac}/Lim_{ch}（慢性阈剂量）的比值表示，此比值越大，毒物的慢性毒效应带越宽，说明该毒物引起慢性中毒的危险性越大；反之，比值越小，则引起慢性中毒的危险性越小。

$$慢性毒效应带 = \frac{急性阈剂量}{慢性阈剂量}$$

三、安全限值

安全限值（safety limit）即卫生标准，是对包括食品在内的各种环境介质中的化学、物理和生物有害因素规定的限量要求。它是国家颁布卫生法规的重要组成部分。

对于毒效应有阈值的化学物来说，其安全限值是指为保护人群健康，对生活和生产环境及各种介质（空气、水、食物、土壤等）中与人群身体健康有关的各种因素的浓度和暴露时间的限制性量值，在低于此种浓度和暴露时间内，根据现有的知识，不会观察到任何直接和/或间接的有害作用。也就是说，在低于此种浓度和暴露时间内，对个体或群体健康的危险是可忽略的。制定安全限值的前提是必须从动物实验或人群调查得到 LOAEL 与 NOAEL。安全限值可以是每日允许摄入量（ADI）、可耐受摄入量（TI）、参考剂量（RfD）、参考浓度（RfC）和最高容许浓度（MAC）等。

1. 每日允许摄入量

每日允许摄入量（acceptable daily intake，ADI）指允许正常成人每日由外环境摄入体内的特定化学物质的总量。在此剂量下，终生每日摄入该化学物质不会对人体健康造成任何可测量出的健康危害，单位用 mg/(kg·bw) 表示。

2. 耐受摄入量

耐受摄入量（tolerable intake，TI）指人类一段时间内或终生暴露于某化学物质，不对健康产生可检测到的危害的量。以每千克体重可摄入的量表示，即 mg/(kg·bw)。

3. 最高容许浓度

在劳动环境中，最高容许浓度（maximum allowable concentration，MAC）是指车间内工人工作地点的空气中某种化学物质不可超越的浓度。在此浓度下，工人长期从事生产劳动，不致引起任何急性或慢性的职业危害。在生活环境中，MAC 是指对大气、水体、土壤等介质中有毒物质浓度的限量标准。接触人群中最敏感的个体即刻暴露或终生接触该水平的化学物质，不会对其本人或后代产生有害影响。由于接触的具体条件及人群的不同，即使是同一化学物质，它在生活或生产环境中的 MAC 也不相同。

4. 阈限值

阈限值（threshold limit value，TLV）为美国政府工业卫生学家委员会（ACGIH）推荐的生产车间空气中有害物质的职业接触限值，为绝大多数工人每天反复接触不致引起损害作用的浓度。由于个体敏感性的差异，在此浓度下不排除少数工人出现不适、既往疾病恶化，甚至发生职业病。

5. 参考剂量

参考剂量（reference dose，RfD）由美国国家环境保护局（EPA）首先提出，用于非致癌物质的危险度评价。RfD 为环境介质（空气、水、土壤、食品等）中化学物质的日平均接触剂量的估计值。人群（包括敏感亚群）在终生接触该剂量水平化学物质的条件下，预期一生中发生非致癌或非致突变有害效应的危险度可低至不能检出的程度。

在制定安全限值时，毒理学资料是重要的参考依据，其中最重要的毒性参数是 LOAEL 和 NOAEL。化学物质的安全限值一般是通过将 LOAEL 或 NOAEL 缩小一定的倍数来确定的。这个缩小的倍数称为安全系数或不确定系数。在选择安全系数或不确定系数时要考虑多种因素，如化学物质的急性毒性等级、在机体内的蓄积能力、挥发性、测定 LOAEL 或 NOAEL 采用的观察指标、慢性中毒的后果、种属与个体差异大小、中毒机制与代谢过程是否明了等。需要说明的是，经验在安全系数或不确定系数的选择上会起到很大的作用，故最后确定的数值大小常带有一定的主观色彩。

对毒效应无可确定阈值的化学物，根据定义，对无阈值的外源化学物在零以上的任何剂量，都存在某种程度的危险性。这样，对于致癌物和致突变物就不能利用安全限值的概念，只能引入实际安全剂量（virtual safe dose，VSD）的概念。化学致癌物的 VSD 是指低于此剂量能以 99％可信限的水平使癌症发生率低于 10^{-6}，即 100 万人中癌症发生低于 1 人。致癌物的 VSD 可以用多种数学模型或不确定系数来估算。

 本章小结

  本章介绍了食品毒理学的基本概念和术语，包括毒物、毒性、毒性作用、生物学标志等概念，剂量-量反应关系、剂量-质反应关系，毒性损伤的常用描述指标以及食品中残留物的安全限量指标。

◆ **思考题** ◆

1. 毒物、毒性、毒性作用和毒性作用剂量的概念是什么？
2. 生物学标志的概念及其分类是什么？
3. 剂量的定义及其与毒性作用的关系是什么？
4. 毒性损伤的常用指标有哪些？
5. 什么是靶器官？
6. 致死剂量包括哪些？

→ **参考文献**

[1] 单毓娟. 食品毒理学 [M]. 2 版. 北京：科学出版社，2019.
[2] 张双庆. 食品毒理学 [M]. 北京：中国轻工业出版社，2019.
[3] 张立实，李宁. 食品毒理学 [M]. 北京：科学出版社，2017.
[4] 沈明浩，易有金，王雅玲. 食品毒理学 [M]. 2 版. 北京：科学出版社，2021.
[5] 张爱华，蒋义国. 毒理学基础（案例版）[M]. 2 版. 北京：科学出版社，2016.

学习要求

掌握：食品中有毒物质的种类、性质、毒性及毒素去除方法。

熟悉：河鲀毒素和蘑菇毒素的化学性质和毒性；激素类药物、抗生素类药物和农药的常用品种、性质、毒性及预防措施。

了解：重金属元素的污染来源、对健康的危害及预防措施，食品包装材料以及食品添加剂等有害物质的种类、来源、代谢和吸收途径、毒性及其对人体的危害和预防措施。

案例讨论

2020年10月5日，黑龙江鸡东县一家9口人在家中聚餐时，因食用自制"酸汤子"引发中毒。经多方抢救，至2020年10月19日，最终食用者9人全部死亡。当地卫生部门发布公告，指出：在玉米面中检出高浓度米酵菌酸，同时在患者胃液中也检出该毒素。这起悲剧是由椰毒假单胞菌污染产生的有毒代谢产物米酵菌酸引起的食物中毒事件。米酵菌酸无色无味，主要作用于肝脏、大脑和肾脏等实质性脏器。摄入该毒素后短时间内（30 min～12 h，少数情况下可持续1～2天）即可出现症状，表现为消化道、泌尿系统和神经系统症状。米酵菌酸中毒的病死率高达40%～100%，目前尚无特效解毒药。

问题：1. 椰毒假单胞菌产生的米酵菌酸属于外毒素还是内毒素？其导致的食物中毒主要症状有哪些？

2. 如何预防米酵菌酸食物中毒？

第一节　动植物性食品中的天然毒性物质

天然物质是动植物性食品本身合成和代谢的物质，因摄入食物中天然毒性物质引起中毒的案例有很多。食品中天然物质主要包括植物性物质和动物性物质。

一、植物性食品中的天然毒性物质

植物在长期的进化过程中为了防止昆虫、微生物、人类等的危害，在体内产生并累积了特定的有毒物质，这是生物自我保护的一种手段。

植物食品中存在许多对人体健康有害的非营养性物质，是人类食源性中毒的重要因素之一，研究植物中的有毒有害物质对于防止天然植物性食物中毒、确保食品安全具有重要意义。天然植物中有毒物质主要包括抗营养因子、有毒生物碱、有毒蛋白质、外源凝集素和过敏原等。

（一）抗营养因子

食品中能产生营养缺乏或干扰机体对营养素吸收利用的物质，称为抗营养物，主要存在于植物性食品原料中。抗营养物可分为：干扰蛋白质及其他营养素的消化吸收与利用的物质；干扰矿物质吸收、代谢和利用的物质；抗维生素类物质。如果这些抗营养物对动物主要产生毒性作用，则称之为毒素；如果对动物主要产生抗营养作用，则称之为抗营养因子（antinutritional factor，ANF）。抗营养因子的作用主要表现为降低营养物质的利用率、动物生长速度和健康水平，且与毒素之间没有明确的界限，有些抗营养因子也会表现出一些毒性作用。

1. 胰蛋白酶抑制剂

胰蛋白酶抑制剂（trypsin inhibitor，TI）泛指具有抑制胰蛋白酶活性的小分子多肽或蛋白质，广泛存在于豆类、谷类、油料作物等植物中，属于丝氨酸蛋白酶抑制剂，是一种抗营养物质。胰蛋白酶抑制剂可抑制消化道中胰蛋白酶的活性，增加动物内源蛋白质和含硫氨基酸的损失，进而降低食物中蛋白质消化率。此外，胰蛋白酶抑制剂还可抑制动物生长，引起胰腺增生和肿大。

2. 草酸和草酸盐

草酸（oxalic acid）又名乙二酸，在植物中大多以草酸盐（oxalate）的形式存在。植物新鲜茎叶中含有大量草酸盐，尤以叶部最多，如菠菜、甜菜、苋菜、马齿苋的叶部等。

植物中的草酸一般多以可溶性的钾盐、钠盐和不溶性的草酸钙结晶存在于植物细胞中。草酸是植物食品原料中的一种抗营养因子，被摄入后，在消化道中能与二价、三价金属离子形成不溶性的草酸盐沉淀而随粪便排出，从而使其利用率降低。草酸盐对胃肠道黏膜具有较强的刺激作用，大量摄入可引起腹泻甚至胃肠炎。草酸被大量吸收入血后，能与血钙结合成草酸钙沉淀，导致低钙血症，严重扰乱体内钙的代谢，使神经肌肉的兴奋性增强，心脏功能减退，凝血时间延长。草酸盐晶体有时也能在脑组织内形成，导致中枢神经系统的功能紊乱。草酸盐的中毒量与致死量一般较难确定。

肾脏是体内草酸盐排出的唯一途径。草酸盐结晶通过肾排出时，可导致肾小管阻塞、变性和坏死，引起肾功能障碍。草酸盐结晶对膀胱壁具有刺激作用，尿中草酸盐排出增多还可使尿道结石的发病率增高。

3. 鞣质类

鞣质即单宁（tannin），也称鞣酸（tannic acid），普遍存在于豆科、高粱、柿子、苹果、葡萄等多种植物性食物中。鞣质主要存在于种皮中，其含量多少与种皮颜色有关。鞣质的化学性质活泼，可通过与蛋白质、糖类、酶类、金属离子结合生成沉淀物质，严重影响食品中营养物质的消化和吸收利用。鞣质的主要抗营养机制包括：①与蛋白质发生多种交联反应，影响蛋白质的吸收；②鞣质的多个邻位酚羟基结构，可以作为一种多羟基配体与金属离子发生配位反应，影响微量元素的吸收；③与消化酶发生作用，抑制酶的活性，但此作用目前尚有争议。

（二）有毒生物碱

生物碱类（alkaloids）也称植物碱，是一类天然有机含氮化合物，大多为无色、味苦的结晶形固体，难溶于水，易溶于乙醇、乙醚、氯仿等有机溶剂；具有旋光性；呈碱性，能与酸生成水溶性盐。食物中的有毒生物碱主要有龙葵素、咖啡碱、秋水仙碱、麦角生物碱等。

1. 龙葵素

龙葵素（solanine）又称龙葵碱、茄碱，为马铃薯的有毒物质，是一种有毒的糖苷生物碱，主要是以茄啶为糖苷配基构成的茄碱和卡茄碱，有 6 种不同结构类型。新鲜马铃薯每 100 g 中只含龙葵素 2～10 mg，由于含量极少，一般情况下不会使人中毒。但如果马铃薯尚未成熟，或马铃薯发芽、变绿、腐烂，龙葵素含量就明显增多，并较集中分布于发芽、变绿和溃烂部分，其中芽眼部位的龙葵素含量约占糖苷生物碱总量的 40%，光照可以提高马铃薯中龙葵素的含量。

龙葵素可刺激人体胃肠道黏膜，麻痹神经系统、呼吸系统，溶解红细胞等，尤其对呼吸和运动中枢作用显著。人口服 200 mg 以上的龙葵素即可引起中毒甚至死亡。龙葵素结构与人类的甾体激素，如雄激素、雌激素、孕激素等性激素相似，孕妇若长期大量食用含生物碱较高的马铃薯，蓄积体内会产生致畸效应。

2. 咖啡碱

咖啡碱又称咖啡因（caffeine），广泛存在于茶叶、咖啡和可可豆中，可以作为自然杀虫剂，使吞食含咖啡碱植物的昆虫麻痹。茶叶中一般含量为 2%～5%，在人正常的饮用量下，咖啡碱对人体无致畸、致癌和致突变作用。

咖啡碱是一种中枢神经兴奋剂，具有祛除疲劳、兴奋神经的作用，临床上用于治疗神经衰弱和昏迷，是世界上使用最普遍的精神药品。咖啡碱需适量食用，每天以不超过 4 杯（800～1000 mL）咖啡为宜。咖啡碱因为本身具有止痛作用，常与其他止痛剂合成复方，但是长期大量使用也会对人体造成损害，导致成瘾性。咖啡碱在摄入后 45 min 内被胃和小肠完全吸收，吸收后分布于身体的所有器官之中。健康成年人咖啡碱的代谢需要 3～4 h；肝病患者或肝功能不全者，咖啡碱的代谢可能需 4～5 h；孕妇对咖啡碱的代谢更缓慢，因此含有咖啡碱的饮料被列为孕妇饮食禁忌。过量摄入的咖啡碱不仅作用于大脑皮层，还能直接兴奋延髓，引起阵发性惊厥和骨骼震颤，损害肝、胃、肾等重要内脏器官，诱发呼吸道炎症、妇女乳腺癌等疾病，甚至导致吸食者下一代智能低下、肢体畸形，因此也被列入受国家管制的精神药品范围。

3. 秋水仙碱

秋水仙碱（colchicine）也称秋水仙素，因最初从百合科植物秋水仙球茎中提取出来，故名秋水仙碱。秋水仙碱易溶于水、乙醇和氯仿，味苦，有毒。鲜黄花菜中秋水仙素含量较高，每 100 g 鲜黄花菜中含 0.1～0.2 mg 的秋水仙素。秋水仙碱能抑制有丝分裂，破坏纺锤体，使染色体停滞在分裂中期，从而导致细胞死亡。

4. 麦角生物碱类

麦角生物碱类（ergot alkaloids）为麦角菌中含有的一类有毒生物碱。麦角生物碱类的活性成分是以麦角酸为基本结构的一系列生物碱衍生物，目前已经从麦角中提取了 40 多种生物碱。麦角菌是致禾本科植物病害的一种真菌，最喜寄生在小麦、黑麦、大麦等多种禾本科植物的子房里。麦角生物碱类的危害非常广泛，主要为引起作物减产、人和家畜中毒，造成巨大的经济损失。麦角生物碱类的毒效应主要是周围和中枢神经效应。

（三）蘑菇毒素

蘑菇毒素又称蕈毒素（mushroom toxin），存在于毒蘑菇（毒蕈）中。我国约有 100 种有毒的蘑菇。目前已发现的蕈毒素主要有鹅膏菌素、鹿花菌素、蕈毒定、鹅膏蕈氨酸、蝇蕈醇和二甲基-4-羟色胺磷酸等。各种毒蘑菇所含的毒素种类不同。多数毒蘑菇的毒性较低，中毒表现轻微。但有些蘑菇毒素的毒性极高，可迅速致人死亡。毒蘑菇含有的毒素成分尚不完全清楚。毒性较强的毒素有：毒肽、毒伞肽、毒蝇碱、光盖伞素、鹿花菌素。毒肽主要损害肝；毒伞肽引起肝肾损害；毒蝇碱作用类似于乙酰胆碱；光盖伞素引起幻觉和精神症状；鹿花菌素导致红细胞破坏。

由于蕈毒素一般不能通过烹调、加工破坏，而且许多毒素还没有确定而无法检测，有毒和无毒蘑菇不易辨别，所以目前蘑菇中毒唯一的预防措施是避免食用野生蘑菇。

（四）有毒蛋白质及其他

目前所发现的有毒蛋白质主要来自植物性食品，包括血凝素和酶抑制剂。血凝素主要来自豆科、大戟科植物，包括蓖麻毒素、巴豆毒素、相思子毒素、大豆凝集素、菜豆毒素等。

1. 蓖麻毒素

蓖麻毒素（ricin）是一种毒性极强的天然蛋白质，其毒性是氰化物的 6000 倍，存在于蓖麻籽和蓖麻油中。蓖麻毒素由 A、B 两条多肽链组成，两条链间由一个二硫键连接。目前，A 链和 B 链的氨基酸序列及二级结构已基本清楚。蓖麻毒素 B 链上含有两个半乳糖或半乳糖残基结合位点，可与细胞表面含半乳糖残基的受体结合，通过内陷作用进入细胞质，发挥毒性作用。蓖麻毒素易损伤肝、肾等实质器官，发生出血、变性、坏死病变，并能凝集和溶解红细胞，麻痹心血管和呼吸中枢，是致死的主要原因之一。

如果吞咽蓖麻毒素中毒，最初症状一般在 1～6 h 内出现。如果吞咽大量蓖麻毒素，将会出现带血性呕吐与腹泻。皮肤与眼接触蓖麻毒素，可导致皮肤、眼睛变红和疼痛。在吸入大量蓖麻毒素后几小时内，可出现呼吸窘迫（呼吸困难）、发热、咳嗽、恶心和胸闷等症状，最后出现低血压与呼吸衰竭而死亡。

2. 植物性血细胞凝集素

血细胞凝集素（hemagglutinin）又称红细胞凝集素（lectin），是一组能使红细胞凝集的，广泛存在于植物组织中的蛋白质成分，主要存在于豆类籽粒、花生及其饼粕中。大多数植物凝集素可识别并结合红细胞、淋巴细胞或小肠壁表面的特定受体细胞，破坏小肠壁刷状缘黏膜结构，干扰肠激酶、碱性磷酸酶（ALP）和麦芽糖酶等多种酶的分泌，导致糖、氨基酸和维生素 B_{12} 的吸收不良及离子运转不畅，严重影响和抑制肠道的消化吸收，使动物对蛋白质的利用率下降，生长受阻甚至停滞。另外，血细胞凝集素可增加肠黏膜上皮细胞的通透性，使植物凝集素和其他毒素进入体内，对器官和机体免疫系统产生不良影响。食用未煮熟的豆类，在凝集素的作用下会使进食者产生恶心、呕吐等症状，严重者甚至会引起死亡。植物性血细胞凝集素可通过高温加热的方法去除，例如烹调加工豆角时必须煮熟、炒透，才能破坏分解其含有的植物性血细胞凝集素。

3. 生氰糖苷

生氰糖苷（cyanogentic glycosides），又称含氰苷，是由氰醇衍生物的羟基和 D-葡萄糖缩合形成的糖苷，广泛存在于豆科、蔷薇科、禾本科的 1 万余种植物中。生氰糖苷物质可水解生成高毒性的氢氰酸，从而对人体造成危害。含有生氰糖苷的食源性植物有木薯、杏仁、枇杷和豆类等，主要糖苷是苦杏仁苷和亚麻仁苦苷（表 3-1）。

表 3-1 含有生氰糖苷的食物及其中氢氰酸含量

植物	氢氰酸含量/(mg/100g)	糖苷
苦杏仁	250	苦杏仁苷
木薯块根	53	亚麻仁苦苷
高粱植株	250	牛角花苷
利马豆	10～312	亚麻仁苦苷

生氰糖苷产生氢氰酸的反应由 β-葡萄糖苷酶和羟腈裂解酶共同催化完成。生氰糖苷的毒性甚强，其毒性主要来自氢氰酸和醛类化合物，对人的致死量为 18 mg/kg。氢氰酸被吸收后，随血液循环进入组织细胞，并透过细胞膜进入线粒体，氰化物通过与线粒体中细胞色素氧化酶的铁离子结合，导致细胞呼吸链中断。生氰糖苷的急性中毒症状包括心律失常、肌肉麻痹和呼吸窘迫。

改变饮食中的某些成分可避免慢性氰化物中毒。如果膳食中有足够多的碘，由氰化物引起的甲状腺肿就不会出现。食物中的含硫化合物可将氰化物转化为硫氰化物，降低氰化物毒性。长期食用蛋白质含量低而氰化物含量较高的食物，会加重硫缺乏状况。因此，食用含氰苷的食物不仅可直接导致氰化物中毒，还可间接造成特征性蛋白质的营养不良症。

二、动物性食品中的天然毒性物质

动物类食品是人类主要的食物来源之一。但是，某些动物食品中含有天然毒性物质。人类食用的动物性食品从毒理学角度可以分为 3 类：①本身无毒的；②有时候有毒的（条件性有毒）；③本身有毒的，如果河鲀、动物腺体等。

应该特别重视第二类，即有时候有毒的，这类食物使人难以准确预防。

（一）水生动物类食品中的天然毒素

1. 河鲀毒素

河鲀毒素（tetrodotoxin，TTX）是鲀鱼类（俗称河鲀鱼）及其他生物体内含有的一种生物碱，为无色针状结晶体，微溶于水，是自然界中发现的毒性最大的非蛋白类神经毒素之一，其毒性比氰化物高 1000 多倍。河鲀毒素的化学性质和热性质均很稳定，盐腌或日晒等一般烹调手段均不能使其破坏。100 ℃温度下处理 24 h 或于 120 ℃温度下处理 20～60 min后，才能完全破坏毒素。河鲀毒素在碱性条件下易于被降解，以 4％氢氧化钠处理 20 min，毒素可失去毒性。

河鲀体内的河鲀毒素浓度由高到低依次为卵巢、鱼卵、肝、肾、眼睛和皮肤，肌肉和血液中含量较少。可食用部位受到卵巢或肝的污染，或是直接进食了这些内脏器官可引起中毒。河鲀死亡较久后，内脏腐烂，其中的毒素也会侵染入肌肉中。河鲀毒素含量与河鲀的生殖周期和季节密切相关，在产卵期的冬季直至晚春初夏，怀卵的河鲀毒性最大。

河鲀毒素的小鼠经口 LD_{50} 为 8.7 μg/(kg·bw)，而对人的经口最低致死量为 40 μg/(kg·bw)。河鲀毒素是神经毒素，选择性地阻断细胞膜上钠通道，阻断神经冲动传导，抑制呼吸，引起呼吸肌和血管神经麻痹而致死亡。中毒潜伏期可以短至 10～30 min，长至 3～6 h；如果抢救不及时，中毒后最快 10 min 内死亡，最迟 4～6 h 死亡。河鲀毒素化学结构中C-5 和 C-10 间的氧可能是决定毒性的必需元素，河鲀毒素衍生物的毒性随 C-4 的取代基的不同而有所不同（表 3-2）。

表 3-2　河鲀毒素衍生物的相对毒性

化合物	C-4[①]	相对毒性
河鲀毒素	—OH	1.000
无水河鲀毒素	—O—	0.001
氨基河鲀毒素	—NH₂	0.010
甲氧基河鲀毒素	—OCH₃	0.024
乙氧基河鲀毒素	—OC₂H₅	0.012
脱氧河鲀毒素	—H₂	0.079
河鲀酸	—	0.000

①不同的取代基，如—OH，—O—。

河鲀毒素无抗原性，所以没有抗血清。目前，对河鲀毒素中毒的最好急救疗法是清洗和排出胃肠道中的毒素，并马上进行人工辅助呼吸。但是，河鲀毒素在医疗上可以用于镇痛，对癌症疼痛、外科手术后的疼痛、内科胃溃疡引起的疼痛均有良好的止痛作用，且具有用量极少、止痛时间长、无成瘾性等优势。河鲀毒素还可以止喘、镇痉、止痒等。

2. 鱼类组胺

鱼类组胺（histamine）是指海洋鱼类如鲭亚目的鱼类（青花鱼、金枪鱼、蓝鱼和飞鱼等）游离氨基酸尤其是游离组氨酸含量高，在细菌的组氨酸脱羧酶作用下产生组胺。游离氨基酸含量比较丰富的鱼类，比其他动物组织更易腐败。人类经口摄入组胺的毒性较低，主要引起过敏反应，一般引起人体中毒的组胺摄入量为 1.5 mg/(kg·bw)，但是个体对组胺的敏感程度有较大差异。青花鱼、金枪鱼、沙丁鱼等在 37 ℃放置 96 h 即可产生 1.6～3.2 mg/g 的组胺。鲤鱼、鲫鱼和鳝鱼等淡水鱼类产生的组胺很少，仅为 1.2～1.6 mg/kg，故淡水鱼类与组胺中毒关系不大。组胺在鱼中的浓度可达到 5 mg/g 而不会出现异味，故很难被察觉。目前，我国和日本食品中组胺的最大允许含量为 100 mg/100 g。

3. 贝类毒素

贝类是人类获取动物性蛋白质的来源之一。主要的贝类毒素包括麻痹性贝毒（PSP）、腹泻性贝毒（DSP）、神经性贝毒（NSP）、记忆丧失性贝毒（ASP）和雪卡毒素（ciguatoxin）5 类。实际上，贝类自身并不产生毒物，主要是由于有毒海藻类的污染所致。

PSP 是公认的对公众健康危害最严重的贝类毒素。PSP 是一类四氢嘌呤，带有胍基的三环化合物，属于非蛋白类毒素。该毒素为白色固体，溶于水，部分溶于乙醇和冰醋酸，难溶于脂类溶剂，是高极性、不挥发的小分子物质，在酸性条件下稳定，碱性条件下发生氧化后降解，使毒性消失。毒素对热稳定，煮沸后仍具活性。

PSP 在贝类体内呈结合状态，因而贝类摄入此毒素对自身不会造成危害。人摄入含 PSP 的食物后，毒素会迅速释放并呈现毒性作用。PSP 的毒性作用机制是通过 7、8、9 位的胍基与细胞膜钠通道氨基酸残基结合，从而阻断钠离子内流，主要损伤神经系统和心血管系统。贝类毒素的毒性以鼠单位（mouse unit，Mu）为毒力单位，1 Mu 是指使 18～22 g 的小白鼠在 15 min 内死亡的毒力。PSP 的毒性很强，人体的中毒剂量为 600～5000 Mu，致死剂量为 3000～30000 Mu。我国政府规定，上市的贝类毒力必须低于 4 Mu/g。

4. 海参毒素

海参属于棘皮动物门的海参纲，是珍贵的滋补食品，有的还能制药，但有少数海参含有海参毒素（holotoxin），易引起人类中毒。目前已知的致毒海参有 30 多种，我国有近 20 种，较常见的有紫轮参、荡皮海参等。大部分毒素集中在与泄殖腔相连的细管状居维叶氏器内，有的海参如荡皮海参的体壁中也含有高浓度的海参毒素。海参毒素经水解后，皂角苷配基解离析出，称为海参皂苷，其溶血作用很强。人除了误食有毒海参发生中毒外，还可能因接触到海参消化道排出的黏液而引起中毒，局部有烧灼样疼痛、红肿，呈炎症反应；当毒液接触眼睛时可引起失明。

5. 螺类毒素

蛾螺科贝类（接缝香螺、间肋香螺和油螺）唾液腺毒素的主要成分是四甲胺（tatramine）。四甲胺为箭毒样神经毒，中毒的症状是后脑部疼痛、眩晕、平衡失调、眼痛、呕吐和荨麻疹，通常几小时后可恢复正常。

6. 鲍鱼毒素

鲍鱼的内脏器官含有一种称为鲍光过敏素的毒素，是海草叶绿素的衍生物，一般在春季聚集在鲍鱼的肝中。这种毒素具有光化活性，是一种光敏剂。人吃了含有这种化合物的鲍鱼，在暴露阳光后，该毒素可促使人体内的组氨酸、酪氨酸等脱羧，产生组胺、酪胺等血管活性胺类化合物，引起皮肤的炎症和毒性反应。鲍鱼毒素的中毒症状为脸和手出现红色水肿，但不致死。

7. 淡水鱼卵和鱼胆中毒

我国能产生鱼卵毒素的鱼有 10 多种，其中主要是淡水鱼，包括淡水石斑鱼、鲤鱼和鲶鱼等。鱼卵毒素为一类毒性球蛋白，具有较强的耐热性，100 ℃约 30 min 毒性才能部分被破坏，120 ℃约 30 min 毒性才能全部消失。一般而言，耐热性强的鱼卵毒素毒性也强，毒性反应包括恶心、呕吐、腹泻和肝损伤，严重者可见吞咽困难、全身抽搐甚至休克等。鱼胆毒素存在于鱼的胆汁中，是一种细胞毒和神经毒，可引起胃肠道的剧烈反应、肝肾损伤及神经系统异常。通常认为鱼的胆汁可清热、解毒、明目，但鱼胆毒素往往会引起中毒甚至死亡。胆汁中含有毒素的鱼类有草鱼、鲢鱼、鲤鱼、青鱼等，为我国主要的淡水经济鱼类。

（二）陆生动物类食品中的天然毒素

家畜肉如猪肉、牛肉、羊肉等是人类普遍食用的动物性食品。正常情况下，它们的肌肉是无毒的，可安全食用。但其体内的某些腺体、脏器或分泌物摄食过量，可扰乱人体正常代谢。

1. 甲状腺

在牲畜腺体中毒中，以甲状腺中毒较为多见。一旦误食动物甲状腺，人体内甲状腺激素增加，扰乱人体正常的内分泌活动，如分解代谢增高、产热增加、各器官系统活动平衡失调，出现既有甲状腺功能亢进症状又有中毒特点的各种症状。甲状腺素中毒潜伏期可从 1 h 到 1 d，一般为 12～24 h。临床主要症状为：头晕、头痛、胸闷、恶心、呕吐、便秘或腹泻，并伴有出汗、心悸等。部分患者于发病后 3～4 d 出现局部或全身出血性丘疹，皮肤发痒，间有水泡、皮疹，水泡消退后普遍脱皮。少数人下肢和面部浮肿、肝区痛、手指震颤，严重者发高热，心动过速，从多汗转为汗闭、脱水，十多天后脱发。个别患者全身脱皮或手足掌侧脱皮。也可导致慢性病复发和流产等。病程短者仅 3～5 d，长者可达月余。有些人较长期遗有头晕、头痛、无力、脉快等症状。

甲状腺素的理化性质非常稳定，600 ℃以上的高温时才能被破坏，一般的烹调方法无法去毒。所以，最有效的防治措施是检查并摘除牲畜的甲状腺。

2. 肾上腺

肾上腺是一种内分泌腺，其皮质能分泌 20 余种重要的脂溶性激素，它们能促进体内非糖化合物（如蛋白质）或葡萄糖代谢，维持体内钠钾离子间的平衡，对肾脏、肌肉等功能都有影响。

一般都因屠宰牲畜时未摘除肾上腺或髓质软化在摘除时流失，导致人误食，使人体内的肾上腺素浓度增高，引起中毒。肾上腺素中毒的潜伏期很短，食后 15～30 min 发病，主要症状为血压急剧升高、恶心呕吐、头晕头痛、四肢与口舌发麻、肌肉震颤，重者面色苍白、瞳孔散大，高血压、冠心病者可因此诱发卒中，心绞痛、心肌梗死等，危及生命。

3. 淋巴腺

病原微生物侵入机体后，淋巴腺会产生相应的抵抗作用，甚至会出现充血、出血、肿胀、化脓、坏死等病理变化。这种病变的淋巴腺含有大量的病原微生物，对人体健康有害，可引起各种疾病。正常的无病变淋巴腺，虽然病原微生物含量低，但仍存在健康风险，所以为了食用安全，淋巴腺应一律丢弃。

4. 胆酸

动物肝脏含有丰富的蛋白质、维生素、微量元素等，是人们常食用的食物。胆酸是动物肝脏中的主要毒素，主要存在于牛、羊、兔、鸡、鸭等的肝中。动物类食品中的胆酸是指胆酸、脱氧胆酸和牛磺胆酸的混合物，以牛磺胆酸的毒性最强，脱氧胆酸次之。许多实验研究发现，脱氧胆酸对结肠癌、直肠癌的发生有促进作用。

动物肝脏是动物体内重要的解毒和代谢器官，进入机体内的有毒有害物质，如重金属、兽药农药等都是在肝脏中经过代谢、转化、解毒并排出体外。当肝脏功能下降或有毒有害物质摄入较多时，肝脏就会蓄积这些有害物质。大量摄入富含胆酸的动物肝脏，特别是处理不当时，可能会引起中毒症状。

5. 维生素 A

维生素 A（视黄醇）是一种脂溶性维生素，主要存在于动物的肝脏和脂肪中，尤其是鱼类的肝脏中含量最多，维生素 A 对动物上皮组织的生长和发育具有十分重要的影响，维生素 A 也可增强人体的免疫功能。维生素 A 虽然是机体内所必需的生物活性物质，但当人摄入量超过 200 万 IU（国际单位）时，就可引起中毒。有报道称，一些渔民通过食用比目鱼肝摄取了近 300 万 IU 的维生素 A，导致其前额和眼的严重疼痛，并出现眩晕、困倦、恶心、呕吐以及皮肤发红、出现红斑、脱皮等症状。普遍认为人每天摄入 100 mg（约 3000 IU）/（kg·bw）维生素 A 可引起慢性中毒。

第二节　化学性污染物

食品中的化学污染物种类繁多，常见的有农药、兽药、有毒金属、食品加工过程中形成的衍生毒性物质、食品包装容器和工业废弃物的污染物，这些化学物质包括有机物和无机物，它们大多是由人类活动产生或人工制造的产品污染，也有二次污染物。近年来，进入食品中的环境化学有机污染物的长期慢性摄入造成的潜在毒性危害已成为人们关注的焦点。

一、农药残留

农药残留（简称农残）是指施用农药后在粮、油、果及畜禽产品上或多或少存在的农药及其衍生物以及具有毒理学意义的杂质等。目前，全球使用的农药种类繁多，达 1400 多种。农药在消灭、控制危害农作物的害虫、病菌、鼠类、杂草，调节植物生长，促进农业发展的同时，也给人类和环境带来了诸多不利影响。不同国家和地区使用农药的种类、方法等不同，导致农残程度差异，对机体造成急性、慢性毒性作用也不尽相同。农药残留也成为食品安全隐患，严重威胁着人类健康。

由于食物链的关系，从周围环境中摄取的、残留在各类生物体内的农药逐渐被积累起来，使生物有机体内该物质的浓度超过环境中的浓度，这就是生物放大作用（biomagnification），也叫生物富集作用。所谓的生物富集是指物质通过食物链的积累和转化，导致在营养链高端的生物体内浓度的增加。

生物富集现象可使环境中低浓度的物质，在最后一级生物体内的含量提高几十倍甚至成千上万倍。生物富集现象在自然界中广泛存在，由于全球性大面积使用农药，农药的富集作用不可忽视，对人类造成的潜在危害可想而知。农药残留或富集达到一定水平即可对人畜的安全造成影响，这种中毒现象在国内外已经屡见不鲜。陆生动物体内富集的农药主要来自食物，当然也有一部分来自呼吸摄入；水生动物体内富集的农药有相当一部分来自呼吸摄入，比如鱼类通过鳃摄入的农药比食物多；陆生植物主要由根部及叶吸收农药。

农药可通过直接或间接污染、生物富集作用、交叉污染、意外事故等方式残留于食品中，长期食用农药残留量超标的食物可能会导致慢性中毒，甚至可能会诱发癌症。大部分发达国家已经建立了对膳食中农残的调查和分析体系，以确定本国的农残情况。这样在国际上就形成了统一标准：建立了每日允许摄入量（ADI），并为了进行食品贸易的需要规定最大允许残留量（MRL），以确保农残不超过规定标准的食品在不同国家间进行交易。

根据化学成分和结构，可将农药分为有机氯类、有机磷类、氨基甲酸酯类和拟除虫菊酯类，下面分别论述其对人体的危害。

（一）有机氯农药残留与毒性

自 1939 年瑞典化学家 Paul Meuller 发现 DDT 的杀虫作用后，人类相继开发出了 30 多个品种的有机氯农药（organochlorine pesticide），曾常用的品种主要有 DDT、六六六（HCH）、（异）艾氏剂、（异）狄氏剂、氯丹、七氯、硫丹、毒杀芬等，尤其是 DDT 和 HCH 曾被大量应用。由于此类农药具有代谢和排泄缓慢、半衰期长、蓄积性强、残留高和毒性强等特点，具有"三致"（致癌、致畸、致突变）作用。自 20 世纪 70 年代开始，多数品种已相继被禁止生产和使用。我国也于 1983 年停止 DDT 和 HCH 的生产，于 1984 年全面禁止使用。

有机氯农药可经动物消化道、呼吸道和皮肤吸收，吸收后主要分布于动物的脂肪和含脂质较多的组织如中枢神经、肝、肾、骨髓等，虽然有机氯农药可在动物的肝脏进行代谢后随尿排出，但代谢困难、排泄缓慢，加之有机氯农药的半衰期长，故此类农药易在动物性食品尤其是脂肪和含脂质较多的组织长期大量残留。部分有机氯农药对大鼠和小鼠经口摄入 LD_{50} 见表 3-3。

表 3-3　部分有机氯农药对大鼠和小鼠经口摄入 LD_{50}　单位：mg/（kg·bw）

农药名称	大鼠	小鼠	农药名称	大鼠	小鼠
硫丹	40～50	7.4	氯丹	150～700	145
狄氏剂	24～98	约 38	DDT	150～800	150～400
毒杀芬	60～69	45	异狄氏剂	5～43	—
艾氏剂	25～95	约 55	异艾氏剂	10～35	—
七氯	90～135	68	HCH	92～113	—
林丹	88～270	86	多氯联苯	10000	—

有机氯农药的毒性与危害主要有：急性毒性、慢性毒性和其他毒性。

（1）**急性毒性**：有机氯农药的急性中毒少见。急性中毒的发生多因短期密切接触此类农药（如大剂量口服）所致。急性中毒症状主要表现为头痛、头晕、食欲不振、四肢无力、出汗等，严重时出现抽搐、麻痹、肌肉震颤、呼吸衰竭、昏迷等，甚至数小时内死亡。

（2）**慢性毒性**：有机氯农药在人和哺乳动物体内长期蓄积后，对神经系统、肝、肾等多器官系统造成严重损伤。如 DDT 能降低神经膜对 K^+ 的通透性，改变神经膜电位，表现出神经过度兴奋，脑组织中 5-羟色胺和组织中乙酰胆碱含量增加等。

（3）**其他毒性**：有机氯农药多数对人和动物有特殊毒性，主要包括"三致"作用、生殖毒性、免疫毒性等。如长期经口摄入 DDT、HCH、硫丹等可诱发小鼠、大鼠等实验动物肝肿瘤，动物实验和人群流行病学调查显示，DDT 和 HCH 可引起血细胞染色体畸变，妊娠小鼠和大鼠经口摄入毒杀芬对胎鼠神经和形态有抑制效应，引起胎鼠畸形。

（二）有机磷农药残留与毒性

有机磷（organic phosphorus）化合物的研究开始于 160 多年前，但是系统研究却是在第二次世界大战期间，德国人 Schrader 等重点研究了有机磷氟化合物，从中发现了八甲磷、特普及对硫磷等的生物活性。第二次世界大战结束后，研究成果公布于世，受到世界各国广泛关注。尤其是对硫磷很快进入了工业化生产，迅速发展成为世界性的杀虫剂品种。

有机磷杀虫剂按化学结构可以分为五种类型。①磷酸酯类：磷酸分子中三个氢原子被有机基团置换后的化合物，如久效磷、敌敌畏。②硫代磷酸酯类：磷酸酯分子中与磷原子相连的氧原子被硫原子置换后的化合物，如对硫磷、氧化乐果、马拉硫磷、乙酰甲胺磷。③磷酰胺类：磷酸分子中羟基被氨基或胺基取代的化合物，如棉安磷、甲胺磷。④焦磷酸酯类：两个磷酸分子脱去一个水分子形成的化合物称为焦磷酸，焦磷酸被酯化即为焦磷酸酯，如特普、治螟磷。⑤膦酸酯类：磷酸分子中羟基被有机基团置换形成磷碳键的化合物，膦酸被酯化即为膦酸酯，如敌百虫、苯硫磷。

有机磷农药多为油状液体，少数为结晶固体，具有大蒜臭味，易挥发，难溶于水，可溶于有机溶剂和脂肪；化学性质不稳定，遇酸、碱、紫外线等易降解，如倍硫磷和甲基对硫磷施药 7 d 后分别降解 50% 和 95%、乐果和倍硫磷施药 14 d 后分别降解 77% 和 90%，故有机磷农药对食品的污染以喷洒时直接污染为主。此类农药的半衰期短，在蔬菜、水果中一般为 7~14 d，施药后适当延长采摘或收割时间，农产品中残留的有机磷农药一般较低。动物主要经消化道和呼吸道吸收有机磷农药，且吸收良好，吸收后迅速广泛分布于体内各组织和体液中，肝、肾、骨骼、肌肉和脑等组织浓度较高，在肝脏进行代谢后主要随尿排出，代谢和排泄均迅速，一般可在摄入后 2 d 内完全排出，故有机磷农药在动物性食品中残留一般较低。

尽管有机磷农药具有易降解、半衰期短、代谢排泄快、残留低及常规加工方法（如洗涤、碾磨、烹调等）易部分去除等特点，但害虫和杂草普遍对其产生了抗药性，使得有机磷农药用量大且往往要反复多次使用才能达到目的，故此类农药对食品的污染比有机氯农药更严重，对人类的危害也更大。生产生活中常发生因误食或长期接触此类农药引起中毒的事件。

有机磷农药的毒性与危害包括：急性毒性、慢性毒性和其他毒性。

(1) 急性毒性：急性中毒是有机磷农药最主要的毒性表现，一般是由于短时间密切接触（如大剂量口服）所致。此类农药对人和动物的急性毒性较大，如人口服磷胺、对硫磷、乐果、二嗪磷的 MLD 估计值分别为 5 mg/(kg·bw)、10~30 mg/(kg·bw)、30 mg/(kg·bw) 和 50 mg/(kg·bw)。部分有机磷农药对大鼠和小鼠经口摄入 LD_{50} 见表 3-4。

表 3-4　部分有机磷农药对大鼠和小鼠经口摄入 LD_{50}　单位：mg/(kg·bw)

农药名称	大鼠	小鼠	农药名称	大鼠	小鼠
甲拌磷	1~4	2~3	倍硫磷	190~375	74~180
对硫磷	4~13	5.0~10.4	乐果	185~245	126~135
久效磷	8~23	10~15	乙酰甲胺磷	866（雌）或 945（雄）	361（雌）
甲胺磷	19~21	14	敌百虫	450~500	400~600
甲基对硫磷	9~25	18.3~32.1	杀螟松	870	700~900
二嗪磷	86~270	18~60	马拉硫磷	1634~1751	1190~1582
氧化乐果	30~60	30~40	辛硫磷	1976~2170	1935~2340
敌敌畏	450~630	50~92	毒死蜱	135（雌）或 163（雄）	—

有机磷农药是一种神经毒素，其急性毒性作用机制主要为胆碱能效应，中枢神经系统可表现出眩晕、头痛、倦怠、不安、失眠、肌肉震颤、语言障碍、意识不清等症状；瞳孔、腺体、胃肠道、心脏、呼吸系统可表现出毒蕈碱样症状，出现唾液分泌过多、腹痛、腹泻、恶心、呕吐、流涎、气管平滑肌痉挛、腺体分泌增加、呼吸困难、肺水肿、流泪、出汗、瞳孔缩小、黏膜苍白或发绀、大小便失禁，心肌收缩力减弱、冠状动脉供血不足、心律失常、急性心力衰竭等；植物神经节和骨骼肌可表现出烟碱样症状，出现面部、眼睑和舌肌颤动，全身肌肉抽搐，严重时出现肌无力、脉搏加快、血压上升，甚至因呼吸肌麻痹而死。此类农药急性中毒的病程一般较短，多在 12 h 内发病，但若是吸入或口服高浓度或剧毒品种，可在几分钟至十几分钟内出现中毒症状，甚至死亡。

（2）**慢性毒性**：敌敌畏、对硫磷、杀螟松等有机磷农药可引起人和实验动物（如家兔、大鼠、犬等）慢性中毒。在有机磷农药生产过程中，作业人员因呼吸道或皮肤吸入该类农药，可致慢性中毒。中毒症状一般较轻且无明显的特异性，仅以神经衰弱综合征为主，如头痛、头晕、无力、失眠、食欲不振、记忆力减退、肝损伤、胆碱酯酶活性降低等。此外，敌百虫、乐果、马拉硫磷等少数有机磷农药品种中毒患者或动物在急性毒性症状消失后几天或几周还可出现迟发性神经毒作用，表现为四肢对称性感觉和运动障碍、痛觉减退、局部循环瘀滞、腱反射减弱或消失、腕足下垂、四肢部分肌肉萎缩等，并常伴有植物性神经功能紊乱。

（3）**其他毒性**：动物实验表明，敌百虫、敌敌畏、马拉硫磷等还具有"三致"作用和生殖毒性，对皮肤和眼睛还有刺激或致敏作用。其中，生殖毒性表现为引起胎儿生长发育不良、畸形或死亡。

（三）氨基甲酸酯类农药残留与毒性

氨基甲酸酯类农药（carbamate pesticide）主要用作杀虫剂、除草剂、杀菌剂等。这类农药分为五大类：①萘基氨基甲酸酯类，如西维因；②苯基氨基甲酸酯类，如叶蝉散；③氨基甲酸肟酯类，如涕灭威；④杂环甲基氨基甲酸酯类，如克百威；⑤杂环二甲基氨基甲酸酯类，如异索威。除少数品种如克百威等毒性较高外，大多数属中、低毒性。

氨基甲酸酯类农药是针对有机磷农药的缺点，在研究毒扁豆碱生物活性及其化学结构关系的基础上开发出的一类植物源性农药。自 1953 年合成西维因以来，至今已开发出千余种，其中登记注册的有上百种，经常使用的约有 40 种。常用品种主要有西维因、叶蝉散、涕灭威、克百威、异索威、灭草灵等，使用量已经超过有机磷农药，销售额占全部杀虫剂的 1/4，仅次于除虫菊酯类农药位居第二，成为现代杀虫剂的主要类型之一。

氨基甲酸酯类农药多呈无色或白色结晶粉末或絮状物，难溶于水，易溶于有机溶剂。在酸性条件下对光、热稳定，遇碱或暴露于空气或阳光下易分解。许多品种选择性强，使用时不易伤害害虫天敌。

氨基甲酸酯类农药污染食品的主要原因和途径与有机磷农药相似，也主要是喷洒此类农药时直接造成污染。氨基甲酸酯类农药在土壤和农作物中的半衰期短，分别为 8～14 d 和 3～4 d，且遇光和受热易降解，故它们在植物性食品中残留量较低。动物经消化道和呼吸道吸收氨基甲酸酯类农药，吸收良好，且迅速分布于体内各组织和体液中，且以肝、肾、肺、脂肪、肌肉等组织含量较高，在肝脏代谢后主要随尿液排出，一般在 24 h 内可排出摄入量的 70%～80%。该类农药代谢和排泄均迅速，半衰期短，畜禽脂肪组织内半衰期一般约 7 d，故此类农药在动物性食品中残留也较低。

　　尽管氨基甲酸酯类农药具有易降解、半衰期短、代谢排泄快、残留低等特点，但其使用频繁且用量大，故也会对人类健康造成一定危害。若误食或长时间经皮肤吸入（如农药生产或田间施药时）还会引起中毒。

　　氨基甲酸酯类农药的毒性与危害包括：急性毒性、慢性毒性和特殊毒性。

　　(1) 急性毒性：急性毒性是因短期密切接触（如大量误食）氨基甲酸酯类农药所致。但除涕灭威、克百威等少数品种毒性较强外，多数氨基甲酸酯类农药品种对人和动物毒性较低。部分氨基甲酸酯类农药对大鼠和小鼠经口摄入 LD_{50} 见表 3-5。

表 3-5　氨基甲酸酯类农药对大鼠和小鼠经口摄入 LD_{50} 单位：$mg/(kg \cdot bw)$

农药名称	大鼠	小鼠	农药名称	大鼠	小鼠
西维因	246～283	170～200	仲丁威	410～635	340（雄）
抗蚜威	68～147	107	速灭威	498～580	268
克百威	8～14	2	丙硫克百威	138	175
叶蝉散	403～485	487～512	涕灭威	0.60（雌）或 0.83（雄）	0.39（雄）或 0.67（雌）
拉维因	＞200（雄）	66	灭多威	17（雄）或 24（雌）	—

　　氨基甲酸酯类农药急性中毒的症状与轻度有机磷农药中毒相似，以毒蕈碱样、烟碱样和中枢神经系统症状为主的全身性表现较明显，但不表现出迟发性周围神经症状。与有机磷农药相比，病程较短，病情较轻，恢复也较快。中毒后，轻者一般表现出精神沉郁、头晕、头痛、恶心、呕吐、流涎、腹痛、腹泻、多汗、流泪、视力模糊、瞳孔缩小、肌肉无力或震颤、抽搐、低血压、记忆力下降、血液胆碱酯酶活性轻度受抑制等，重者表现出痉挛、昏迷、大小便失禁、肺水肿、脑水肿、心功能障碍、呼吸困难或抑制、血液胆碱酯酶活性严重受抑制等，甚至死亡。

　　(2) 慢性毒性：大量长、短期动物实验表明，多数品种的氨基甲酸酯类农药对实验动物无明显慢性毒性。在两年实验动物喂养试验中，200 mg/kg 西维因对大鼠、0.1 mg/kg 涕灭威对大鼠和犬均无损害作用。但也有报道，长期接触此类农药后，除抑制胆碱酯酶活性外，还可造成腺体、肝、肾、造血系统等损伤，如大鼠经口染毒西维因 0.7～70 mg/kg 连续 6～12 个月，其脑垂体、性腺、肾上腺和甲状腺受损。

　　(3) 特殊毒性：动物实验表明，除西维因等少数品种外，多数氨基甲酸酯类农药并无明显"三致"作用、繁殖毒性和神经毒性，对眼睛和皮肤也无刺激作用或仅有轻微作用。人群流行病学调查显示，至今未见此类农药对人有"三致"作用的直接证据。

（四）拟除虫菊酯类农药

　　拟除虫菊酯（pyrethroids）是一类具有高效、广谱、低毒和能生物降解等特性的一类仿生合成农药。原型是从一些被称作除虫菊的植物（菊属的除虫菊亚属中的若干个种）中提取出的一种酯类成分，所以习惯上就将这种物质称为除虫菊酯。拟除虫菊酯类杀虫剂具有高效广谱、低毒、低残留的优点，所以在农业和卫生方面应用广泛，比如用以防治棉田、菜地、果树和茶叶等处的害虫。

　　拟除虫菊酯类农药也是目前常见的杀虫剂，如市面上出售的大多数蚊香、喷雾杀虫剂、灭蟑药都是拟除虫菊酯类农药。拟除虫菊酯类农药是一种神经毒剂，作用于神经系统，可改变神经细胞膜的通透性，干扰神经传导而产生中毒效应。目前国内常用的品种有溴氰菊酯、杀灭菊酯、氯氰菊酯、二氯苯醚菊酯、甲氰菊酯等。此类农药在体内易被氧化酶系统降解，无蓄积性，被认为是毒性较低、使用安全的农药，但若使用不当或污染食品也会引起中毒。

拟除虫菊酯类农药的毒性与危害包括：急性毒性和其他毒性。

(1) **急性毒性**：急性中毒是拟除虫菊酯类农药毒性的主要表现形式，多为误食所致。一般而言，此类农药对人、哺乳动物和家禽的毒性较小，对水生生物的毒性较大。但也有报道，人口服 5 可乐瓶盖量的 2.5% 溴氰菊酯即可引起中毒，口服约 10 可乐瓶盖量的 2.5% 溴氰菊酯或 29% 氰戊菊酯可致人死亡。部分拟除虫菊酯类农药对大鼠和小鼠经口摄入 LD_{50} 见表 3-6。

表 3-6　部分拟除虫菊酯类农药对大鼠和小鼠经口摄入 LD_{50}

单位：$mg/(kg \cdot bw)$

农药名称	大鼠	小鼠	农药名称	大鼠	小鼠
三氟氯氰菊酯	56（雌）或 79（雄）	36.7（雄）或 623（雌）	胺菊酯	464	2000（雌）或 1920（雄）
甲氰菊酯	107~164	58（雌）或 67（雄）	丙烯菊酯	—	>1000
氰戊菊酯	451	100~300	联苯菊酯	54.5	—
溴氰菊酯	105~168	135	氟氰戊菊酯	67（雌）或 81（雄）	—
氯氰菊酯	250~4150	200~800	顺式氰戊菊酯	87~325	—
氟氯氰菊酯	590~1270	约 450	氟胺氰菊酯	261（雌）或 282（雄）	—
二氯苯醚菊酯	1200~1500	540	溴灭菊酯	710	—
甲醚菊酯	4040	1747	溴氟菊酯	>10000	—

拟除虫菊酯类农药急性中毒的潜伏期一般较短，染毒后数十分钟至数十小时即可出现症状，如口服中毒大多为 10 min 至 1 h，田间施药中毒多为 4~6 h，农药制造工人中毒平均约 6 h（1~24 h）。急性中毒可表现为局部和全身性症状，尤以神经系统症状较明显。一般初期出现头痛、头晕、恶心、乏力、耳鸣、面部胀麻，之后出现剧烈头痛、视力模糊、入睡困难或噩梦、四肢乏力、肌肉震颤等，严重者出现抽搐，并伴有意识不清、精神萎靡、食欲不振，甚至肺水肿，更严重者出现反复强直性抽搐所致喉部痉挛而窒息死亡。

(2) **其他毒性**：拟除虫菊酯类农药一般无明显蓄积性和慢性毒性，对皮肤和/或眼睛也无刺激作用或仅有轻微作用，也无明显的"三致"作用。

二、兽药残留

为了预防和治疗家禽畜患病而使用抗生素类、激素类药物等，往往造成药物残留在动物组织中，兽药残留是威胁动物性食品安全的主要问题之一，常见的残留种类有抗生素类、激素类、驱虫药类等。

（一）抗生素类残留

自 1940 年美国率先将抗生素（青霉素）应用于临床，抗生素类药物被广泛用于人类和动物疾病治疗及食用动物生产，对确保人类和动物健康以及提高动物生产性能和保障动物性食品供给等方面做出了重要的贡献。抗生素类药物在动物性食品中残留，会造成人体多器官系统受损，并引起一系列不良反应，如过敏反应，肝、肾、消化系统、心血管与造血系统、神经系统等结构与功能异常，肠道微生物正常菌群被破坏，细菌产生耐药性，二重感染，影响营养素吸收利用，以及其他毒副作用等。因此，抗生素残留问题受到全球普遍关注。

至今已通过生物合成（发酵）、化学合成和/或半合成等方法开发出了数千个品种，其中临床常用的达几百种，用作饲料添加剂的亦有几十种。根据化学结构，可将其分为 β-内酰胺类、大环内酯类、四环素类、氨基糖苷类和酰胺醇类（氯霉素类）等。

1. β-内酰胺类抗生素

（1）种类与理化性质：β-内酰胺类抗生素（β-lactam antibiotics）是指分子中含有 β-内酰胺环结构的一类抗生素的总称，为人畜共用抗生素。主要包括青霉素类（penicillins）和头孢菌素类（cephalosporins），其中前者常用品种有青霉素钠盐或钾盐、氨苄青霉素钠、青霉素 V 钾等，后者包括头孢氨苄、头孢孟多、头孢吡肟等。这些药物的成分能破坏细菌的细胞壁，因此它们能广泛用于治疗细菌性感染，并且在细菌繁殖最旺盛时期使用其作用最大。此类抗生素多数具有有机酸性质，难溶于水，与碱反应生成盐后易溶于水，而难溶于有机溶剂。分子结构中的 β-内酰胺环不稳定，可被酸、碱、某些重金属离子或细菌产生的青霉素酶所降解。

（2）残留与毒性：大多数 β-内酰胺类抗生素口服吸收差，注射吸收良好，且体内分布广，能渗入各组织和体液中，一些品种还易透过胎盘屏障和/或血脑屏障。此类药物在体内不易代谢失活，主要以原形随尿排出，少部分随粪便、乳汁等排泄。尽管它们在体内的半衰期短，一般为 0.5～2.0 h，但易在动物性食品中残留，且残留时间较长。如猪肌内注射苄青霉素 8000 IU/（kg·bw），11 d 后组织中才无此类药物残留。

在正常使用剂量范围内，此类抗生素的毒性很小，如苄青霉素小鼠静脉注射的 LD_{50} 为 350 万 IU/（kg·bw）。然而，临床和食用动物生产中大剂量用药、不按规定用药甚至滥用药，会对人和动物健康造成直接或间接危害，尤其是在动物性食品中残留的此类药物危害更严重。主要表现在以下几个方面。

① 过敏反应：青霉素类和头孢菌素类抗生素最常见的不良反应。据统计，0.7%～10% 的人群会发生青霉素过敏反应，0.004%～0.015% 的人群会发生青霉素过敏性休克。

② 多器官系统损伤：大量使用此类抗生素会对肾、肝、消化系统、血液系统、神经系统等造成损害。其中，肾损伤主要表现为尿素氮升高、蛋白尿、血尿、管型尿、肾近曲小管细胞损伤、肾小管间质水肿并伴有白细胞浸润、尿中嗜酸性粒细胞增多；肝损伤主要表现为轻者出现转氨酶和碱性磷酸酶升高，重者发生胆汁淤积性肝炎、急性胆管并发症等；消化系统损伤主要表现为恶心、呕吐、腹胀、腹泻、便秘等；血液系统损伤主要表现为嗜酸性细胞增多、粒细胞减少、血小板减少，甚至出现维生素 K 缺乏所致的出血、再生障碍性贫血、溶血性贫血等。

③ 细菌耐药性与二重感染：长期接触此类抗生素主要易引起金黄色葡萄球菌和肠杆菌属细菌产生耐药性。资料显示，目前国内金黄色葡萄球菌对青霉素 G 的耐药率高达 80%～90%，对头孢菌素的耐药率达 40% 以上；鸡大肠埃希菌中对氨苄青霉素产生耐药性的菌株高达 91%～100%。此外，此类抗生素在用药 20 d 内一般还易引起二重感染（又称菌群交替症），其发生率为 2%～3%，且多见于老人、幼儿、衰弱者及严重疾病体力消耗患者，症状

主要表现为消化道感染、伪膜性肠炎、肺炎、尿路感染、败血症等。

④ 双硫仑样反应：是人饮酒或者患者使用某些药物或某些药物与含乙醇的药物配伍使用后所引起的一种药物不良反应。其症状主要表现为面部潮红、头痛、眩晕、腹痛、恶心、呕吐、气急、心率加快、血压降低、嗜睡、幻觉等。

2. 大环内酯类抗生素

(1) 种类与理化性质：大环内酯类抗生素（macrolides antibiotic）是分子结构中含一个 12～16 元大环并有内酯结构的一类弱碱性抗生素。此类抗生素为人畜共用抗生素，迄今已开发出了一百多个品种，常用品种包括红霉素、阿奇霉素、泰乐菌素、替米考星、伊维菌素等。此类抗生素分子中因含有氨基糖而呈弱碱性，分子结构中的叔胺基团能与酸反应生成易溶于水的盐。干燥状态下相当稳定，但水溶液稳定性差。在 pH 6.0～8.0 水溶液中相对稳定，抗菌活性最高；但在酸性条件下（pH<4）苷键易水解。

(2) **残留与毒性**：大环内酯类抗生素口服吸收良好，吸收后广泛分布于体内各组织和体液（脑脊液除外）中，部分品种还易透过胎盘屏障，分布浓度为肝＞肺＞肾＞血浆，肌肉和脂肪中浓度最低。它们主要在肝脏进行代谢，代谢物和部分原形主要随粪便排出，少量可随尿、乳汁等排泄，但排泄速率与药物品种有关，一般竹桃霉素＞泰乐菌素＞乙酰螺旋霉素。此类抗生素易在体内尤其是肝、肾等内脏器官残留，但残留分布受给药途径的影响。如泰乐菌素口服时肝中残留最大，而注射时肾中残留最大。此外，注射给药常导致药物在注射部位长时间大量残留，但残留时间也与药物品种有关。如牛肌内注射螺旋霉素 30 mg/（kg·bw），主要残留于肝、肾组织，停药后 28 d 内残留浓度高于 0.14 mg/kg，停药后 49 d 内也仍有残留检出。

尽管此类抗生素的毒性普遍较低，正常使用剂量范围内对人和动物安全，但临床和食用动物生产中大剂量用药或不按规定用药甚至滥用药，会对人和动物健康造成危害，尤其是在动物性食品中残留的危害更严重。主要表现在以下几个方面。

① 过敏反应：长期或大量用药后会引起如药物热、药疹、荨麻疹等过敏反应。

② 多器官系统损伤：此类抗生素可造成胃肠道、肝、神经系统、心血管系统等多器官系统损伤。胃肠道反应是此类药物口服后表现最迅速和最直观的一种不良反应，可引起恶心、呕吐、食欲降低、上腹部不适、腹痛、腹泻等，此外，还可造成肾和心损害，如静脉给药可引起低钾血症、血栓性静脉炎等。

此类抗生素还易使细菌产生耐药性及药物之间的不完全交叉耐药性。

3. 四环素类抗生素

(1) **种类与理化性质**：四环素类（tetracyclines）抗生素是由链霉菌属产生或经半合成制取的分子中含有氢化骈四苯结构的一类衍生物，其作用机制主要是和 30S 核糖体的末端结合，从而干扰细菌蛋白质的合成。能用于畜禽、鱼类和人疾病的治疗，它对革兰氏阳性菌、革兰氏阴性菌和立克次体都有很好的抗菌作用。由于这类抗生素存在细菌耐药性普遍、毒副作用大、不良反应多等问题，使用受到很大限制，如欧洲已禁止这类抗生素作为促动物生长目的的应用，美国和日本仅允许使用金霉素和土霉素季铵盐，我国允许使用土霉素钙盐。目前，常用作兽药和饲料添加剂的四环素类抗生素品种主要有金霉素、土霉素、四环素、多西环素等。

此类抗生素呈黄色结晶粉末，无臭，苦味，难溶于水，遇光颜色变暗。因其分子结构中含有酚羟基、烯醇基和二甲氨基而表现出酸碱两性，可与酸或碱反应生成可溶性盐，其盐易溶于稀酸、稀碱等，但在碱性水溶液中易降解，在酸性水溶液中较稳定，故一般制成盐酸盐形式。其盐酸盐一般易溶于水，在干燥状态下极稳定，水溶液也相当稳定（除金霉素外）。

（2）**残留与毒性**：此类抗生素口服吸收迅速，一般口服后 $2\sim4$ h 或肌内注射后 2 h 内血药浓度可达峰值，吸收率达 $60\%\sim90\%$，甚至更高。吸收后广泛分布于体内各组织和体液中，尤其易在骨骼和牙齿中沉积以及在肝脏中富集，但不易透过血脑屏障。多数品种（多西环素除外）大部分以原形随尿排出，少部分随粪便排出，但排泄量与药物品种有关，一般土霉素（$60\%\sim70\%$）＞四环素（$20\%\sim30\%$）＞米诺环素。此类抗生素易通过肾小管和肠肝循环进行重吸收，其半衰期普遍较长，如四环素、土霉素、地美环素、米诺环素和多西环素在人血浆中的半衰期分别为 8.5 h、9.6 h、13 h、$10\sim20$ h 和 $16\sim20$ h，土霉素在马、奶牛、犊牛、猪和人体内的半衰期分别为 $10.5\sim14.9$ h、9.1 h、$8.8\sim13.5$ h、6 h 和 $4\sim6$ h。因此，此类抗生素易在体内残留。如牛静脉注射盐酸四环素 4 mg/（kg·bw），乳中残留长达 36 h；大于推荐剂量给予动物金霉素，停药 7 d 后内软组织中仍有残留。此外，肌内注射导致其在注射部位长期残留，非注射部位也需 4 d 或更长时间才能完全消除。

此类抗生素急性毒性较低，其中，以金霉素毒性最大，多西环素毒性最低，小鼠经口和静脉注射的 LD_{50} 分别为 1440 mg/（kg·bw）和 204 mg/（kg·bw）。但长期使用此类抗生素仍然会对人畜健康造成直接或间接损害。其毒性主要表现在以下几个方面。

① 过敏反应：大剂量使用此类抗生素，轻者可引起药物热、皮疹等过敏反应，后者表现为荨麻疹、丘疱疹、光敏性皮炎、多形红斑、湿疹样红斑、固定红斑、全身性红斑狼疮、水疱、血管神经性水肿等，也偶见固定性药疹、轻度剥脱性皮炎等；重者可引起过敏性休克。但此类抗生素引起过敏反应的概率远低于 β-内酰胺类抗生素。

② 多器官系统损伤：长期使用此类抗生素，可造成肌肉骨骼系统、消化系统、肝、肾、心血管系统、神经系统等多器官系统受损。例如：牙齿发育期患者牙齿着色黄染，牙釉质发育不良；骨骼生长受抑或异常；口腔、食管和胃黏膜受损，并伴有伪膜性结肠炎等。

③ 细菌耐药性与二重感染：一些常见病原菌对此类抗生素均有很高的耐药性，且持续时间长于许多其他抗生素。调查发现，约 5% 的肺炎球菌和 25% 的 β-溶血性链球菌对四环素耐药。此外，此类抗生素各品种间还存在交叉耐药性。肠道正常微生物菌群被破坏后，在机体抵抗力、防御功能低下时即可引起白念珠菌、葡萄球菌、铜绿假单胞菌、大肠埃希菌、变形杆菌、厌氧菌等大量繁殖，导致消化道、呼吸道、泌尿道等发生二重感染，严重者引起败血症。

4. 氨基糖苷类抗生素

（1）**种类与理化性质**：氨基糖苷类抗生素（aminoglycoside antibiotics）是由灰色链霉菌产生或经人工半合成制取的一类由 2 或 3 个氨基糖与一个氨基环己醇以醚键连接而成的苷类抗生素，又称氨基苷类或氨基环己醇类抗生素，为人畜共用抗生素。目前已开发出 3000多个品种，用作饲料添加剂的常用品种主要有两类：一类是抗菌性的，如新霉素、大观霉素、安普霉素等；另一类是驱线虫的，如越霉素 A、潮霉素 B 等。

氨基糖苷类抗生素属于碱性化合物，极性高，易溶于水，化学性质稳定，但能与无机或有机酸反应生成盐，其盐也易溶于水。

（2）**残留与毒性**：氨基糖苷类抗生素口服不易吸收，但注射给药吸收迅速且完全。氨基糖苷类抗生素进入人体后主要分布于细胞外液，易透过胎盘屏障，难透过血脑屏障。在体内几乎不被代谢，大部分（约 90%）以原形从肾随尿排出，尿药浓度高，为血浆峰浓度的

25～100 倍，如人肾组织中庆大霉素浓度可达肌肉组织的 161 倍。尽管此类抗生素的半衰期短（2～3 h），但肾功能减退时，半衰期明显延长。此外，此类抗生素不仅可在乳汁中残留较长时间，而且还可通过吮乳残留于婴儿或幼畜体内。

此类抗生素使用稍有过量或在治疗剂量下长期使用，可能引起一系列毒副作用和不良反应。主要表现在以下几个方面。

① 耳毒性：此类抗生素可选择性地损害前庭功能和耳蜗神经，特别是婴幼儿更敏感。前庭功能受损表现为眩晕、头昏、恶心、呕吐、视力减退、眼球震颤和共济失调，耳蜗神经受损表现为耳鸣、听力减退和永久性耳聋。

② 肾毒性：由于此类抗生素主要以原形由肾排泄和经细胞膜吞饮作用在肾皮质内大量蓄积，故可引起肾毒性。轻者引起肾小管肿胀，重者发生肾小管急性坏死。肾功能减退、年老、剂量过高以及与其他一些抗生素（如头孢噻吩等）合用时肾毒性增加。

③ 过敏反应：此类抗生素可引起机体发生过敏反应，轻者表现为嗜酸性粒细胞增多、皮疹、药物热、血管神经性水肿、剥脱性皮炎等，重者发生过敏性休克，甚至死亡。如链霉素可引起过敏性休克，其发生率仅次于青霉素 G。

④ 其他：此类抗生素相互间存在部分或完全交叉耐药性，并表现出自然性和获得性耐药。此外，还偶见中性粒细胞、血小板下降，贫血，血清转氨酶升高，面部、口腔周围发麻，周围神经炎等。

5. 酰胺醇类抗生素

(1) 种类与理化性质：酰胺醇类抗生素又称氯霉素类（chloram phenicols）抗生素，是由委内瑞拉链霉菌或 *Hydrocarbonoclasticus* 棒状杆菌产生或人工合成的分子中含有 D-(—)-苏-1-对硝基苯基-2-氨基-1,3-丙二醇结构的一类广谱抗生素的总称，为人畜共用抗生素。主要包括氯霉素及其衍生物和甲砜霉素及其衍生物两大类，尤以氯霉素及其衍生物为主，其中常用品种包括氯霉素、甲砜霉素、氟苯尼考（兽医专用）等。抗菌机制是不可逆地结合于细菌核糖体 50S 亚基的受体部位，阻断肽酰基转移，抑制肽链延伸，干扰蛋白质合成，从而产生抗菌作用。属抑菌性广谱抗生素，高浓度时有杀菌作用。本类药物对革兰氏阴性菌的作用强于革兰氏阳性菌。

氯霉素难溶于水，易溶于醇类、丙酮、乙酸乙酯等有机溶剂。氯霉素化学性质稳定，干燥时可保持活性 5 年以上，饱和水溶液在冰箱或室温下避光可保持活性数月；在弱酸性和中性溶液中较稳定，碱性环境中易被破坏；耐煮沸。氯霉素酯及其盐的理化性质较氯霉素有一定改善，如氯霉素琥珀酸酯钠盐易溶于水，其余酯化物苦味减轻。

(2) 残留与毒性：口服吸收良好，一般口服后 1～3 h 血药浓度可达峰值；但肌内注射吸收缓慢，且易在注射部位残留。吸收后广泛分布于体内各组织和体液中，组织以肝、肾浓度最高，其余依次为肺、脾、心肌、肠和脑。氯霉素主要在肝脏进行代谢，大部分（约80%）代谢物和部分（5%～10%）原形随尿排出，少部分随粪便、乳汁等排泄。少部分氟苯尼考可在肝中代谢灭活，但多数以原形（50%～60%）随尿排出。甲砜霉素几乎不被代谢，以原形（70%～90%）随尿排出。尽管此类抗生素的半衰期较短，但易在体内较长期大量残留，尤以幼畜或新生儿、肝肾功能障碍者等更严重，长期或大量使用此类抗生素，在机体内残留可引起多种不良反应。具体表现在以下几个方面。

① 过敏反应：此类抗生素引起过敏反应较少见，但可引起各种皮疹（如荨麻疹、麻疹样皮疹、斑丘疹、过敏性紫癜等）。

② 多器官系统受损：此类抗生素可造成血液系统、消化系统、肝、神经系统等多器官系统损伤。造成血液系统损害是此类抗生素（氟苯尼考除外）最严重的不良反应，主要引起骨髓造血功能受抑制，其典型症状为溶血性贫血。消化系统损伤主要表现为恶心、呕吐、食欲不振、腹胀、腹泻等，肝损伤多见于肝病患者，神经系统损伤主要是引起神经炎和中毒性精神病。氯霉素还对动物有耳毒性，引起听力障碍。

③ 细菌耐药性与二重感染：此类抗生素可破坏消化道正常菌群，细菌等病原微生物可产生耐药性。此外，还可引起耐药性较强的变形杆菌、铜绿假单胞菌、金黄色葡萄球菌、真菌等发生二重感染，尤以白念珠菌引起的继发感染最常见，如鹅口疮、肠道真菌感染、真菌性肺炎和其他深部真菌感染等；但这方面的毒性作用没有四环素类抗生素突出。

④ 其他：氯霉素有免疫抑制作用，氟苯尼考有胚胎毒性。

（二）激素类残留

激素（hormone）又称荷尔蒙、化学信息物，是生物体内特殊组织或腺体产生的、直接分泌到体液中，通过体液运送到特定作用部位，从而引起特殊激动效应的一类微量有机化合物。激素在高等生物的生命活动调节和维持内环境稳定中起关键作用，在人类和畜禽疾病防治中也具有重要意义。激素能促进畜禽的生长，提高瘦肉率。目前已人工合成了多种基于其化学结构的激素衍生物或类似物。

通常将天然激素及其制剂以及合成的激素衍生物或类似物统称为激素类药物。此类药物种类繁多、数量庞大、性质和生物学功能各异。其中，性激素类药物和 β_2 受体激动剂是人类和畜禽疾病防治及食用动物生产中使用最广泛的激素类药物之一。

性激素类药物和 β_2 受体激动剂在动物生产中常被用作饲料添加剂，然而，食用动物生产中非法使用或滥用此类药物，不仅会直接危害动物健康，而且还因其在动物体内大量残留而对人类健康造成潜在威胁，引起机体代谢紊乱、发育异常等一系列毒效应。

1. 性激素类药物

（1）**种类与理化性质**：性激素类药物包括天然的性激素及其制剂以及人工合成的激素衍生物或类似物，以合成性激素类药物为主。根据化学结构，可将其分为甾类和非甾类两大类。甾类以合成代谢雄性激素类固醇多见，常用品种包括雄性激素类，如丙酸睾酮、氯睾酮和苯丙酸诺龙等；雌性激素类，如炔雌醇、炔雌醚、戊酸雌二醇等雌激素类以及醋酸氯地孕酮、醋酸甲羟孕酮和甲炔诺酮等孕激素类。非甾类主要是雌激素类，包括己烯雌酚、己烷雌酚和玉米赤霉醇等。

多数甾类性激素类药物呈白色或乳白色结晶粉末，具有弱或中等极性，难溶于水，可溶于氯仿、乙醚、乙酸乙酯等有机溶剂和植物油，含酚羟基的溶于无机强碱溶液。

（2）**残留与毒性**：性激素类药物口服易吸收，吸收后多数品种（己烯雌酚等除外）主要在肝脏进行代谢，代谢物主要随尿或粪便排出，且代谢、消除快，半衰期短（<10 min），故其原形在可食组织中残留较少甚至无法检出。但其代谢物可在体内尤其是肝、肾、脂肪等可食组织中残留，其中孕酮、炔雌醚等主要残留于脂肪组织，己烯雌酚则主要残留于肝、肾。

进入动物体内的药物排出量随时间延长而增加，即动物体内药物的浓度逐渐降低，而且降低的程度随药物的种类和动物种类的不同而异。比如，鸡用药物的半衰期多在 12 h 以下，多数鸡用药物的休药期为 7 天。休药期是畜禽产品允许上市前（或允许食用时）的停药时间，执行休药期喂养的动物食品是安全的。但长期大量使用尤其是非法使用或滥用此类药物后，会对人和动物健康造成如下潜在危害。

① 影响第二性征、性器官结构与功能：雄性激素类药物可导致雄性胸部扩大、睾丸萎缩、早秃等，雌性出现雄性化、月经及内分泌失调、肌肉增生、毛发增多等。雌性激素类药物可引起雄性雌性化、骨骼发育受抑制等，雌性性早熟、子宫内膜过度增生、子宫出血、生殖器官畸形和病变等。此外，此类药物随排泄物进入环境后还表现出生态毒性，如引起雄鱼雌性化、野生动物生殖器官畸形等。

② 多器官功能受损：此类药物不仅可造成肝、肾功能损伤，而且还可引起内分泌系统紊乱、情绪抑郁、行为冲动等。此外，雌性激素类药物还可导致雄性骨骼发育受到抑制。

③ 诱发疾病和癌症：雌性激素类药物不仅可明显提高哮喘、胰腺炎、血栓等疾病的发生率，并诱发心血管疾病，而且还可诱发子宫癌、乳腺癌、睾丸肿瘤、白血病等恶性肿瘤。此外，性激素类药物可诱发肝、肾肿瘤等。

2. β_2 受体激动剂

(1) **种类与理化性质**：β_2 受体激动剂又称 β_2 受体兴奋剂，其化学结构和药理性质类似于肾上腺素和去甲肾上腺素，属拟肾上腺素药物，可选择性地作用于 β_2 受体，引起交感神经兴奋。此类药物绝大多数是化学合成的，临床和食用动物生产中常用的品种主要有克伦特罗、沙丁胺醇、特布他林、马布特罗和塞曼特罗等，尤以克伦特罗应用最普遍。盐酸克伦特罗俗名"瘦肉精"。

克伦特罗呈白色或类白色结晶粉末，无臭，味苦，熔点 172 ℃，溶于水、乙醇，微溶于丙酮、氯仿，不溶于乙醚、苯。具有热稳定性，一般烹调方法（100 ℃）不能破坏其活性，油炸（260 ℃）5 min 活性损失一半，172 ℃加热 1 h 活性完全丧失。

(2) **残留与毒性**：克伦特罗吸收迅速且良好，吸收后快速分布于体内各组织（尤其是内脏）和体液中，主要在肝脏进行代谢，但代谢相对缓慢，如在猪、兔、牛、马、犬和人体内的半衰期分别为 3～5 h、8 h、10.3 h、11 h、18 h 和 34～35 h，多数以原形或不活泼形式残留于体内。可食用组织中原形一般占克伦特罗体内总含量的 40%～70%，甚至 80% 以上，其中脂肪、肌肉、血浆、牛奶中几乎全为原形，肝、肾中原形占 38%～90%。可食用组织中以肝、肺残留最高，其次是肾和心，然后是脂肪和肌肉组织，血液中残留相对较少。原形及代谢物主要随尿排出，粪便、乳汁等也可排出少量。一般用药 4～15 d 内，50%～85%（原形占 40%）随尿排出，5%～30% 经粪便排出，0.9%～3% 经（牛）乳汁排出。克伦特罗的毒性与危害主要是在食用动物的生产中高剂量（治疗量的 5～10 倍）、长时间（连续使用 3 周以上）将其作为生长促进剂和营养重分配剂使用，造成克伦特罗在动物性食品中大量残留而对人类健康造成危害。自 1989～1990 年西班牙首次报道食用克伦特罗残留的牛肝造成 43 个家庭共 135 人中毒以来，迄今全球已发生成千上万起类似中毒事件。其毒性与危害主要表现在以下几个方面。

① 对家畜的危害：克伦特罗长期连续性喂猪，可使猪出现异常表现，如后肢发软、肌肉震颤、心率加快。屠宰时可见肉色深、肉质坚硬、干燥。

② 急性毒性：克伦特罗的急性毒性不大，但对人的毒性强于动物，如人食用克伦特罗高残留的动物性食品后，一般 3 h（10 min 至 10 h）即可出现中毒症状，病程一般持续 1.5 h 至 6 d。主要表现为面部潮红、心动过速、血管扩张、血压升高、低血钾等心血管系统症状，以及头晕、头痛、乏力、胸闷、心悸、四肢震颤、麻木甚至不能站立、神经过敏、烦躁不安等，此外还常伴有口干、恶心、呕吐、腹痛、腹泻等消化道症状，有时还表现出呼吸急促、

体温升高等。但目前尚无中毒死亡的报道。

③ 慢性毒性：长期摄入克伦特罗可能造成人和实验动物多器官系统损伤，尤以心脏损伤最严重，主要表现为心肌变性、肥大、横纹消失、纤维化或蜡样坏死等。此外，还可引起机体代谢紊乱，如胰岛素分泌增加；肌糖原分解加快，血糖、血乳酸、丙酮酸含量升高，出现酮体，引起糖尿病患者酮中毒或酸中毒等。

④ 其他毒性：长期摄入克伦特罗还会严重影响雌性动物的生殖功能和肾上腺功能，如功能性黄体缺失，雌激素、孕激素和促性腺激素释放激素水平降低，肾上腺和外周血皮质酮（醇）水平增加，肾上腺皮质增生，肾上腺相对重量显著增加等。此外，克伦特罗还会造成动物免疫功能损害，表现出动物淋巴细胞增殖、淋巴因子形成、抗体产生及血小板激活受抑、血中白细胞数量增加等。儿童长期食用克伦特罗残留的食品会导致性早熟。

三、重金属类残留

重金属是一类金属元素的统称，通常代表相对密度大于 $5 \ g/cm^3$ 的金属，如铜、铅、锌、汞和铬等，部分重金属为人体所需的微量元素，如铁、锌、铜等，但大多数重金属物质都不是人体生命所必需的，且一旦超过一定的浓度就会对人体生命健康产生威胁与影响。重金属可使人体中的蛋白质变性，当这些对人体有害的重金属物质在人体中不断积累及浓缩后，人体出现急性或慢性中毒的情况。重金属物质无法实现生物降解，可在食物链的生物作用下快速富集，最后进入人体。

食品中含有的重金属元素来自农作物生产种植过程对重金属元素的富集，工业"三废"的排放，食品在加工贮藏、运输过程中出现严重的污染等。进入人体的重金属通常经过一段时间的积累才显示出毒性，往往不易被人们所察觉，具有很大的潜在危害性。随着现代化工业技术的不断发展，重金属污染，已成为严重威胁食品安全的因素，是一个全球性的问题。

（一）汞

汞（hydrargyrum，Hg）又称水银，是地球上储量较大、分布极广的一种银白色液态重金属元素。汞在自然界中以元素汞、无机汞化合物和有机汞化合物 3 种形式存在。元素汞常温下易挥发；硫酸汞、卤化汞和硝酸汞等二价无机汞盐易溶于水，一价无机汞化合物（如氯化亚汞）微溶于水；一些有机汞化合物（如甲基汞、乙基汞、氯化乙基汞等）还具有挥发性。

1950～1954 年间，日本南部沿海城市水俣湾的居民，发生大规模的汞中毒，这可能是人类第一次了解到有机汞中毒，该病症被称为"水俣病"，受害人达 2 万多人，严重中毒者1000 人，其中有 50 多人死亡。调查发现这种疾病是食用了受甲基汞严重污染的鱼类引起的。水俣市有多个生产乙醚和氯乙烯的化工厂，这些工厂均以汞作为催化剂，工厂的废水未经处理直接排入水俣湾，调查发现水俣湾的淤泥中汞的含量达到 $2.01 \ g/kg$。金属汞在淤泥中转化为甲基汞，然后通过食物链富集在鱼体中，从而导致人和动物汞中毒的发生。

1. 汞的污染来源

（1）**自然环境中的污染**：自然界中汞含量通常很低，且大部分以难溶的硫化汞的形式存在，一般不会对食品造成严重污染。但自然界中的汞经风化和雨水冲刷等作用释放入环境后，也可造成食品污染。无机汞是植物性食物中汞的主要形式，主要来自植物对外环境中无机汞的吸收，鱼和贝类是被汞污染的主要食品，对人体的危害最大，是人类膳食中汞的主要来源。

(2) **含汞"三废"物质和农药污染**：汞及其化合物在如仪表、化工、电解、电镀、制药、印染、造纸、毛毡、涂料、农药等工农业生产中被广泛应用。在这些使用汞的生产过程中及含汞矿石开采与冶炼、燃煤和石油燃烧等过程中产生了大量的含汞"三废"物质，它们可直接污染空气、水体和土壤等自然环境，进而造成食品污染。此外，农业生产中使用有机汞农药（如氯化乙基汞等）也可造成环境、饲料和农产品污染。

(3) **食物链的生物富集作用**：被汞污染的食物还可通过食物链的生物富集作用造成汞对食品的进一步污染。水生生物对汞都有很强的富集作用，如藻类等浮游植物、鱼类和贝类可将水中的汞分别浓缩 2000～17000 倍、1000 倍和 3000～10000 倍，食肉和食鱼的鸟类也可富集比周围环境高 1000 倍的汞。植物可通过根系从土壤和水体中富集大量的汞，粮食作物对汞的富集作用一般为稻谷＞玉米＞小麦，蔬菜作物对汞的富集作用一般为根茎类＞叶菜类＞果菜类。

(4) **食品加工与贮运过程中被污染**：使用含汞的容器、运输工具、仓库，或误将汞制剂作为洗涤剂、消毒剂或食品添加剂等使用，或食品与汞制剂混贮、混装、混运等，均可造成食品污染。

2. 汞的吸收与毒性

汞及其化合物可经人消化道、呼吸道和皮肤吸收，胎儿可通过胎盘吸收，尤其是有机汞的吸收率较高。吸收后广泛分布于体内各组织和体液中，尤以肝、肾、心、脑、骨等组织含量较高。体内半衰期长，如元素汞、无机汞和甲基汞半衰期分别约 60 d、40 d 和 80 d。90% 以上的甲基汞可经肠再吸收，这是其生物半衰期较长的主要原因，除元素汞外，所有汞化合物在体内，主要通过肝脏排泄，并通过胆汁分泌和胃肠道上皮细胞脱落形成大便而排出，且排出速度较慢，因此，汞易在体内蓄积，危害较大。

(1) **急性毒性**：急性汞中毒较少见。如大量吸入汞蒸气或摄入汞化合物，急性毒性大小顺序为有机汞＞无机汞＞元素汞，水溶性的无机汞＞不溶性的无机汞，二价汞＞一价汞，有机汞以烷基汞（尤其是甲基汞）毒性较大，有机汞农药毒性更强。急性汞中毒的早期症状为胃肠不适、腹痛、恶心、呕吐和血性腹泻，甲基汞主要影响神经系统和生殖系统。

(2) **慢性毒性**：长期吸入汞蒸气和汞化合物粉尘或长期食用受汞污染的食品可致慢性汞中毒，可引起神经系统、消化系统、肾等多器官系统损伤。如"水俣病"早期症状是协调性丧失、言语模糊、视觉缩小和听力消失，其后期症状为进行性失明、耳聋，缺乏协调性和智力减退。孕妇接触甲基汞可引起出生婴儿的智力迟钝和脑瘫。

(3) **其他毒性**：除上述毒性外，汞及其化合物还表现出胚胎毒性、致畸性和遗传毒性等，有机汞可引起染色体断裂和基因突变，甲基汞可引起性功能减退、月经失调、流产、畸胎、死胎、胎吸收、胎儿发育不良、婴儿智力减退甚至因脑麻痹而死。

（二）铅

铅（plumbum，Pb）是地壳中含量最丰富的一种灰白色、质软的重金属元素。铅在自然界中主要以化合物形式与其他矿物元素（如锌、铜、银等）共存，元素铅含量很少，土壤中平均含量为 16 mg/kg。在我国古代，炼丹的术士很早就通过加热在矿石中分离出 Pb_3O_4（红丹）和 PbO（密陀僧）。服用"丹丸"是我国古代许多帝王暴病致死的主要原因之一。元素铅的熔点 327 ℃，加热至 400～500 ℃时可形成铅蒸气和生成氧化铅，不易溶于酸碱溶液，但可溶于热浓硝酸、沸浓盐酸及硫酸。

1. 铅的污染来源

目前铅对环境的污染主要是废弃的含铅蓄电池和汽油防爆剂（含铅汽油）对土壤、水源和大气的污染。造成食品铅污染的主要原因和途径与汞基本类似。除此之外，汽车尾气排放也是造成食品铅污染的重要原因之一。研究表明，大气中的铅80％来自汽车的尾气。监测显示，生长在繁忙公路两旁的农作物，其铅含量高达3000 mg/kg，距离公路两侧超过100 m处才趋于当地正常值；生长在高速公路两旁的豆荚和稻谷，其铅含量比种植在乡村的同种作物高10倍。植物性食品铅含量一般高于动物性食品，且前者以根茎类的铅含量最高，动物性食品中骨骼和内脏的铅含量高于肌肉、脂肪等。含铅材料（如马口铁、陶瓷、搪瓷等）制造的食品容器（如锡酒壶、陶器等）和包装材料的使用也可能造成食品铅污染。

2. 铅的吸收与毒性

正常人铅每日平均摄入量200～400 μg，其中绝大多数（85％～90％）经消化道摄入，少部分经呼吸道吸入。铅吸收进入人体后最初主要分布于肝、肾、肺、脾、脑等软组织，数周后约95％的铅以不溶性磷酸铅沉积于骨骼和毛发中。食物中钙含量水平低也可引起铅的吸收增加并引起铅中毒。用缺钙食物饲喂的小鼠，其血铅含量比对照小鼠血中的铅高4倍，这是因为在吸收过程中，钙可以同铅竞争。此外，铁的缺乏也影响铅在胃肠道中的吸收。锌的摄入降低也会引起铅的胃肠道吸收增加和铅中毒。铅在人体内的半衰期长，一般为1460 d，骨中为3650 d。体内铅主要随尿（约占排出量76％）和粪便排出，但排泄缓慢，故铅蓄积性强，易在体内残留，对人类健康危害大。铅中毒（尤其是儿童铅中毒）已被认为是威胁世界儿童健康的头号"隐性杀手"，已成为世界各国尤其是发展中国家的重要公共健康问题之一。

（1）**急性毒性**：急性铅中毒比较少见。口服药物（如治疗癫痫等疾病用的药物黑锡丹和密陀僧等）或吸入含铅物质可致急性铅中毒。急性铅中毒的潜伏期一般较短，多为2～3 d，主要造成消化系统和神经系统损害，其症状主要表现为口有金属味、食欲不振、恶心、流涎、呕吐、便秘、腹泻、腹绞痛等，并伴有头晕、头痛、烦躁、肌肉颤抖、黄疸、肝功能异常、血压升高等症状，严重者出现昏迷、惊厥、四肢麻痹、痉挛、瘫痪、抽搐、呼吸衰竭等中毒性神经病以及中毒性肝病和肾病、溶血性贫血等，甚至死亡。

（2）**慢性毒性**：慢性铅中毒是铅毒性作用的主要表现形式。铅在人体的长期蓄积所造成的神经性和血液性中毒，为长期吸入大量铅尘或铅烟或者长期少量或偶然大量经口摄入铅化物所致。慢性铅中毒的病程进展缓慢，有时症状不明显，一般可将其分为轻、中、重3个级别。轻度中毒是目前最常见的铅中毒形式，以神经衰弱综合征和消化道症状为主。前者症状出现较早，也较常见，表现出头痛、头晕、乏力、肢体酸痛等；后者主要表现为口中有金属味、食欲不振、腹隐痛、便秘、恶心、呕吐等，少数口腔卫生较差者牙龈缘可见深灰色或蓝色"铅线"或者带状或不规则的斑块。中度中毒主要表现为腹绞痛、轻度贫血（多为低色素正常红细胞型贫血）、面色苍白、出冷汗，同时出现中枢神经系统失调，并诱发多发性神经炎，出现功能亢进、行为冲动、知觉紊乱、肌肉震颤、运动失调、记忆力减退或丧失、肝肾损伤等。重度中毒主要表现为四肢瘫痪、中枢神经病变以及多器官系统受损，出现腕足下垂、痉挛、抽搐、共济失调、嗜睡、躁狂、惊厥、昏迷、肾衰竭、蛋白尿、血尿、黄疸、肝硬化、急性肝坏死等，甚至死亡。

（3）**其他毒性**：儿童对铅特别敏感，无机铅的吸收率要比成人高很多，可达到40％～

50%（成人仅为 5%～10%）。儿童连续摄入低水平铅可诱发各种神经性症状，表现为明显的注意力分散、方向不明和冲动增加，并且在标准智商试验和语言试验中的得分也较低。铅对实验动物有致癌、致畸和致突变作用。如饲料和饮水中加入 100 mg/kg 的醋酸铅，可诱发大鼠良性和恶性肿瘤。

（三）镉

镉（cadmium，Cd）是一种微带蓝色的银白色重金属元素。自然界中分布广泛，且几乎都以无机化合物形式与其他矿物元素（如锌、铜、铅等）共存。元素镉稍加热就能挥发，密度大，蒸气压高，不溶于水，易溶于稀硝酸，缓慢溶于热盐酸。无机镉化合物有的溶于水，有的不溶于水。有机镉化合物很不稳定，故自然界中不存在，生物体内的镉多与蛋白质结合存在。

1946～1955 年，日本富山县神通川发现许多原因不明的地方病例，共发病 258 例，其中死亡 128 例，死亡率高达 50%。该病主要引起骨骼的剧痛和严重的骨萎缩，被称骨痛病。调查病因发现是神通川上游的铅锌矿的选矿废水和尾矿渣污染了河水，使其下游用河水灌溉的稻田土壤受到污染，产生了"镉米"。该病主要是食用了镉污染的大米所致，并确定为慢性镉中毒。日本有些镉污染区稻米的平均含镉量高达 1～41 mg/kg，是其他地区大米含镉的 100～500 倍。病死者骨中的镉含量也较对照组高出 159 倍。镉的生物半衰期长达 20～40 年，在人体内有很强的蓄积作用，因而对人的健康危害较大。

1. 镉的污染来源

大气中的镉主要来自铅锌冶炼厂和煤燃烧时产生的废气，水和土壤中的镉主要来自电镀、电解和蓄电池等含镉工业所排出的废水。利用含镉废水灌溉农田，会引起土壤中镉的积累，农作物通过根部吸收镉，并在植物体内富集。镉主要通过对水源的直接污染，以及通过食物链的生物富集作用对人类的健康造成危害。

镉污染的食物主要是鱼类、贝类等水生生物。鱼和贝类可从周围的水体中富集镉，其浓度比水高出 4500 倍。在镉污染严重的海域捕获的牡蛎含镉量可达到 200～300 mg/kg。有些植物如烟草也具有很强的聚镉能力，如在含镉量为 1 mg/kg 的土壤上生长的烟草，含镉量可达 20～30 mg/kg。一般食物中通常含镉量低于 0.05 mg/kg，WHO 定期分析全世界所提供的各种食物，分析结果显示镉污染最严重的食物除贝类外，还有各种食用动物的肾脏，其镉含量往往超过 10 mg/kg。

2. 镉的吸收与毒性

镉主要经呼吸道（吸收率 25%～50%）和消化道（吸收率 5% 左右）快速吸收，吸收后广泛分布于体内各组织和体液中，其中经呼吸道摄入的镉主要分布于肾、肝和肺，经消化道摄入的镉主要分布于肾和肝，其次是脾、胰等组织。镉在体内相当稳定，其摄入后与金属硫蛋白（metallothionein）结合，故生物半衰期较长，小鼠摄入镉和锌可同时提高金属硫蛋白的合成，金属硫蛋白也出现于其他几个器官中。镉在体内的半衰期很长（10～40 年），代谢非常缓慢，主要随粪便（70%～80%）和尿排出。因此，镉及其化合物易在体内长期大量蓄积残留，对人类健康造成危害。

（1）**急性毒性**：吸入镉急性中毒主要损害呼吸系统，潜伏期一般为数小时至 24 h，其症状主要表现为咽喉痛、发热、头痛、头晕、胸闷、气短、恶心、咳嗽、呼吸困难、疲倦等，并伴有寒战、肌肉关节酸痛，严重者出现化学性支气管肺炎或肺水肿，甚至死亡，还可见肝、肾、脾等脏器损伤。口服镉急性中毒潜伏期为 10 min 至数小时，出现类似食物中毒的急性胃肠炎症状，表现出恶心、呕吐、流涎、腹痛、腹泻等消化道症状，并伴有头晕、头痛、全身疲乏、肌肉疼痛等，严重者出现抽搐、痉挛、虚脱、休克、急性肾衰竭、肝损伤甚至死亡。

（2）**慢性毒性**：镉的慢性毒性主要是肾中毒和骨中毒，并对生殖系统造成损害。肾脏是对镉最敏感的器官，剂量为 0.25 mg/（kg·bw）时就可引起中毒症状的发生，症状包括尿中蛋白质的排出增加和肾小管功能障碍。高剂量时（2 mg/kg）引起前列腺萎缩、肾上腺增生并伴随肾上腺素和去甲肾上腺素的水平升高，并引起高血糖。骨骼损伤主要表现为骨骼剧痛、骨质疏松、骨质软化、严重骨萎缩、易骨折、牙齿颈部出现黄色"镉环"等，甚至患者因骨痛难忍而死亡。

（3）**其他毒性**：有大量证据表明镉有致癌活性。实验动物无论皮下注射或口服硫酸镉、氯化镉均可诱发恶性肿瘤的发生。美国对近万名接触镉的工人进行流行病学调查发现，他们患肺癌和前列腺癌的危险性比一般人高 2 倍，但这些结论还未在人体中得到证实。此外，小鼠皮下注射氯化镉或硫酸镉还可引起精原上皮细胞和间质损害，出现去睾丸现象，睾酮合成明显减少，精原细胞与胸腺嘧啶结合能力降低一半，动物生育率下降。

（四）砷

砷（arsenic，As）是一种非金属元素。单质以灰砷、黑砷和黄砷这三种同素异形体的形式存在。砷元素在自然界中分布广泛，主要以化合物（尤其是硫化物）形式与其他矿物元素（如铜、铅、锌、铁等）并存。砷化物分为有机砷和无机砷，化合价为 3 价和 5 价两种，有机砷化合物绝大多数有毒，有些还有剧毒。砷具有两性元素性质，但不溶于水和稀酸，可溶于硝酸、浓硫酸和王水。

历史上曾发生过多起严重慢性砷中毒事件，如 1900 年英国曼彻斯特因啤酒中添加含砷的糖，造成 6000 人中毒，71 人死亡；1955～1956 年间日本发生的森永奶粉（三氧化二砷所致）中毒事件，造成 2 月龄至 2 周岁婴幼儿共 12100 余人中毒，130 人死亡。此外，还有饮水型砷中毒、燃煤型砷中毒以及乌（黑）脚病等。

1. 砷的污染来源

多数食品中砷含量并不高。除鱼、虾等水产品砷含量较高外，造成食品砷污染的主要原因和途径与汞基本类似，尤其是含砷农药（如砷酸铅制剂等）、饲料添加剂（如阿散酸等）、药物（如新砷凡纳明）等的使用是造成食品砷污染的重要原因。

2. 砷的吸收与毒性

正常人每日砷摄入量 70～170 μg，一般不会对人体造成危害。砷主要经消化道和呼吸道吸收，吸收后广泛分布于体内各组织和体液中，尤以肝、肾、脾、消化道、肌肉等组织含量较高，皮肤、毛发、指甲和骨骼也是体内砷的主要贮存库。砷在肝中代谢后主要随尿和粪便排出，但代谢物和原形在体内的蓄积性强，长时间大量残留对人体危害大。

（1）**急性毒性**：急性砷中毒多为意外事故引起，如大量误服含砷物质或药物，或食用被砷物质污染的食物，或生产过程中大量吸入含砷粉末或烟雾等。砷化物中以砷化氢（气态）和三氧化二砷（俗称砒霜）毒性最强，成人口服三氧化二砷 5～50 mg 可中毒，60～180 mg 可致死。潜伏期一般十几分钟至数小时，可出现霍乱样或急性胃肠炎症状。口有金属味，口咽、食管有灼烧感，流涎、恶心、呕吐、腹痛、水样腹泻，大便含黏液、血液和黏膜碎片，并常伴有严重脱水和电解质失衡、腓肠肌痉挛、体温下降、四肢发冷、血压下降，甚至休克，严重者可出现神经系统症状，多器官系统衰竭，甚至死亡。

（2）**慢性毒性**：长期摄入过量砷化物可致慢性砷中毒，是砷毒性作用的主要表现形式。饮水中砷化物含量高，以地方性砷中毒较常见，在接触砷化物数周后即可出现以皮肤、肝损伤以及某些周围神经系统病变为主的慢性中毒症状，如头痛、头晕、失眠、多梦、神经衰弱、乏力、消化不良、食欲不振、消瘦、肝区不适等，严重者出现肝硬化、周围神经病，并伴有肢体运动障碍或瘫痪等。

（3）**其他毒性**：动物实验和大量流行病学调查显示，砷有致突变性，可诱发变形杆菌突变，造成染色体断裂、易位、重排，引起姐妹染色单体率、染色体畸变率和微核率增加，造成 DNA 损伤并导致蛋白质交联和 DNA 链断裂，抑制 DNA 合成。砷化物还可诱发肺癌、肝癌、皮肤癌、阴囊癌、支气管癌等多种恶性肿瘤，此外，动物实验还表明砷具有生殖毒性。但迄今尚无砷化物对人类有明确致畸作用的报道。

第三节　微生物毒素污染

一、概述

在日常生活中，常见的微生物毒素可分为细菌毒素和霉菌毒素两大类。细菌毒素是细菌的代谢产物，它们有的是细菌细胞的基本组成成分，如细菌内毒素是革兰氏染色阴性细菌细胞壁的组成成分；有的是某些细菌细胞合成分泌到胞外的成分，如细菌的外毒素。真菌在新陈代谢过程中也可产生大量化学结构各异的生物活性物质，其中对人和动物具有毒性的代谢产物，被称为真菌毒素。真菌毒素包括霉菌毒素和蘑菇毒素两类。通常所说的真菌毒素指霉菌毒素，它是丝状真菌产生的毒素。

微生物还能产生多种抗生素，抗生素与毒素的区别在于其作用对象的侧重不同。抗生素侧重于对病原微生物的毒害，要求对高等动植物无毒或毒性较低；而毒素则相反，侧重对高等动植物的毒害，不论对微生物是否有毒。但有些抗生素对高等动植物的毒性也很大，实际上也就是毒素。

食品中的有些微生物会随着食物进入人体，对健康造成危害。在食品生产过程中，如果原料使用不当或生物安全控制不当，会导致出现食品安全问题，引起食物中毒等。因此，必须要对食物中的微生物污染加以重视，微生物的存在会在很大程度上影响食品的食用功能，可能会导致人体的机体功能和器官遭到不同程度的损害。部分病原微生物，如致病大肠埃希菌、李斯特菌、沙门菌等致病菌，对人体危害极大，一旦进食了含有这些细菌的食物，很可能会发生食物中毒，甚至引发重大食品安全事件。

二、细菌毒素

细菌可产生内毒素、外毒素及侵袭性酶，与细菌的致病性密切相关。细菌外毒素（exotoxin）是指病原菌在代谢过程中分泌到菌体外的物质，具有抗原性强、毒性强、作用特异性强的突出特点，主要由一些革兰氏阳性菌及少数革兰氏阴性菌产生。细菌内毒素（endotoxin）是革兰氏阴性菌细胞壁的组分，细菌在生活状态时不能释放，当细胞死亡而溶解或用人工方法破坏菌体时才释放出来，称为菌体内毒素。但是有些细菌的外毒素，也是通过菌体的破坏而放出体外，所以这种区分方法并不是很严谨。细菌外毒素大多是蛋白质，有的起着酶的作用。白喉杆菌、破伤风梭菌、肉毒梭菌等的毒素均为细菌外毒素。而细菌内毒素的主要化学成分是来自细菌细胞壁的脂多糖和蛋白质的复合体，如霍乱弧菌、铜绿假单胞菌等的毒素。某些细菌可产生具有侵袭性的酶，能损伤机体组织，促进细菌的侵袭、扩散，是细菌重要的致病因素，如链球菌的透明质酸酶等。

（一）细菌外毒素

1. 外毒素的成分与特性

外毒素的化学成分是蛋白质，能刺激宿主免疫系统产生良好的免疫应答反应，形成能中和外毒素毒性的特异性免疫球蛋白，这种球蛋白称为抗毒素。抗毒素存在于宿主血清中。例如康复后的白喉患者血清中就可以检测到白喉抗毒素。外毒素性质不稳定，若用 0.3％～0.4％的福尔马林（甲醛水溶液）作用 1 个月左右，毒性便降至几乎没有，但是这种没有毒性的蛋白质刺激机体发生免疫反应的能力（称为免疫原性）并未减弱。这种脱去毒性的外毒素称为类毒素（toxoid）。利用类毒素毒性很弱而免疫原性强的特点，可以做成疫苗来进行免疫预防接种，使接种者通过自身的免疫系统产生足量的抗毒素，以预防以后可能入侵的外毒素产生菌的感染。目前用于预防白喉和破伤风的免疫制剂就是它们的类毒素，但已经患了白喉、破伤风等外毒素产生菌引起疾病的患者，再接种相应的类毒素已来不及了，因为从注射类毒素到产生足量抗毒素约需 1 个月时间。

2. 外毒素的毒性

外毒素对组织的毒性作用有高度的选择性，不同的外毒素各自引起特定的临床症状，如白喉杆菌产生的白喉外毒素，能抑制人体细胞蛋白质的合成，使细胞变性死亡，导致心肌炎、肾上腺出血和神经麻痹；破伤风梭菌产生的破伤风外毒素，作用到脊髓和脑，引起肌肉的痉挛和强直；霍乱弧菌产生的肠毒素作用到小肠黏膜，使黏膜细胞分泌功能加强，引起严重的呕吐和腹泻。有的外毒素毒性很强，如纯化的肉毒毒素，1 mg 可以杀死 2000 万只小鼠，对人的最小致死量为 0.1 μg，其毒性比氰化钾强 1 万倍。大多数外毒素不耐热，在 60 ℃的温度下加热 0.5 h 即可被破坏。葡萄球菌肠毒素是例外，如蛋糕等食品被葡萄球菌污染产生肠毒素后，即使在 100 ℃的高温下加热 0.5 h，食后仍能发生食物中毒。

重要的外毒素主要有两大类。一类是在体外产生并引起食物中毒的外毒素，它们所致的疾病不是传染过程，而是由于食入含有这类毒素的食物引起的中毒过程，如肉毒梭菌产生的肉毒毒素和金黄色葡萄球菌产生的肠毒素。另一类是在体内产生并引起重要致病作用的毒素。这类毒素有的作用于全身，如白喉杆菌产生的白喉毒素、破伤风梭菌产生的破伤风痉挛毒素、乙型溶血性链球菌产生的红疹毒素；有的作用于局部，如霍乱弧菌肠毒素等。

（二）细菌内毒素

1. 内毒素的成分与特性

细菌内毒素是革兰氏阴性菌细胞壁的组成成分，其化学成分比较复杂，它是磷酸-多糖-蛋白质的复合物，主要成分为脂多糖。内毒素不是蛋白质，因此非常耐热，在 100 ℃的高温下加热 1 h 也不会被破坏，只有在 160 ℃的温度下加热 2～4 h，或用强碱、强酸或强氧化剂加温煮沸 30 min 才能破坏它的生物活性，其作用没有组织器官选择性。

内毒素的生物学活性非常复杂，由于内毒素菌种来源、培养和提纯方法以及测试方法不同，所报道的内毒素活性指标也不一致，特别是其在机体内的表现形式错综复杂。类脂 A

是内毒素的毒性中心，其毒力的强弱与类脂 A 上的脂肪酸的种类有关，O 特异性链及核心多糖除具有免疫原性外，还是类脂 A 的增溶性载体。将纯化的脂多糖或提取后制成的可溶性类脂 A 注入易感动物体内可表现出多种生物活性。小剂量时引起免疫反应，大剂量则引起病理反应。

2. 内毒素的毒性

不同病原菌所产生的内毒素引起的症状大致相同，都能引起机体体温升高、腹泻和出现出血性休克以及其他组织损伤现象。

内毒素是细菌死亡裂解或自溶引起的，因此环境中存在大量内毒素。当内毒素通过机体消化道等方式进入机体时并无危害，少量通过注射等方式进入血液后会被肝脏细胞灭活，不造成机体损害。内毒素大量进入血液就会引起发热反应——"热原反应"。内毒素大量进入、集聚于血液中，超过机体各自卫系统的清除能力，则可导致不同程度的内毒素血症。内毒素血症可以出现在多系统的多种疾病中，通常导致致死性感染性休克、多器官功能衰竭、弥漫性血管内凝血、血压降低，死亡率极高。

细菌外毒素与内毒素的区别见表 3-7。

表 3-7　细菌外毒素与内毒素的区别

性质	外毒素	内毒素
存在部位	由活的细菌释放至细菌体外	革兰氏阴性菌细胞壁结构成分，菌体崩解后释出
细菌种类	以革兰氏阳性菌多见	以革兰氏阴性菌多见
化学组成	蛋白质	磷脂-多糖-蛋白质复合物（毒性中心主要为类脂 A）
稳定性	不稳定，60 ℃以上能迅速被破坏	耐热，60 ℃耐受数小时
毒性作用	强，微量对实验动物有致死作用（以 μg 计量）。各种外毒素有选择作用，引起特殊病变。不引起宿主发热反应。抑制蛋白质合成，有细胞毒性、神经毒性，紊乱水盐代谢等	稍弱，对实验动物致死作用的量比外毒素大。各种细菌内毒素的毒性作用大致相同。引起发热、弥漫性血管内凝血、粒细胞减少症等
抗原性	强，可刺激机体产生高效价的抗毒素。经甲醛处理，可脱毒成为类毒素，仍有较强的抗原性，可用于人工主动免疫	刺激机体对多糖成分产生抗体，不形成抗毒素，不能经甲醛处理成为类毒素

（三）常见的产毒素的食源性细菌

造成人体食物中毒的食源性细菌主要包括沙门菌、金黄色葡萄球菌、志贺菌、溶血性链球菌、大肠埃希菌、小肠结肠炎耶尔森菌、副溶血性弧菌、空肠弯曲菌、肉毒梭菌、产气荚膜梭菌、蜡样芽孢杆菌和变形杆菌等。尽管关于这些食源性病原菌的致病机制还不是十分清楚，但可以肯定的是其细菌毒素都是重要的致病因子。当人（或动物）食用了被这些食源性病原菌污染的食品（或饲料）后，细菌毒素趁势进入机体产生危害。

1. 沙门菌

在世界各国的细菌性食物中毒中，沙门菌（*Salmonella*）引起的食物中毒常列榜首。沙门菌的宿主特异性较弱，既能感染人类也能感染动物，易使人发生食物中毒。沙门菌属肠杆菌科，革兰氏阴性菌，目前已发现 2500 种以上，按抗原成分可分为甲、乙、丙、丁、戊等基本菌型。其中与人类疾病有关的主要有甲组的甲型副伤寒沙门菌，乙组的乙型副伤寒沙门菌和鼠伤寒沙门菌，丙组的丙型副伤寒沙门菌和猪霍乱沙门菌，丁组的伤寒和肠炎沙门菌。沙门菌不耐热，55 ℃加热 1 h 或 60 ℃加热 15～30 min 即可被杀死。

沙门菌可产生毒性较强的内毒素，是糖类、脂类和蛋白质的复合物。由沙门菌引起的食物中毒一般需摄入大量病菌才能致病，病菌常见于肠道中，很少侵入血液，菌体在肠道内被破坏后放出肠毒素引起发病。

沙门菌主要污染动物性食品，如鱼、禽、畜、奶、蛋类等食品。沙门菌引起的食物中毒全年均可发生，中毒潜伏期短，一般为 4～48 h，长者可达 72 h，中毒症状主要有恶心、呕吐、腹痛、头痛、畏寒和腹泻等，还伴有乏力、肌肉酸痛、视物模糊、中等程度发热、躁动不安和嗜睡，延续时间 2～3 d，大多预后良好，死亡率一般为 1%。一般食物被沙门菌污染，甚至已繁殖到相当严重的程度，通常也无感官性质的改变。因此，对于存放较久的食物，即使没有腐败变质的表象，也应注意其食用安全性。

2. 金黄色葡萄球菌

金黄色葡萄球菌（*Staphylococcus aureus*）是人类的一种重要病原菌，属于葡萄球菌属，可引起多种严重感染，金黄色葡萄球菌感染中以化脓性感染多见，如疖、毛囊炎、痈、肺炎、心内膜炎、化脓性骨髓炎以及败血症等。金黄色葡萄球菌污染食物后，在 20～30 ℃下放置 2～3 h 后产生肠毒素，人进食带有此肠毒素的食物 1～5 h 后，出现急性胃肠炎的症状，主要表现为流涎、恶心、呕吐、痉挛及腹泻等症状。在 1～2 d 后恢复正常，死亡者较少见。食物中毒主要由肠毒素引起，与细菌无关。

造成人类食物中毒最小剂量的肠毒素是 1～7.2 μg/(kg • bw)。肠毒素耐热，一般烹煮条件下不被破坏，需在 100 ℃煮 2 h 才能被破坏。同时日常生活中应注意食物卫生，尽量不要进食隔夜食物，或者需隔夜时应放于冰箱冷藏。然后每次进食之前，要用高温煮熟，避免发生葡萄球菌肠毒素食物中毒。

3. 副溶血性弧菌

副溶血性弧菌（*Vibrio parahaemolyticus*）是一种嗜盐性细菌。该菌引起的食物中毒，主要来自海产品，如墨鱼、海鱼、海虾、海蟹、海蜇，以及含盐分较高的腌制食品，如咸菜、腌肉等。临床上以急性起病、腹痛、呕吐、腹泻及水样便为主要症状。多在夏秋季发生于沿海地区，常造成集体发病。由于海鲜空运，内地城市病例逐渐增多。

吞服 10 万个以上活菌即可发病，个别可呈败血症表现。该菌有侵袭作用，主要致病因子为该菌产生的耐热直接溶血素（TDH）和耐热相关溶血素（TRH），皆有溶血活性和肠毒素作用，致腹泻机制被认为与弧菌脂多糖肠毒素成分有密切关系，可导致肠祥肿胀、充血和肠液潴留，引起腹泻。TDH 对心脏有特异性心脏毒性，可引起心房纤维性颤动、期前收缩或心肌损害。副溶血性弧菌引起的食物中毒发病急，潜伏期 2～24 h，一般为 10 h 发病。主要的症状为腹痛，腹痛在脐部附近剧烈，多为阵发性绞痛，并有腹泻、恶心、呕吐、畏寒、发热，大便似水样。便中混有黏液或脓血，部分患者有里急后重症状，重症患者因脱水出现皮肤干燥及血压下降引起的休克。少数患者可出现意识不清、痉挛、面色苍白或发绀等现象，若抢救不及时，呈虚脱状态，可导致死亡。

该菌存活能力强，在抹布和砧板上能生存 1 个月以上，海水中可存活 47 d。在 3％～3.5％盐水中繁殖迅速，对高温抵抗力小，50 ℃ 20 min、65 ℃ 5 min 或 80 ℃ 1 min 即可将其杀死。对常用消毒剂抵抗力很弱，可被低浓度的酚和煤酚皂溶液杀灭。日常饮食加工过程中，一定要生熟用具分开，海产品一定要烧熟煮透，烹调和调制海产品拼盘时可加适量食醋。食品煮熟至食用的放置时间不要超过 4 h。

4. 肉毒梭菌

肉毒毒素是由肉毒梭菌（*Clostridium botulinum*）产生的外毒素，为一种神经毒素，肉毒梭菌是厌氧型的芽孢菌，已知有 A、B、C、D、E、F、G 7 个类型，其中 A、B、E 及 F 型可对人引起中毒症状。肉毒梭菌在不利生长条件下可转变成芽孢进入休眠状态；在合适条件下，芽孢可恢复生长并能产生毒素。芽孢极为耐热，在密封厌氧的环境下，如肉类罐头食品，杀菌不彻底时芽孢可恢复生长引起罐头变质，若食用可引起中毒。

肉毒毒素属蛋白质类物质，也是已知生物毒素和化学毒素（氰化钾）中毒性最强的物质，其对人的半数致死量为 0.1～1.0 ng/kg。肉毒毒素中毒的潜伏期为 6～12 d，一般 3～4 d 出现临床症状。肉毒毒素经消化道吸收进入血液循环，选择性地作用于运动神经和副交感神经的神经和肌肉接头处，抑制神经递质乙酰胆碱的释放，因而使肌肉收缩运动发生障碍。患者多因膈肌或其他呼吸器官的麻痹而窒息死亡。

肉毒毒素对热不稳定，各型毒素在 80 ℃加热 30 min 或 100 ℃加热 10～20 min，即可完全被破坏。日常饮食中，要吃高温煮熟过的食物。

肉毒毒素是一种神经麻醉剂，能使肌肉暂时麻痹，医学界自 1979 年第一次将其用于治疗面部痉挛和其他肌肉运动紊乱症。在治疗的过程中发现，肉毒毒素在消除皱纹方面具有更加显著的功效，注射肉毒毒素的美容手术应运而生，并风靡全球。

三、真菌毒素

真菌毒素（mycotoxin）是由真菌产生的，对动物和人体具有毒性的次级代谢产物。真菌产生真菌毒素是自身的一种防御机制，有助于在宿主体内定殖，还能增强它们在环境中的竞争性。目前已知的真菌毒素已有 400 多种，其中部分真菌毒素对动物和人体具有较强的致癌和致畸性。食品中常见的真菌毒素是黄曲霉毒素、赭曲霉素、玉米赤霉烯酮、杂色曲霉素、岛青霉素、黄天精、环氯素、展青霉素、橘青霉素、皱褶青霉素、青霉酸、圆弧偶氮酸、雪腐镰刀烯酮、T-2 毒素等。

真菌毒素可通过被污染的谷物和饲料喂饲的动物制作的食物（如肉、牛奶和蛋）而进入食物链。真菌毒素的化学、生物学和毒理学性质多种多样，其共同毒性主要是致 DNA 损伤和细胞毒性两个方面。不同种类的毒素有其各自的特点，因此其毒性作用的差别也很大，取决于其摄入水平、暴露时间、动物种属、身体状况以及饲料或食物中同时存在的真菌毒素之间的协同作用等。主要的毒性作用包括致癌作用、遗传毒性、致畸作用、肝细胞毒性、中毒性肾损害、生殖紊乱和免疫抑制等。真菌毒素的致病，有时能以地方性发病的形态出现，所以，遇到原因未明的地方性疾病，必须注意真菌毒素中毒的可能性。

（一）黄曲霉毒素

1. 概述

黄曲霉毒素（AF）是由黄曲霉（*Aspergillus flavus*）、寄生曲霉（*A. parasiticus*）和

特曲霉（*A. nomius*）的某些产毒菌株产生的次级代谢产物。产黄曲霉毒素的真菌是空气和土壤中非常普遍的微生物，在有氧、适宜温度（30～33 ℃）和湿润（89%～90%）的条件下容易生长，造成贮存的花生、玉米、大米、小麦、大麦、棉籽和大豆等多种作物的污染变质，其中，又以花生和玉米的污染最为严重。从世界各地，特别是从亚洲和非洲收集的食物样品的分析显示，黄曲霉毒素可存在于小麦、木薯、玉米、花生、豌豆、小米、芝麻、高粱、大豆和甘薯中。其中玉米的阳性检出率为 3.2%～94%，黄曲霉毒素含量为 0.18～12.5 mg/kg；花生的阳性检出率为 6.2%～97.5%，黄曲霉毒素含量为 3.3～10 mg/kg。我国南方地区，印度，美国和一些东南亚国家的黄曲霉毒素污染率较高。

黄曲霉毒素是一类毒性极强的物质，已分离出的黄曲霉毒素及其衍生物有二十多种，包括黄曲霉毒素 B_1、B_2、G_1、G_2、M_1 等毒素和黄曲霉毒素醇，存在于土壤、动植物等中。1993 年黄曲霉毒素被世界卫生组织（WHO）的癌症研究机构划定为 1 类致癌物，是一种毒性极强的剧毒物质。AF 中毒症状主要为发热、呕吐、食欲减退、黄疸，严重的出现腹水、下肢水肿、肝脾肿大。急性中毒主要损害肝脏，表现为肝细胞坏死和胆管上皮细胞增生等；慢性中毒则表现为肝细胞变性甚至肝硬化，严重可导致肝癌。

2. 性状

黄曲霉毒素是一类含有一个双呋喃环和一个氧杂萘邻酮（香豆素）的化合物（图 3-1），前者为基本毒性结构，后者与致癌有关。在粮油制品中存在较多的黄曲霉毒素有黄曲霉毒素 B_1（AFB_1）、黄曲霉毒素 B_2（AFB_2）、黄曲霉毒素 G_1（AFG_1）和黄曲霉毒素 G_2（AFG_2）。黄曲霉毒素 B_2 和黄曲霉毒素 G_2 的羟基衍生物分别称作黄曲霉毒素 B_{2a} 和 G_{2a}。在牛奶中存在的黄曲霉毒素主要是 M_1 和 M_2，在天然污染的食品中以 AFB_1 最常见，其毒性和致癌性也最强。黄曲霉毒素微溶于水，易溶于油脂和一些有机溶剂，耐高温（280 ℃下裂解），故在通常的烹调条件下不易被破坏。黄曲霉毒素在碱性条件下或在紫外线辐射时容易被降解。

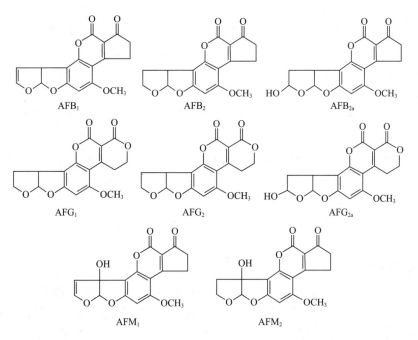

图 3-1　常见的黄曲霉毒素的化学结构式

3. 代谢

黄曲霉毒素是一种毒性较强的化合物，其体内代谢器官主要是肝脏，主要代谢途径是羟化、脱甲基和环氧化。黄曲霉毒素经代谢后毒性下降，但肝脏受到严重伤害。

黄曲霉毒素 B 在生物体内的代谢和转化至少可产生 7 种代谢产物。黄曲霉毒素 M_1、黄曲霉毒素 P_1、黄曲霉毒素 Q_1 是黄曲霉毒素的典型代谢产物。其中黄曲霉毒素 M_1 是黄曲霉毒素 B 在肝微粒体酶催化作用下的羟化物。给奶牛饲喂含黄曲霉毒素 B 的饲料时，7 h 可在奶牛中检出黄曲霉毒素 M_1 及少量的黄曲霉毒素 B。尽管黄曲霉毒素 B 和黄曲霉毒素 M_1 急性中毒剂量几乎完全相同，但黄曲霉毒素 M 对小鼠的致癌活性只及 AFB 的 1/10。

黄曲霉毒素醇是黄曲霉毒素 B_1 在生物体内的还原产物，其急性毒性是黄曲霉毒素 B 的 1/20。Ames 分析显示黄曲霉毒素醇的致突变活性是黄曲霉毒素 B 的 1/15，黄曲霉毒素醇可造成大白鼠肝、肾和结肠等组织出现肿瘤（剂量为 $0.1 \sim 0.2$ μg/d），鳟鱼（0.4 μg/kg，9 个月）肝脏出现肿瘤。黄曲霉毒素醇在体内可完全氧化形成黄曲霉毒素 B_1，故其很可能是黄曲霉毒素 B 在体内的贮库。黄曲霉毒素 B 的其他两种代谢物是黄曲霉毒素 P_1 和黄曲霉毒素 Q_1，它们的急性毒性均低于黄曲霉毒素 B_1，其中，黄曲霉毒素 Q_1 对鳟鱼无致癌作用。

4. 毒性

黄曲霉毒素的急性毒性主要表现为对肝的毒性。人对黄曲霉毒素 B 也较敏感，日摄入黄曲霉毒素 B $2 \sim 6$ mg 即可发生急性中毒甚至死亡。小鼠的急性中毒反应包括伴有水肿的肝损坏、胆管增生和实质性细胞坏死；恒河猴的急性中毒反应为肝脏脂肪浸润和胆管增生，并伴有静脉纤维化。黄曲霉毒素还是较强的凝血因子抑制剂，黄曲霉毒素存在的情况下，动物在受伤打针后表现为针孔或伤处出血不止。因此，黄曲霉毒素的作用方式是影响细胞膜，抑制 RNA 合成并干扰某些酶的功能，其中中毒症状没有特异性表现，按症状的严重性不同，临床上可表现为发育迟缓、腹泻、肝肿大、肝出血、肝硬化、肝坏死、脂肪浸润和胆管增生等。其毒性因剂量、中毒持续时间、动物种类、品种、饲粮或营养状况等因素不同而不同。

黄曲霉毒素是目前所知致癌性最强的化学物质。黄曲霉毒素不仅能诱导鱼类、禽类、各种实验动物、家畜和灵长类动物的实验肿瘤，而且其致癌强度也非常大，并诱导多种癌症。当饲料中的黄曲霉毒素 B 含量低于 100 μg/kg 时，26 周即可使敏感生物如小鼠和鳟鱼出现肝癌，其致癌活性是奶油黄的 900 倍，诱导肝癌的能力比二甲基亚硝胺强 75 倍。黄曲霉毒素还可诱导胃癌、垂体腺癌等多种恶性肿瘤。研究发现，原发性肝癌和食物中黄曲霉毒素含量的多少有关。例如，我国广西扶绥县为肝癌高发区，县境内低、中和高发地区主粮样品中黄曲霉毒素 B_1 的阳性率为 48.8%，超标率为 27.1%。此外，我国的另一个肝癌高发区——江苏启东市地处潮湿的三角洲地带，粮食易于霉变，流行病学调查发现这一地区玉米和花生所含的黄曲霉毒素 B_1 含量大多超过了诱发动物肿瘤所需要的剂量。专家对其他肝癌发病率高的地区进行调查，也得出相同结论，膳食中黄曲霉毒素的污染水平与原发性肝癌的发生率呈正相关。

（二）镰刀菌毒素

镰刀菌毒素（fusarium mycotoxin）是真菌毒素的一大类，它主要是镰刀菌属（*Fusarium*）产毒菌株产生的非蛋白质和非甾类的次生代谢产物，主要由单端孢霉烯族类、玉米赤霉烯酮类、丁烯酸内酯和串珠镰刀菌素等组成。全世界小麦、玉米产区每年都受镰刀菌不同程度侵染，并产生镰刀菌毒素，也称镰孢菌毒素，不但致使粮食减产，而且食用受污染的粮食或饲料，可引起人畜中毒，严重危害人的健康。

1. 单端孢霉烯类

单端孢霉烯类（trichothecenes）化合物是一组由镰刀菌的某些菌种产生的生物活性和化学结构相似的有毒代谢产物。其基本化学结构是倍半萜烯（图 3-2），化学组成只含有 C、H、O 3 种元素，因在碳 12、13 位上形成环氧基，故又称 12,13-环氧单端孢霉素。在 9、10 位碳之间有不饱和键。单端孢霉烯类化合物的共同化学结构见图 3-2。由于 $R_1 \sim R_5$ 取代基的不同，区分为若干种不同的毒素，主要分为 A 型和 B 型两种。

（1）**A 型毒素**：主要有 T-2 毒素、HT-2 毒素、二乙酸蔗草镰刀菌烯醇和新茄病镰刀菌烯醇等。T-2 毒素主要由三线镰刀菌、拟枝孢镰刀菌和梨孢镰刀菌等产生。T-2 毒素纯品为白色针状结晶体，熔点 151～152 ℃，分子式 $C_{24}H_{34}O_9$，分子量为 466。

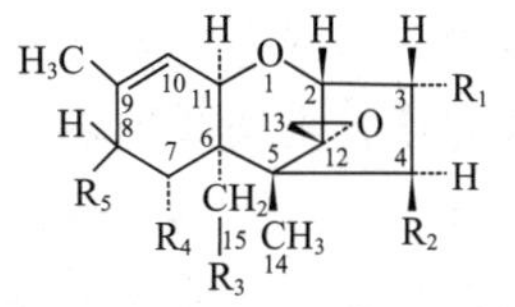

图 3-2　单端孢霉烯类化合物的共同化学结构

T-2 毒素污染问题在全球范围内普遍存在，它主要污染玉米、大麦、小麦、燕麦和饲料等。T-2 毒素对大鼠的 LD_{50} 为 3.8 mg/kg，经口、腹腔注射和静脉注射的方式给予实验动物 T-2 毒素，可引起呕吐反应。T-2 毒素在猫急性中毒的症状包括呕吐、腹泻、厌食、后肢共济失调等。慢性中毒主要表现为白细胞减少。T-2 毒素可引起血液白细胞减少，现已确定为食物中毒性白细胞缺乏症的病原物质。T-2 毒素具有致畸性和弱致癌性，主要损伤动物机体的造血器官（抑制骨髓和脾的再生造血功能）、免疫器官（降低免疫功能）、消化系统（引起消化道出血坏死）、神经系统及生殖系统等。

二乙酸蔗草镰刀菌烯醇，又叫 DAS 毒素，主要由蔗草镰刀菌、木贼镰刀菌、三线镰刀菌和接骨木镰刀菌等产生。分子式 $C_{19}H_{26}O_7$，分子量为 366，熔点 162～164 ℃，对小鼠的 LD_{50} 为 23.0 mg/kg（腹腔注射）。DAS 的毒性与 T-2 毒素有相似之处，如损害动物骨髓等造血器官、白细胞持续减少、心肌退变出血。此外，DAS 毒素还可使脑及中枢神经系统细胞变性，损害淋巴结、睾丸和胸腺，发生胃肠炎、眼和体腔水肿。

（2）**B 型毒素**：B 型毒素主要有雪腐镰刀菌烯醇、镰刀菌烯酮-X、二乙酰雪腐镰刀菌烯醇、四乙酰雪腐镰刀菌烯醇、单端孢霉素和单端孢霉酮等。产生 B 型毒素的产毒菌种主要是雪腐镰刀菌，常寄生于粮谷。此外，还有禾谷镰刀菌和玉米赤霉也产生此类毒素。

B 型毒素主要引起人的恶心、呕吐、疲倦、头痛；还可引起大鼠、小鼠体重下降，肌肉张力下降及腹泻。B 型毒素还有与 DAS 相似的作用，如骨髓和中枢神经系统损害、脑毛细血管扩张，以及脑膜、肠道和肺出血等。单端孢霉素可使动物后肢麻痹和出现虚脱等。

单端孢霉烯类化合物作用共同特点是具有较强的细胞毒性，使分裂旺盛的骨髓细胞、胸腺细胞及肠上皮细胞核崩解。急性毒性较强，可引起人与动物的局部皮肤刺激、炎症，甚至坏死。慢性毒性主要表现为血细胞减少，抑制动物细胞的蛋白质合成。

单端孢霉烯类化合物涉及的产毒菌种很多，产毒条件比较复杂，污染范围广。

2. 玉米赤霉烯酮

玉米赤霉烯酮（zearalenone）又称 F-2 毒素，它最先从有赤霉病的玉米中分离得到。玉米赤霉烯酮的产毒菌主要是镰刀菌属的菌株，如禾谷镰刀菌、三线镰刀菌、黄色镰刀菌、粉红镰刀菌、串珠镰刀菌和茄病镰刀菌等。玉米赤霉烯酮主要污染玉米、小米、大米、小麦、大麦和燕麦等谷物。

F-2 毒素纯品为白色结晶，分子式 $C_{18}H_{22}O_5$，分子量为 318。熔点 164～165 ℃。易溶于碱水、乙醚、苯、氯仿、二氯甲烷、乙酸乙酯、乙腈和乙醇中，不溶于水、二硫化碳和四氯化碳，微溶于石油醚。玉米赤霉烯酮的耐热性较强，110 ℃下处理 1 h 才能被完全破坏。

F-2 毒素是一种具有雌激素活性的真菌毒素，主要作用于生殖系统，可使家畜、家禽和实验小鼠产生雌性激素综合征。妊娠期的动物（包括人）食用含玉米赤霉烯酮的食物可引起流产、死胎和畸胎。食用含赤霉病麦面粉制作的各种面食也可引起中枢神经系统的中毒症状，如恶心、发冷、头痛、抑郁和共济失调等。

3. 串珠镰刀菌毒素

串珠镰刀菌毒素主要由串珠镰刀菌（*Fusarium moniliforme*）产生，还可由燕麦镰刀菌、尖孢镰刀菌、半裸镰刀菌、镰状镰刀菌、同色镰刀菌和锐顶镰刀菌等产生。到目前为止，已发现有 20 种镰刀菌能产生镰刀菌毒素。串珠镰刀菌毒素于 1973 年首先由 Cole 等从串珠镰刀菌的培养物中分离出来，对小鸡、雏鸭、大鼠等动物具有很强的毒性。

串珠镰刀菌毒素纯品为淡黄色针状结晶，分子式 C_4HO_3R（R＝H/Na/K），其自由酸（R＝H）的化学名称为 3-羟基环丁烯-1,2-二酮。串珠镰刀菌毒素通常以钠盐或钾盐的形式存在于自然界中，是水溶性化合物。

串珠镰刀菌毒素对实验动物有强烈的毒性，对 7 日龄北京鸭的 LD_{50} 为 3.65 g/kg，对雌性和雄性大鼠的 LD_{50} 分别为 41.57 g/kg 和 50.0 g/kg（经口）。主要毒效应是损伤心肌。除对实验动物有较强的毒性外，对植物还有长期调节和毒性作用。

串珠镰刀菌毒素急性中毒的大鼠症状表现为进行性的肌肉萎缩、呼吸困难、发绀、昏迷和死亡。尸检可见急性充血性心力衰竭和坏死，在肝、肾、胰腺、肾上腺、小肠等处有严重的肿胀及散在的单细胞坏死等。串珠镰刀菌毒素可导致离体的雏鸭心肌细胞在供血时血钾升高，引起高钾血症，心房扩张，呈心肌劳损状态，继而心室扩张，心室颤动，导致心脏停搏。

（三）青霉菌毒素

近年来青贮饲料的使用越来越普遍。在对饲料样品进行检测时发现，青贮饲料中还有一些青霉菌（Penicillium）产生的毒素，可在粮食及其他食品中检出。对青霉及其毒素的研究主要始于日本"黄变米"的研究。1940 年以来，日本从本国和进口的大米中发现部分米粒呈黄色，称之为黄变米，形成的主要原因是大米水分含量超过 15％，某些真菌在稻谷上生长繁殖，其黄色代谢产物渗入大米胚乳中，使其变质呈黄色。导致形成黄变米的真菌约有15 种，其中主要有黄绿青霉、橘青霉和岛青霉。

1. 展青霉素

展青霉素（patulin）也称棒曲霉素，能产生展青霉素的有 10 多种真菌，主要由扩展青霉产生，草酸青霉、棒曲霉、丝衣霉等也可产生。调查表明，展青霉素不仅大量污染粮食、饲料，对水果及其制品的污染更严重，例如苹果及其制品、山楂及其制品、葡萄及葡萄汁、梨、桃、香蕉、杏、菠萝等。

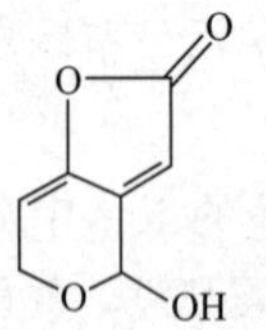

图 3-3　展青霉素

展青霉素纯品为无色结晶，熔点约 110 ℃，在 70～100 ℃可真空升华，分子式为 $C_7H_6O_4$。分子量为 154，化学结构见图 3-3。可溶于水和乙醇。在碱性条件下不稳定，易丧失其生物活性；在酸性条件下稳定，耐热。巴氏消毒时 80 ℃不能破坏，85 ℃只能破坏少量毒素。

展青霉素具有较强的毒性，小鼠经口 LD_{50} 为 $17\sim48$ mg/kg，皮下注射为 $5.7\sim25$ mg/kg。它是一种神经毒物，且具有致畸性和致癌性。急性中毒表现为胃肠道充血扩张、水肿、出血和黏膜溃疡。展青霉素对大鼠和小鼠没有致畸作用，但对鸡胚有明显致畸作用。

展青霉素对 HeLa 细胞、大鼠肺细胞初级培养物均具有细胞毒性作用，能抑制植物和动物细胞的有丝分裂，有时伴有双核细胞的形成和染色体紊乱。展青霉素能改变细胞膜的通透性，利于钾离子外流。此外，展青霉素还可引起非蛋白质巯基耗竭，最终导致细胞活性丧失。

展青霉素对免疫系统也有不同程度的影响，能明显地抑制腹腔巨噬细胞的化学荧光反应，降低淋巴细胞，特别是 B 细胞的数量。展青霉素的免疫抑制作用是可逆的，而且对免疫球蛋白水平的影响具有时间依赖性。

扩展青霉生长的最佳温度为 $20\sim25$ ℃，而其产毒素的最适温度一般在最适生长温度以下。扩展青霉是苹果储藏期的主要腐败菌，故水果的低温储藏环境有利于展青霉素的产生，当原料中含有腐烂苹果时，产品中就可能含有展青霉素，所以，水果一旦有腐败现象发生就不应该再食用。

2. 岛青霉素和黄天精

稻谷在收获后未及时晾干，就容易被岛青霉（*Penicillium islandicum*）污染发霉，形成"黄变米"或"沤黄米"。岛青霉可产生黄天精、环氯素、岛青霉素等毒素，它们都是肝脏毒素。

（1）**黄天精**（luteoskyrin）：是一种脂溶性毒素，由岛青霉和无孢菌类产生。易溶于丙酮、甲烷、正丁醇和乙醚等有机溶剂，不溶于水。溶于碳酸钠水溶液的黄天精用硫代硫酸钠处理，可形成岛青霉素。用次氯酸钠处理时亦可形成岛青霉素、天精和瑰天精等；用 60% 硫酸处理则可形成岛青霉素和虹天精等。黄天精纯品为黄色六面体的针状结晶，熔点 287 ℃（裂解）。分子式 $C_{30}H_{22}O_{12}$，分子量为 574，结构见图 3-4。

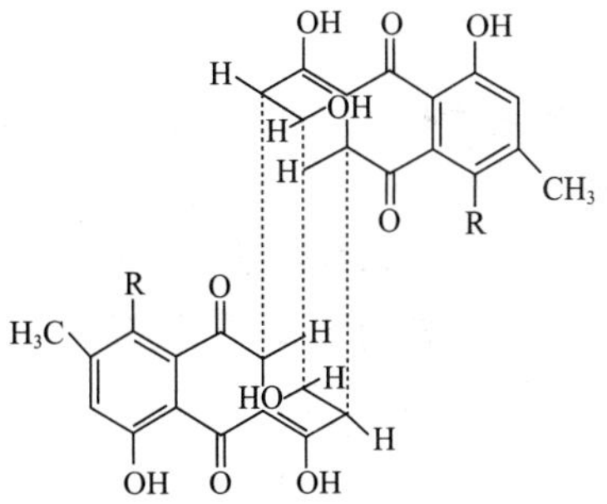

图 3-4　黄天精分子结构

黄天精的小鼠 LD_{50} 为 6.65 mg/kg（静脉注射）、40.8 mg/kg（腹腔注射）和 221 mg/kg（经口）。黄天精具有强烈的肝脏毒性，急性中毒（小鼠、大鼠、兔、猴）主要表现为肝脏损害，以肝小叶中心性坏死和脂肪降解为特征。给毒 24 h 后可见肝脂肪变性。慢性毒性主要引起肝硬化和肝脏肿瘤。连续 6 周，每天经口给予 DD 系小鼠黄天精 50 mg/kg，可导致小鼠肝脏肿瘤和其他肿瘤。体外试验发现，有镁离子存在时黄天精可与 DNA 结合，并不可逆地使依赖于 DNA 和 RNA 的聚合酶丧失活性。

（2）**岛青霉素**（islanditoxin）：环氯素和岛青霉素的元素组成一样，分子式均为 $C_{24}H_{31}Cl_2N_5O_7$，分子量为 572，但在结构上有所差异，两者均由岛青霉产生。两者在没有明确得到区分以前，统称为含氯肽。从甲醇中结晶，熔点 $250\sim251$ ℃（降解），在紫外线下呈蓝色荧光。

岛青霉素和黄天精均有较强的致癌活性，其中黄天精的结构和黄曲霉素相似，毒性和致癌活性也与黄曲霉素相当。小鼠口服 7 mg/(kg·bw) 的黄天精数周可导致其肝坏死，长期低剂量摄入可导致肝癌。环氯素为含氯环结构的肽类，对小鼠经口 LD_{50} 为 6.55 mg/(kg·bw)，有很强的急性毒性。摄入环氯素后短时间内可引起小鼠肝的坏死性病变，小剂量长时间摄入可引起癌变。

3. 赭曲霉毒素

赭曲霉毒素（ochratoxin）是一类由某些曲霉菌和青霉菌分泌的霉菌毒素，常见于已霉变的饲料、咖啡豆中，其基本结构为苯甲酸异香豆素，包括 7 种结构类似的化合物。赭曲霉毒素根据结构可以分为 A、B 和 C 3 种，分子结构见图 3-5。其中毒性最大、分布最广、产毒量最高、对农产品的污染最严重、与人类健康关系最密切的是赭曲霉毒素 A。赭曲霉毒素 A 纯品是一种无色结晶化合物，分子式为 $C_{20}H_{18}ClNO_6$，分子量为 403。易溶于氯仿、甲醇、乙烷、苯及冰醋酸等有机溶剂，微溶于水，有很高的化学稳定性和热稳定性。

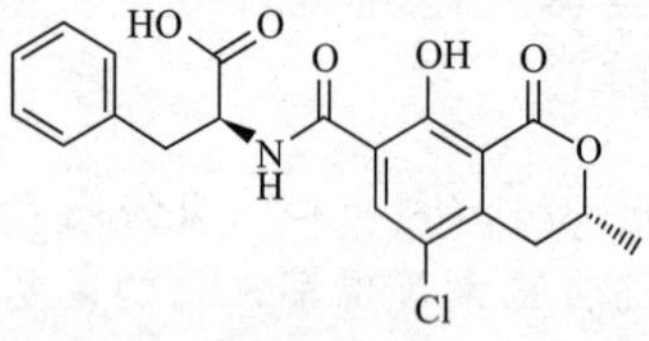

赭曲霉毒素A 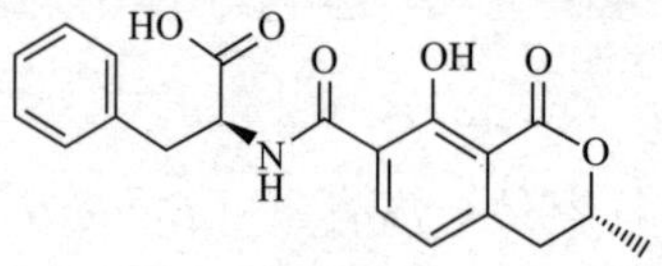   赭曲霉毒素B 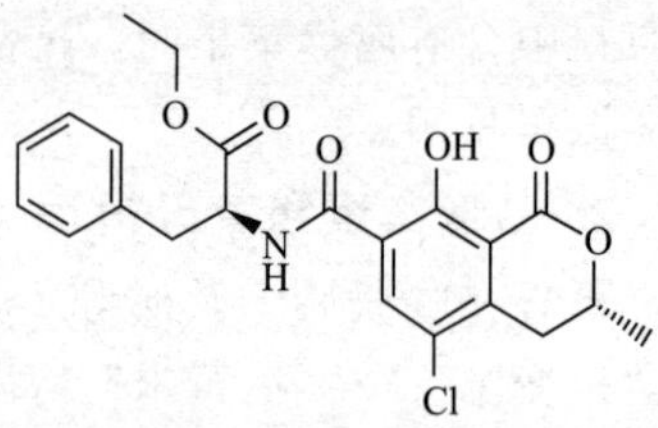   赭曲霉毒素C

图 3-5　赭曲霉毒素的分子结构

赭曲霉毒素 A 由在粮食（小麦、玉米、大麦、燕麦、黑麦、大米和黍类等）、花生、蔬菜、豆类等农作物上生长的多种曲霉和青霉产生。在新鲜和干燥的粮食和饲料中天然存在的赭曲霉毒素很少，但在发热霉变的粮食中赭曲霉毒素含量会很高，主要是赭曲霉毒素 A。当粮食中的产毒菌株处于 28 ℃的温度下时，赭曲霉毒素 A 含量最高；在温度低于 15 ℃或高于 37 ℃时产生的毒素量极低。赭曲霉毒素 A 首先在玉米中被发现，以后又相继从谷物和大豆中检出。动物饲料中赭曲霉毒素 A 的污染也非常严重。

赭曲霉毒素 A 与黄曲霉毒素都是已知的毒性最强的物质之一，动物进食被赭曲霉毒素 A 污染的饲料后导致体内赭曲霉毒素 A 的蓄积，而且不易被代谢解毒，赭曲霉毒素主要侵害动物肝脏与肾脏。这种毒素主要引起肾脏损伤，大量的毒素也可能引起动物的肠黏膜炎症和坏死；还对免疫系统有毒性，并有致畸、致癌和致突变作用。

赭曲霉毒素 A 急性中毒的主要症状是几乎所有主要脏器多位点出血；主要脏器（包括脾、心、肝、肾）纤维蛋白血栓；肝脏和淋巴组织坏疽；萎缩性肠炎。慢性接触可诱发鼠的肝、肾肿瘤。小鼠口服的 LD_{50} 为 20～22 mg/kg，赭曲霉毒素具有耐热性，食物煮沸后仅能破坏 20％的毒素。赭曲霉毒素 A 污染饲料后可引起丹麦猪和家禽的肾炎。呈地方性疾病，死亡率较高。赭曲霉毒素 A 还被认为与人的慢性肾病（巴尔干半岛地方性肾病）有关。用酶联免疫方法测定发现，赭曲霉毒素主要蓄积在肾小球。在肾小球受损时，由于不能重新吸收蛋白质，蛋白质很快从尿中排出，导致血中尿素含量很高，间接证明人的肾病和摄入的赭曲霉毒素有关。

赭曲霉毒素对热极其稳定，通过加热脱毒的效果较差。紫外线照射可以起到一定的脱毒效果。在水分含量高的（18%～24%）饲料中，添加由挥发性脂肪酸组成的防霉剂有一定的防霉效果。

第四节 食品包装材料与食品添加剂

一、食品包装材料

食品安全不仅限于食品本身的安全，食品包装材料的安全性也是食品安全的重要组成部分。随着各类新型食品包装材料和包装技术不断涌现，食品包装材料在食品销售、储存和运输过程中发挥了重要的作用，给人们带来了极大方便。然而，与食品接触的包装材料中含有的有毒有害物质，在一定条件下会向食品中迁移，从而影响食品的安全。因此，食品包装作为"特殊的食品添加剂"，在原材料、辅料、加工工艺等方面的安全性直接影响了食品的安全，继而对人体健康直接产生影响。为了追求更优的包装性能，食品包装材料中会加入多种化学助剂，而这些化学物质在一定的介质环境和温度条件下将会溶出，并迁移到食品中，从而引起机体的急性或慢性中毒，严重的甚至会致突变、致畸、致癌，给人们的生活带来健康隐患。与此同时，食品包装的废弃物对环境的污染也对环境保护提出了棘手的问题。

（一）概述

1. 食品包装材料的含义和种类

食品包装是指采用适当的包装材料容器和包装技术把食品包裹起来，使食品在运输和贮藏过程中保持其价值和原有状态。

食品包装是食品商品的重要组成部分，其主要目的是在不损害食物本身成分和营养的情况下，尽可能地保障食品的质量和卫生，给运输提供方便，促进销售，延长食品的保存期以及提高商品的价值。食品包装能保护食品，使食品在离开工厂到消费者手中的流通过程中，免受生物的、化学的、物理的外来因素的损害，它既具有保持食品本身稳定质量的功能，能方便食品的食用，又通过表现食品外观，吸引消费购买，具有物质成本以外的价值。因此，食品包装制程也是食品制造系统工程的不可分的部分。但食品包装制程的通用性又使它有相对独立的自我体系。

常用的食物包装材料主要有纸质材料、塑料、金属材料、搪瓷、玻璃、陶瓷、橡胶、纤维材料等。目前，我国常用的食品包装材料主要包括纸类、塑料、橡胶、金属、玻璃、竹、木、布、陶瓷和搪瓷等，其中，尤以纸类、塑料、金属、玻璃为主。

2. 食品包装材料的现状

现代包装技术已经成为食品行业不可缺少的关键环节，为了满足不同年龄段消费者的需求，提高食品的美观和商品价值，食品包装种类日益增多，以促进食品的销售。食品包装材料会同食品直接接触，而其中有些成分可能迁移到食品中，这种情况可发生在任何包装材料中，使得食品中蓄积或产生有害物质，威胁人体健康。

目前，因为纸质材料不易防潮，容易被浸湿，故对于纸质包装材料的使用一般是用在食品的最外层，比如纸箱、纸盒等。塑料因其特有的防潮、轻便的特性，在我国食品包装材料中应用较广泛。大部分塑料的生产都是以粗汽油为原料，再进一步将其加热分解，利用沸点（由液体变为气体的温度）的差别进行分离，则可得到生产塑料的单体物质，如乙烯、丙烯等。为了使这些单体物质能更好地被人们使用制成食品包装材料或器具，常常会在其中添加各种加工助剂，但在一定的条件下，这些加工助剂可能会迁移到食品中，造成人体的慢性或急性中毒，危害人体健康。玻璃在我国食品包装材料的使用中也比较多，但是因为其加工过程中会添加如铅化合物等少量辅助原料，这样就使得在用玻璃包装容器的时候，这些重金属物质有迁移到食品中的潜在可能，对人体的健康造成不同程度的安全隐患。

近年来，为了提高食品安全，减少环境污染，利用天然高分子材料作为原材料制备环境友好型、可生物降解的新型包装材料越来越受到人们的重视。用于食品包装的专用设备也在向动态精度好、自动化程度高等方向发展，以适应不断提升的生产需求。预计将来，可循环再利用的环保型包装材料将成为包装行业发展的主要趋势，绿色包装材料和纳米包装材料将获得大力开发和发展。

（二）食品包装材料对食品安全的影响

不同的包装材料有自身的特性，既有优点又有缺点，对于食品包装的使用需要根据其自身特性进行选择，可极大地减少其带来的危害。不同的包装材料对食品安全会产生不同的影响，这就需要科学、合理地对包装材料进行选用，保证食品本身的安全性，因此，下面针对常见的几种不同的包装材料对食品安全产生的影响来进行分析，以期提高食品的安全性。

1. 纸类包装材料

在某些发达国家，纸类包装材料的用量占整个包装材料的 40%～50%，在我国约占40%。纸类包装材料，其材质比较软，可以根据需要做成不同的形状，如纸箱、纸筒、纸袋等，这是比较传统也是使用最为广泛的一种包装材料。纸类包装材料具有价格低廉，易获得，可回收利用，且在储存和运输方面较方便等优点。但是它也存在一定的安全隐患，主要污染来源与危害如下。

（1）**造纸原料本身的污染**：纸质包装材料是用木浆、草浆等原料制作而成的，这些原料有农药残留的可能性。有的纸质包装材料使用一定比例的回收废纸制作，回收的废纸虽然也经过了一定的处理，但或多或少会存在一些被污染或者霉变的纸张，将其加工后有可能带有致病病菌，如果再用来做食品包装，势必会造成食物的污染。另外，在回收的废纸中还可能含有铅、铬、多氯联苯等化学物质的残留，这些废纸作纸浆生产的食品包装纸有可能会导致人体的重金属中毒，使人头晕、失眠甚至引发癌症。

（2）**造纸过程中的添加物**：造纸需在纸浆中加入化学品，包括防渗剂、施胶剂、填料、漂白剂、染色剂等。纸的溶出物大多来自纸浆的添加剂、染色剂和无机颜料等。荧光染料或荧光增白剂是致癌物，食品安全法禁止在食品包装材料中使用这种物质。这些添加的化学助剂在水中很容易被溶解，然后以离子的形式进入人体，且很难自行分解。长此以往，会加重肝脏的负担，造成器官衰竭，若是积累过量，还会引起细胞变异，从而增加癌症的风险。

（3）**油墨的污染**：首先，对人身健康和环境有害的苯溶性油墨占国内市场的主导地位，并在一定范围内仍用于食品包装印刷，易造成残留的苯类溶剂超标。原因是国内一般企业搞产品配方设计和生产时，考虑到的首先是印刷适性、印品外观质量、印品的耐抗性能，以及产品的生产成本，而苯溶性油墨恰好在这些方面具有优势。《食品安全国家标准　食品接触材料及制品用添加剂使用标准》（GB 9685—2016）中将苯类溶剂列入禁止使用的溶剂行列，但仍有一些不法分子在违规使用。其次，油墨中所使用的颜料、染料含有重金属（铅、镉、汞、铬等），易导致食品的重金属污染。油墨所使用的颜料、染料中还含有苯胺或稠环化合物等物质，是致癌物质。再次，印刷时会出现纸包装相互叠在一起的现象，造成无印刷面也接触油墨，形成二次污染。

（4）**储存、运输过程中的污染**：纸包装材料在储存、运输时表面有可能会沾染灰尘、杂质，或受到微生物污染，对食品安全造成危害。此外，纸质包装材料不易封口，受潮后容易开封。

当食品包装用纸与食品直接接触时，食品安全问题尤为重要。食品级包装用纸所需的原生木浆（原纸）必须符合 GB 4806.8—2022 标准要求（于 2023 年 6 月 30 日实施），其中明确规定了食品接触用原纸必须达到的理化指标，包含铅砷指标、甲醛和荧光性物质残留指标、微生物限量和总迁移量、高锰酸钾消耗量、重金属等迁移性指标。原生木浆纤维韧性佳、密度高、强度好，加工性能也更好，在加工生产的过程中无须添加特殊成分来改善纸张的外观、颜色、性能等，不但提高了资源的使用效率，而且纸张触感好、自然本色（色泽均匀、无霉斑、无黑点等）、印刷效果好、不会产生异味，接触食品时不会将有害成分转移到食品上。

2. 塑料包装材料

塑料是指以高分子量的合成树脂/石油为主要组分，加入适当添加剂，如增塑剂、稳定剂、抗氧化剂、阻燃剂、润滑剂、着色剂等，经加工成型的塑性（柔韧性）材料，或固化交联形成的刚性材料。塑料可以依加热后是否软化分为两种，分别是热塑性塑料和热固性塑料。常用于食品包装及容器的热塑性塑料主要有聚乙烯（PE）、聚丙烯（PP）、聚苯乙烯（PS）和聚氯乙烯（PVC）等；热固性塑料有蜜胺树脂（三聚氰胺甲醛树脂）及脲醛树脂（尿素甲醛树脂）等。虽然塑料加工技术越来越成熟，但是塑料包装材料产生的安全隐患主要表现在塑料包装加工过程中需要添加各种辅助材料，如增塑剂、稳定剂、润滑剂、填料等，这些化学添加剂在与食品接触的过程中，在一定的条件下，可能会发生溶出并迁移到食品中，危害食品的安全性。从目前国内外的报道来看，来源于塑料食品包装材料的安全风险主要存在于以下几方面。

（1）**加工助剂带来的污染**：为了改良塑料食品包装材料，人们在制作包装材料时常常会采用大量的添加剂，而这些化学添加剂存在不同程度的向食品迁移溶出的问题，由于某些添加剂或者添加剂降解物对人体具有一定毒性，因此大多数加工助剂都可能构成塑料包装材料的安全风险。常用的加工助剂有增塑剂、稳定剂、抗氧化剂、抗静电剂、着色剂等，其中使用最多的是增塑剂，其次是稳定剂。

① 增塑剂：在所有改善塑料食品包装材料性能的添加剂中，增塑剂的卫生安全性备受关注，特别是邻苯二甲酸酯类增塑剂。这类化合物因能增强产品的可塑性和柔韧性而被广泛应用。它具有种类多、难以降解、生物富集性强的特点，是一类具有"雌激素"功能的化学物质，已被证明对人体具有生殖和发育毒性、诱变性和致癌性等有害作用。塑料制品中，邻苯二甲酸酯与聚烯烃类塑料分子是相溶的，两者间并没有严格的化学结合键，所以含有这类增塑剂的塑料制品在使用过程中，增塑剂容易从塑料中迁移到外环境，造成食品和环境的污染。检测经塑料袋盛装后的食品中的邻苯二甲酸酯类增塑剂的含量，结果表明：食品中该增塑剂含量均有不同程度增加；温度高的食物受污染程度更大；油脂含量高的食品受污染程度比油脂含量低的受污染程度大。塑料包装的食品在储存过程中，也会有微量增塑剂从包装材料中迁移到食品中，例如塑料桶装的大豆色拉油、调和油、花生油中均检测到增塑剂邻苯二甲酸二丁酯，表明这些增塑剂主要来源于其塑料容器。

② 稳定剂：稳定剂是塑料制品中除增塑剂外用得最多的添加剂，其中使用较多的是热稳定剂和光稳定剂，因为绝大多数合成高分子材料在使用环境下，都会因受到各种环境因素如热、光、氧、水分、微生物等的作用而遭到破坏，丧失物理机械性能，失去使用价值，尤其以光和热的损害为重。常用的热稳定剂主要有铅盐类、有机锡、金属皂类、复合稳定剂和有机助剂等。含有铅、镉等重金属的热稳定剂能经过呼吸、消化系统进入机体内，并在组织器官中累积，不易排出，严重危害人体健康。作为使用量最大的铅盐类热稳定剂，因对环境造成污染以及在加工过程中容易与含硫稳定剂形成交叉污染等，正在逐步被一些无铅热稳定剂所替代。无镉热稳定剂因受使用成本及使用范围的制约，短期内仍无法完全替代含镉热稳定剂在塑料中的应用。常用的光稳定剂有光屏蔽剂、紫外线吸收剂、猝灭剂和自由基捕获剂。紫外线吸收剂是一种使用广泛的抗老化塑料添加剂，它能有效吸收阳光中的紫外线，且不发生光化反应，从而使塑料耐受更长时间的阳光照射，延长塑料的使用寿命。依据我国国家标准 GB 9685—2016 的规定，紫外线吸收剂在塑料食品包装材料中的使用必须在一定的限量范围内，且有些是有毒有害的。

③ 抗氧化剂：抗氧化剂能防止塑料在热和氧气的作用下发生老化，降低塑料材料自氧化反应速度，延长塑料的使用期，其应用几乎涉及所有的聚合物制品。抗氧化剂种类繁多，塑料中常加入的抗氧化剂主要有取代酚类、芳香族胺类、亚磷酸酯类、含硫酯类抗氧化剂。总体来说，大多数抗氧化剂无毒且具有良好的稳定效果，但一些苯基取代的亚磷酸酯被认为具有一定毒性。温度和时间是影响抗氧化剂迁移的主要因素。

④ 填料：是加于塑料的配合料中，以降低成本，或增强塑料的物理性能，如硬度、刚度及冲击强度的相对惰性的物质。最常用的填料有碳酸钙、硫酸钙、亚硫酸钙等钙质填料，滑石粉，云母粉，二氧化硅等。以日常用的一次性塑料餐盒为例，一些不法厂家为了节约原料成本而又不影响餐盒的物理性能，往往在产品生产过程中添加过量的碳酸钙、滑石粉等。按照国家标准 GB/T 18006.1—2009《塑料一次性餐饮具通用技术要求》的要求，对这种高填充的快餐盒进行蒸发残渣检测，结果发现严重超标，有些甚至超过国家标准的百倍。在盛放高温或油脂食品时，有毒有害物质就会溶出迁移到食品中。长期使用这类餐盒会导致消化不良、恶心、肝脏病变以及导致胆、肾结石等疾病，危害人体健康。

(2) 油墨带来的污染：油墨是用于包装材料印刷的重要材料，主要物质有粘结料、色料、填充料和辅助料等。食品包装材料的新型化使得印刷油墨的使用越来越广泛，几乎所有的食品包装都离不开印刷油墨的装饰。总的来说，包装印刷油墨的危害表现在以下三个方面。

① 苯类溶剂残留：目前在复合包装袋上印刷的油墨，大多是含甲苯、二甲苯的有机溶剂型凹版印刷油墨。这些油墨要含有甲苯的混合溶剂来稀释，而苯、甲苯等苯类溶剂不在国家标准规定的食品包装材料的添加剂使用范围内。在印刷过程中苯类溶剂挥发不完全，有可能造成苯类物质在包装材料中残留，从而污染食品，而且这些残留溶剂大多有很强的毒性，有致癌性，对人体造成危害。

② 油墨中所使用的颜料：染料中存在着重金属（铅、镉、汞、铬等）、苯胺或稠环化合物等物质，这些有毒有害的化学物质能够通过塑料薄膜迁移到内包装的食品中，从而产生危害，如重金属中的铅会妨碍儿童的身体发育和智力发育，汞对人体的神经、消化、内分泌系统和肾脏会产生危害作用，特别是对胎儿和婴儿危害更大，它还会损害人脑导致死亡。

③ 复合用胶黏剂：首先，胶黏剂中的游离单体以及该产品在高温时裂解产生的低分子

量有毒有害物质会带来污染危害。因为现在使用的聚氨酯胶黏剂的原料是芳香族异氰酸酯，它遇水会水解生成芳香胺，而芳香胺是一类致癌物质。其次，胶黏剂中的溶剂种类。溶剂应该是高纯度的单一溶剂乙酸乙酯，但也有些生产供应商使用回收的不纯净的乙酸乙酯，从而带来安全隐患问题，更有个别的生产供应商会加入甲苯，甚至还采用以甲苯、二甲苯为溶剂的单组分压敏胶，危害更大。再次，胶黏剂中的重金属含量。它跟油墨中的重金属含量问题一样，若重金属含量超标或者溶出迁移，对人体健康和环境会造成危害。

(3) **树脂中有毒物质迁移产生的污染**：树脂中有毒有害物质主要包括未聚合的游离单体、低聚物，老化及裂解产生的有毒物质。合成食品包装塑料的单体或多或少具有一定的毒性，因此，国内外的食品卫生法规对合成塑料的单体及其在塑料制品中的残留有明确限量。

聚乙烯 (polyethylene，PE) 塑料、聚丙烯 (polypropylene，PP) 塑料是目前使用最多的食品包装塑料。聚乙烯和聚丙烯两种单体沸点低，易挥发，一般不存在残留的问题。食品级低密度聚乙烯用于保鲜膜等食品包装，常温条件下是安全的，但是如果在温度超过 110 ℃时会出现热熔现象，可能析出有害物质；而且用保鲜膜包裹食物加热时，食物中的油脂容易将保鲜膜中的有害物质溶出；因此，用微波炉加热食物，需要先取下保鲜膜。聚丙烯微波炉餐盒是唯一可以放进微波炉加热的塑料盒，需要注意一些微波炉餐盒，盒体是以聚丙烯制造，但盒盖是用聚对苯二甲酸乙二醇酯塑料（PET）制造的，PET 不能耐受高温，不能与盒体一并放进微波炉加热。

聚苯乙烯 (polystyrene，PS) 合成中未聚合的苯乙烯、乙苯、异丙苯和甲苯等挥发物质能引起实验动物肝、肾的慢性毒害；苯乙烯单体对人体既有急性毒性，也有慢性毒性，能降低实验大鼠的生育能力；苯乙烯单体还易被氧化为苯基环氧乙烷，是机体的诱突变剂。因此，许多国家对聚苯乙烯食品包装材料中苯乙烯单体含量有明确限量。

聚氯乙烯 (polyvinyl chloride，PVC) 是氯乙烯经加成聚合反应得到的高分子材料，其软化或熔融范围为 75～90 ℃，接触食品中的脂肪或在高温条件下，有可能析出氯乙烯单体。氯乙烯单体具有麻醉作用，可引起人体四肢血管收缩而产生疼痛感；在一定剂量条件下能对人体神经系统、肝脏、血管系统产生不利影响，而且氯乙烯在肝脏中可形成氧化氯乙烯，具有强烈的烷化作用，引起 DNA 损伤，具有致癌和致畸作用。氯乙烯单体毒性很强，因此许多国家对其在聚氯乙烯食品包装中的含量进行严格控制，减少使用直接接触饮料和食品的 PVC 包装制品。

聚对苯二甲酸乙二醇酯（PET）是日常生活中常用的一类树脂，具有韧性佳、重量轻、不透气、耐酸碱、耐水、耐油等特点，近年已成为汽水、果汁、碳酸饮料、食用油零售包装的常用材质。一般 PET 不耐热，80 ℃以下可以保持不变形、无毒素释放；结晶化 PET（CPET）耐高温，180 ℃以下可以保持不变形、无毒素释放。

双酚 A (bisphenol A，BPA) 又称酚甲烷，是由两分子苯酚和一分子丙酮在酸性条件下催化缩合而成的酚类物质。双酚 A 主要用于生产环氧树脂和聚碳酸酯（PC），添加双酚 A 的塑料具有无色透明、轻巧和防冲击性等特性，尤其能防止酸性蔬菜和水果从内部侵蚀金属容器，因此双酚 A 类环氧树脂被广泛用作罐头、易拉罐的内壁涂料，以及饮料、奶瓶、水瓶等食品包装容器中。双酚 A 是一种脂溶性的有机化合物，当高脂肪含量的食物用塑胶容器盛载时，有可能会令塑胶内的酚甲烷释出，在高温、酸碱条件下，双酚 A 也会被释放和溶出。双酚 A 化学结构和雌激素类似，具有弱雌激素和强抗雄激素活性，可直接或间接通过衍生物干扰生物的正常内分泌功能。目前许多国家均已出台双酚 A 的限制法规，欧盟相关部门规定，自 2011 年 3 月 1 日起，供 1 岁以下婴幼儿使用的聚碳酸酯瓶中禁止使用双酚A；其他与食品相关材料双酚 A 的迁移限值为 0.6 mg/kg。日本《食品卫生法》规定，聚碳酸酯食品容器中双酚 A 的迁移限值为 2.5 mg/kg。于 2024 年 9 月 6 日正式实施的 GB 4806.7—2023《食品安全国家标准　食品接触用塑料材料及制品》规定了双酚 A 迁移值为 0.05 mg/kg，且不得用于生产婴幼儿专用产品。

3. 金属包装材料

金属包装材料属于比较传统的包装材料，由于具有良好的阻隔性能、加工适应性、装潢美观性、材质可回收性等受到了市场的青睐，但是，金属材料本身的化学稳定性差，金属包装在酸、碱、盐和湿空气作用下易于锈蚀，存在一定的安全隐患。目前食品金属包装材料主要分为两种，非涂层金属类包装和涂层金属类包装。非涂层金属类包装的安全问题主要是重金属溶出，造成重金属中毒。对于涂层金属类包装，涂料的应用很好地弥补了金属易被锈蚀这个缺点，但也给我们带来了食品安全的新问题。主要问题就出现在涂层材料的选择上，涂料一方面要防护内装物对外包装的电化学腐蚀，另一方面要阻止外包装对内装物的有害物质渗透，涂料作为最直接接触食品的化工产品，自身的安全就显得无比重要。涂料是由树脂基体、交联剂、溶剂、填料、助剂组成的混合物，包装上有外涂、内涂之分。我国市场上常用的食品接触金属包装涂料主要有环氧酚醛涂料、环氧氨基涂料、水基改性环氧树脂涂料、食品罐头内壁脱膜涂料、聚氯乙烯有机溶胶涂料等。涂层材料中游离甲醛、游离酚以及有毒单体的溶出，会引起食品安全问题，影响人体健康。

4. 陶瓷包装材料

陶瓷包装材料在制作过程中会添加一些金属氧化物来帮助陶瓷容器的坯体在较低的温度下熔融或着色。铅的氧化物就是一种很好的助熔剂，能拓宽釉的烧成范围，而且能降低釉的表面张力，增加釉面的光泽度，并具有很强的发色能力。镉的作用是着色，主要用在大红色的陶瓷色料中，目前尚没有理想的替代产品。一定条件下，这些陶瓷包装材料中的重金属元素就会溶出并迁移进入食品，长期摄取这类食品会使重金属元素在人体内富集，进而会对人体的健康构成很大的危害。由于铅和镉的毒性较大，各国将铅和镉的溶出量列为日用陶瓷的必检项目，并对铅和镉这两种元素溶出限量进行了限定。研究发现，铅和镉的迁移受温度的影响，随着温度的升高，迁移量增加。并且，铅、镉的迁移也与食品本身的 pH 相关。pH 越低，即酸度越强，迁移出来的铅、镉的量越多。此外，在醇类食品中，铅的迁移与酒精度成反比，酒精度越高，铅的迁移量越低；而镉则相反，酒精度越高，镉的迁移量也越高。

二、食品添加剂

（一）食品添加剂的概况

按照国家标准 GB 2760—2024《食品安全国家标准　食品添加剂使用标准》，将食品添加剂定义如下：为改善食品品质和色、香、味，以及为防腐、保鲜和加工工艺的需要而加入食品中的人工合成或者天然物质。食品用香料、胶基糖果中基础剂物质、食品工业用加工助剂、营养强化剂也包括在内。

食品添加剂的风险评估由一个独立的国际专家科学小组，即联合国粮食及农业组织（简称粮农组织，FAO）和世界卫生组织（WHO）联合组成的食品添加剂联合专家委员会（JECFA）进行。该委员会以添加剂的所有现有生物化学、毒理学和其他相关数据的科学审查为依据，需要考虑对动物的毒理学测试、科学研究以及对人类的观察，以确定食品添加剂是否可以使用而不会对人体产生有害影响，确定人体每日允许摄入量。某种食品添加剂一旦被食品添加剂联合专家委员会确认为安全可用，并且由食品添加剂法典委员会（CCFA）在《食品添加剂通用法典标准》中确定了在食品和饮料中的最大使用限量后，则需要实施国家食品法规，允许实际使用这种食品添加剂。法典标准是国家消费者保护标准和国际食品贸易标准的参照，这样世界各地的消费者才能确信，他们所吃的食物不论产地都符合商定的安全和质量标准。为保证食品添加剂的安全、有效，各国对食品添加剂的使用大多采取许可使用名单制，并通过一定的法规予以管理。

在现代食品工业中，几乎所有的加工食品均或多或少含有食品添加剂。食品添加剂种类繁多，国际上使用的种类达到 16000 余种，直接使用的约 4000 种，常用的约 1000 多种，我国目前食品添加剂的种类达 2000 多种，其中包括食品用香料及其他（不包括复合食品添加剂）。

食品添加剂可按其来源、功能和安全性评价等分类。我国 2024 年颁布的《食品安全国家标准　食品添加剂使用标准》（GB 2760—2024）"食品添加剂分类和代码"，按主要功能作用的不同其分类和代码分别为：酸度调节剂（01）、抗结剂（02）、消泡剂（03）、抗氧化剂（04）、漂白剂（05）、膨松剂（06）、胶基糖果中基础剂物质（07）、着色剂（08）、护色剂（09）、乳化剂（10）、酶制剂（11）、增味剂（12）、面粉处理剂（13）、被膜剂（14）、水分保持剂（15）、营养强化剂（16）、防腐剂（17）、稳定剂和凝固剂（18）、甜味剂（19）、增稠剂（20）、食品用香料（21）、食品工业用加工助剂（22）、其他（23）。

在食品生产加工过程中，为了保持食品的营养成分与质量，改善食品的感官质量，提高产品的储藏性能，适当使用一些食品添加剂是有必要的。在一定范围内使用一定剂量添加剂，对人体也是无害的。但如果使用不当，就可能对机体产生毒害作用。当前，食品添加剂使用中存在的主要问题如下。

（1）**食品添加剂超范围、超限量使用问题**：GB 2760—2024 规定了食品添加剂允许使用的品种、使用范围及使用量。扩大添加剂的使用范围、使用量均需经审批同意，而有些食品生产加工者没按要求进行申报，且随意扩大使用范围或超出规定的最大使用量。例如，在渍菜（泡菜等）中着色剂（胭脂红、柠檬黄等）超量或超范围（诱惑红、日落黄等）使用，馒头违法使用漂白剂硫黄熏蒸等。

（2）**使用化工原料冒充食品添加剂**：我国允许生产、经营和使用的食品添加剂必须为 GB 2760—2024 所列的品种，但一些不法商贩和食品企业在利益等因素驱动下，把化工原料当作食品添加剂使用。国家明确规定苏丹红、吊白块、孔雀石绿、瘦肉精、工业用滑石粉、甲醛、黄樟素等 18 种材料不得用作食品加工材料。

（3）**食品添加剂质量不合格**：质量不合格主要是指纯度不够，纯度低的食品添加剂容易含有超范围的汞、铅、砷等有害金属物质，会严重影响到产品质量，危害消费者的身体健康。另外，过期的食品添加剂也不能真正起到其应有的功能作用，还可能因为储存期过长而导致发生化学反应，产生有毒有害物质，从而影响到食品的质量及安全性，故要杜绝使用过期的食品添加剂。

（4）**食品添加剂重复使用现象严重**：一种食品添加了过多类型的食品添加剂，有可能会导致这些食品添加剂之间相互发生反应，产生一些有害物质。此外，很多食品添加剂的配方是不对外公开的，也就有可能导致同一种食品添加剂重复添加在一种食品中，超过该添加剂的最大使用限量。

（5）**产品标签上标注模糊问题**：我国《预包装食品标签通则》规定，食品添加剂应当标示其在 GB 2760—2024 中的食品添加剂通用名称。食品添加剂通用名称可以标示为食品添加剂的具体名称，也可标示为食品添加剂的功能类别名称并同时标示食品添加剂的具体名称或国际编码（INS 号）。标示的一般原则是：直接使用的食品添加剂应在食品添加剂项中标注；食用香精香料、胶基糖果中基础剂物质可在配料表的食品添加剂项外标注；非直接使用的食品添加剂不在食品添加剂项中标注；食品添加剂项在配料表中的标注顺序由需纳入该项的各种食品添加剂的总重量决定。食品添加剂在配料表中的标示形式，可以按照加入量的递减顺序全部标示食品添加剂的具体名称，或者功能类别名称及国际编码。但是许多食品生产厂家为迎合消费者的心理，故弄玄虚，应该标注的不标，使消费者误以为该食品不含食品添加剂，更有甚者一边在产品中使用食品添加剂，一边又在产品标识上标明"本产品不含任何添加剂""不含防腐剂"等词；有的标注语言模糊，在产品包装配料表中只是标注食品添加剂的类别，却不标明具体品种；还有的在产品不显眼的地方用很小的字体标注。

食品添加剂的毒效应包括急性毒性、亚急性和亚慢性毒性、慢性毒性效应，致突变和致癌性，生殖毒性和致畸作用，过敏反应等。食品添加剂种类繁多，每种食品添加剂的毒性作用不同。

（二）防腐剂

防腐剂又称保鲜剂，是指天然或合成的化学成分，用于加入食品、药品、颜料、生物标本等，以延迟微生物生长或化学变化引起的腐败。随着食品工业技术的进步和发展，为了防止各种加工食品、水果和蔬菜等腐败变质，延长各类食品的货架寿命，可以根据具体情况使用物理方法或化学方法来防腐。化学方法是使用化学物质来杀灭、抑制或阻止微生物的生长，这些化学物质即为防腐剂。防腐剂还包括那些通常认为是调料而具有防腐作用的物质，如食盐、醋等，以及那些通常不直接加入食品，而在食品贮藏过程中应用的消毒剂和防霉剂等。但食品中具有同样防腐作用的调味品如食盐、糖、醋、香辛料等不包括在内。

目前世界各国允许使用的食品防腐剂种类很多，美国允许使用的食品防腐剂有 50 余种，日本 40 余种。我国允许在一定剂量内使用的防腐剂有 30 余种，包括：苯甲酸及其钠盐、山梨酸及其钾盐、二氧化硫、焦亚硫酸钠（钾）、丙酸钠（钙）、对羟基苯甲酸乙酯、脱氢醋酸等。其中使用较多的是山梨酸和苯甲酸及其盐类。此外，一些天然生物防腐剂，如乳酸链球菌素、纳他霉素等，也有良好的防腐效果。

在实际应用时，由于微生物种类的多样性和防腐剂作用的特点不同，目前，食品工业正致力于加强复配技术的开发和应用。这既包括不同防腐剂之间的配合，又包括防腐剂与抗氧化剂等其他食品添加剂之间的复配技术，与此同时还包括研制不同的制剂与剂型以满足不同的需要。

以下仅介绍我国常用的防腐剂品种。

1. 苯甲酸及其钠盐

苯甲酸（钠）和山梨酸（钾）是我国目前最常用的食品防腐剂，而且两者往往混合使用，其结构如图 3-6 所示。苯甲酸钠有较好的水溶性，在酸性条件（pH 2.5～4）下能转化为苯甲酸，对多种细菌、霉菌和酵母有抑制作用，长期以来一直用其作果酱、蜜饯、碳酸饮料和泡菜等酸性食品的防腐剂。

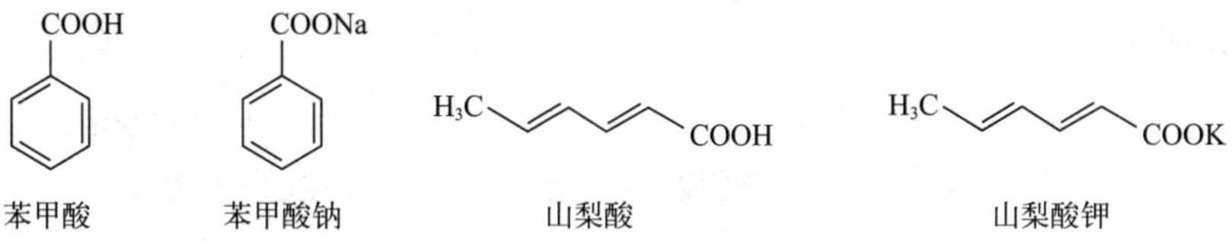

图 3-6　苯甲酸（钠）和山梨酸（钾）的结构

苯甲酸钠的急性毒性较弱，大鼠经口 LD_{50} 为 2.7 g/kg，动物最大无作用剂量（MNL）为 500 mg/(kg·bw)。但其在人体胃肠道的酸性环境下可转化为毒性较强的苯甲酸。小鼠摄入苯甲酸及其钠盐，会导致体重下降、腹泻、内出血、肝肾肥大、过敏、瘫痪甚至死亡。若连续 10 周给小鼠饲以 80 mg/kg 的苯甲酸，可导致 32% 的小鼠死亡。苯甲酸钠的毒性作用机制是通过改变细胞膜的通透性，抑制细胞膜对氨基酸的吸收，并透过细胞膜抑制脂肪酶等酶的活性，使 ATP 合成受阻。

以含苯甲酸 0、0.5% 和 1% 的饲料饲喂雄性大鼠和雌性大鼠连续 8 周，通过对其子代（二、三和四代）的观察和解剖测定其毒性，结果表明小鼠子代的生长、繁殖和形态上没有异常改变。其他一些试验也表明苯甲酸无蓄积性、致畸、致癌、致突变和抗原作用。

苯甲酸在动物体内会很快降解，75%～80% 的苯甲酸可在 6 h 内排出，10～14 h 内完全排出体外。大部分（99%）苯甲酸主要与甘氨酸结合形成马尿酸，其余的则与葡萄糖醛酸结合形成 1-苯甲酰葡萄糖醛酸。

2. 山梨酸及其钾盐

山梨酸（2,4-己二烯酸）及其钾盐对各种酵母和霉菌有较强的抑制能力，但对细菌的抑制能力较弱，属于酸性防腐剂。山梨酸的抑菌机制一般认为是抑制了微生物的各种巯基酶的活性。山梨酸钾对人造黄油、鱼、奶酪面包和蛋糕等食品的防腐作用比苯甲酸盐更强。低浓度的山梨酸钾主要用于控制霉菌和酵母的生长，适用于奶酪、烘焙食品、水果饮料、泡菜、水果、蔬菜、鱼、肉制品和酒类等食品的防腐，其使用范围与苯甲酸钠相似。

山梨酸实际上是一种直链不饱和脂肪酸，经口进入体内后，吸收和代谢与一般的脂肪酸类似，故其被认为基本上是无毒的。动物实验表明，即使长时间大剂量地摄入山梨酸，也不会出现明显的异常。连续 2 个月每日给大鼠直接注射 40 mg/(kg·bw) 的山梨酸，其生长和食欲等方面都没有什么改变。但当剂量增加到 80 mg/(kg·bw)，时间再延长 3 个月后，小鼠的生长出现滞缓。以 1% 和 2% 剂量的山梨酸钾持续饲喂犬 3 个月，并没有发现任何异常的反应。持续两代（1000 d）喂给大鼠 5% 山梨酸，发现大鼠的生长率、繁殖率和其他行为表现并没有改变。此例可证明山梨酸的急性和慢性毒性可以忽略不计。在所有的合成食品添加剂中，山梨酸钾的毒性被研究得最彻底。用山梨酸钾长期饲喂动物曾发现有体重下降等问题，但未发现其具有遗传毒性，也不是诱变剂和致癌剂。

3. 对羟基苯甲酸酯类

对羟基苯甲酸酯类（*p*-hydroxybenzoate）又称尼泊金酯类，对霉菌、酵母和细菌均有抑制作用，但对革兰氏阴性菌和乳酸菌的抑制能力较弱。这类化合物的抑菌机制在于其抑制了微生物的呼吸酶系和电子传递链酶系的活性。其抑菌能力不像上述防腐剂一样受 pH 的影响，故广泛应用于食品、饮料、化妆品和医药等各个领域。对羟基苯甲酸酯类的防腐性与其烷基链的长度有关，烷基链越长其抗菌能力越强，但水溶性也随之降低。我国目前只容许对羟基苯甲酸酯类的低碳醇酯（乙酯和丙酯）用于食品。

（三）抗氧化剂

食品抗氧化剂（antioxidants）是能防止或延缓油脂或食品成分氧化变质、提高食品稳定性和延长贮存期的食品添加剂。当油脂及含油脂食品在贮存过程中置于空气中时，与空气中的氧接触，经微生物、酶、空气中氧的作用或者是通过溶于油中的氧逐渐自动氧化。氧化不仅会使食品中的油脂变质，而且还会使食品退色、变色和破坏维生素等，从而降低食品的感官质量和营养价值，甚至产生有害物质，引起食物中毒。

近年来，人们认识到抗氧化剂不仅可以防止由超氧自由基引发的油脂酸败，还可消除由人体产生的内源性活性氧自由基，阻断自由基对人体细胞膜及大分子如蛋白质、DNA 的损伤，预防炎症及恶性肿瘤的发生，并出现了"抗氧化营养素"的概念。这类物质包括维生素 A、类胡萝卜素（如 β-胡萝卜素、番茄红素）、维生素 C（抗坏血酸）和维生素 E（α-生育酚）等，目前广泛用于癌和心血管疾病的预防。

抗氧化剂的正确使用不仅可以延长食品的贮存期、货架期，还给生产者、消费者带来良好的经济效益，而且给消费者带来更好的食品安全。常用的抗氧化剂有丁基羟基茴香醚（butylated hydroxyanisole，BHA）、二丁基羟基甲苯（BHT）、没食子酸丙酯（PG）、抗坏血酸、生育酚、黄酮类等。

1. 合成抗氧化剂

BHA、BHT 和 PG 是目前食品工业中最常用的合成抗氧化剂（见图 3-7），BHA、BHT 和 PG 经常混合使用。BHA 为两种同分异构体 2-叔丁基-4-羟基茴香醚（2-BHA）和 3-叔丁基-4-羟基茴香醚（3-BHA）的混合物，是一种白色蜡状固体，熔点 48～55 ℃，沸点 264～270 ℃，对热相当稳定。BHA 对热稳定，在弱碱条件下不易被破坏，与金属离子作用不着色，易溶于动植物油中，常与 BHT 一起作用，有增效作用。BHT 为白色结晶或结晶性粉末，基本无臭，无味，熔点 69.5～71.5 ℃，沸点 265 ℃，对热相当稳定。BHT 所具有的抗氧化活性并不高，通常与 BHA 按照 1∶1 添加到油脂中。PG 是白色或乳白色结晶粉末，无臭，稍具苦味，熔点 150 ℃。

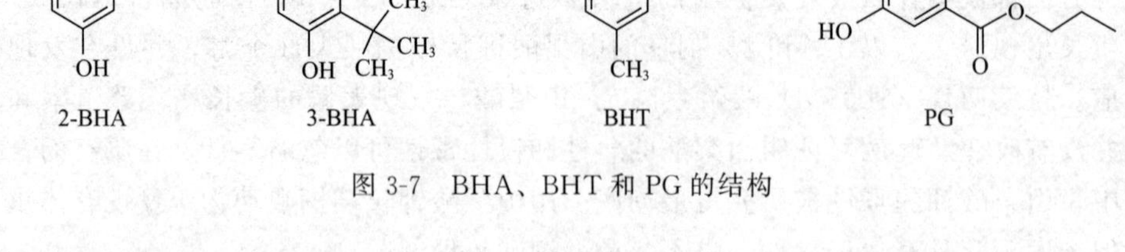

图 3-7　BHA、BHT 和 PG 的结构

BHA、BHT 和 PG 的急性毒性较弱，大鼠急性经口 LD_{50} 分别为 2200～5000 mg/kg、1970 mg/kg、3600 mg/kg。BHA 以 1.4～4.7 g/(kg · bw) 的剂量持续喂养狗 4 周，会使狗产生轻微的腹泻。BHA 也会导致过敏反应和代谢紊乱。以含 0.2%～0.8% BHA 的饲料喂养大鼠 24 个月，未发现病变；当剂量增加到 1% 时，大鼠出现食欲不振和组织病变。用含 0.2%、0.5%、0.8% BHT 的饲料喂饲大鼠 24 个月，未见毒性作用。当以 1%～2% 或 2%～3% 含量的 PG 饲料饲喂大鼠时，观察到大鼠体重减轻，可能的原因是大鼠不愿意吃这些带苦味的食品。当用含 2%～3% PG 的饲料喂养大鼠 10～16 个月时，40% 的大鼠死亡，

解剖发现大鼠的肾脏损坏。然而，PG 对其他动物并不造成严重的影响。

BHA 和 BHT 曾被认为是具有抗癌作用的食品添加剂。但 1997 年日本科学家木原发现，用含 2％BHA 的饲料喂大鼠，有 34.6％的雄鼠和 29.4％的雌鼠发生前胃癌。还有研究表明，BHA 可导致实验动物胃肠道上皮细胞的损伤。因此，美国已将 BHA 从 GRAS（公认安全）名单中删除，在日本 BHA 只准用于棕榈油和棕榈仁油。在日本、瑞典、澳大利亚等国家，BHT 被明令禁止添加于食品中，在美国也只被允许添加于某些食品。

2. 维生素 C

维生素 C 又称为抗坏血酸（ascorbic acid），是一种存在于各种食物的维生素（图 3-8），能参与组织修复和某些神经递质中的酶促反应，是植物和动物体内的单糖氧化-还原催化剂，并且对于免疫系统运作很重要，它还可用作抗氧化剂。许多植物性食品本身含有大量的维生素 C，但其在加工过程中很容易降解损失。

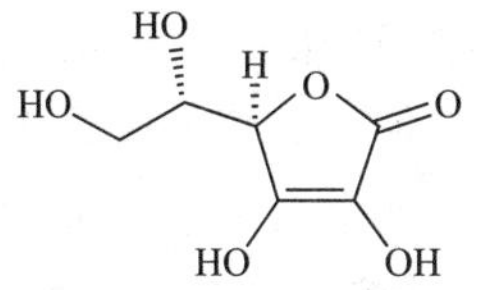

图 3-8　维生素 C 的结构

在食品中添加维生素 C 主要是用于营养强化，维生素 C 作为水溶性抗氧化剂的主要作用是保护食品的色泽（不变色）及风味，还可以保护维生素 A、维生素 E 及其他多种天然抗氧化剂免受氧化破坏。维生素 C 在一定的生理范围内可以有效清除活性氧自由基，从而阻止活性氧自由基对细胞和 DNA 的伤害。关于维生素 C 和癌发生关系的研究主要集中于增加新鲜蔬菜的摄入量能否预防食管癌和胃癌，而且这种观察多是间接的。目前，最确凿的证据是维生素 C 可阻断亚硝酸盐形成致癌物的亚硝基化反应。

到目前为止，还没有发现维生素 C 中毒的报道。美国食品药品管理局（FDA）将维生素 C 列为 GRAS 类物质而未加限量。有证据表明，成年人每天口服 10～20 g 维生素 C 未见有毒副作用，有数百人日服维生素 C 10～20 g 长达 10 年之久亦未见毒副作用。但是过度大量食用维生素 C 会引起其他一些物质的毒害。例如，大剂量服用维生素 C 会导致肾结石的形成。维生素 C 可促进铁的吸收，在人体含铁量过高的情况下，大量服用维生素 C 可作为助氧化剂而带来伤害。所以 WHO 建议每日维生素 C 的摄取量（ADI）为 0.25 mg/（kg·bw·d）。根据《中国居民膳食营养素参考摄入量（2023 版）》中的数据，建议我国居民一般成年人每日维生素 C 的推荐摄入量（RNI）为 100 mg，维生素 C 过量可引起尿草酸盐排泄量增加，增加泌尿系结石形成的风险。

3. 维生素 E

维生素 E 是一组包括了四种生育酚及另外四种生育三烯酚的脂溶性维生素的统称。在这类化合物中，由于人体优先吸收和代谢 α-生育酚，所以 α-生育酚的生物利用度最大，也是已经被研究得最多的（见图 3-9）。作为一种抗氧化剂，维生素 E 常添加在一些高级果油和天然深海鱼油中，抑制油脂的酸败和脂质过氧化。大多数植物油和鱼油中均富含维生素 E，只是含量各有不同。一些特殊的植物油，例如沙棘油、麦胚油和芝麻油因富含维生素 E

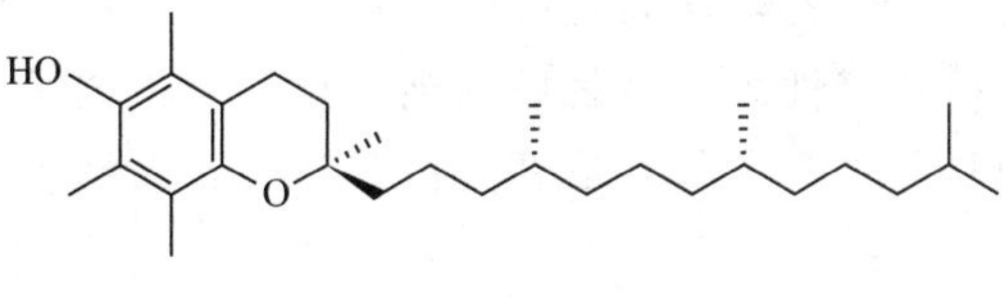

图 3-9　维生素 E（α-生育酚）的结构

而不易酸败，相反，在植物油精炼过程中，维生素 E 可能会被从油中除去，结果被精炼过的植物油会因氧化作用而变得不稳定。维生素 E 不溶于水，可溶于脂肪和乙醇等有机溶剂中，油炸时其活性会明显降低；对热和酸稳定，对碱不稳定；对氧气敏感。

实验证据表明，服用一定剂量的维生素 E 可预防癌和心血管疾病的发生。临床病理研究发现，日服 9 mg 维生素 A、1000 mg 维生素 C 和 70 mg 维生素 E 可有效降低结肠息肉患者的细胞癌变。在高危人群中所做的流行病学调查报告显示，服用维生素 E 有抗乳腺癌和消化道癌的作用。

维生素 E 几乎是无毒的。维生素 E 大鼠的经口 LD_{50} 为 10 g/(kg·bw)。患者每日口服 300 mg 的维生素 E 连续几个月，并没有出现不良影响。但有报道称，成年人长时间每天摄入 720 mg 维生素 E，可出现头痛、呕吐、疲乏、眩晕和视力模糊症状。长时间每日口服 1 g 维生素 E 可诱发高血压、糖尿病和生殖系统障碍，更高剂量可能会导致出血、破坏免疫系统功能，导致免疫性疾病如哮喘、类风湿性关节炎及红斑狼疮的恶化。

（四）合成甜味剂

甜味剂是现代食品生产加工业不可缺少的一类重要的食品添加剂，由甜味剂部分替代糖的摄入已是全球范围内的一种发展趋势。甜味剂已在美国、欧盟及中国等 100 多个国家或地区广泛使用，有的品种使用历史已超过 100 年。甜味剂按其来源可分为天然甜味剂和人工合成甜味剂。人工合成甜味剂的甜度是蔗糖的几十倍至几千倍，在人体内不被代谢吸收，不提供热量，加之又具有高效、经济等优点，被广泛应用于食品、饮料、药物和个人护理品中。食品生产企业要严格遵守相关标准法规，合理和规范使用甜味剂，不可超范围、超限量使用。我国 GB 2760—2024《食品安全国家标准　食品添加剂使用标准》规范管理使用的甜味剂主要有糖精钠、环己基氨基磺酸钠（甜蜜素）、天冬苯丙二肽酯（阿斯巴甜）、乙酰磺胺酸钾（安赛蜜）、甘草、木糖醇、麦芽糖醇、甜菊糖苷等十余种，可以用于面包、糕点、饼干、饮料、调味品等食品中。

1. 糖精钠

糖精的化学名为邻苯甲酰磺酰亚胺，现市场销售商品糖精实际是易溶性邻苯甲酰磺酰亚胺钠盐，简称糖精钠。糖精钠（sodium saccharin）已有 100 余年的应用历史，也是最具争议的合成甜味剂。因为其热量低、不被人体吸收这一特性，糖精钠被广泛用作糖尿病、高血脂、肥胖病和龋齿患者的代糖产品。糖精钠、甜蜜素和安赛蜜都属于磺胺盐类，是完全人工合成的甜味剂，具有较高的溶解度。糖精钠的甜度为蔗糖的 300～500 倍，在生物体内不被分解，由肾排出体外。糖精钠的急性毒性不强，其争议主要在于其致癌性。糖精钠的结构如图 3-10 所示。

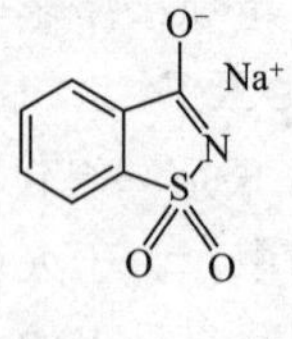

图 3-10　糖精钠的结构

随着毒理学研究的深入，长期食用糖精致动物膀胱癌的问题还处于争论中，JECFA 已多次对糖精的致癌问题进行了研究，认为现有的流行病学资料不能说明糖精的摄入会增加人类膀胱癌的发生率，将糖精致雄性大鼠膀胱癌的结论外推至人类是不合适的。糖精致癌性可能不是由于糖精引起，而是与钠离子及大鼠高蛋白尿有关，糖精阴离子可作为钠离子载体而导致尿液生理性质改变。JECFA 基于 2 代小鼠长期喂养试验结果，将糖精及其盐推荐的 ADI 制定为 0～5 mg/(kg·bw)。

糖精钠作为一种可以控制血糖水平与体重的非营养人工甜味剂，其需求量日益增长，而过度食用糖精钠会对人体健康造成很大的损害，因此我国在《食品安全国家标准　食品添加剂使用标准》（GB 2760—2024）中明确规定了允许添加糖精钠的食品范围以及最大使用量。

2. 环己基氨基磺酸钠

环己基氨基磺酸钠别名甜蜜素（sodium cyclohexyl sulfamate），其甜度约为蔗糖的30倍。1969年美国国家科学院研究委员会收到有关甜蜜素和糖精的10∶1混合物可致动物膀胱癌的实验证据，不久后美国食品药品管理局（FDA）即发出了全面禁止使用的命令。英国、日本、加拿大等国随后也禁用。但随后很多试验表明其无致癌性，目前，已有包括中国在内的130多个国家及地区认为甜蜜素作为甜味剂是安全的。虽然最新的流行病学数据并没有表明甜蜜素对人类健康产生有害作用，但新的科学证据表明，甜蜜素在人体内可能转化成环己胺或二环己胺的转化率高于先前的认知。因此，2000年欧盟食品科学委员会根据甜蜜素转化成环己胺或二环己胺的最新转化率将甜蜜素的 ADI 值由 11 mg/(kg·bw) 降至 7 mg/(kg·bw)。我国主要在碳酸饮料、酱菜、饼干和面包中使用甜蜜素，由于该物质的甜度较低，因此在蜜饯等食品中往往存在糖精钠和甜蜜素超标的情况。

3. 天冬苯丙二肽酯

天冬苯丙二肽酯，又名阿斯巴甜（aspartame），是一种二肽衍生物，由天冬氨酸和苯丙氨酸合成（见图 3-11）。阿斯巴甜常温下为白色结晶性粉末，甜度约为蔗糖的200倍，因甜度高，甜味纯正，不致龋齿，热量低，吸湿性低，没有发黏现象，主要添加于饮料、维生素含片或口香糖代替糖的使用。但阿斯巴甜的耐热性差，不适合用于高温烘焙的食品。目前，世界上有超过90个国家批准使用阿斯巴甜作为食品添加剂。美国食品药品管理局（FDA）于 1974 年批准阿斯巴甜为食品添加剂，日本从 1983 年批准阿斯巴甜可作为食品添加剂。许多糖尿病患者、减肥人士都以阿斯巴甜作为糖的代用品。由于阿斯巴甜的化学结构中包含苯丙氨酸，苯丙酮尿症患者无法代谢此氨基酸，对于此疾病患者就必须避免食用阿斯巴甜。据统计，每1万～2万个新生儿中就有1人属于苯丙酮尿症患者。该病是一种遗传性疾病，患者肝细胞中的苯丙氨酸羟化酶含量仅为正常人的1/4，不能将苯丙氨酸转化为酪氨酸，从而在血和尿中蓄积大量的苯丙酮酸，进而危及大脑。因此，含有阿斯巴甜的食品应带有警告标志。GB 2760—2024 中明确规定，添加阿斯巴甜的食品应标明阿斯巴甜（含苯丙氨酸）。

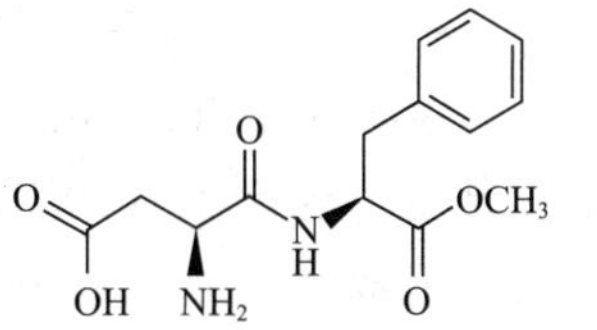

图 3-11　天冬苯丙二肽酯的结构

2023 年 7 月 14 日世界卫生组织（WHO）发布了国际癌症研究机构（IARC）对阿斯巴甜的首次评估结果——将阿斯巴甜归为可能对人类致癌之列（国际癌症研究机构第 2B 组）。但食品添加剂联合专家委员会（JECFA）在报告中重申，没有充分理由改变以往确定的阿斯巴甜 ADI [0～40 mg/(kg·bw)]，人们可在这个每日限量内放心食用。

4. 乙酰磺胺酸钾

乙酰磺胺酸钾又称为安赛蜜，为白色结晶粉末，甜度是蔗糖的200倍，和阿斯巴甜相

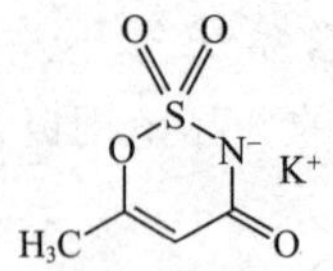

图 3-12　乙酰磺胺酸钾（安赛蜜）的结构

当，是糖精甜度的三分之二，对热稳定，甚至弱酸弱碱环境下仍然有较好的热稳定性（见图 3-12），可用于烘焙，以及长期置于烘烤橱窗的食品。雌性大鼠安赛蜜经口急性毒性 LD_{50} 大于 15000 mg/(kg·bw)。乙酰磺胺酸钾在体内不参与代谢，在体内不分解，在人体组织中几乎没有残留，在受试动物和人体中均可被快速吸收，排泄迅速，血清半衰期为 2.5 h；超过 99% 由尿液排泄，不足 1% 由粪便排泄，无蓄积性，无致癌、致畸和致突变的危险性。大鼠 90 d 喂养试验显示，高剂量组雄性大鼠的血红蛋白浓度轻微升高、雌性大鼠的血清总蛋白轻微降低；雌鼠盲肠增大，肝及肾的相对重量轻微升高；所有剂量组大鼠脾的相对重量轻微降低；尿分析结果、血清酶水平和血清白蛋白未受给样影响，未观察到肉眼可见病理变化，未观察到给样相关组织结构异常。大鼠 3 代生殖毒性试验及兔胚胎毒性试验显示其无致畸性，无致突变性和致癌性。JECFA 根据 2 年的小鼠长期喂养试验确定其最大无作用剂量为 1500 mg/(kg·bw)，制定了安赛蜜推荐的 ADI 值为 0～15 mg/(kg·bw)。

（五）食用色素

食用色素是食品添加剂的一种，又称着色剂，用于改善物品外观的可食用染料。常用于食物加工品、饮料、药物、口红与化妆品的染色上。由于各地的定义不同，有些天然食用色素被划归为香辛料而不是色素，例如姜黄、辣椒。食用色素有天然食用色素和人工合成食用色素两大类。天然食用色素是直接从动植物组织中提取的色素，对人体一般来说无害，如红曲红、叶绿素、姜黄素、胡萝卜素、天然苋菜红和焦糖色素等。人工合成食用色素是用煤焦油或石油中分离出来的苯胺染料为原料制成的，故又称煤焦油色素或苯胺色素，如合成苋菜红、胭脂红及柠檬黄等。各国对于人工合成食用色素大多采用正面列表的方式管理，未经许可不得添加。但是部分已被核准使用的人工合成色素，也有可能隐含危害人体健康的风险。

1. 天然食用色素

天然食用色素主要是指从动物和植物组织及微生物（培养）中提取的色素，其中植物性色素占多数。天然食用色素不仅具有给食品着色的作用，而且有部分天然色素还具有生理活性，如 β-胡萝卜素（兼具营养作用）。研究者试图从各种动植物及微生物资源中获取天然色素，同时探索其生理活性，来缓解并解决由人工合成色素所带来的各种问题。但是由于天然色素色泽不稳定，在其使用过程中容易受各种因素（如光照、温度、氧化、pH 值、介质极性、金属离子、添加剂等）的影响而发生褪色、变色等方面的变化，从而影响其着色效果，严重制约了天然色素代替人工合成色素的进程。

天然色素按来源可分为植物色素（如叶绿素等）、动物色素（如紫胶红等）、微生物色素（如红曲色素等），此外还可包括某些无机色素。按结构可分为叶啉类（如叶绿素）、异戊二烯类（如 β-胡萝卜素）、多酚类（如花色素苷）、酮类（如姜黄素）、醌类（如紫胶红）和甜菜红、焦糖色素等。

（1）β-胡萝卜素：β-胡萝卜素是类胡萝卜素之一，广泛存在于植物的叶、花、根中，属于多烯烃类，是脂溶性天然色素。β-胡萝卜素的纯品为深红色或暗红色、有光泽的斜方六面体或结晶状粉末。β-胡萝卜素可用作营养增补剂和食品色素，在体内是维生素 A 的合成前体，在肝、大肠中酶催化下分解成两分子维生素 A，故也称维生素 A 原。β-胡萝卜素摄食过度会造成胡萝卜素性黄皮病（carotenodermia）。它对人体无害，但会表现为皮肤的橙色色素沉着，被认为是安全的食用色素。

（2）**番茄红素**：番茄红素又称茄红素，是亲脂性亮红色的类胡萝卜素色素，属于四萜，无维生素 A 活性，主要存在于番茄和其他红色果实与蔬菜中，如西瓜、葡萄柚、木瓜、胡萝卜等。番茄红素是抗氧化活性最强的类胡萝卜素抗氧化剂，其抗氧化活性比 β-胡萝卜素高出一倍。目前，国内外研究证明番茄红素对消化道癌症、前列腺癌和胰腺癌有良好的防治作用。美国科学家在 1994 年对 3000 多名各种消化道癌症患者进行了为期 7 年的研究，确认少吃番茄的人的各种消化道癌症的发病率较高。美国哈佛大学对 4.7 万名男性医务人员进行了为期 9 年的饮食行为调查，发现前列腺癌的高发病率与番茄红素的摄入量低有关。

2. 人工合成食用色素

人工合成色素是化学合成的着色剂，主要是以煤焦油中分离出来的苯胺染料为原料制成的，人工合成各种颜色和色调，比天然色素更耐热、更光亮，也更鲜艳，且成本较为低廉。人工合成色素一直以来最为人质疑的是安全性问题，多项研究指出它可能造成孩童多动、注意力不集中或过敏等健康危害，但是目前合法使用的人工合成食用色素都是经过长期评估与检测、衡量风险和助益后，才制定使用范围及限量标准，且正常状况下色素的添加量在原料成分中占比非常低，每人每日的食用量也是极小，合法使用和正常食用下，不会危害健康。合成色素的毒性源于其含有的砷、铅、铜、苯酚、苯胺、乙醚、氯化物和硫酸盐，它们对人体均可造成不同程度的危害，特别是偶氮化合物类合成色素的致癌作用更明显。偶氮化合物在体内分解，可形成两种芳香胺化合物，芳香胺在体内经过代谢活动后与靶细胞作用可能会引起细胞改变。GB 2760—2024 中允许使用的合成色素基本上都是 JECFA 规定了 ADI 值，并准许在食品中使用的着色剂，这些着色剂在纯度上符合食品级的规格要求，因此按照 GB 2760—2024 在食品中使用不会对人体造成任何伤害。

（1）**苋菜红**：苋菜红是一类偶氮色素，结构如图 3-13 所示，这类物质大多具有一定的致癌性。此外，这类化合物在生物体的胃肠道中很容易还原为亚胺类致癌物。据研究，102 种偶氮化合物中只有 12 种不能转化为亚胺化合物。有报道称苋菜红具有胚胎毒性，可致畸胎的发生。因此，苋菜红的使用应当加以控制。自 1976 年以来，美国食品药品管理局（FDA）以可疑致癌物为由禁止使用苋菜红。某些国家/地区仍然允许使用它，尤其是在英国，它最常用于给予蜜饯樱桃独特的颜色。目前，我国 GB 2760—2024 规定苋菜红可用于碳酸饮料、配制酒、果酱、果蔬汁（浆）类饮料、蜜饯、果冻、果味饮料等食品，最大用量为 0.3 g/kg。其他一些国家容许其用于冰淇淋、沙拉调味料、口香糖、巧克力、咖啡等食品。

（2）**柠檬黄**：柠檬黄是一种人工合成的偶氮类酸性染料，结构如图 3-13 所示，主要用作食品、饮料、医药和日用化妆品的着色剂。柠檬黄为橙黄色的无臭颗粒或粉末，易溶于水、甘油、丙二醇，微溶于乙醇，不溶于油脂，耐光性、耐热性、耐盐性和吸湿性强。柠檬黄是着色剂中较为稳定的一种，一般用作黄色着色剂，也可以与其他色素如亮蓝复配使用，匹配性好。美国自 1916 年起将柠檬黄应用到食品中，目前，全世界 60 多个国家都有使用它，主要用于饮料、雪糕、果冻、罐头和糖果包衣等。柠檬黄虽然属于偶氮染料，但被认为是合成色素中毒性最弱的，虽然还未有确定的关于柠檬黄的致癌性的证据，但由柠檬黄导致的过敏和其他反应已有报道。1959 年 Lockey 首先报道了有荨麻疹病史的患者在吞食含柠檬黄的药片后的不良反应，后续又有柠檬黄导致的过敏反应被报道。柠檬黄的过敏症状通常包

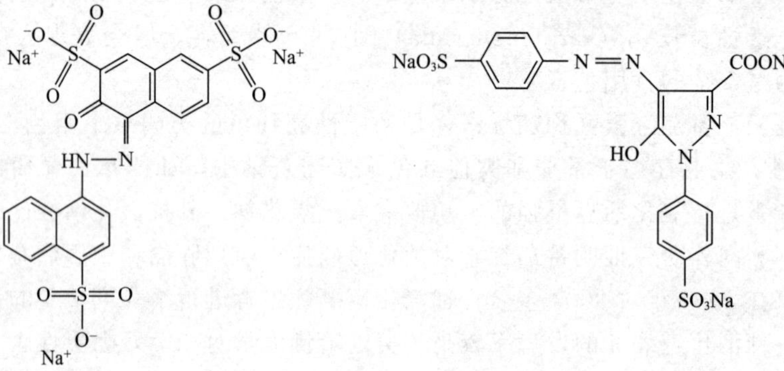

苋菜红   柠檬黄

图 3-13 　苋菜红和柠檬黄的结构

括焦虑、偏头痛、忧郁症、视物模糊、哮喘、发痒、四肢无力、荨麻疹、窒息感等，且对柠檬黄的过敏更常见于对阿司匹林过敏者中。1979 年，美国 FDA 规定所有含柠檬黄的食品和处方药都要在标签上列出柠檬黄成分。2007 年 9 月，英国食品标准局委托南安普顿大学进行的食用人工色素对儿童发育影响的研究发现，柠檬黄、日落黄、偶氮玉红、胭脂红、喹啉黄、诱惑红六种色素会影响儿童的智力，严重时可导致儿童的 IQ 值下降 5.5 分，亦会导致儿童多动症等行为障碍。因此英国食品标准局向政府提出在食品中少用人工色素的建议。欧洲多个消费者保护组织也敦促欧盟全面禁止使用这 6 种色素。我国 GB 2760—2024 规定，柠檬黄可用于发酵乳、果酱、蜜饯、糖果、巧克力制品等食品，最大用量为 0.5 g/kg。

 本章小结

　　本章主要介绍了动植物性食品中天然有毒物质的种类、毒性及其对人体的危害和预防措施，化学性污染物（农药、兽药、有毒重金属）、微生物毒素、食品包装材料与食品添加剂的来源、代谢和吸收途径、毒性及其对人体的危害和预防措施。

◆ 思考题 ◆

　　1. 试述河鲀毒素在河鲀组织器官中分布，及河鲀毒性在哪个季节最强及原因。

　　2. 毒蘑菇引起的主要中毒症状是什么？如何预防？

　　3. 举例分析近年来豆奶中毒事件发生的原因。

　　4. 怎样食用四季豆最安全?

　　5. 以性激素和 β_2 受体激动剂为例，简述激素类药物的残留与危害。

　　6. 以内酰胺类、大环内酯类、四环素类抗生素为例，简述抗生素类药物的残留与危害。

　　7. 以有机氯类、有机磷类、氨基甲酸酯类和拟除虫菊酯类农药为例，简述农药的残留与危害。

　　8. 请以汞、铅、镉和砷为例，简述重金属元素的残留对人体的危害。

　　9. 以抗氧化剂为例，简述如何合理使用食品添加剂。

➔ 参考文献

[1] 刘宁，沈明浩．食品毒理学［M］．北京：中国轻工业出版社，2007．

[2] 高金燕．食品毒理学［M］．北京：科学出版社，2017．

[3] 柳春红，刘烈刚．食品卫生学［M］．北京：科学出版社，2016．

[4] 单毓娟．食品毒理学［M］．2版．北京：科学出版社，2019．

[5] 张双庆．食品毒理学［M］．北京：中国轻工业出版社，2019．

[6] 张立实，李宁．食品毒理学［M］．北京．科学出版社，2017．

[7] 孙震．简明食品毒理学［M］．北京：化学工业出版社，2009．

[8] 方士英，张宝勇．食品毒理学基础［M］．北京：中国医药科技出版社，2019．

[9] 章建浩．食品包装［M］．北京：科学出版社，2019．

[10] 董占华，卢立新，刘志刚．陶瓷食品包装材料中铅、镉向真实食品的迁移研究［J］．食品工业科技，2013，34
（9）：258-262．

[11] 高彦祥．食品添加剂［M］．北京：中国轻工业出版社，2011．

[12] 焦腾，姚志轶，龚凌萍，等．食品中糖精钠快速检测方法研究进展［J］．中国食品添加剂，2023，34（11）：
202-210．

[13] 毛伟峰，宋雁．食品中常见甜味剂使用方面存在的主要问题及危害［J］．北京工商大学学报（自然科学版），2018，
36（6）：9-14．

第四章

外源化学物在机体内的
生物转运与生物转化

学习要求

掌握：生物转化的概念和意义；吸收、分布、代谢和排泄的概念，主要途径及意义。

熟悉：影响生物转化的主要因素；Ⅰ相反应和Ⅱ相反应的概念、反应类型。

了解：生物膜的结构和功能；代谢酶的种类；毒物对代谢酶的诱导和抑制作用及其影响。

案例讨论

2011 年 4 月 17 日，沈阳市公安局侦查到一个毒豆芽加工窝点，在该窝点内查获使用有害非食品添加剂制成的豆芽 2 吨，半成品 8 吨。生产豆芽过程中是不允许使用任何添加剂的，而该黑加工点使用了至少 3 种添加剂，其中恩诺沙星是一种兽用药，6-苄基腺嘌呤是一种低毒农药。加入尿素和 6-苄基腺嘌呤可使豆芽长得又粗又长，而且可增加黄豆的发芽率，以缩短生产周期，但是人食用后，会在体内产生亚硝酸盐，长期食用可致癌。所以，食用这些毒豆芽会对人体健康造成严重危害。

问题：1. 怎样区分市场卖的豆芽是自然生长的还是加入添加剂的？

2. 以抗生素为例说明药物在体内的转运及其转化。

第一节　概述

一、概念

在毒理学研究中，毒物代谢动力学和毒物效应动力学是研究外源化学物与机体相互作用的两个学科。其中，毒物代谢动力学研究机体对化学物的作用，毒物效应动力学研究化学物对机体的作用。

机体接触到外源化学物，进行一系列处置，在体内呈现出动态过程（图 4-1），即外源化学物和机体之间的相互作用经过吸收（absorption）→分布（distribution）→代谢（metabolism）→排泄（excretion）过程。这一动态过程统称为毒物代谢动力学（toxicokinetics），主要发生变化的参数有质、量两方面。毒物代谢动力学常被写成 ADME 过程，使用了吸收、分布、代谢和排泄 4 个英文单词的首字母。

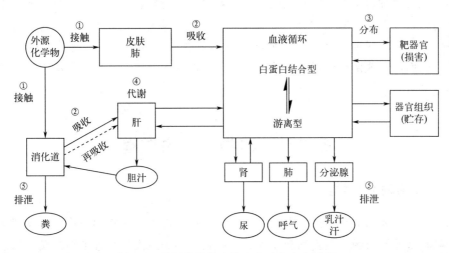

图 4-1　外源化学物在体内的动态变化过程

在 ADME 过程中，吸收是指外源化学物经与机体接触部位通过生物膜屏障进入人体循环的过程；再由体循环分散到全身组织细胞中；在组织细胞内经酶类催化发生化学结构与性质变化的过程称为转化或者代谢转化；在代谢过程中可能形成新的衍生物以及分解产物，即代谢产物，外源化学物及其代谢产物排出或离开机体的过程称为排泄。外源化学物的吸收、分布和排泄的过程称为生物转运（biotransportation），即为外源化学物在体内量变的过程；外源化学物经酶催化后化学结构发生改变的代谢过程称为生物转化（biotransformation），即为外源化学物在体内质变的过程。

外源化学毒物对机体的毒性作用，一般取决于两个因素：一是外源化学物的固有毒性和接触量；二是外源化学物或其活性代谢物到达作用部位的效率。后者与外源化学物在体内的吸收、分布、代谢和排泄过程有关，因此研究外源化学物在体内的生物转运和生物转化过程，可以了解外源化学物在体内的动态变化、生物学效应和毒性作用机制，并为其研究提供可靠的资料。

随食品摄入人体内的有毒物质是否会产生危害或者危害的程度有多大，不仅取决于其固有的毒性，还取决于它们在机体内存留的数量、分布位置及其在机体内消除的速率等，这主要涉及生物体对毒物的吸收、分布、转化、排泄及蓄积等代谢状况。上述过程都需要通过生物膜（biomembrane），都存在跨膜转运过程。生物膜保障有机体和外环境中物质的交换（摄入和排出），从而维持有机体的正常生命活动。

二、生物转运与生物转化的意义

生物转运是外源化学物经各种途径和方式同机体接触而被吸收、分布和排泄等过程的总称。ADME 各过程之间存在密切的关联，彼此相互影响，通常可以同时发生。研究化学毒物的 ADME 过程是毒理学的重要内容，有助于阐明化学毒物单独作用或联合作用所致毒效应的机制以及物种差异存在的原因，并采取有针对性的干预措施和手段，预防中毒的发生。

生物转化是机体处置外源化学物的重要的环节，是机体维持稳态的主要机制。生物转化是物质结构经酶等作用发生改变，从一种物质变成另一种物质的过程，而生物转运只是物质从一个地方转移到另一个地方的过程，物质本身的性质并未发生改变。

生物转化的生理意义在于它对体内的非营养物质进行转化，使生物活性物质的生物学活性降低或消失，或使有毒物质的毒性减低或消失。更为重要的是，生物转化作用可将这些物质的溶解性增高，变成易于从胆汁或尿液中排出体外的物质。但有些物质经肝的生物转化后，其毒性反而增加或溶解性反而降低，不易排出体外。所以，不能将肝的生物转化作用笼统地看作是"解毒作用"。

第二节　毒物的体内过程

一、生物膜与生物转运

外源化学物在体内的转运过程需要穿越多个生物膜屏障。生物膜是将细胞及细胞器与周围环境分隔开来的半透膜，包括细胞膜（也称质膜）和细胞内的各种细胞器膜，如核膜、内质网膜、线粒体膜、溶酶体膜等。生物膜不仅维持着细胞内环境的稳定，还参与细胞内外物质的交换以及生化反应和生理过程。生物膜对化学毒物有选择通透性，许多外源化学物可以作用于生物膜，通过破坏其结构和（或）影响其功能而发挥毒性作用。膜毒理学是研究外源化学物对于生物膜的损害作用及其作用机制的学科。

（一）生物膜的结构

所有的生物膜都十分相似，主要由脂质和蛋白质组成，此外还有少量糖类物质，厚度为 7～9 nm。其基本构架是流动的脂质双分子层，其间镶嵌着不同结构的蛋白质，在脂质和（或）蛋白质上分布着糖链，如图 4-2 所示。常将生物膜的结构描述为流动镶嵌模型，即生

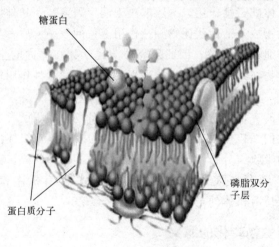

图 4-2　生物膜的组成和结构图

物膜通常由磷脂双分子层组成，其上带有内在膜蛋白或周边膜蛋白，这些膜蛋白用于运输化学物质与离子；膜上的大量脂质给蛋白质提供了旋转运动及横向扩散的流体环境。生物膜上与外源化学物转运密切相关的成分和结构包括磷脂双分子层、镶嵌蛋白和膜孔。

1. 磷脂双分子层

磷脂是两性分子，其主要分为甘油磷脂和鞘磷脂两类，每个磷脂分子都有一个亲水的头部和两条亲脂的尾部。从形态上看，磷脂双分子层是两层单分子磷脂对排形成双分子厚度的片层结构。磷脂分子以疏水性（非极性）烃链的尾端朝内，簇集于脂质双分子层的内侧而相对排列；以亲水性（极性）头端朝外，面向外部包围的极性环境，像一块"三明治"，如图 4-2 所示。脂质双分子层构成了细胞各种膜（生物膜）的基本骨架。尾部的脂肪酸在生理温度下处于半流质状态，因此生物膜具有流动性。尾部的脂肪酸中不饱和成分含量越高、不饱和程度越大，生物膜的流动性就越大。磷脂双分子层对于水溶性物质具有屏障作用，大多数水溶性分子都不能透过磷脂双分子层；但多数脂溶性物质却可以溶解并穿透。

2. 镶嵌蛋白

蛋白质分子以不同的方式镶嵌其中，可能的形式有：蛋白质分子穿透整个脂质双分子层，两端暴露在膜外；半埋藏在脂质双分子层内，一端露在脂质双分子层膜外，另一端埋藏在膜内。此外，还有些蛋白质分子，仅仅吸附在脂质分子层表面，不是真正镶嵌。凡蛋白质分子露在膜外的一端或两端都是亲水的；埋藏于脂质分子层内的部分则呈疏水性。细胞膜的表面还有糖类分子，形成糖脂、糖蛋白；在生物膜的内外表面上，脂类和蛋白质的分布不平衡，反映了生物膜两侧功能不同；脂质双分子层具有流动性，其脂质分子可以自由移动，蛋白质分子也可以在脂质双分子层中横向移动。

球状蛋白镶嵌并贯穿磷脂双分子层，起到载体和特殊通道的作用，可以使某些水溶性化合物通过生物膜。

3. 膜孔

细胞膜上有许多微孔，水溶性的小分子物质和水可由此扩散通过。目前认为这些孔道由贯穿于磷脂双分子层的蛋白质的亲水性氨基酸构成。在大部分细胞膜上的膜孔直径都比较小（0.3～0.6 nm），但在肾小球的细胞膜孔直径较大，约为 70 nm。某些水溶性化合物可经膜孔转运。

（二）外源化学物通过生物膜的方式

外源化学物质透过生物膜的机制可分为被动转运（passive transport）、主动转运（active transport）和吞排作用（cytosis）三类。被动转运包括简单扩散（simple diffusion）、滤过（filtration）和易化扩散（facilitated diffusion）。吞排作用包括胞吞作用（endocytosis）和胞吐作用（exocytosis）。与外源化学物的生物膜通透性有关的理化性质包括外源物的大小、形状、脂水分配系数、所带电荷（极性）和与内源性分子的相似性等。

1. 被动转运

被动转运为外源化学物顺浓度差通过生物膜的过程。

（1）**简单扩散**：又称脂溶扩散，是大多数外源化学物通过生物膜的方式。该转运方式不消耗能量，不需要载体，不受饱和限速与竞争性抑制的影响。简单扩散的速率可用 Fick 定律表示：

$$R = KA\,(c_1 - c_2)/d$$

式中，R 为扩散速率；K 为特定外源化学物的扩散常数；A 为生物膜的面积，$(c_1 - c_2)$ 为外源化学物在生物膜两侧的浓度梯度；d 为生物膜的厚度。以上各项中，生物膜两侧的浓度梯度对于扩散速率的影响最为重要。

经简单扩散转运的外源化学物必须具有脂溶性。脂溶性的高低可用脂水分配系数（lipo-hydro partition coefficient）表示，即当一种物质在脂相（常用正辛醇）和水相之间的分配达到平衡时，其在脂相和水相中溶解度的比值。一般情况，食品中外源化学物的脂水分配系数越大，越易溶解于脂肪，经简单扩散转运的速率也就越快。但由于扩散时不仅需要通过生物膜的脂相，还要通过水相，故脂水分配系数极高的化学物质易存留在膜内，不易通过简单扩散跨膜转运。

食品中外源化学物的解离状态对于简单扩散也可产生重要影响。处于解离态的物质极性大，脂溶性差，不易通过生物膜的脂相进行扩散；而处于非解离态的物质极性弱，脂溶性好，容易跨膜扩散。弱有机酸和弱有机碱类物质在体液中处于解离态和非解离态的比例取决于其本身的解离常数 $\mathrm{p}K_a$（该物质 50% 解离时的 pH）和体液的 pH。在 $\mathrm{p}K_a$ 和 pH 为已知的情况下，可以根据 Henderson-Hasselbach 公式计算这些物质处于解离态和非解离态的比例：

$$\text{有机酸：} \mathrm{p}K_a - \mathrm{pH} = \log[(\text{非解离态 HA})/(\text{解离态 } \mathrm{A}^-)]$$

$$\text{有机碱：} \mathrm{p}K_a - \mathrm{pH} = \log[(\text{解离态 } \mathrm{BH}^+)/(\text{非解离态 B})]$$

由上述公式可知，弱有机酸在酸性环境中、弱有机碱在碱性环境中多处于非解离态，易于通过生物膜转运。

（2）**滤过**：是外源化学物通过生物膜上亲水性孔道的过程。借助于液体静压和（或）渗透压梯度，大量的水可以经膜孔流过，溶解于水的分子直径小于膜孔的物质随之被转运。肾小球的膜孔较大，可允许分子质量小于白蛋白（约为 60 kDa）的物质通过，其他细胞膜上的膜孔则只允许分子质量为数百 Da 以下的物质通过，例如，水、乙醇、尿素、乳酸等极性分子以及 O_2、CO_2 等气体分子。

（3）**易化扩散**：也称载体扩散，是非脂溶性的小分子物质或带电离子在载体的帮助下，顺浓度梯度和（或）电位梯度进行的跨膜转运。与主动转运一样，需要载体介导，但化学物质为顺浓度梯度转运，因此不需要消耗能量。由于有载体的参与，易化扩散也存在对底物的特异选择性、饱和性和竞争性抑制。一些水溶性分子（如葡萄糖）在体内的转运，如由肠道进入血液、由血浆进入红细胞和由血液进入中枢神经系统都是通过易化扩散。

2. 主动转运

主动转运是外源化学物透过生物膜由低浓度处向高浓度处转移的过程。其主要特点如下：

（1）**耗能**：主动转运可逆浓度梯度而转运，故消耗一定的代谢能量。

（2）**转运过程中需要有载体（或称运载系统）参与**：载体往往是生物膜上的蛋白质，可与被转运的外源化学物形成复合物，然后将化学物质携带入生物膜另一侧并将化学物质释放。结合时载体构型发生改变，但组成成分不变，释放化学物质后，又恢复原有构型，并继续执行第 2 次转运。

（3）**具有饱和性**：载体是生物膜的组成成分，具有一定的容量，载体容量饱和时，转运即达到极限。

（4）**具有选择性**：主动转运系统有一定选择性，即化学物质结构发生改变，可影响转运过程的进行。

（5）**存在竞争性抑制**：如果两种化学物质相似，在生物转运过程中又需要同一转运系统，则两种化学物质之间可出现竞争性抑制。有少数外源化学物由于其化学结构或性质与体内经常存在的某些营养素或内源性化合物近似，往往会借后者的运载系统进行转运，例如，铅可利用钙、铁的载体和5-氟尿嘧啶通过嘧啶运载系统进行转运。

主动转运对胃肠道中的吸收，特别是对外源化学物被吸收后不均匀分布和通过肾脏、肝脏的排出过程具有重要意义。

3. 吞排作用

颗粒物和大分子物质的转运常伴有膜的运动，称为吞排作用（cytosis）。吞排作用属于大分子团块的需膜运动，可分为胞吞作用和胞吐作用。吞排作用对机体内外源性化学物质和外来异物的消除转运都具有重要意义，例如，白细胞吞噬微生物、肝脏网状内皮细胞对有毒异物的消除都与此有关。

（1）**胞吞作用（endocytosis）**：又称入胞作用，是将细胞表面的颗粒物或液滴转运入细胞的过程。液体或固体外源化学物进入细胞是由于其与生物膜接触后，可改变膜的表面张力，引起细胞膜变形、移动或收缩，被伸出的生物膜包围，然后被包围的液滴或较大颗粒并入细胞内，达到转运的目的。前者细胞吞噬液滴称为胞饮（pinocytosis）或吞饮作用，后者细胞吞噬固体颗粒状物质称为吞噬（phagocytosis）作用。

（2）**胞吐作用（exocytosis）**：是将某些大分子物质或颗粒物通过此种方式从细胞内运出细胞的过程，又称为出胞作用。

尽管它们不是外源化学物的主要转运方式，但在机体的某些特殊部位，某些种类的外源化学物却能通过这两种过程进入细胞内。这一特殊的转运体系对于肺泡内颗粒物质以及血液中某些外源化学物的消除具有重要意义。如肺的巨噬细胞及肝脏的网状内皮系统可以通过这种方式将某些外源化学物从血液中排出。消化道黏膜上皮细胞对于铅、镉、汞等金属亦具有此种作用，且幼儿体内的作用比成人强；因此，幼儿对此类外源化学物的吸收比成人多，也易出现中毒。

二、吸收

吸收是指外源化学物从机体的接触部位透过生物膜转运至血液循环的过程。吸收的主要部位是消化道、呼吸道和皮肤。在食品毒理学研究中，还采用腹腔注射、静脉注射、皮下注射和肌内注射等。外源化学物在从吸收部位转运到体循环的过程中已开始被消除，即胃肠道黏膜、肝和肺的首过效应（first pass effect）。例如，乙醇可以被胃黏膜的醇脱氢酶氧化，吗啡在小肠黏膜和肝内与葡萄糖醛酸结合。因此首过效应可以减少经体循环到达靶器官组织的外源化学物的数量，或改变外源化学物的毒效应强度和性质。外源化学物在吸收部位引起的消化道黏膜、肝和肺的损伤也与首过效应有关。

（一）经消化道吸收

消化道是食品中外源化学物的主要吸收途径。凡是由大气、水和土壤进入食物链的食品中外源化学物均可经消化道吸收，口服或误服的药物、毒物等也经该途径吸收。

整个消化道均有吸收食品中外源化学物的能力，即使口腔和直肠也能直接吸收某些物质。但由于其在口腔的停留时间短暂，而直肠的表面积较小，故吸收量相对较少。食品中外源化学物在消化道吸收的主要部位是小肠，因肠绒毛可增加 $200\sim300\ m^2$ 的小肠吸收面积；

其次是胃。对于弱有机酸和弱有机碱，只有大多数以非解离态存在时才易于被吸收。因此，它们被吸收的速率与程度取决于自身的 pK_a 和胃肠道内的 pH。

消化道从口腔到胃、再到肠，各段消化道的 pH 相差很大，弱有机酸和弱有机碱在不同 pH 溶液中的解离度是不同的，故在胃肠道不同部位的吸收有很大差别。胃液为酸性，pH 约为 2，弱酸性物质（如苯甲酸）主要呈非解离状态，脂溶性高，故易于在胃内和十二指肠被吸收；而弱碱性物质大部分呈解离状态，脂溶性低，故难以在胃内被吸收。小肠内的情况则明显不同，pH 达到 6 以上，弱碱性物质（如苯胺）主要以非解离态存在，易于被吸收，而弱酸性物质的情况正好与之相反。但由于小肠的表面积很大（绒毛和微绒毛可使其表面积增加约 600 倍），血流又可不断地将吸收的弱酸性物质从小肠固有层移除，从而保持一定的浓度梯度，因此，弱有机酸在小肠也可被吸收。

胃肠道吸收食品中外源化学物的主要方式是简单扩散。除了简单扩散，主动转运也是消化道吸收外源化学物的方式之一。部分物质可以通过吸收营养素或内源性化合物的专用主动转运系统进入血液。少数物质经滤过、吞噬作用和胞饮作用被吸收。例如：铊、钴和锰可利用铁的转运系统被吸收；铅可利用钙的转运系统被吸收；另外，偶氮染料颗粒和聚苯乙烯乳胶颗粒可通过吞噬和胞饮作用被吸收。

消化道内容物的数量和性质、胃肠的蠕动和排空速度以及肠道菌群等均可对食品中外源化学物的吸收产生影响。某些外源化学物受胃肠道中的消化酶或菌群作用后，可形成新的化学毒物而影响其吸收或改变其毒性。如婴儿饮用含有高浓度硝酸盐的井水易引起高铁血红蛋白血症，这是因为婴儿胃肠道的 pH 较高且存在某些细菌，可使硝酸盐还原成亚硝酸盐，使血中变性血红蛋白增高。

经胃肠道吸收的外源化学物，可直接在胃肠道细胞内代谢，或通过门静脉系统到达肝脏进行生物转化，或不经生物转化直接排入胆汁。此类外源化学物进入体循环之前即被消除的现象称为体循环前消除（presystemic elimination）或首过消除（first pass elimination），可使经体循环到达靶器官的外源化学物原形数量减少，明显影响其所致毒效应的强度与性质。但某些具腐蚀性或刺激性强的外源化学物可直接损伤胃肠道黏膜而被吸收入血。

（二）经呼吸道吸收

经呼吸道吸收不是食品中外源化学物吸收的主要途径，但是吸附、残留的外源化学物，在空气中以气态（气体、蒸汽）和气溶胶（烟、雾、粉尘）的形式存在，经呼吸道吸收则是它们被吸收的主要途径，肺是主要的吸收器官。由于肺泡数量众多、表面积大、肺泡气体与血液之间距离短、肺内毛细血管网密集、血液灌注量大等解剖生理特点，外源化学物经肺吸收的速度迅速，仅次于静脉注射。鼻腔的表面积较小，但鼻黏膜有高度通透性，因此经鼻腔吸收也受到重视。

气态物质和气溶胶经呼吸道吸收的情况不完全相同，现分别予以论述。

1. 气态物质

气态物质在呼吸道吸收与作用的部位主要取决于它们的脂溶性和浓度。鼻咽腔和上呼吸道气管、支气管黏膜层内的黏液腺比较丰富，分泌水性黏液湿润黏膜表面，低浓度的盐酸、氨等水溶性刺激气体，可被这些部位的黏膜层吸收而引起局部充血和不适；但如果浓度过大，则有可能深入下呼吸道乃至肺泡而造成化学性灼伤、局灶或广泛性肺水肿。脂溶性较好的气态物质如二氧化氮、二氧化硫、三氯甲烷等不易引起上呼吸道的刺激症状，也不易被吸收，但它们可以轻易地进入呼吸道深处，由肺泡吸收入血，吸收的方式为简单扩散。吸收速率受多种因素影响，最主要的是外源化学物在肺泡气与肺毛细血管血液中的浓度差（或分压差）。该浓度（分压）差越大，吸收的速率越快。吸收开始时，气态物质在肺泡气中的浓度较高，不断溶于血液并被移走；随着吸收过程的进行，溶于血液的分子越来越多，直至达到动态平衡（气态物质由肺泡气进入血液的速度与由血液返回肺泡气的速度相等），分压差为零，吸收不再进行。此时气态物质在血液中的浓度（mg/L）与在肺泡气中的浓度（mg/L）之比称为血/气分配系数（blood/gas partition coefficient）。对于一种特定的气态物质而言，这是一个常数。如乙烯的血/气分配系数为 0.14，二硫化碳为 5，苯为 6.85，乙醚和三氯甲烷为 15，乙醇为 1300，甲醇为 1700。血/气分配系数越大的物质在血液中的溶解度越高，越容易被吸收，达到平衡所需的时间也越长；而血/气分配系数小的物质情况与此相反。

气态物质的吸收率还取决于肺通气量和血流量。因为肺通气量和经肺血流量对于维持气态物质在肺泡气和血液间的分压差具有重要意义。对于血/气分配系数大的物质，呼吸的频率和深度（通气限制）影响其到达肺泡气中的浓度，故肺通气量越大越有利于它们的吸收。对于血/气分配系数小的物质，经肺血流量（灌注限制性）决定其吸收后被移走的速度，该流量越大则越有利于它们的吸收。

2. 气溶胶

气溶胶中雾的吸收与气态物质相似，主要受其脂溶性和吸入浓度的影响。烟和粉尘的颗粒直径大小与其到达呼吸道的部位关系密切（图 4-3）。直径为 5 μm 或更大的颗粒物，通常因惯性冲击而沉积于鼻咽部。沉积于无纤毛的鼻前庭处的颗粒物，可经擦拭或打喷嚏清除；沉积于有纤毛的鼻表面黏液层的不溶性颗粒物，被纤毛运动推动，与被经口吸入的颗粒物一起在数分钟内被咽下；可溶性颗粒物则溶解于黏液中，并被转移至咽部或经鼻上皮细胞吸收入血。直径 2~5 μm 左右的细颗粒物主要依靠重力沉降于气管、支气管区域，并主要通过呼吸道纤毛部分的黏液层逆向运动至口腔，最终被咳出或吞咽入胃肠道吸收，咳嗽或打喷嚏可以明显缩短此过程的时间。直径在 1 μm 及以内的颗粒物可以到达肺泡并被吸收入血，也可经抽吸和（或）肺泡巨噬细胞吞噬而移行至细支气管末端，通过黏液-纤毛系统清除，还

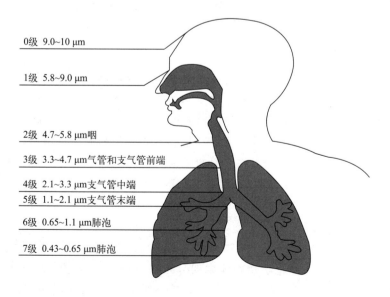

图 4-3 颗粒物分级与在呼吸道中沉积的位置

可通过淋巴系统消除。直径等于或小于 0.1 μm（100 nm）的颗粒称为超细颗粒或纳米颗粒，其中粒径在 10～20 nm 者最有可能在肺泡内沉积并被吸收入血，或由巨噬细胞吞噬后，经淋巴系统清除。

大量解剖学和病理学研究表明，颗粒物对人体健康的影响主要取决于颗粒物在人体呼吸系统的沉积部位与沉积量（一定时间内沉积在特定呼吸部位的颗粒物数量）。

（三）经皮肤吸收

在食品加工、生产、储存和运输等过程中，食品吸附、残留的外源化学物，可通过皮肤直接接触被人体吸收。

皮肤是将机体与环境有害因素分隔开来的主要屏障，主要由表皮层和真皮层构成。其中位于表皮最上层的角质层含有紧密堆积的死亡角化细胞，是外源化学物经皮吸收的限速屏障。食品中外源化学物主要通过表皮吸收，吸收时必须穿透多层细胞才能进入真皮层的小血管和毛细淋巴管。皮肤附属物（毛囊、汗腺和皮脂腺）可使少量外源化学物以较快的速度被吸收，但由于它们的总截面积还不到皮肤总面积的 1%，故在吸收中居于次要地位。

外源化学物经皮吸收的过程可分为穿透阶段和吸收阶段。穿透阶段是指外源化学物通过被动扩散透过角质层的过程。非极性物质透过角质层的能力与脂溶性成正比，与分子量成反比，分子量大于 400 Da 的物质难以透过。外源化学物在身体的不同区域透过角质层的难易程度不同：阴囊处最易透过，手臂、后背、腿部、腹部次之，手、脚掌最为困难。也就是，角质层越厚，外源化学物越不易透过，但是没有完全不能透过的部位。水溶性物质难以透过角质层，主要经由毛囊、汗腺和皮脂腺进入表皮深层。

吸收阶段是指外源化学物通过表皮深层（颗粒层、棘层和生发层）和真皮层，并经真皮内静脉或毛细淋巴管进入体循环的过程。这些细胞层中含有非选择性的多孔水相扩散介质，其屏障作用远小于角质层。在此过程中，影响外源化学物吸收的因素包括血流量、细胞间液体的运动及真皮成分之间的相互作用。

皮肤条件的改变可以明显影响外源化学物的吸收状况。损害角质层的酸、碱等物质可以使皮肤的通透性升高；潮湿的皮肤可使角质层结合水的数量增加 3～5 倍，通透性增加 2～3 倍。另外，皮肤充血及局部炎症等都能加速外源化学物吸收。

（四）经其他途径吸收

在现代毒理学研究中，除了通过上述三种途径染毒外，还可以采用静脉、腹腔、皮下、肌内注射等途径使外源化学物进入实验动物体内染毒。静脉注射可使受试物直接进入血液，分布到全身，不存在吸收过程，表现为最迅速的毒效应。腹腔具有丰富的血液供应和较大的表面积，经腹腔注射的受试物吸收速率快，吸收后主要经门静脉进入肝脏，再进入体循环。皮下、肌内注射易受局部血液量和毒物剂型的影响，吸收速率相对较慢，但可以直接进入体循环。

三、分布

分布（distribution）是指外源化学物通过吸收进入血液和体液后，随血液或淋巴液分散到全身组织细胞的过程。外源化学物在体内的分布并不均匀，到达各组织器官的速度也不同。外源化学物分布的主要影响因素是器官或组织的血流量，其次则取决于外源化学物与不同组织的亲和力。一般情况下，在外源化学物的初始分布阶段，机体血液灌注速率高的器官如心脏、肝脏、肾脏、肾上腺、甲状腺、肺、小肠等的毒物分布量最多，而血液灌注速率低的脏器如皮肤、结缔组织、脂肪、静止状态的骨髓肌等的毒物分布量很少。但随着时间的推移，分布受到外源化学物经膜扩散速率及其与组织器官亲和力等因素的影响，往往发生重分布（redistribution）。如食物中外源化学物中常含有的铅经吸收后，最初主要分布于红细胞和肝脏、肾脏等软组织，但 1 个月后，体内的铅大约有 90％转移至骨髓并长期沉积于其中。

（一）外源化学物在组织器官中的贮存

机体内外源化学物的吸收速率超过其代谢与排泄的速率，以相对较高的浓度富集于某些组织器官的现象称为蓄积（accumulation）。许多食品中的外源化学物可以发生蓄积，如 CO 与血红蛋白结合，铅在骨中贮存。外源化学物的蓄积部位可能是靶器官，如农作物中农药残留 N,N'-二甲基-$4,4'$-联吡啶二氯化物（百草枯），就直接蓄积于肺，可引起肺组织充血、水肿、发炎、坏死及广泛纤维化；但也有可能仅仅是存积地点，如有机氯杀虫剂双对氯苯基三氯乙烷（DDT）在脂肪中含量最高，但其致毒作用发生在神经系统等组织。

外源化学物蓄积的部位均可认为是外源化学物在组织器官中的贮存库（storage depot），贮存库中的外源化学物与其在血浆中的游离型保持动态平衡。随着血浆中游离化学物的消除，贮存库中的化学物会逐渐释放进入血液循环。如果蓄积部位为非靶器官，贮存库可使到达毒性作用部位的外源化学物数量减少，毒效应强度降低，对于急性中毒具有保护作用；但由于血中游离型毒物与贮存库中的毒物之间存在动态平衡，当血中毒物因代谢、排泄过程而减少时，贮存库就成了反复释放外源化学物的源头，使其在机体作用的时间延长，并可能引起或加重毒性反应，故认为贮存库是慢性毒性作用发生的物质基础。在机体应激的情况下，贮存库中的外源化学物可大量释放入血，引起明显的毒性作用。

1. 血浆蛋白作为贮存库

吸收入血的外源化学物可与各种血浆蛋白结合，但绝大多数是与白蛋白结合。白蛋白是血浆中含量最多的蛋白质，成人可达 40 g/L 血液，可与血液中呈离子态的酸性、碱性及中性物质结合。其他可与外源化学物结合的血浆蛋白有：转铁蛋白（一种 β 球蛋白）能与铁结合，铜蓝蛋白可与铜结合，α-脂蛋白和 β-脂蛋白可与多种脂溶性物质结合，$α_1$-酸性糖蛋白可与食物中的碱性物质结合。结合后的外源化学物不能分布到血管外组织发挥生物学作用，在一定程度上可减缓急性毒效应的发生；但与此同时，又可使外源化学物消除的时间延长，增加其在体内的作用时间。

外源化学物与血浆蛋白的结合是暂时的、可逆的。结合型化学物与游离型化学物之间维持动态平衡，当后者分布到其他组织器官或排出到体外时，血浆浓度降低，结合型毒物会与血浆蛋白分离成为游离型。此外，当 pH、离子强度和温度发生变化的时候，也会影响外源化学物与血浆蛋白的结合。

血浆蛋白的数量有限，当其与外源化学物结合达到饱和时，如继续接触外源化学物，会使血浆中游离型化学物的浓度明显升高，毒效应增强。当两种外源化学物均可与血浆蛋白结合时，可发生竞争性现象，使结合能力较弱者重新成为游离型而发挥其毒性。如食物中外源化学物 DDT 的代谢产物 DDE，能竞争性置换已与白蛋白结合的胆红素，使其在血中的游离型增多，而出现黄疸。

2. 肝脏和肾脏作为贮存库

肝脏和肾脏的细胞中含有一些特殊的结合蛋白，对于外源化学物具有很强的结合能力，使得许多毒物在肝脏和肾脏中的浓度高于其他组织器官。如肝细胞中有机阴离子转运多肽 (organic anion-transporting poly peptide，OATP) 能与多种有机酸结合，在有机阴离子从血浆向肝脏的转运中起重要作用。肝脏、肾脏中还有一种金属硫蛋白 (metallothionein，MT)，能与镉、汞、锌、铅等金属结合。在肝脏内，MT 与镉的结合可使后者浓集并阻碍其经胆汁排泄。而在肾脏中，镉-MT 结合物的毒性很强，可引起肾损伤。

3. 脂肪组织作为贮存库

环境中的许多有机毒物具有高脂溶性，易于分布和蓄积在脂肪组织中，如有机氯农药 (氯丹、DDT、六六六)、二噁英、呋喃、多氯联苯和多溴联苯等。外源化学物在脂肪组织中蓄积时，并不呈现生物学活性，且可降低其在靶器官中的浓度，对于机体具有一定的保护作用。肥胖个体的体脂含量可达到 50%，远比消瘦个体的体脂含量高（约为 20%），故对脂溶性毒物的耐受力较强。但当发生快速的脂肪动员时，蓄积其中的毒物会大量入血导致游离型毒物的浓度骤然增加，可造成靶器官的损害。

4. 骨骼组织作为贮存库

骨骼是某些外源化学物的主要贮存库。如铅和锶通过交换-吸收反应置换骨质羟基磷灰石晶体基质中的钙，氟以相同机制替代骨质中的-OH 而沉积在骨髓中。一般认为，铅对骨没有明显的毒性，但氟可损害骨质引起严重的氟骨症，放射性锶可导致骨肉瘤。外源化学物与骨组织的结合也是可逆的，可以通过晶体表面的离子交换和破骨活动从骨中释放入血，使血浆浓度增加。

（二）机体的特殊屏障

有些器官或组织的生物膜具有特殊的形态学结构和生理学功能，可以阻止或延缓某些外源化学物进入，称为屏障。较为重要的有位于脑部的血-脑屏障 (blood-brain barrier，BBB) 和血-脑脊液屏障 (blood-cerebrospinal fluid barrier，BCSFB)，以及位于母体和胎儿血液循环之间的胎盘屏障 (placental barrier) 和睾丸中血管与精细管之间的血-睾屏障 (blood-testis barrier)，它们对于保护中枢神经系统、胎儿、精子免受毒物损害具有一定的作用，可影响食物中外源化学物的吸收和分布。

1. 血-脑屏障和血-脑脊液屏障

血-脑屏障是指大脑毛细血管壁与神经胶质细胞形成的血浆与脑细胞之间的屏障和由脉络丛形成的血浆和脑脊液之间的屏障。血-脑屏障主要由脑内的毛细血管内皮细胞构成，这些细胞之间结合紧密，可有效阻止极性物质通过。另外，毛细血管内皮细胞具有 P-糖蛋白 (P-gp)、乳腺癌耐药蛋白 (BCRP)、多药耐药相关蛋白 (MRP) 等转运蛋白，可将阴离子、阳离子、中性分子 (包括某些脂溶性物质) 和结合反应产物等移回血液。脑内毛细血管大部分被星形胶质细胞的终足所包裹，它们不仅可以维持屏障的完整性，还可分泌某些化学因子来调节毛细血管内皮细胞的渗透性。因此，只有那些既具有脂溶性又非转运蛋白底物的外源化学物才有可能进入脑内。

血-脑脊液屏障位于循环血液与脑脊液之间，由脉络丛、蛛网膜和脑室周围的部分区域构成。该屏障的主要成分是位于脑脊液侧的内皮细胞，它们具有紧密连接和主动转运系统，可防止外源化学物透过。另外，脑脊液中的蛋白质含量很低，可以限制水溶性分子以与蛋白结合的方式经细胞旁途径转运。位于脉络丛的转运蛋白，如 P-gp、MRP、OATP、有机阴离子转运蛋白 (OAT)、有机阳离子转运蛋白 (OCT) 和寡肽转运蛋白 (PEPT) 等对于调控脑脊液中外源化学物的浓度起到重要作用。

与机体其他部位的转运类似，只有在血液中处于游离型的外源化学物才能在脑中分布并达到动态平衡。此时，外源化学物的脂溶性和解离度决定其通过脑部屏障的转运速率。一般情况，增加脂溶性可以加快外源化学物进入中枢神经系统的速度，而解离则会降低其速度。如无机汞难以进入脑组织，而甲基汞则可通过脑部屏障，造成中枢神经系统的损伤。血脑屏障具有选择透过性，从而保护大脑免受毒素和病原体的侵害，但也阻碍了诸多小分子和大分子的转移，限制了中枢神经系统疾病的治疗。因此探索血脑屏障的调控机制至关重要。

2. 胎盘屏障

胎盘屏障由分隔母体和胎儿血液循环的一层或几层细胞构成。细胞层数的多少随不同动物物种以及不同的妊娠阶段而异。猪、马、驴的细胞层数最多，有 6 层，称为上皮绒膜胎盘；羊、牛次之，有 5 层细胞，称为联合绒膜胎盘；猫、狗有 4 层细胞，称为内皮绒膜胎盘；人、猴有 3 层细胞，称为血绒膜胎盘；大鼠只有 1 层细胞，称为血内皮胎盘。家兔在妊娠初期有 6 层细胞，到了妊娠末期则仅有 1 层细胞。目前尚未确定胎盘的细胞层数与通透性之间的关系，但一般认为，细胞层数越少，通透性越强。事实证明，胎盘屏障的作用有限，药物、农药、重金属、有机溶剂等多种外源化学物都可经胎盘转运至胎儿体内。

外源化学物通过胎盘屏障的主要方式是简单扩散。因此，凡是能影响简单扩散速率的因素都会影响外源化学物经胎盘转运。脂溶性高者可迅速在母体与胚胎之间达到动态平衡，胚胎组织中的外源化学物浓度取决于胚胎组织的富集能力，如胎儿的肝脏对某些毒物无富集能力，因此这些毒物的肝浓度较低。胎儿的脂肪含量极少，对于高脂溶性物质（如 TCDD）无蓄积。另外，胎儿的脑部屏障尚未发育完善，致使铅等毒物易于进入脑内，并以较高浓度存留其中。

胎盘具有主动转运系统，内源性嘌呤和嘧啶的载体可将与其结构类似的抗代谢物从母体转运至胎儿体内，而多药耐药（MDR）蛋白可转运出某些外源化学物使胎儿免受伤害。胎盘还具有生物转化能力，可将某些外源化学物代谢解毒。

3. 其他屏障

血-眼屏障、血-睾屏障等可以保护这些器官减少或免受外来化学毒物的损害。在性腺，由于有多层细胞将生殖细胞与毛细血管分隔开，可阻止水溶性毒物进入生殖细胞，如卵母细胞为颗粒细胞包绕，精原细胞由支持细胞和血-睾屏障的其他成分所包绕。但也观察到某些金属离子和抗生素不仅能够通过血-睾屏障，而且能在睾丸中富集，以致超过血浆的浓度，如金属镉可增加睾丸内毛细血管对各种标志物的通透性，镉也可损坏血-睾屏障完整性。给豚鼠注入镉后，整个睾丸出现自身免疫损伤、缺血坏死，巨噬细胞和嗜酸性粒细胞堆积，该研究说明镉可破坏血-睾屏障并导致自身免疫性睾丸炎。

（三）外源化学物在体内的运输

经任何途径进入机体的外源化学物，吸收后都会到达血液、淋巴液和其他体液。血液是大多数外源化学物在吸收后或排泄前最为重要的运输系统。外源化学物在血液中以下述几种形式存在和运输。

1. 溶解状态

溶解状态即外源化学物溶解于血液中，以游离形式存在。根据外源化学物的溶解特点，可分为两类：一类为水溶性化学物，主要溶解于血浆的水性介质中；另一类为脂溶性化学物，可溶解在血液中的乳糜滴或中性脂肪酸中。

2. 与血红蛋白结合

有些外源化学物，如砷化氢、一氧化碳、氰化物等与含铁的血红蛋白有较强的亲和力，因此吸收进入血液后，常常与血红蛋白结合，随血液循环运送至全身各处。

3. 吸附于红细胞表面或与红细胞膜上某些成分结合

如有机磷化合物吸附于红细胞表面并与膜上胆碱酯酶结合。

4. 与血浆蛋白结合

外源化学物与血浆蛋白结合是一种常见的形式。各种血浆蛋白与外源化学物结合的特异性和亲和力不同。在血浆蛋白中，白蛋白是极为重要的运输系统，其分子比较大，可与多种类型的物质结合，而且白蛋白的含量占血浆蛋白的50%以上，因此，它是与外源化学物结合的重要蛋白成分。外源化学物与血浆蛋白的结合一般是非共价结合，常常以氢键连接。球蛋白（α和β）能与各种小分子物质、某些金属离子（铜、锌、铁），以及所有胶体物质结合。纤维蛋白原仅对极小的分子具有亲和性。血浆脂蛋白也能运输脂溶性物质，在许多情况下，血浆蛋白和红细胞对各种物质有竞争作用。

外源化学物游离形式与其蛋白结合形式之间在血浆中维持动态平衡。由于只有游离形式才能经被动扩散通过毛细血管壁，因此如果外源化学物在血液中主要以与蛋白结合的形式存在（＞90%），那么就会大大影响其在器官中的分布。然而与血浆蛋白结合并不会影响主动转运过程。例如，对氨基马尿酸在血液中90%以上与血浆蛋白结合，但并不影响其经血液向肾脏的转运和排泄。外源化学物从血液中被清除，取决于其与血液成分结合的亲和性。

外源化学物除与血浆蛋白结合外，尚可与血浆的有机酸（乳酸、谷氨酸、柠檬酸）形成复合物。这类外源化学物中，以阳离子形式存在于血浆中的碱土金属、稀有元素和某些重金属，容易与有机酸形成复合物。这些复合物经过扩散，容易从组织和器官转移。天然的络合剂可与有机酸竞争阳离子，形成稳定的络合物。有些金属离子（铁、铜）与某些特异性蛋白（转铁蛋白和血浆铜蓝蛋白）络合后被运输。二价和三价离子容易被络合剂的有机配体络合。有时，红细胞或血浆成分能使外源化学物在体内贮存很长时间。

对于外源化学物的器官分布及重分布，大部分有机化学物都是非电解质，而这些非电解质在血液和器官组织中分布的基本原则很简单。由于吸收的外源化学物要靠血液运送到所有器官和组织，器官或组织内外源化学物的分布主要取决于器官组织的血液供应量。血液供应越丰富的器官，外源化学物分布越多。但随着时间的延长，外源化学物在器官中的分布则越容易受组织本身的吸收特性所影响。即按照外源化学物与器官的亲和力大小，选择性地分布在某些器官，即重分布过程。

四、排泄

排泄是指外源化学物及其代谢产物由不同途径排出体外的过程。最重要的途径是经肾脏随尿液排泄，其次是经肝、胆通过消化道，随粪便排泄，而经肺排出的主要是气态物质。另外，外源化学物还可随脑脊液、乳汁、汗液、唾液等各种分泌物以及毛发和指甲排出体外。

（一）经肾脏排泄

肾脏是机体最重要、最有效率的排泄器官。外源化学物经肾脏排泄的机制与其排出内源性代谢产物的机制相同，即肾小球滤过、肾小管重吸收和肾小管分泌。

1. 肾小球滤过

肾小球滤过是指血液经过肾小球毛细血管时，血浆中的水和小分子溶质，包括少量分子质量较小的血浆蛋白，可以滤入肾小囊的囊腔而形成原尿的过程。肾脏血液供应丰富，约为心搏出量的25％，其中有约80％通过肾小球滤过。肾小球毛细血管有较大的膜孔（70 nm）并有滤过压，分子质量小于白蛋白（60 kDa）的物质，只要不与血浆蛋白结合，都可以在肾小球滤过，到达肾小管。

滤入肾小管腔的外源化学物有两条去路：随尿液排出体外或被肾小管重吸收。脂水分配系数高的外源化学物可经简单扩散的方式进入肾小管上皮细胞并被重新吸收入血液，而水溶性高的外源化学物则随尿液排泄。弱酸、弱碱性物质取决于尿液的pH。弱酸性物质在pH较高、弱碱性物质在pH较低的尿液中多数处于解离态，可被大量排出体外。因此，可以使用某些能改变尿液pH的药物，以促进特定外源化学物的排泄。在生理条件下，尿液的pH一般为6～6.5，低于血浆，有利于弱酸性外源化学物的排泄。

2. 肾小管重吸收

肾小管重吸收是人体尿生成过程的第2个过程，经由肾小球滤过的原尿在肾小管内被进一步地吸收，主要重吸收的是全部的葡萄糖、大部分的水和部分无机盐，原尿体积缩小。经肾小球过滤后的滤液中含有许多机体必需物质，肾小管重新吸收这些物质送回到血液中。例如，葡萄糖几乎被完全再吸收，钠离子等也大部分被再吸收。而原尿中外源化学物的浓度增加，脂溶性的外源化学物也会以被动扩散等方式再吸收。这种再吸收的机制和胃肠道的吸收机制相似，受外源化学物的脂溶性和尿的pH的影响。一般，外源化学物在生物转化后成为极性更大的高水溶性代谢产物，再吸收比较困难。

肾小管重吸收具有选择性，既能保留对机体有用的物质，又可有效地清除对机体有害的和过剩的物质，从而维持机体内环境的稳态。

3. 肾小管分泌

肾小管分泌是指外源化学物从近曲小管的毛细血管中主动转运到小管液中，多为主动转运过程，与蛋白结合的外源化学物也可经此方式转运。被分泌到肾小管腔内的外源化学物可经尿液排出体外，也可被重吸收。肾小管分泌可分为两个系统：一个供有机阴离子化学物质转运；另一个供有机阳离子化学物质转运。经有机阴离子主动转运载体分泌的有对氨基马尿酸、青霉素和水杨酸等。经有机阳离子主动转运载体分泌的有四乙胺和N-甲基烟酰胺。与其他主动转运系统一样，经肾小管分泌的外源化学物也存在竞争现象。

（二）肝胆排泄

肝胆系统也是外源化学物自体内排出的重要途径之一。通常小分子物质经肾脏排泄，大分子物质经胆道排泄。因此，肝胆系统就成了很多外源化学物的结合产物的主要排泄途径，并可视作肾脏的补偿性排泄途径。经胆道排出的外源化学物的分子量大小，在不同物种间存在一定的差异。据估计，大鼠为325±50，豚鼠为440±50，兔为475±54。在大鼠，分子量小于350的外源化学物不能通过胆道排泄，分子量大于450的不能通过肾脏排泄。而分子量350～450的外源化学物则可经两种途径排泄。有些外源化学物几乎完全通过胆道分泌而排出体外，因此如果胆道分泌功能发生障碍，那么这些化学物的毒性会大大增强。

经胆道分泌至肠道的外源化学物及其代谢产物，既可随粪便排出体外，又可经肠道重吸收。引起这种重吸收的常见机制是外源化学物及其代谢产物的结合产物（如葡萄糖苷酸结合物）经肠道菌群水解或代谢，使外源化学物重新以游离形式存在而被重新吸收进入门静脉。其必将导致外源化学物及其代谢产物经胆道-门脉-肝脏的不断循环，即肝肠循环，进而被重吸收。肝肠循环在毒理学中具有一定意义。

（三）经肺排泄

原则上，在体内未分解的气态毒物及挥发性液态外源化学物均可经呼吸道排出。排出的方式为通过细胞膜被动扩散，其速率取决于肺泡壁两侧外源化学物的分压差。血/气分配系数较小的外源化学物排出较快，血/气分配系数大的排出较慢。氯仿、三氟氯溴乙烷（"氟烷"）等溶解度高的液体，因为通气量有限，且易在脂肪组织蓄积，所以排出很慢；而乙醚为可溶性的挥发性溶剂，增加肺通气量可迅速由呼吸道排出。不溶解的颗粒状外源化学物进入呼吸道后，可在气管与支气管所分泌的液体、肺泡壁细胞所分泌的脂蛋白层以及肺内的巨噬细胞等的作用下，通过气管表面的纤毛向上摆动排出。一般在吸入 1 h 后，可将绝大部分肺内的颗粒运送至咽部随痰咳出或咽下而进入消化道。

（四）其他排泄途径

1. 脑脊液

脑脊液是毒物从特殊器官经特殊途径排出体外的代表。所有的化合物都可以随脑脊液的大量流动通过蛛网膜绒毛而离开中枢神经系统，脂溶性毒物也可通过血-脑屏障排出。主动转运也是脑脊液排出毒物的方式，如有机离子转运系统。

2. 乳汁

乳汁对于某些食品中外源化学物的排泄具有重要的毒理学意义，因为外源化学物可经母乳进入婴儿体内，也可随乳制品进入人体内。外源化学物排入乳汁的方式是简单扩散。脂溶性毒物如艾氏剂、氯丹、DDT、多氯联苯、多溴联苯、二噁英和呋喃等可随脂肪从血液进入乳腺中，并经乳汁排泄。化学性质与钙类似的金属（如铅）以及能与钙形成配位体的螯合剂也可从乳汁排出相当数量。

3. 汗液和唾液

非解离态、脂溶性的外源化学物可经简单扩散排入汗液和唾液。随汗液排泄的外源化学物可能引起皮炎，随唾液排泄的外源化学物可被咽下并经胃肠道吸收。

4. 毛发和指甲

砷、汞、铅、锰等可富集于毛发与指甲中，当它们脱落时，其中的外源化学物也随之排出。因此，毛发和指甲中的重金属等物质的含量可以作为生物监测指标。

综上所述，外源化学物的排泄是一种解毒方式。但毒物经过各种排泄途径，有时可能对排泄部位产生毒性作用。例如，肾排出铅、汞可致肾近曲小管损伤，砷自皮肤排出可引起皮炎，汞自唾液腺排出可致口腔炎等。

第三节　食品中外源化学物在体内的生物转化

一、概述

食品被摄入人体后，各种营养物质通过一系列的合成和/或分解反应，转化成人体需要的各种小分子营养物质、能量或合成人体需要的各种成分。食品中外源化学物在体内也将经历类似的过程，从而达到解毒或活化效果，这一过程就是生物转化。生物转化分为Ⅰ相反应（包括氧化、还原、水解反应）和Ⅱ相反应（结合反应）。生物转化受很多因素影响，如物种、性别、遗传、年龄、营养、疾病等，而这些因素是通过对生物转化酶的诱导或抑制来影响生物转化的。

（一）生物转化的意义

生物转化又称代谢转化，是指外源化学物在体内经酶催化发生化学变化，并形成代谢产物的过程。生物转化的结果是改变了食品中外源化学物的化学结构和理化特性，从而影响它们所致毒效应的强度和性质，以及在体内的分布过程和排泄速率。因此，生物转化是机体对食品中外源化学物进行处置的重要环节，也是机体维持稳态的主要机制。

肝脏是机体内最重要的代谢器官，化学毒物的生物转化过程主要在肝脏进行。其他组织器官，例如肺、肾、肠道、脑、皮肤等，也具有一定的生物转化能力，虽然其代谢能力及代谢容量可能相对低于肝脏，但某些化学毒物可在这些组织中发生不同程度的代谢转化，有些还具有特殊的意义。未经肝脏的生物转化作用而直接分布至全身的外源性化学物质，对机体的损害作用相对较强。

生物转化过程分为：Ⅰ相反应，包括氧化、还原和水解反应；Ⅱ相反应，也称为结合反应。通过Ⅰ相反应，毒物的分子暴露或增加功能基团，例如—OH、—NH$_2$、—SH或—COOH，通常能使毒物的水溶性小幅度增加。Ⅱ相反应包括葡萄糖醛酸化、硫酸化、乙酰化、甲基化，与谷胱甘肽或氨基酸结合，如甘氨酸、牛磺酸和谷氨酸。这些反应的辅助因素是与外源化学物功能基团反应，这些功能基团可能是外源化学物原有成分，也可以是经Ⅰ相反应引入或暴露的。大多数Ⅱ相反应可导致外源化学物的可溶性增高，并加速其排泄。

（二）代谢解毒与代谢活化

外源化学物的生物转化可改变其毒效学性质。大多数情况是生物转化终止了药物的药效作用或降低了外源化学物的毒性，化学毒物经过生物转化以后成为低毒或无毒的代谢物（metabolite），这一过程称为代谢解毒（metabolic detoxication）。多数化学毒物代谢后毒性降低，毒效应减弱，所以，人们曾经把生物转化视为一个完全对机体有利的解毒过程。但随着研究的深入，发现有一些化学物质经过生物转化后，毒性非但没有减弱，反而明显增强，甚至产生致突变、致癌和致畸作用，这种现象称为代谢活化（metabolic activation）或生物活化（bioactivation）。

生物转化反应的结局具有代谢灭活和代谢活化的正（有利）负（有害）两面性，掌握其正负两面性，特别是负面作用对了解外源化学物中毒机制是十分重要的。

代谢解毒：

化学物（毒性）→ 中间产物（低毒性或无毒性）→ 产物（无毒性）

代谢活化：

化学物（无毒性或毒性）→ 活性中间产物（毒性）→ 产物（毒性或毒性升高）

二、生物转化的类型

高等生物在进化过程中发展出了脂溶性物质易于透过细胞膜的特性，从而进化发展出一种有效的代谢机制——将外源物质转化为水溶性较强的代谢物，并排出体外。亲脂性外源化学物未转化成水溶性代谢产物，就会在体内蓄积，从而达到引起毒效应的剂量，如多氯联苯类化学物质。因此,生物转化的意义在于使外源化学物的水溶性增加,不易通过生物膜进入细胞,更容易排泄到尿和胆汁中。这也是将生物转化视为外源化学物消除过程之一的理由。这种代谢机制按照反应顺序先后分为Ⅰ相反应和Ⅱ相反应。

外源化学物进入组织,特别是进入肝细胞后经Ⅰ相反应,一般能改变化学物原有的基团,使非极性的化学物产生极性基团,或增加新的功能基团(如—OH,—SH,—NH$_2$ 与—COOH 等),使其易于发生Ⅱ相反应。总的来说,Ⅰ相反应是指对脂溶性物质的氧化、还原和水解反应,包括羟基化、环氧化、脱氨基和脱硫反应等,使脂溶性物质成为易于反应的活性代谢物,提高水溶性,易于通过肝和胆汁等途径排泄出体外。Ⅰ相反应产生的活性代谢物也可以和富电子的 DNA 碱基、磷脂等基团发生反应,导致 DNA 的氧化、环化和缺失等一系列突变性损伤,其结果不仅导致癌变的发生,也导致人体衰老和其他一些疾病的发生。

Ⅱ相结合反应是指具有一定极性的外源化学物或经Ⅰ相反应的代谢产物与体内某些内源性化学物或基团相结合,从而掩盖了外源化学物的某些功能基团,使它们的生物活性、分子大小、溶解度等发生改变。一般来说,这些结合产物是有利于从肝、肾和小肠黏膜分泌或转运的。因此,Ⅱ相反应即结合反应虽属耗能反应,但它在保护机体不受外源化学物的影响方面起着重要作用。上述过程明显将会增加脂溶性物质或毒素的水溶性,使其更易排出体外。

(一)Ⅰ相反应

Ⅰ相反应(phase Ⅰ biotransformation)指经过氧化、还原和水解等反应使外源化学物暴露或产生极性基团,如—OH、—NH$_2$、—SH、—COOH 等,水溶性增高并成为适合于Ⅱ相反应的底物。Ⅰ相反应是外源化学物代谢的第一步。反应部位以微粒体为主,但也可发生在微粒体外。微粒体(microsome)是组织细胞经匀浆和差速离心后,由内质网形成的囊泡和碎片,而非独立的细胞器。微粒体含有细胞色素 P450(CYP)酶,与氧化代谢有关。

1. 氧化反应

氧化反应(oxidation)是外源化学物生物转化的最重要反应,可分为由微粒体混合功能氧化酶催化和非微粒体混合功能氧化酶催化的两种氧化反应。前者主要包括脂肪族和芳香族碳的羟基化反应、双键的环氧化反应、杂原子(S、N、I)的氧化和 N-羟基化反应、杂原子(O、S、N)脱烷基反应、氧化基团的转运、酯的裂解和脱氢作用。后者主要由一些存在于肝细胞液、血浆和线粒体中的专一性不太强的酶催化,例如醇脱氢酶、过氧化氢酶、黄嘌呤氧化酶等。醇类和醛类除可在微粒体混合功能氧化酶催化下,分别形成醛类和酸类等,还可被这些酶氧化,醇类形成醛类、醛类形成酸类,最终产生二氧化碳和水。

氧化反应通常是化学毒物代谢的第一步反应,反应的发生部位可在微粒体内,也可在微粒体外,以微粒体内氧化为主。催化氧化反应的生物转化酶主要有(表 4-1):

表 4-1 Ⅰ相反应发生的部位与相关生物转化酶

反应	酶	部位
氧化反应	细胞色素 P450	微粒体
	黄素加单氧酶	微粒体
	前列腺素 H 合成酶	微粒体
	醇脱氢酶	细胞液

续表

反应	酶	部位
氧化反应	醛脱氢酶	线粒体、细胞液
	醛氧化酶	细胞液
	黄嘌呤氧化酶	细胞液
	单胺氧化酶	线粒体
	双胺氧化酶	细胞液
还原反应	偶氮和硝基还原酶	肠道菌群、微粒体、细胞液
	羰基还原酶	细胞液、血液、微粒体
	二硫还原酶	细胞液
	硫氧化物还原酶	细胞液
	醌还原酶	细胞液、微粒体
	还原脱卤酶	微粒体
水解反应	酯酶和酰胺酶	微粒体、细胞液、溶酶体、血液
	肽酶	血液、溶酶体
	环氧化物水化酶	微粒体、细胞液

（1）**细胞色素 P450 酶系**（cytochrome P450 enzyme system）：细胞色素 P450 含有的血红素铁在还原态时与 CO 结合所形成的复合体在光谱 450 nm 处有最大的吸收峰，因此得名细胞色素 P450 酶系又称为混合功能氧化酶（mixed-function oxidase，MFO）或单加氧酶（monooxygenase）。无论是催化反应的多样性，还是使化学毒物解毒或活化为活性中间产物的数量，细胞色素 P450 酶系均在 I 相反应的生物转化酶中居于首位。该酶系广泛分布于各种组织中，但以肝细胞内质网（微粒体）中含量最多，滑面内质网又多于粗面内质网。

细胞色素 P450 酶系主要由三部分组成，即血红蛋白类（细胞色素 P450 和细胞色素 b）、黄素蛋白类（NADPH-细胞色素 P450 还原酶）和磷脂类。其中，细胞色素 P450 最为重要，是催化反应的活性中心。黄素蛋白和细胞色素 b_5 是从 NADPH 或 NADH 向细胞色素 P450 传递电子的转运体。细胞色素 b_5 还可增加细胞色素 P450 与底物的亲和力。磷脂的作用是使酶系的蛋白成分固定、促进细胞色素 P450 与 NADPH-细胞色素 P450 还原酶之间的偶联反应。

细胞色素 P450 有多种形式，给予大鼠 3-甲基胆蒽（3-MC）和苯巴比妥（PB）可使其代谢活性发生不同的变化，说明它们诱导的是不同类型的细胞色素 P450。随着近年来分离和纯化技术的成熟和完善，新的细胞色素 P450 不断被发现，已经形成了一个庞大的超家族，其中每一种都有相对特异的底物谱。

根据重组 DNA 技术测定的氨基酸序列，可对细胞色素 P450 超家族进行分类和命名。具体的分类原则为：多个细胞色素 P450 基因，如果相互之间有 40% 以上的氨基酸序列相同，划归为同一基因家族；低于 40% 的，则划归为其他基因家族；相同序列在 40%～50% 之间的，划分为不同的亚家族；高于 50% 的则为同一亚家族的成员。

具体命名方法是：用斜体字 *CYP* 代表除小鼠和果蝇（用 *Cyp* 表示）之外所有物种的细

胞色素 P450 基因，其后的阿拉伯数字代表基因族，再后的大写英文字母代表基因亚族（小鼠和果蝇用小写英文字母表示），字母后的阿拉伯数字代表基因亚族中的一个基因。如 *CYP1A1* 表示细胞色素 P450 的第 1 基因族 A 亚族第 1 基因。如有等位基因（包括野生型和突变型），则在基因名后加"*"隔开，用阿拉伯数字代表基因编码的各个蛋白，再用大写英文字母代表同一蛋白的不同等位基因，如 *CYP1A1 * 1A*。基因表达产物（酶，也可理解为相应的 mRNA、cDNAs 和蛋白）的命名方法与相应基因相同，但需将全部斜体字改为正体字，且将全部小写字母改为大写，如 CYP1A1、CYP1A2 等。这种命名方法适用于包括小鼠和果蝇在内的所有物种。

目前已确定，在人的肝脏微粒体内含有 15 种以上的细胞色素 P450（CYP1A2、1B1、2A6、2B6、2C8、2C9、2C18、2C19、2D6、2E1、3A4、3A5、3A7、4A9 和 4A11 等）。

细胞色素 P450 酶系催化的基本反应是单加氧反应。在反应过程中，O_2 起了"混合"的作用，即一个氧原子掺入到底物（RH）中，另一个氧原子与 NADPH 提供的质子结合还原为水。催化的总反应式为：

$$底物（RH）+O_2+NADPH+H^+ \longrightarrow 产物（ROH）+H_2O+NADP^+$$

细胞色素 P450 酶系催化反应共由 7 步组成一个循环（图 4-4）。①处于氧化态的细胞色素 P450 与底物结合形成复合物；②血红素中的 Fe^{3+} 接受 NADPH-细胞色素 P450 还原酶从 NADPH 转运来的 1 个电子，还原为 Fe^{2+}；③1 个氧分子与还原型细胞色素 P450 结合，加上底物形成三元复合物；④该复合物接受第 2 个电子（由 NADPH-细胞色素 P450 还原酶

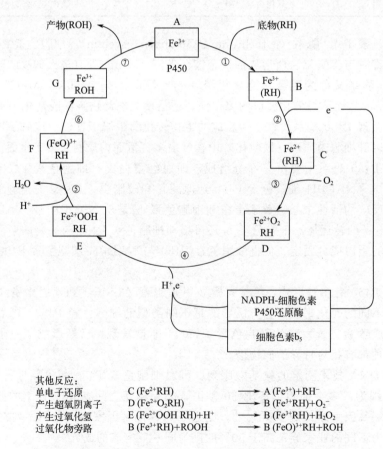

其他反应：

单电子还原	C $(Fe^{2+}RH)$	$\longrightarrow$ A $(Fe^{3+})+RH^-$
产生超氧阴离子	D $(Fe^{2+}O_2RH)$	$\longrightarrow$ B $(Fe^{3+}RH)+O_2^-$
产生过氧化氢	E $(Fe^{2+}OOH\ RH)+H^+$	$\longrightarrow$ B $(Fe^{3+}RH)+H_2O_2$
过氧化物旁路	B $(Fe^{3+}RH)+ROOH$	$\longrightarrow$ B $(FeO)^{3+}RH+ROH$

图 4-4 细胞色素 P450 酶系催化反应的循环

或细胞色素 b_5 转运而来）和 1 个 H^+，成为 $Fe^{2+}OOH$ 复合物；⑤第 2 个 H^+ 的加入使该复合物裂解为水和 $(FeO)^{3+}$ 复合物；⑥ $(FeO)^{3+}$ 复合物将氧原子转移到底物，形成氧化的 ROH 产物；⑦释放 ROH 产物，细胞色素 P450 从还原态恢复为氧化态，又可与底物结合，开始新一轮的循环。如果上述催化循环出现中断，可依具体步骤的不同发生单电子还原、超氧阴离子形成、过氧化氢生成、过氧化物旁路等反应。

细胞色素 P450 催化下面几种类型的氧化反应：①脂肪族或芳香族的羟化；②双键的环氧化作用；③杂原子（S、N、C）的氧化和 N-羟基化反应；④杂原子（O、S、N 和 Si）脱烷基作用；⑤氧化基团的转移；⑥酯的裂解；⑦脱氢作用。

在前三种反应类型中，来自 $(FeO)^{3+}$ 复合物的氧与底物结合，否则底物将维持原态。在第四种反应类型，导致胺（N-脱烷基）或醚（O 和 S-脱烷基）裂解的重排反应跟随底物氧化后发生。来自 $(FeO)^{3+}$ 复合物的氧与残留烷基合并，生成一分子醛或酮。第五种反应类型中，底物氧化后发生杂原子丢失的重排反应（氧化基团转移）。第六种反应类型中，酯的裂解与杂原子脱烷基相似，功能基团裂解后与来自 $(FeO)^{3+}$ 复合物的氧合并成一个残余基团，生成一分子醛。在第七种反应类型中，两个氢从底物中抽提出来，使底物形成双键的形式（$C=C$，$C=O$ 或 $C=N$），而氢与从 $(FeO)^{3+}$ 复合物还原的氧结合生成水。需要特别指明的是，这一长串反应列表并不包括细胞色素 P450 催化的所有反应。本部分前文指出的细胞色素 P450 能够催化还原反应（如偶氮还原、硝基还原和还原脱卤化）和异构化反应（如 PGH_2 转变为血栓素和前列腺环素）。例如，在合成类固醇激素过程中，细胞色素 P450 酶系催化的主要反应如下：

① 脂肪族羟化：指脂肪族化合物末端倒数第一个（ω-碳）和/或第二个碳原子（$\omega-1$-碳）发生氧化，并形成相应的醇或二醇。如有机磷农药八甲磷的末位甲基被羟化后形成 N-羟甲基八甲磷后，抑制胆碱酯酶的能力比母体八甲磷高 10 倍，毒性明显增强。

$$R-CH_2-CH_3 \longrightarrow R-CH_2-CH_2OH$$

② 芳香族羟化：芳香环上的氢被氧化后，生成酚。如苯被羟化形成苯酚，苯胺则形成对氨基酚或邻氨基酚。

$$C_6H_6 \longrightarrow C_6H_5OH$$

③ 环氧化：在脂肪族和芳香族的两个碳原子间的双键部位加上一个氧原子，形成环氧化物。对于某些化学物质而言，环氧化是其代谢活化的重要步骤。如黄曲霉素 B_1、氯乙烯和苯并 [a] 芘等发生环氧化后，可成为亲电子剂，与生物大分子共价结合，毒性增强。许多环氧化物仅为中间产物，不够稳定，可很快转化为二氢二醇或羟化产物。但当苯环上有卤素取代或多环芳烃发生环氧化时，形成的环氧化物较为稳定。

$$R-CH=CH-R' \longrightarrow \underset{\underset{OH}{|}}{R-CH}-\underset{\underset{OH}{|}}{CH}-R'$$

④ 杂原子（S、N、I）氧化和 N-羟基化反应：含有硫醚键（—C—S—C—）的化学物质，可发生 S-氧化反应，转化成亚砜或砜，这些氧化产物的毒性可比母体物质增高 5～10 倍。芳香胺类毒物分子中含有的 N 原子可发生 N-羟基化反应，生成羟氨基化合物，其毒性往往升高。如苯胺经此反应形成 N-羟基苯胺，可使血红蛋白氧化为高铁血红蛋白，导致组织缺氧。

$$R—S—R' \longrightarrow R—SO—R' \longrightarrow R—SO_2—R'$$

$$C_6H_5—NH_3 \longrightarrow C_6H_5—NH_2OH$$

⑤ 杂原子（O、S、N）脱烷基：在这类反应中，与化学毒物分子中 N、O、S 杂原子相连的烷基被氧化，继而发生裂解重排，形成醛或酮。某些化学物质可经此反应而代谢活化。如二甲基亚硝胺经 N-脱烷基后，分子发生重排形成羟化重氮甲烷，然后再进一步分解产生游离甲基 $^+CH_3$，可使 DNA 烷基化，导致突变和癌变。

$$R—S—CH_3 \longrightarrow RSH + HCHO$$

⑥ 氧化基团转移：为 MFO 催化的氧化脱氨、氧化脱硫、氧化脱卤素作用。如苯丙胺经氧化脱去氨基形成苯丙酮。有机磷农药均可发生脱硫反应，在反应过程中 P＝S 基被氧化为 P＝O 基，S 则被脱去。如对硫磷经氧化脱硫后生成对氧磷，毒性增加 3 倍。卤代烃类化合物在 MFO 催化下先形成不稳定的卤代醇类中间产物，然后脱卤素形成终代谢物。如 DDT 氧化脱卤素后形成 DDE，可在脂肪组织中大量蓄积。但由于 DDE 的毒性远低于 DDT，故该反应对于 DDT 为解毒反应。

⑦ 酯裂解：酯含有的功能基团裂解后与细胞色素 P450 催化循环中 $(FeO)^{3+}$ 复合物的氧合并为 1 个残基，生成 1 分子醛。如 MFO 催化羧酸酯裂解生成酸和醛。

$$R_1COOCH_2R_2 + [O] \longrightarrow R_1COOH + R_2CHO$$

⑧ 脱氢：MFO 可催化许多化学毒物的脱氢反应。如乙酰氨基酚脱氢后形成的 N-乙酰苯醌亚胺具有肝毒性，其他如地高辛、烟碱、丙戊酸等均可发生脱氢反应。

（2）黄素单加氧酶（flavin-containing monooxygenase，FMO）：催化氧化反应的第二大微粒体酶系是黄素单加氧酶家族。该酶主要存在于肝、肺、肾等组织的微粒体中，以黄素腺嘌呤二核苷酸（FAD）为辅酶，催化反应时需要 NADPH 和 O_2 参与。哺乳动物的 FMO 家族由 6 种酶组成，分别命名为 FMO1～6。它们不仅具有物种特异性和组织特异性，而且具有不同的物理特性和底物特异性。如人肝中 FMO 主要的表达形式是 FMO3，但大鼠、兔等动物肝中主要表达 FMO1，而在人肾脏中 FMO 主要表达形式 FMO2 的适宜底物是辛胺等脂肪族长链伯胺，FMO1 的适宜底物则是氯丙嗪等脂肪族短链季胺。

FMO 催化的反应包括几个步骤：首先，FMO 的辅酶 FAD 接受 NADPH 提供的 H^+ 而被还原成 $FADH_2$，但氧化态的 $NADP^+$ 仍然结合在酶分子上，并不脱落；随后，$FADH_2$ 与氧结合形成稳定的过氧化物 FADHOOH；继之与底物结合并将其氧化，FADHOOH 转变为 FADHOH；最后，FADHOH 恢复为氧化态 FAD，释放出 $NADP^+$，准备进入下一个催化循环（图 4-5）。

人类和其他哺乳动物表达六种不同的黄素单加氧酶（FMO1、FMO2、FMO3、FMO4、FMO5 和 FMO6），具有物种特异性和组织特异性。FMO 和细胞色素 P450 相对表达的物种差异，决定了吡咯烷生物碱类、千里光宁、倒千里光碱及单响尾蛇毒蛋白的毒性差异。这些化合物经 FMO 解毒，被催化形成叔胺 N-氧化物，但这些化合物经细胞色素 P450 活化产生有毒的亲电化合物。大鼠更倾向于利用细胞色素 P450 酶代谢吡咯烷生物碱，而豚鼠则更倾向于通过黄素单加氧酶（FMO）代谢。这一差异解释了吡咯烷生物碱对大鼠具有剧毒，而对豚鼠毒性较低的原因。

在人体，FMO 在几种药物（如苄达明、西咪替丁、氯氮平、呱乙啶、甲巯咪唑、奥氮平、舒林酸、硫醚、他莫昔芬）和各种二甲胺族吩噻嗪类（如氯丙嗪和丙咪嗪），外源化学物（如可卡因、甲基苯丙胺、尼古丁、酪胺）以及内源性底物（如三甲胺、半胱氨酸）的生

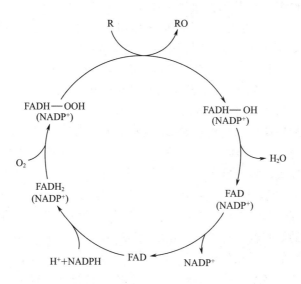

图 4-5 黄素单加氧酶催化的循环

物转化中起着重要作用。在肝微粒体表达的 FMO 酶类调节控制与细胞色素 P450 不一样。在大鼠，巴比妥或 3-甲基胆蒽诱导细胞色素 P450，阻遏 FMO1 的表达；吲哚-3-甲醇与 3-甲基胆蒽一样诱导细胞色素 P450，可明显地抑制大鼠肝脏和小肠的 FMO 活性。

（3）微粒体外的氧化反应

① 醇脱氢酶（ADH）：该酶是一种含锌酶，位于细胞液，肝脏含量最高，肾脏、肺和胃黏膜中也存在。ADH 依组成亚单位的不同分为 4 型：Ⅰ型包括 ADH1、ADH2 和 ADH3，催化乙醇和其他短链脂肪醇的氧化；Ⅱ型仅有 ADH4，主要在肝脏表达，催化长链脂肪醇和芳香醇的氧化，对乙醇和甲醇的氧化几乎无作用；Ⅲ型为 ADH5，底物也为长链醇（戊醇及更长链的醇）和芳香醇（如肉桂醇），在甲醛的解毒过程中起重要作用，但与Ⅱ型 ADH 主要在肝脏分布不同的是，Ⅲ型 ADH 普遍分布于全身组织；Ⅳ型为 ADH6，主要在胃肠道上部表达，参与乙醇和维生素 A 的代谢，并在致癌物硝基苯甲醛的解毒中发挥作用。长期饮酒者发生的胃肠道上部肿瘤可能与 ADH6 将乙醇转化为乙醛有关。

② 乙醛脱氢酶（ALDH）：该酶以 NAD^+ 为辅基，可将乙醛氧化为乙酸。人体内有 12 种 ALDH 的基因已被确定，包括 ALDH 1～10 以及琥珀酸半醛脱氢酶（SSDH）和甲基丙二酸半醛脱氢酶（MMSDH）。ALDH 存在遗传多态性。中国人、日本人、韩国人和越南人中约 45%～53% 因发生点突变（Glu 487 →Lys 487）而缺乏 ALDH2 的活性。这些人饮酒摄入的乙醇转化为乙醛后，难以转变为乙酸，以致乙醛大量堆积，造成局部血管因释放儿茶酚胺而扩张，产生酒精性潮红反应。其他 ALDH 的遗传缺陷是某些疾病发生的原因，如 ALDH2 缺乏影响脯氨酸的代谢，引起Ⅱ型高卟啉血症，表现为智力发育迟缓和惊厥；ALDH10 可使脂肪醛解毒，缺乏时会引起膜脂质代谢紊乱，症状有鱼鳞病、神经疾病和智力发育不全等。

③ 钼酶：该酶包括醛氧化酶和黄嘌呤氧化酶（XO）。XO 又有两种形式：脱氢酶（XD）和氧化酶（XO），区别在于催化反应的最后一步，XD 将电子转移到 NAD^+，XO 将电子转移给 O_2。经半胱氨酸氧化，XD 和 XO 之间可以相互转变。醛氧化酶主要存在于肝脏，而黄嘌呤氧化酶在全身各组织均有很高的活性。

醛氧化酶可氧化许多取代基团如吡咯、吡啶、嘧啶、蝶啶和碘离子等，还能将芳香醛（如苯甲醛）氧化为羧酸，但对脂肪醛没有催化作用。该酶在生物胺和儿茶酚胺的代谢中也有重要作用。甲萘醌是醛氧化酶的强抑制剂。在人体，XD/XO 是一种胞液酶，在心脏、脑、肝、骨骼肌、胰、小肠、肠和胎盘中含量最高。它们的主要作用是促进如 6-巯基嘌呤和 2,6-二巯基嘌呤等嘌呤衍生物的排泄，限制这些抗癌药物的治疗作用。此外，它们还参与某些抗肿瘤、抗病毒药物的活化过程。与醛氧化酶相似，XD/XO 也可催化芳香醛的氧化。

一般认为，适于钼酶催化的底物不能被 MFO 代谢，反之亦然。原因在于钼酶催化的是具有低电子密度的碳原子，而 MFO 催化的却是具有高电子密度的碳原子。另外，在钼酶参与的反应中会产生活性氧，导致氧化应激和脂质过氧化。醛氧化酶和黄嘌呤氧化酶还可催化偶氮硝基、N-氧化物、硝胺、异羟肟酸、肟、亚砜和环氧化物的还原反应。

④ 胺氧化酶：在肝、肾、肠和神经等组织的线粒体中有单胺氧化酶（MAO），在肝、肾、小肠和胎盘细胞的细胞液中有二胺氧化酶（DAO）。它们涉及伯胺、仲胺、叔胺的氧化脱氨反应。其中，伯胺氧化脱氨生成仲胺和醛，仲胺氧化脱氨生成氨和醛。MAO 有 MAO-A 和 MAO-B 两种形式。MAO-A 主要氧化 5-羟色胺、去甲肾上腺素和普萘洛尔的烷基代谢物，氯吉兰是其抑制剂。而 MAO-B 的主要底物是 β-苯乙胺和苄胺，受司来吉兰抑制。MAO-A 和 MAO-B 缺陷可导致诺里病（Norrie disease），为一种以失明、失聪和智力迟钝为特征的 X 染色体隐性遗传的神经疾病。MAO-A 基因点突变可引起异常的好斗，而 MAO-B 因在帕金森综合征的发病过程中起重要作用而备受关注。研究表明，MPTP（1-甲基-4-苯基-1,2,3,6-四氢吡啶）主要经 MAO-B 活化为神经毒性代谢物，可造成脑黑质纹状体多巴胺神经元的选择性损伤。故认为 MAO-B 的活性高低与帕金森氏综合征的易感性有关。DAO 是含铜离子的磷酸吡哆醛依赖酶，组胺和具有 4 或 5 个碳原子链的烷基二胺是其选择性底物。多胺氧化酶（PAO）在许多方面与 MAO 相像，催化的底物之间也有重叠。

⑤ 前列腺素生物合成过程中的共氧化反应：过氧化物酶催化的化学毒物氧化不需要 NAPDH 或 NADH 的参与，其过程包括氢过氧化物的还原以及其他底物氧化生成脂质氢过氧化物，故称为共氧化（co-oxidation）。涉及共氧化反应的过氧化物酶包括前列腺素 H 合成酶（PGHS）、乳过氧化物酶和髓过氧化物酶等，分布于肾脏髓质、血小板、血管内皮细胞、胃肠道、脑、肺、尿道膀胱上皮细胞、乳腺上皮细胞和白细胞中。其中 PGHS 具有两个催化中心：一个为环加氧酶，可将花生四烯酸代谢为环状氢过氧化物 PGG_2；另一个是过氧化物酶，将氢过氧化物进一步转化为相应的醇 PGH_2，见图 4-6。后一步反应可通过外源化学物的共氧化来提供氢。PGHS 和其他过氧化物酶在化学毒物的代谢活化中起重要作用，在 MFO 活性较低的肝外组织更是如此。如致癌物苯并[a]芘和黄曲霉毒素 B_1 的环氧化都可经由共氧化反应完成。苯酚、氢醌和乙酰氨基酚等可被过氧化物酶氧化为醌、亚胺醌等亲电子性细胞毒物。

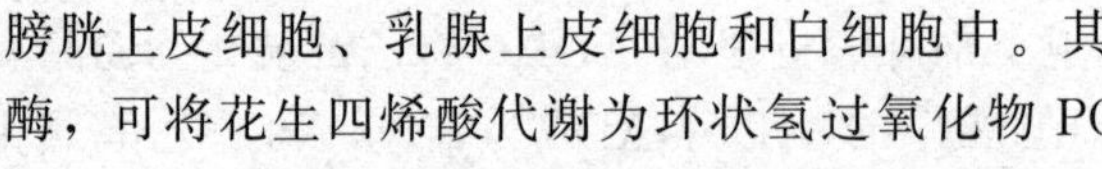

$$花生四烯酸 \xrightarrow{环加氧酶} PGG_2 \xrightarrow[\text{过氧化物酶}]{R (共氧化反应) RO} PGH_2$$

图 4-6　花生四烯酸的共氧化反应

2. 还原反应

在哺乳动物组织中还原反应活性较低，但在肠道菌群还原酶的活性较高，在化学毒物的还原中占有重要地位。机体内参与还原反应（reduction）的酶主要是细胞色素 P450 和黄素酶，醛、酮、二硫化物、N-氧化物、亚砜、烯烃、卤代烃及含有硝基、偶氮基和羰基的化学毒物可在体内发生还原反应。

（1）偶氮还原和硝基还原：胃肠道下段的无氧条件适合这两种反应的发生，故偶氮还原和硝基还原主要由肠道菌群催化。但肝脏的细胞色素 P450、醛氧化酶和 NADPH 醌氧化还原酶也可参与这两种反应。后者又称为 DT-黄递酶，存在于肝细胞液中。例如，用于治疗链球菌和肺炎球菌感染的百浪多息（偶氮磺胺），经偶氮还原生成有活性的对氨基苯磺酰胺。硝基苯经硝基还原生成苯胺。

2,6-二硝基甲苯在肠道菌群催化下发生的硝基还原反应，是其诱发雄性大鼠肝脏肿瘤的重要步骤。该毒物首先在肝脏被细胞色素 P450 氧化，然后与葡萄糖醛酸结合从胆汁排出，经肠道菌群的硝基还原酶将硝基还原，同时结合物被 β-葡萄糖醛酸酶水解，可重吸收返回肝脏，再由细胞色素 P450 作用发生 N-羟基化反应，其产物可发生乙酰化或与硫酸结合。这些结合物可裂解为具高反应性的氮宾离子，攻击 DNA，引起突变和癌变。

（2）羰基还原：羰基还原酶是 NADPH 依赖酶，分布于血液、肝、肾、脑及其他组织的细胞液中，主要催化某些醛类还原为伯醇或酮类还原为仲醇的反应，如氟派丁苯、己酮可可碱、乙酰苯磺酰环己脲、柔红霉素、利尿酸、华法林、甲萘醌和 4-硝基苯乙酮等。在大鼠肝脏中，醌的还原主要由 DT-黄递酶催化，而在人肝脏中则由 DT-黄递酶和羰基还原酶共同催化。人肝和脑中的羰基还原酶不止一种。不同个体的肝脏羰基还原酶活性有差异，低亲和力者与高亲和力者之间可相差 10 倍。

（3）二硫化物、硫氧化物和 N-氧化物还原：谷胱甘肽还原酶和谷胱甘肽 S-转移酶可以使某些二硫化物的二硫键被打开而还原成巯基化合物。硫氧化物可被肝、肾细胞液中的硫氧环蛋白依赖性酶类还原为硫化物或硫醚。N-氧化物可在细胞色素 P450 和 NADPH-细胞色素 P450 还原酶作用下发生电子还原，生成氧化性氮氧自由基，其具有细胞毒性或可与 DNA 结合。这是某些抗感染和抗肿瘤前体药物在靶细胞内活化并发挥疗效的重要机制之一。

（4）醌还原：醌可在 DT-黄递酶催化下经双电子还原生成氢醌，该产物基本无毒；也可经 NADPH-细胞色素 P450 还原酶作用将单电子还原形成半醌自由基；发生自氧化而导致氧化应激（oxidase stress），生成超氧阴离子、过氧化羟基自由基、过氧化氢、羟基自由基等；引起脂质过氧化（lipid peroxidation），造成组织损伤，这是含醌或经生物转化可生成醌的物质引起中毒的重要机制之一，如多柔比星和柔红霉素的心脏毒性，百草枯和硝基呋喃妥因的肺毒性，以及 6-羟基多巴胺的神经毒性都与这一机制有关。

（5）脱卤反应：有三种机制涉及脱卤素反应，即还原脱卤反应、氧化脱卤反应和脱氢脱卤反应。还原脱卤反应和氧化脱卤反应由细胞色素 P450 催化，脱氢脱卤反应由细胞色素 P450 和谷胱甘肽 S-转移酶催化。这些反应在一些卤代烷烃的生物转化和代谢活化中起重要的作用，如肝脏毒物四氯化碳经还原脱卤反应代谢活化，单电子还原生成三氯甲基自由基（·CCl_3），后者启动脂质过氧化作用并产生各种其他代谢物。

3. 水解反应

水解（hydrolysis）反应是化学物在水解酶的催化作用下与水发生反应而引起化学物分解的反应。许多外源化学物，例如酯类、酰胺类、环氧化物和含有酯链的磷酸盐取代物极易水解。在水解反应中，水解离为 H^+ 和 OH^-，并分别与外源化学物结合。外源化学物的分子在水解过程中也发生化学变化，分为两个或两个以上较小部分，一部分与水的 H^+ 结合，另一部分则与水的 OH¯ 结合。在哺乳动物的血浆、肝、肾、肠黏膜、肌肉和神经组织中有许多水解酶，微粒体中也存在。酯酶是广泛存在的水解酶，酯酶和酰胺酶可分别水解酯类和胺类。

水解反应是许多有机磷杀虫剂在哺乳动物体内的主要代谢方式，例如敌敌畏、对硫磷、乐果和马拉硫磷等水解后毒性降低或消失。有些昆虫对马拉硫磷有抗药性，即由于其体内羧酸酯酶活力较高，极易使马拉硫磷失去活性。此外，拟除虫菊酯类杀虫剂也通过水解酶催化降解而解毒。

外源化学物的水解作用主要由酯酶和酰胺酶、肽酶、环氧化物水解酶催化。

(1) **酯酶和酰胺酶**：哺乳动物含有许多种水解酶，包括各种酯酶（esterase）和酰胺酶（amidase），可水解含有羧酸酯（如普鲁卡因）、酰胺（如普鲁卡因酰胺）、硫酯（如螺内酯）、磷酸酯（如对氧磷）及酸酐等功能基团的外源化学物。酯类毒物被酯酶催化水解生成醇和酸，酰胺被酰胺酶催化水解成酸和胺，硫酯被分解为羧酸和硫醇。

(2) **肽酶**：在血液和组织中有许多肽酶（peptidase），可水解肽类。例如，氨基肽酶和羧基肽酶，分别在 N-末端和 C-末端水解氨基酸，而内肽酶则在肽内部特定部位裂解肽类，如胰蛋白酶水解肽类 C-末端的精氨酸残基或者赖氨酸残基。肽酶可裂解邻近氨基酸之间的酰胺键，因此其功能类似酰胺酶。

(3) **环氧化物水解酶**：环氧化物水解酶（epoxide hydrolase，EH）催化环氧化物与水的反式加成，其水合产物是具有反式构型的邻二醇。

在哺乳动物体内，环氧化物水解酶有五种形式：微粒体环氧化物水解酶（mEH）、可溶性环氧化物水解酶（sEH）、胆固醇环氧化物水解酶、白三烯 A4（LTA4）水解酶及羟基环氧素（hepoxilin）水解酶，后三种酶仅仅水解内源性环氧化物。mEH 与 sEH 在氨基酸序列上完全不同，故在免疫化学方面，亦是完全不同的蛋白质，它们有自己的底物特异性。

EH 在苯并 [a] 芘-4,5-环氧化物解毒过程中起主要作用，但在苯并 [a] 芘转变成终致癌物苯 7,8-二羟-9,10-环氧苯并 [a] 芘的过程中同样起一定的作用。

环氧化物水解酶是肝脏微粒体中可诱导的酶类之一，几种细胞色素 P450 诱导剂均可诱导环氧化物水解酶的活性。

人体 mEH 基因的编码区和 5′-区（即调节区）已证实了几种遗传多态性，两种变异体涉及 113 氨基酸的取代（Tyr→ His）或者 139 氨基酸取代（His→Arg），两处分别是外显子 3 和外显子 4 的编码区。虽然 mEH 基因变异体近乎有正常的酶活性（至少达到正常的 65%），但是其稳定性远不如野生型酶。已观察到这些氨基酸取代可使机体对抗癫痫病药的损害作用更为敏感，但尚不知其中的联系。

（二）Ⅱ相反应

Ⅱ相反应（phase Ⅱ biotransformation）又称结合反应（conjugation reaction），是外源化合物经过Ⅰ相反应后产生或暴露出来的羟基、氨基、羧基和环氧基等极性基团，或外源化合物本身就具有的极性基团与内源化合物或代谢物进行的生物合成反应。Ⅱ相反应是机体继续进行有利于排泄和降低毒性的生物转化的过程，是化学毒物在机体内解毒的重要方式之一。Ⅱ相反应中的内源化合物如糖、氨基酸、谷胱甘肽和硫酸盐等统称为结合剂（conjugating agent）。最常见的Ⅱ相反应有六种，分别是葡萄糖醛酸结合、硫酸结合、谷胱甘肽结合、氨基酸结合（甘氨酸、牛磺酸、谷氨酸等）、乙酰基结合和甲基结合等反应，所生成的产物称为结合物（conjugate）。

　　绝大多数外源化学物在Ⅰ相反应中无论发生氧化、还原还是水解反应，最后必须进行结合反应排出体外。Ⅱ相反应中外源化学物首先通过提供极性基团的结合剂或提供能量的ATP而被活化，然后由不同种类的转移酶进行催化，将具有极性功能基团的结合剂转移到外源化学物或将外源化学物转移到结合剂形成结合产物。结合物一般将随同尿液或胆汁由体内排泄出去。

　　Ⅱ相反应主要场所是肝脏，其次是肾脏，还可在肺、肠、脾和脑等组织器官中发生。大多数Ⅱ相反应的代谢酶都存在于细胞液中，UDP-葡糖醛酸转移酶（UDP-glucuronosyltransferase，UDPGT）例外，它存在于内质网上。

　　除甲基化外，Ⅱ相反应的结果是内源或外源化合物极性增强，水溶性增高（图4-7），使机体便于排出体外；毒物的生物学活性或毒性减弱或消失。但近年来发现，有些外源化学物经结合反应后，不仅毒性或生物学活性没有减弱，反而增强，甚至形成具有致癌作用的终致癌物，从而引发癌变；还有些外源化学物经结合反应后获得明显的亲脂特性，不易溶于水及排出体外，可见Ⅰ相反应的意义及后果具有双重性。结合作用的主要类型及结合酶定位见表4-2。

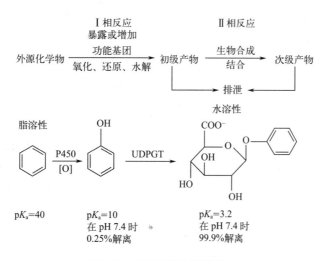

图 4-7　Ⅰ相反应和Ⅱ相反应

表 4-2　结合作用的主要类型及结合酶定位

结合酶	底物功能基团	结合基团的来源	酶定位
UDP-葡糖醛酸转移酶	OH，COOH，NH，SH，CC	尿苷二磷酸葡糖醛酸（UDPGA）	微粒体
磺基转移酶	NH_2，OH	3′-磷酸腺苷-5′-磷酰硫酸（PAPS）	细胞液
乙酰转移酶	NH_2，SO_2NH_2，OH	乙酰辅酶 A（乙酰 CoA）	线粒体、细胞液
甲基转移酶	OH，NH_2，SH	S-腺苷蛋氨酸	细胞液
酰基转移酶	COOH	甘氨酸	线粒体、微粒体
谷胱甘肽 S-转移酶	环氧化物、有机卤化物、有机硝基化合物、不饱和化合物	谷胱甘肽	细胞液、微粒体

1. 葡糖醛酸结合反应

葡糖醛酸结合（glucuronidation）反应是机体主要的Ⅱ相代谢反应，是许多外源性化合物及某些内源性代谢物的一个重要转化途径，对机体解毒具有重要意义。此结合反应的关键酶是尿苷二磷酸（UDP）-葡糖醛酸转移酶。该酶催化体内合成的尿苷二磷酸葡糖醛酸（uridine diphosphate glucuronic acid，UDPGA）脱去葡糖醛酸基从而与底物的功能基团结合，形成葡糖醛酸结合物。

葡糖醛酸结合反应在化学上是一种 S_N2 反应（双分子亲核取代反应），是底物中亲核基团与葡糖醛酸基上亲电子的 C-1 原子发生作用的结果。化学毒物中的羟基、羧基、氨基和巯基通过羟基和羧基的氧、氨基的氮、巯基的硫与葡萄糖醛酸的 C-1 原子结合成尿苷二磷酸葡糖（uridine diphosphate glucose，UDPG），再经 UDPG 脱氢酶催化，形成 UDPGA。UDPGA 作为供体通过 UDPGT 催化，形成高水溶性的葡糖醛酸结合物，易于从尿和胆汁排泄（图 4-8）。

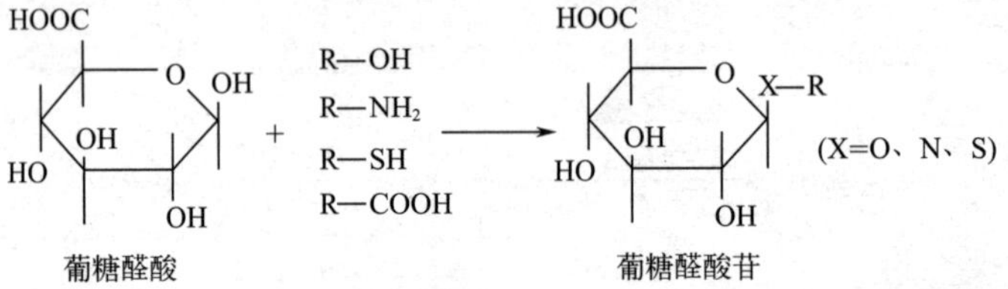

图 4-8　葡糖醛酸结合反应

大量实验证实 UDPGT 是由一组分子量为 50000～60000、性质相似、紧密相关的酶所组成的多酶体系，主要存在于肝内质网和核膜，是可诱导酶。基于序列分析，人肝内已鉴定了 2 个亚族共 9 种酶。第 1 亚族的 4 种同工酶催化酚与胆红素的葡糖苷酸结合，一般不催化类固醇和胆盐；第 2 亚族的物种同工酶催化类固醇、胆盐与某些毒物的葡糖苷酸结合。

2. 硫酸结合反应

硫酸结合反应（sulfate conjugation）是外源化学物及其代谢产物中的醇类、酚类或胺类化合物在磺基转移酶的作用下与内源性硫酸根结合，形成硫酸酯的反应。外源化学物在Ⅰ相生物转化后，分子结构中形成羟基，可与内源性硫酸结合。有些外源化学物如本身已含有羟基、氨基或环氧基则可直接进入Ⅱ相反应，发生硫酸结合，如醇类、芳香胺类和酚类。

硫酸结合反应的供体是 3′-磷酸腺苷-5′-磷酰硫酸（3′-phosphoadenosine-5′-phosphosulfate，PAPS），它的生物合成是以内源性硫酸根和三磷酸腺苷为原料，先经 ATP 硫酸化酶（ATP sulfurylase）催化形成腺苷 5′-磷酸硫酸酐，或称腺苷酰硫酸（adenosine phosphosulfate，APS），再经腺苷 5′-磷酸硫酸酐激酶，或称 APS 激酶催化，进而与 ATP 反应生成 PAPS。

$$ROH+PAPS \xrightarrow{\text{磺基转移酶}} R\text{-}OSO_3+PAP$$

式中，ROH 为外源化学物，PAPS 为 3′-磷酸腺苷-5′-磷酰硫酸。硫酸结合反应主要在肝、肾、胃肠等组织中进行，而且此反应往往与葡糖醛酸结合反应同时存在，但由于体内硫酸来源有限，不能充分提供，故较葡糖醛酸结合反应为少。当机体接触外源性化学物质剂量较低时，则首先进行硫酸结合；随着剂量的增加硫酸结合逐渐减少，葡糖醛酸结合渐渐变为主要反应。

3. 乙酰化结合反应

乙酰化（acetylation）是指含伯胺、羟基或巯基的化学毒物在乙酰转移酶催化下与乙酰辅酶 A 的作用，生成乙酰衍生物。此反应是这些化学毒物的主要生物转化途径，可使氨基的活性作用减弱，从而有利于解毒。

N-乙酰化作用是乙酰化结合反应中的代表，是很多芳基胺类和肼类物质的重要生物转化途径，由依赖于乙酰辅酶 A 的 N-乙酰转移酶（NAT）催化（图 4-9）。人类 NAT 有两种同工酶，分别称为单态性 NAT1 和多态性 NAT2，由第 8 对染色体上 2 个不同的位点编码。NAT2 主要存在于肠上皮组织和肝脏，催化异烟肼、氨苯砜、咖啡因及某些致癌物前体等的乙酰化代谢，其活性有明显个体差异，表现出多态性，并受遗传控制。根据乙酰化代谢能力的不同，可将人群按表型分为两型：快乙酰化型和慢乙酰化型。

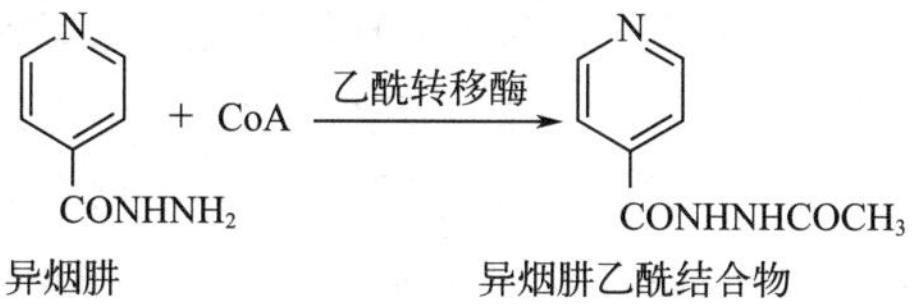

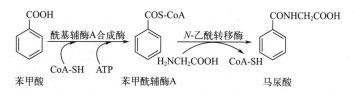

图 4-9 乙酰化结合反应

乙酰化的表型和肿瘤易感性之间的关系十分复杂，不同的表型与不同组织的肿瘤有关，如膀胱癌、喉癌、胃癌与慢乙酰化表型有关，结肠癌、乳腺癌则与快乙酰化表型有关。人在接触芳香胺或者杂环胺后，个体之间对肿瘤的易感性是不同的，这主要取决于 NAT 与被激活的 NAT 之间的平衡关系，以及结合的胺类和未结合的胺类之间的平衡关系。肿瘤易感性与以下因素有关：①底物的代谢性质，NAT 代谢的相对速率以及肝脏中细胞色素依赖性的羟基化速率；②代谢物的排泄途径以及相应排泄组织的性质；③组织中 NAT 底物复合物的活性及水解速率。

4. 氨基酸结合反应

氨基酸结合反应（amino acid conjugation）是羧酸与芳香羟胺这两类外源化学物与氨基酸的结合反应。参与结合反应的氨基酸主要有甘氨酸、谷氨酰胺以及牛磺酸，较少见的还有天冬酰胺、精氨酸、丝氨酸以及 N-甘氨酰甘氨酸等。反应时羧酸首先在酰基辅酶 A 合成酶的催化下，与 ATP 和乙酰辅酶 A 反应，形成酰基辅酶 A 硫酯，再由 N-乙酰转移酶催化与氨基酸的—NH₂反应，形成酰胺键。羧酸的氨基酸结合是一种解毒反应。食品中的防腐剂苯甲酸的氨基酸结合反应如图 4-10 所示。

图 4-10 苯甲酸的氨基酸结合反应

芳香羟胺由氨酰基-tRNA 合成酶催化，ATP 供能，与氨基酸的羧基反应生成 N-酯，该反应是一种活化反应，N-酯可进一步分解为亲电子的氮䓬离子和碳宾离子。

5. 甲基结合反应

外源化学物中的生物胺类在体内与甲基结合的反应，也称甲基化（methylation）。甲基多来自于甲硫氨酸，甲硫氨酸的甲基经 ATP 活化，在甲基转移酶的催化作用下，将活化的甲基转移至含羟基、巯基和氨基的酚类、硫醇类和胺类化学毒物中，使这些化学毒物产生甲基化作用。许多内源性胺类和外源性胺类化学毒物常以此种方式消除活性，如动物体内出现的腐胺等生物胺类，此类化学毒物具有一定的毒性，但与甲基结合后毒性降低或消失；外源巯基化学毒物可被微粒体酶系统甲基化，如巯基乙醇、二巯基丙醇等化学毒物均能经甲基化作用而解毒。甲基结合反应不是外源化学物质解毒的主要方式。

微生物中金属元素的生物甲基化普遍存在。如汞、铅、锡、铂、金以及类金属如砷、硒、碲和硫等，都能在生物体内发生甲基化。金属元素生物甲基化的甲基供体是 S-腺苷蛋氨酸和维生素 B_{12} 衍生物。

近年来 DNA 甲基化改变居于表观遗传改变的核心地位。DNA 甲基化是指在甲基转移酶作用下，DNA 碱基加上甲基的过程，最常见且最有代表性的是胞嘧啶第 5 位碳原子上的甲基化，甲基化胞嘧啶一样也可与鸟嘌呤进行碱基配对，这种改变不是突变。研究表明，DNA 甲基化异常与疾病、毒物毒性都有直接关系。因此，DNA 甲基化的研究对于辨别各毒物潜在的遗传毒性具有指导意义。

6. 谷胱甘肽结合反应

谷胱甘肽结合是具有亲电子的原子（N、S、O 等）的外源化学物在一系列酶催化下与还原型谷胱甘肽结合形成硫醚氨酸的反应。谷胱甘肽（GSH）底物应具备以下条件：有一定的疏水性，含有亲电子的原子；可与 GSH 发生非酶促反应。谷胱甘肽结合反应最主要的酶是谷胱甘肽 S-转移酶（glutathione S-transferase，GST），它是抵御有害亲电子化合物的主要防御系统，也是解毒的重要酶系之一。谷胱甘肽转移酶的存在与氧化代谢有关，其底物分子中许多重要的亲电子基团包括环氧化物、活性烯烃及过氧化氢基团等，是经氧化代谢产生的，可引起细胞的氧化作用。为了使细胞能应对无数的有害分子，包括内源性和外源性化合物，机体需要解毒系统。如果亲电性外源化学物在体内的数量过多，则可引起谷胱甘肽的耗竭，导致明显毒性反应。

经 GST 催化的谷胱甘肽结合物具有极性和水溶性，可经胆汁排泄，并可经体循环转运至肾脏。在肾内，谷胱甘肽结合物经一系列酶催化反应转变为硫醚氨酸衍生物，由尿排出体外。

三、影响生物转化的因素

外源化学物的生物转化不是孤立的、一成不变的，而是受到各种因素的影响，其影响因素主要包括遗传因素和环境因素。遗传生理因素包括动物的物种、性别、年龄等，常表现在代谢酶的种类、数量和活性的差异上。代谢酶的多态性也是影响毒性反应个体差异的重要因素，各种环境因素主要通过影响代谢酶和辅酶的合成过程以及催化过程来干扰外源化学物的生化反应，如代谢酶的诱导和抑制。其中，代谢酶的研究是非常活跃的领域之一。另外，其他影响因素还有膳食营养状态、疾病等。了解影响外源化学物生物转化的各种因素，对建立适当动物模型，将动物实验结果外推到人等均有很重要的意义。

（一）遗传因素

在生物转化过程中，体内的代谢酶系存在着各种遗传差异，主要包括动物的种属、性别、年龄等各种遗传因素。外源化学物代谢酶的遗传差异是不同个体间和种属间对外源化学物的毒性反应和肿瘤易感性差异的原因之一。生物转化反应的Ⅰ相酶和Ⅱ相酶均存在多态性，例如，2-乙酰氨基芴对大鼠致癌，但对豚鼠不致癌，这是由于豚鼠缺乏 N-羟化酶；乐果在山羊体内可通过酰胺酶代谢转化为乐果酸，而在豚鼠肝脏中除酰胺酶外还存在磷酸酶，可将乐果转化成二甲基二硫代磷酸，所以乐果在豚鼠体内有两条代谢途径。故代谢酶多态性研究现已成为毒理学研究的热点之一。

此外，一般雄性动物对毒物的敏感性较雌性动物高，新生和幼年动物较成年动物敏感性高，而老龄动物则存在代谢转慢的问题。

（二）环境因素

环境因素主要包括对代谢酶的诱导、抑制等干扰酶的合成或作用活性等的因素。

1. 外源化学物对代谢酶的诱导

诱导指有些外源化学物可使某些代谢过程催化酶系的酶蛋白的合成量增加，伴有活性增强。能引起酶诱导的物质称为诱导剂。虽然酶诱导是机体应激反应的一个侧面，但其机制还不十分清楚。细胞色素 P450 酶系的诱导剂有如下 5 类：

（1）巴比妥类：如苯巴比妥（PB）。

（2）多环芳烃类：如 3-甲基胆蒽（3-methylcholanthrene，3-MC）、TCDD、二噁英（dioxin）等。

（3）醇/酮：如乙醇、异烟肼。

（4）甾类：如孕烯醇酮-16α-腈、地塞米松。

（5）氯贝丁酯（安妥明）类过氧化物酶体诱导剂。

此外，多氯联苯兼有 PB 和 3-MC 的诱导作用。

2. 外源化学物对代谢酶的抑制

某些外源化学物会对机体的代谢酶产生抑制作用。抑制作用可分以下几种类型：

（1）**抑制物与酶的活性中心发生可逆或不可逆性结合**：如对氧磷能抑制羧酸酯酶，以致马拉硫磷水解速率减慢，加强马拉硫磷的生物学作用，表现为对昆虫杀虫效果增强，对人畜毒性增高。一氧化碳可与细胞色素 P450 结合，引起变构作用，阻碍其与氧结合。

（2）**两种不同的外源化学物在同一个酶的活性中心发生竞争性抑制**：如 1,2-亚乙基二醇和甲醇中毒，这两种化学物经醇脱氢酶催化代谢而产生毒性。因乙醇与此酶有更大的亲和力，故临床上给予乙醇治疗可降低 1,2-亚乙基二醇和甲醇的代谢毒性。

（3）**减少酶的合成**：如氯化钴能抑制涉及血红素合成的 δ-氨基酮戊酸合成酶，并增加血红素氧化酶活性，故可抑制 CYP450 系统活性。

（4）**破坏代谢酶**：如氯乙烯、肼等的代谢产物可与 CYP450 共价结合，破坏 CYP450 氧化酶的结构和功能。

（5）**代谢酶缺乏辅因子**：在Ⅱ相谷胱甘肽结合反应中，马来酸二乙酯可耗尽谷胱甘肽，抑制其他化学物经 GSH 结合代谢。

（6）**代谢酶发生变构作用**：如 CO 与 CYP450 结合，引起变构作用，阻碍其与氧结合。

另外，在生物转化中，NADPH 对于维持细胞色素 P450 的还原状态起着十分重要的作用，而 UDPGT、磺基转移酶、GST 则各自依赖于 UDPGA、PAPS 和 GSH。这些辅因子的产生很大程度上依靠细胞的 ATP 水平和细胞的氧化还原状态。所以，如果耗竭了这些辅因子或生成这些因子的前体则会严重影响毒物的代谢过程。例如，NADPH 不但在 MFO 系统催化反应中为必需的，而且也是维持 GSH/GSSG（氧化型谷胱甘肽）比率的必要因素。

ATP 是生成 UTP（尿苷三磷酸）的决定因素，UTP 则是 UDPGA 的前体，也是 PAPS 的前体物质，GSH 的生物合成也需要 ATP 的存在，而高 ATP/ADP 的比率又可以通过抑制磷酸酶而限制 NADPH 经糖酵解途径大量生成。所以，即使不能直接影响代谢酶的环境因素，也可以通过体内因素的变化来影响代谢酶系的性质或改变毒物代谢途径，如鱼藤酮、抗霉素 A 和氰化钾等呼吸链抑制剂，可以抑制毒物在肝细胞中的氧化代谢过程，这可能是由线粒体缺少 ATP 而导致丙酮酸脱羧反应受阻，结果使苹果酸脱羧过程中的 NADPH 生产不能进行所致。但是以苯巴比妥处理大鼠，也可以造成呼吸链解偶联但却能增加 NADPH，这可能是由于降低了 ATP 对磷酸果糖激酶的抑制作用。这说明体内的生化反应的途径是多而复杂的，它们同环境因素的相互作用也是十分复杂的。因此，对化合物的代谢研究还需要不断深入。

3. 外源化学物影响因素

外源化学物的理化性质、给予途径及剂量也影响生物转化。外源化学物在生物转化部位浓度可以决定生物转化率或酶的转化方式，而其浓度大小又取决于外源化学物的理化性质及剂量。

外源化学物进入机体的途径可以影响外源化学物生物转化产物的量及转化途径。一般认为，外源化学物大多要经过肝脏转化。在肝脏中迅速失活的物质，其经皮肤或经呼吸道吸收较经口吸收的毒性更大。而在肝内活化的物质，经口吸收途径毒性比其他途径大，如对硫磷，能在肝内转化为活性更高的对氧磷，对氧磷是乙酰胆碱酶的强可逆性抑制剂，而其口服毒性大于其他途径毒性。

外源化学物进入机体的剂量或暴露浓度，也可以影响生物转化途径，如某些酶对外源化学物亲和力大而生物转化能力低下时，剂量增加，此途径很快就会成为转化的主要途径。

4. 膳食影响因素

从理论上讲，任何一种营养素的缺乏都可能导致机体脱毒系统活性的降低，实际上机体所摄入的膳食营养成分的变化也能使毒性发生一些难以预测的变化。例如，维生素 E 和维生素 C 是两种对 Ⅰ 相反应具有明显直接影响的营养成分。维生素 E 是细胞色素 P450 的基本成分，血红素合成的调节因子。在大鼠实验中发现，维生素 E 缺乏降低了某些 Ⅰ 相反应的活性，而维生素 C 缺乏降低了细胞色素 P450 和 NADPH/细胞色素 P450 还原酶的活性，从而使肝脏对许多毒物的代谢活性下降。此外，蛋白质缺乏或者改变某些矿物质的摄入都会明显影响实验动物的代谢情况。因此膳食也是影响生物转化的因素之一。

 本章小结

本章介绍了生物膜的基本结构与外源化学物在体内通过生物膜的转运方式，生物转运过程及各种转运方式的特点；外源性化学物质在体内经吸收、分布、生物转化（即代谢）、排泄等一系列动力学过程；生物转化的 Ⅰ 相反应和 Ⅱ 相反应的主要反应类型、代谢酶及影响因素。生物转化将亲脂的外源化学物转变为极性较强的亲水性物质，以降低其通过生物膜的能力，从而加速其排到尿液、胆汁等排泄途径。经过生物转化之后，大部分外源化学物被代谢解毒，但部分会经生物转化被代谢活化。外源化学物在机体内的生物转化是一个很复杂的过程，主要受机体遗传和环境因素影响。

◆ 思考题 ◆

1. 什么是生物转运？生物转运的主要类型及特点是什么？

2. 什么是分布？影响毒物在体内分布的因素有哪些？

3. 以生物转运机制说明毒物是怎样被排泄出体外的。

4. 外源性化学毒物在体内的吸收、排泄途径主要有哪些？受到哪些因素影响？

5. 机体内主要的贮存库有哪些？

6. 什么是生物转化？生物转化有何意义？生物转化的主要反应类型有哪些？

7. 简述Ⅰ相反应和Ⅱ相反应的概念及反应类型。

8. 影响生物转化的因素主要有哪些？

参考文献

[1] 单毓娟. 食品毒理学［M］. 2 版. 北京：科学出版社，2019.

[2] 刘宁，沈明浩. 食品毒理学［M］. 北京：中国轻工业出版社，2007.

[3] 高金燕. 食品毒理学［M］. 北京：科学出版社，2017.

[4] 张立实，李宁. 食品毒理学［M］. 北京：科学出版社，2017.

[5] 孙震. 简明食品毒理学［M］. 北京：化学工业出版社，2009.

[6] 方士英，张宝勇. 食品毒理学基础［M］. 北京：中国医药科技出版社，2019.

[7] 沈明浩，易有金，王雅玲. 食品毒理学［M］. 2 版. 北京：科学出版社，2021.

[8] 严卫星，丁晓雯. 食品毒理学［M］. 北京：中国农业大学出版社，2009.

[9] 孟欣欣. 协同理论视角下的食品安全监管研究［D］. 沈阳：辽宁大学，2012.

实验与应用篇

第五章
食品毒理学实验基础

 学习要求

掌握：食品毒理学实验设计基本原则；实验动物的选择原则和方法；

熟悉：实验动物的常规处置、染毒方式、组织采样和处死方法；食品毒理学实验结果处理和分析方法。

了解：常用实验动物外貌、生活习性、生长发育和解剖生理特征；

 案例讨论

2018 年 7 月，欧盟药品管理局发布公告，称某药业公司生产的缬沙坦原料药被检测出含有一种 N-亚硝基二甲胺（NDMA）的致癌物杂质，决定对该原料药展开评估调查，并要求召回采用该原料药生产的缬沙坦制剂。涉事的药企发布公告称，经调查该杂质属于生产工艺产生的固有杂质，含量极微，但却被发现含有基因毒性。

问题：1. 如何开展未知物质毒理学实验？

2. 如何将毒理学评价动物实验结果外推至人体？

第一节　食品毒理学实验概述

食品毒理学是一门以动物实验为中心的实验科学，它包括体内试验和体外试验两种，体内试验是以实验动物为模型，通过外源化学物对实验动物的毒性反应，向人（原型）外推以期评估外源化学物对人的危害及危险性；体外试验则主要用于筛选和预测急性毒性与机制研究。

一、毒理学体内试验

毒理学体内试验主要检测外源化学物的一般毒性，可严格控制接触条件，测定多种类型的毒作用，多在整体动物进行经典的一般毒性研究。

（一）剂量分组

在食品毒理学实验、安全性评价和风险评估过程中，食品毒理学核心研究内容是外源化学物对机体的剂量-反应（效应）关系，也就是当染毒剂量增加，实验动物的毒性反应（效应）随之而增强。食品毒理学实验的目的就是确定外源化学物与损害作用的因果关系，并且为其提供可靠依据和证明实验结果的可靠性。因此，在一般情况下食品毒理学实验至少要设3个剂量组（即高剂量组、中剂量组、低剂量组），以期能得到满意的剂量-反应（效应）关系。具体组数依据实验设计、要求和统计学方法而定。

除了急性毒性试验，一般要求高剂量组能引起明显毒性表现但又不致引起许多动物死亡，或者高剂量组剂量已达到染毒的极限剂量（如最大可灌胃或注射容量）。低剂量组剂量不引起毒作用，但大于或等于人可能的接触剂量。中剂量组的剂量介于上述两者之间，应出现轻微的毒效应。但是根据不同实验的不同特殊要求，具体实验会增加一个或多个剂量组，以保证能得到充足的剂量-反应（效应）关系。一般不同剂量组的间距按等比例计算，多为2～4倍。低剂量组剂量一般为高剂量组剂量的1/20～1/10。

1. 急性毒性试验

急性毒性试验主要的试验设计方法有霍恩氏法、上-下法、寇氏法、概率单位-对数图解法、限量法等。一般急性毒性试验剂量可分为4组，根据实际情况可分为5～7组。限量法采用一次给予10g/(kg·bw)实验试剂。在实验试剂达不到10g/(kg·bw)时，采用最大剂量（最大可用浓度和最大灌胃体积）给予。

2. 重复剂量（短期和长期）毒性试验

亚慢性毒性试验的高剂量选择，可以参考两个数值，一种是以急性毒性的阈剂量（观察到的出现毒性症状或动物死亡的最低剂量）为该受试物的亚慢性毒性作用的最高剂量，另一种是取受试物 LD_{50} 的1/20～1/5为最高剂量，此外，如有性别差异，不同性别可选择不同的剂量。对于食品或保健食品，以人拟用最大剂量的等效剂量作为基础剂量，低剂量应高于此基础剂量。一般来说，当受试物无明显毒性时，长期毒性试验的最高剂量应大于人拟用最大剂量的倍数，多为人体推荐剂量的100～300倍，或最大灌胃体积、饲料中的最大掺入量等。

国际生命科学学会（International Life Sciences Institute，ILSI）下属的类慢性毒性试验剂量选择工作组提出选择最高剂量和较低剂量的5个原则：①根据毒理学原理，慢性毒性试验剂量选择应使慢性毒性试验的敏感性增加到最大程度。在合理的剂量范围内，提高剂量可能增加检测毒效应的能力。②在选择剂量时，应考虑适当的试验设计、作用机制及其他有关资料。③中、低剂量的选择不应该仅按最高剂量的某个固定的比例，而应考虑毒性作用的机制和模式、毒物动力学以及其他因素。而且中、低剂量的选择应充分考虑人体的暴露水平和尽可能显示剂量-反应（效应）曲线的形状。④选择剂量时，应考虑试验开始之前进行的各项研究评价的终点，如组织病理学、毒物动力学、细胞增殖和凋亡、生理功能、临床化学、血液学和尿分析、器官重量、体重等。⑤应考虑理化因素、生物利用度、在饲料或饮水中的适口性等。

（二）食品毒理学实验常用的对照

在实验中设立对照组进行比较是判断受试物对观察指标有无效应的基本方法。常用的食品毒理学实验对照有以下 4 种。

1. 未处理对照组（空白对照组）

未处理对照组（空白对照组）即对照组不施加任何处理因素，不给受试物也不给以相应的操作。未处理对照组往往用于确定指示生物的生物学特征的本底值，并进行质量控制。

2. 阴性（溶剂）对照组

阴性（溶剂）对照组是不给处理因素但给予必需的实验因素（溶剂），以排除溶剂的影响。阴性对照组作为与染毒组比较的基础，没有阴性对照组就不能说明受试物染毒与损害作用之间的关系。例如，在实验中，如果染毒各剂量组实验动物出现某些异常甚至死亡，而在阴性对照组没有发现异常，则可以认为此种异常和死亡是由受试物的毒性作用所致；如果阴性对照组也出现同样的异常和死亡，则应考虑是由实验动物患某种疾病或其他非实验因素所致，必须重新进行实验。

3. 阳性对照组

阳性对照组是用已知的阳性物检测实验体系的有效性。阳性对照组应尽可能与受试物采用相同的溶剂、染毒途径及采样时间。在遗传毒理学试验、致畸试验和致癌试验中都应使用阳性对照组。阳性对照组是用已知的致突变物、致畸物或致癌物染毒，通常情况下应得到肯定的阳性结果。这些实验，特别是遗传毒理学试验的变异概率较大，因此要设置阳性对照组进行质量控制。如果同时进行的阴性（溶剂或空白）对照组不能得到阴性结果，阳性对照组也不能得到阳性结果，则说明此次实验失败，实验质量控制出错，全部数据无效，必须重新实验。特别地，在遗传毒理学试验中，阳性对照与受试物应该用同样的途径和溶剂，如有困难，则应选择性质相似、不影响结果的不同的染毒途径、不同溶剂。

4. 历史对照

历史对照是由本实验室过去多次实验的对照组数据组成，上述三种对照都可构成相应的历史对照。历史对照的最大优点是通过同质性检验来检查实验体系的稳定性，即保证实验室质量控制。因为实验毒理学的各种参数尚没有公认的参考值，所以历史性对照均值及其范围在评价研究结果时至关重要。

（三）动物分组及数量

毒理学实验中，动物分组受多种因素影响，如敏感度、实验动物寿命、生殖能力等。实验动物分组的原则要求所有动物分配到各剂量组和对照组的机会均等。正确的分组方法是随机分组，实验动物按性别、体重顺序编号，然后利用统计学的随机数字表，按完全随机分组法或配伍组随机分组法，将实验动物分配到各剂量组和对照组。然后计算各组实验动物体重的均值和标准差，必要时可将实验动物适当调组，以使各组实验动物体重的均值的差别不超过允许范围。

在毒理学安全性评价试验中各组动物数取决于很多因素，如试验目的和设计、敏感度、实验动物的寿命、生殖能力，经济的考虑及动物的可利用性。显然，采用的动物数是试验结果精确度的重要因素。为计算出适当的动物数，应使用科学的统计学工具：①临界差别，即预计检出的作用大小；②假阳性率，即检出不存在的作用的概率（称为Ⅰ型错误或 α 值）；

③假阴性率，即确定存在的作用未被检出的概率（称为Ⅱ型错误或β值）。降低以上任何一种因素都意味着需增加动物数量。有研究者主张对照组的动物数等于每个染毒组的动物数乘以染毒组组数的平方根，如每组40只大鼠、共4个染毒组，则对照组应有80只大鼠。如果设计要求在染毒受试物期间处死一部分动物，进行某些指标的动态观察（如病理组织学检查或某些脏器的生化检查），则在试验开始时应相应增加实验动物数。常用试验的动物数目要求见表5-1。

表 5-1　食品安全性毒理学评价程序相关方法的动物数要求

试验项目	动物组数	性别	每组动物数
急性经口毒性试验	至少4组	雌雄均需	至少同性别5只
28天经口毒性试验	4组（可另设卫星组，用于观察迟发性毒作用或毒作用的恢复情况）	雌雄均需	至少同性别10只
90天经口毒性试验	4组（可另设卫星组，用于试验中期动物解剖或观察迟发性毒作用）	雌雄均需	至少同性别10只
慢性毒性试验	4组	雌雄均需	至少同性别50只

（四）试验期限

某些试验（如致畸试验和多代生殖试验）的试验期限是由受试动物物种或品系而决定的。而其他毒性试验的期限在某种程度上由所进行的试验定义决定。如急性毒性试验是一次性或一天内多次染毒并观察14天；亚慢性毒性试验规定为染毒持续至实验动物寿命的10%，对大鼠和小鼠为90天，对狗应为1年；慢性毒性试验/致癌试验一般规定为持续至实验动物寿命的大部分。试验持续的时间会明显影响试验的敏感性。长期致癌性试验尤为如此，因为绝大部分癌症出现在动物生命的后期。试验进行的时间应适中，不能过长或过短，因为试验进行时间过长会导致试验的投入产出性价比降低，同时由于实验动物的机体老化，实验动物出现的一系列老年疾病会影响试验的结果。

二、毒理学体外试验

前述内容已经对体内试验的剂量设计、常用的对照、动物分组和数量、试验期限进行了介绍，本节对毒理学体外试验进行分析。

（一）受试物的溶解性

应测定受试物在试验介质中的溶解性。在试验系统暴露期内，受试物的溶解性可能因存在细胞、体外活化系统S9、血清等多种介质而发生改变。因此，在试验开始和结束时评价溶解性是有意义的。溶解性限值是指受试物在试验系统中出现沉淀的最低浓度。

（二）体外试验中最高浓度的确定

体外试验中受试物的最高浓度主要取决于受试物对细菌/细胞的毒性和溶解度。对于易溶解的无毒化合物，细菌试验应达到的高浓度为5 mg/mL，哺乳动物细胞试验为5 mg/mL或10 mmol/L（选用较低者）。这是由于可溶性受试物浓度高于10 mmol/L时会因高渗透压对哺乳动物细胞引起损伤或人工假象。对于不溶性受试物的最高浓度存在争议。有资料表明，有的受试物仅在沉淀剂量下出现细菌试验和染色体畸变试验阳性结果。一般认为无毒性的可溶于适当溶剂而不溶于实验培养液（介质）中的受试物，最高浓度应是溶解性限值（即产生沉淀的最低浓度），但不应干扰终点的观察。

在遗传毒性体外试验中，某些遗传毒性致癌剂无法被检出，只有当检测浓度达到可致一定程度的细胞活性损伤时才能观测到遗传毒性，但浓度过高往往难以对相应的遗传终点作恰当的评价。所以当哺乳类动物细胞存活率很低时，一般会考虑除遗传毒性以外的作用机制导致的假阳性结果。这些结果与细胞毒性（如细胞凋亡、溶酶体释放核酸内切酶等有关的结果）有关，不由遗传毒性所致。鉴于以上情况，在体外细菌和哺乳类动物细胞试验中，目前可接受以下细胞毒性水平：细菌回复突变试验中，最高浓度能显示明显的毒性，如回复突变数减少、背景菌斑减少或消失；哺乳动物细胞体外遗传毒性试验中，毒性水平应高于50%细胞抑制率或细胞融合率，对培养的淋巴细胞，有丝分裂抑制率应高于50%。

（三）代谢活化

由于微生物和培养的哺乳动物细胞缺乏整体哺乳动物的代谢能力，所以在许多遗传试验中都要加入活化系统以检测出间接致突变物。最被广泛应用的代谢活化系统是 S9 混合液，即采用 Aroclor 1254 预处理的雄性成年大鼠肝匀浆 9000 g 离心上清液（S9），及相应的辅因子（NADPH 再生系统）。由于各国禁用、限用多氯联苯制备 S9 混合液，Matsushima 在 1976 年提出用能引起多环芳烃诱导作用的 β-萘黄酮与苯巴比妥联合诱导制备 S9。对体外哺乳动物细胞实验，还可利用大鼠肝原代培养细胞等作为代谢活化系统。

（四）体外试验的标准规程

一般来说，体外试验应进行重复试验。但是，当采用标准的、已广泛应用并且经过了充分验证且进行了有效的内部质量控制的常规体外试验方法时，可不必进行重复试验，因为有足够的历史数据保证试验方法的正确性，如对体外染色体损伤进行的细胞遗传学试验和 TK 基因突变试验。在进行这些试验后，若得到明确的阳性或阴性结果，一般不进行其他确证性试验；但若得到可疑结果，则需要进一步试验。

第二节 食品毒理学实验设计原则、基本目的及局限性

一、实验设计原则

食品毒理学是一门以动物实验为中心的实验科学，实验能否获得预期结果，实验前的实验设计至关重要。实验设计（experimental design）是指为实验研究制订出一个通盘的、周密的、安排合理的、科学性强的设计方案，实验设计主要目的是保证所测变量的任何差异是由处理因素造成的。严谨的实验设计是执行科研项目的指南，是确保研究结果准确、可靠的前提。

为了有效控制随机误差，避免或减少非处理因素的干扰，以较少的样本取得准确而可靠的实验数据，达到经济高效的目的，在毒理学实验设计中必须遵循统计学原则，即随机化原则、对照原则和重复原则。

（一）随机化原则

随机化（random）原则指实验动物根据机遇均等的原则分组，保证各组间达到良好的均衡性，尽量减少一切干扰因素引起的实验误差。

1. 完全随机

将实验对象随机分到各组，各组样本数可相等或相近。随机方法可使用抽签法、查随机数字表法或用计算机产生随机数据等。完全随机设计只关注一个处理因素，又称单因素设计，但可有多个剂量水平，常用于比较两个样本或多个样本均数的差异。其优点是操作简便，具有多个剂量水平，缺点是实验效率低，仅能分析一个因素的效应。

2. 配对设计

将受试对象按某些特征配成对子，再随机分配到各组。同体自身配对设计还可按时间先后进行实验结果的比较。配对设计优点是个体差异小，组间均衡性好；局限性是配对条件严格，不易达到要求。

3. 随机区组设计

随机区组设计是将条件相同或相似的受试对象组成配伍组或区组，同一区组内的研究对象要有同质性，再将每一个配伍的受试对象随机分到各处理组，每个配伍组的受试对象数目取决于处理组的数目。随机区组设计优点是受试对象个体差异较小，实验效率高；缺点是要求配伍组内受试对象数与处理组数相同，实验结果若有缺失，将降低统计效能。

（二）对照原则

对照是比较的基础，设立对照是降低或排除非处理因素干扰的有效措施。毒理学实验常用的对照有：空白对照、阴性对照、阳性对照和历史对照。详见前述"食品毒理学实验常用的对照"。

（三）重复原则

重复（replication）主要目的是减少实验误差，增强代表性。

1. 整个实验的重复

目的是确保实验结果的重现性，不能重复的实验结果是不可信的，一般体外试验需要重复 2~3 次。

2. 多个受试对象的重复观察

每组要有足够的样本量，以估计实验组与对照组之间、实验组内和实验组间的变异性。可根据统计学检验水准、检验把握度、总体标准差和容许误差来估计样本量的大小。

二、基本目的及局限性

（一）基本目的

食品毒理学安全性评价是利用毒理学的基本手段，通过急性毒性试验、遗传毒性试验、28 d 经口毒性试验、致畸试验、生殖毒性试验和生殖发育毒性试验、毒物代谢动力学试验、慢性毒性和致癌试验等动物实验，评价食品生产、加工、保藏、运输和销售过程中所涉及的可能对健康造成危害的化学、生物和物理因素的安全性。这些食品毒理学毒性评价试验的基本目的，主要包括以下几点。

1. 观察受试物毒性作用的表现和性质

在毒性试验过程中，需对实验动物进行全面的临床观察，记录一般健康状况和行为表现，动物出现中毒的体征、程度和持续时间及死亡情况。发现外源化学物的毒性作用是进行剂量-反应（效应）研究的前提。

2. 剂量-反应（效应）研究

毒理学的毒性试验中，需设多个剂量组，观察剂量-反应（效应）关系，以确定受试物的毒性效应及其毒性参数。例如，通过急性毒性试验，可以获得受试物的半数致死剂量（LD_{50}）；通过 28 d 经口毒性试验、90 d 经口毒性试验、慢性毒性试验，可以获得相应的无可见不良作用水平（NOAEL）和（或）最低可见不良作用水平（LOAEL）；通过进行生殖毒性、致畸等特殊毒性试验，也可得到相应的 LOAEL 和 NOAEL。LOAEL 和 NOAEL 可为确定人群的允许接触水平提供有价值的信息。

3. 确定受试物毒性作用的靶器官

在毒理学的毒性试验中，通过综合分析实验动物的中毒症状、血液学指标、生化指标、尿液指标、大体解剖、组织病理学检查等结果，可确定受试物毒性作用的靶器官，并为进一步的机制研究和毒性防治提供线索。

4. 确定损害的可逆性

在进行 28 d 经口毒性试验、90 d 经口毒性试验、慢性毒性试验的过程中，一旦确认毒性作用存在，可设恢复期卫星组。动物停止给予受试物后，继续观察一段时间，以判断受试物毒性的可逆性、持续性和迟发效应。受试物毒性的可逆性直接影响到对人的危害评价。如果受损的器官组织能够修复并恢复正常功能，则可以接受较高危险性的接触水平。

5. 确定毒物代谢动力学特征

经毒物代谢动力学试验，可了解受试物在机体内的吸收、分布、代谢、排泄等过程的特点，得到生物利用度、表观分布容积、消除半衰期、清除率等动力学参数，结合相关学科知识，进行受试物毒理学意义的评价。毒物代谢动力学特征的确定，有助于降低动物实验结果外推到人的不确定性，进行受试物对人体的危险性评价。

（二）局限性

历史上，环境污染物、食品污染物及某些药物所引起的中毒和死亡事件多次发生，引起各国的重视，这推动了毒理学的发展。各国政府主管部门的司法部制定了有关药品和各种化学品安全性评价的规范或准则，希望通过啮齿类和非啮齿类的毒理学研究为有关候选新药和各种化学品提供安全性证据，但以动物的资料预测对人的毒性的准确性尚有待于研究。一切模型都有其局限性，但又是必需的。约一半的化学物对人的毒性不能由临床前（动物）毒性研究预测，有报告认为化学物对动物的毒性与对人的毒性相符率在啮齿类为 6%，非啮齿类（犬和猴）为 28%，合并后为 36%。按照目前的规范，进行毒理学安全性评价可以在一定程度上提高新药和各种化学品的使用安全性，但仍不能完全排除对人健康危害的风险。WHO在《临床前药物安全实验原则》中指出"虽然事先对生物活性物质进行了最仔细彻底的研究，但给人使用时总是不可避免地要冒一定的风险"。这就需要考虑动物实验的局限性，即动物实验的结果外推到人的不确定性。

用实验动物的毒理学实验资料外推到人群接触的安全性时，会有很大的不确定性。这是因为，外源化学物的毒性作用受到许多因素的影响。

1. 实验动物和人对外源化学物的反应敏感性不同

虽然在毒理学实验中可以通过用两种或两种以上的动物，并尽可能选择与人对毒物反应相似的动物减小差异，但要完全避免物种差异是不可能的。而且，实验动物不能述说涉及主观感觉的毒效应，如疼痛、腹胀、疲乏、头晕、眼花、耳鸣等，这些毒效应就难以被发现或不可能被发现。故在动物实验中，仅可观察到体征（sign），而没有"症状（symptom）"。

2. 较大的染毒剂量的选择

在毒理学实验中，为了寻求毒作用的靶器官，并能在使用相对少量的动物时就得到剂量-反应或剂量-效应关系，往往选用较大的染毒剂量，这一剂量通常要比人实际接触的剂量大得多。有些化学物高剂量和低剂量的毒性作用规律并不一定一致，如大剂量下出现的反应有可能是由于化学物在体内超过了机体的代谢能力，这也增加了高剂量的毒性反应向低剂量外推的不确定性。

3. 小数量实验动物到大量人群外推的不确定性

毒理学实验所用动物数量有限，那些发生率很低的毒性反应，在少量动物中难以发现，而化学物一旦进入市场，接触人群数量往往会很大，这就存在小数量实验动物到大量人群外推的不确定性。

4. 外源化学物毒性反应的易感性上的差异

实验动物一般都是实验室培育的品系，一般选用成年健康动物，反应较单一，而接触人群可以是不同的人种、种族，而且包括年老体弱及患病的个体，在对外源化学物毒性反应的易感性上存在很大差异。

以上这些都构成了从毒理学动物实验结果向人群安全性评价外推时的不确定因素，可能造成误差。故动物实验结果向人外推时，如食品添加剂的 90d 经口毒性试验获得的 NOAEL 用于制定人的接触限量（如每人每天最大耐受摄入量），就必须考虑一定的安全系数，以防止低估有阈值化学毒物对人类健康的危害。

第三节　食品毒理学主要实验技术

一、整体动物实验

整体动物实验是食品毒理学研究的主要方法和手段，毒理学研究的最终目的是研究外源化学物对人体的损害作用（毒性作用）及其机制，但不可能在人身上直接进行研究和观察，因此毒理学研究主要借助于动物体内试验研究，将各种作为研究对象的受试物给予动物，观察其在动物体的各种毒性反应、毒性作用靶器官和毒性作用机制，再将实验动物的研究结果外推到人。

（一）常用实验动物及其特征

实验动物是指经人工饲育，对其携带的微生物实行控制，遗传背景明确或者来源清楚的用于科学研究、教学、生产、检验以及其他科学实验的动物。这些动物世代代、终生生活在实验条件下。毒理学中常用的实验动物有小鼠、大鼠、豚鼠和兔等。

1. 小鼠

（1）**外貌特征**：小鼠是啮齿类实验动物中最小的动物，面部尖突，嘴脸前部有 19 根触须，耳耸立呈半圆形，眼睛大而鲜红，尾长约与体长相等，有平衡、散热、自卫等功能。尾部被有短毛和小角质鳞片。小鼠有多种毛色，如白色、灰色、黑色、棕色和黄色等。

（2）**生长发育特征**：小鼠生命周期短，寿命 1～2 年，易于饲养管理，出生时体重仅 1.5 g 左右，哺乳饲养 1～1.5 个月即可达 18～20 g，此时可供实验使用。小鼠发育成熟时体长 90～125 mm，体重 20～40 g。小鼠体重增长的快慢，因种系、母鼠健康状况、哺乳仔鼠多少、生产胎次、饲料营养、环境条件、饲养管理的不同而有所差异。

新生小鼠赤裸无毛，皮肤肉红，不开眼，双耳与皮肤粘连，初生即可发声，嗅觉和味觉反应敏感。3 日龄脐带脱落，皮肤由红转白，有色仔鼠可看到颜色，开始长毛并出现胡须。4～6 日龄双耳张开耸立。7～8 日龄四肢发育开始爬动游走，被毛逐渐浓密，下门齿长出。9～11 日龄有听觉，被毛长齐，12～14 日龄开眼，长出上门齿，开始采食并学习饮水。3 周龄离乳独立生活，4 周龄雌鼠阴腔张开，5 周龄雄鼠睾丸降落至阴囊，并开始生成精子。小鼠的生长发育特点可作为鉴别仔鼠日龄的根据。

小鼠成熟期早，繁殖力强。雄鼠 45～60 日龄性成熟，雌鼠 45～50 日龄性成熟。雄鼠性成熟后，开始分泌雄性激素，副性腺分泌精液，以推动精子运动，与雌鼠交配后 10～12 h，在雌鼠阴道口处形成明显的白色阴道栓，阴道栓可防止精液倒流，提高受孕率。雌鼠性成熟后，卵巢产生卵细胞和分泌雌性激素，并出现明显的性周期，一般性周期为 4～5 d，每一周期可分为动情前期、动情期、动情后期、动情间期。每个阶段的阴道黏膜均发生典型变化，可采用阴道分泌物涂片和组织学检查，观察阴道上皮细胞的变化，进而推测各个时期卵巢、子宫的状态和激素变化。妊娠期 19～21 d，哺乳期 20～22 d，每胎产仔数 8～15 只，年产仔 6～9 胎，小鼠的性活动可持续一年左右。雌鼠产后 24 h 内还可出现一次动情期，并可交配受孕。乳腺发达，共有乳头 5 对，胸部 3 对，可延伸至颈背部，腹部 2 对，可延续到会阴部和腹部两侧。

（3）**生活习性**：小鼠饲料消耗少，一只成鼠进食量 4～8 g/d；饮水量 3～7 mL/d；排粪量 1.4～2.8 g/d；排尿量为 1～3 mL/d。小鼠性情温顺、胆小怕惊，一般不会主动伤害人，但仍保持野生的一些习性，如睡眠、营巢仍固定一处。笼内饲养时易于捕捉，一旦逃出笼外，则像野鼠一样敏捷。小鼠喜群居，群养时雌雄分开，过分拥挤会抑制生殖能力。雄鼠群居时易发生斗殴，优势者保留胡须，处于劣势者则掉毛，胡须被拔光。

小鼠对外界环境反应敏感，在饲养条件下，对各种病原体及毒素具有易感性，对致癌物敏感，自发肿瘤多。强光或噪声刺激适应性差，有可能导致哺乳母鼠神经紊乱，发生食仔现象。经高温后，繁殖力下降，温度超过 32 ℃，会造成死亡；温度过低，则影响生殖，且易于发病。喜居光线暗淡的安静环境，喜欢啃咬，习于昼伏夜动，其进食、交配、分娩多发生在夜间。活动高峰有两次，一次在傍晚后 1～2 h，另一次在黎明前。

（4）**解剖生理特征**：小鼠脾脏有很强的造血功能，骨髓为红骨髓而无黄骨髓，终生造血。雌鼠为双子宫型，呈"Y"形。卵巢多卵多胎，有卵巢系膜包绕，不与腹腔相通，故无异位妊娠。小鼠无汗腺，尾有四条明显的血管，尾的背腹面各有一条静脉和一条动脉。小鼠胃容量小（1～1.5 mL），功能差，不耐饥饿，肠道较短，盲肠不发达，故以谷物性饲料为主。小鼠的淋巴系统发达，外界刺激可使淋巴系统增生，进而可导致淋巴系统疾病。

2. 大鼠

（1）**外貌特征**：大鼠外貌特征与小鼠相似，个体较大。一般成年大鼠体长为 18～20 cm。大鼠尾巴上有短毛和环状鳞片，鳞片的数量比小鼠多。

（2）**生长发育特征**：大鼠寿命 2～3 年。新生仔鼠无被毛，呈赤红色，耳与头部皮肤粘连，闭目；2 d 后周身呈粉红色；3～4 d 两耳与皮肤分开，并开始长出短短的被毛；8～10 d 生出门齿，并开始爬行；14～17 d 双目睁开；16 d 后被毛长齐；19 d 生出白齿，21 d 出第二白齿，开始独立生活；35 d 生出第三白齿。成年大鼠体重，雄性 300～400 g，雌性 250～

300 g。大鼠繁殖力强，雄鼠 2 月龄、雌鼠 2.5 月龄性成熟，性周期 4～5 d 左右，妊娠期 21 d，哺乳期 21 d。每胎平均产仔 8 只，为全年多发情动物。

（3）**生活习性**：大鼠白天喜欢集群休息，夜间活动，喜啃咬，喜食肉。晚间活动量大，吃食多。对营养缺乏非常敏感，特别是维生素 A 和氨基酸供应不足时，可发生典型的缺乏症状。因此适于营养学研究。大鼠性情较凶猛，抗病力强。大鼠门齿较长，常会主动咬实验人员伸入笼内的手。对环境适应性强，成年鼠很少患病。但对饲养环境中的湿度、粉尘、氨气和硫化氢等极为敏感，如果饲养室内空气卫生条件较差，在长期慢性刺激下，可引起大鼠患肺炎或肺组织坏死而死亡。

（4）**解剖生理特征**：大鼠汗腺极不发达，仅在爪垫上有汗腺，不耐高温，高温可引起中暑死亡。尾巴是重要的散热器官，在高温下分泌大量唾液来调节体温。一般饲养室湿度应保持在 50%～60%。大鼠肝脏再生能力强，切除 60%～70% 的肝叶仍有再生能力。肠道较短，盲肠较大，但不发达。不耐饥饿，肠内能合成维生素 C。神经系统比较发达，与人类相似，亦包括中枢神经系统和外周神经系统。大鼠为双子宫，有六对乳头，胰腺十分分散。眼角膜无血管，视觉、嗅觉较灵敏，做条件反射等实验反应良好，但对许多药物易产生耐药性。大鼠血压和血管对药物反应敏感。垂体-肾上腺系统功能发达，应激反应灵敏。

3. 豚鼠

（1）**外貌特征**：豚鼠头大、体型短粗、耳圆、无尾、四肢较短，上唇分裂，尾巴只有尾的残迹，耳壳较薄，血管鲜红明显。全身被毛，毛色多样，有白色、黑色、沙色、两色、三色等。

（2）**生长发育特征**：豚鼠的寿命、生长发育等常因品种、品系、饲养条件的差异而不同。豚鼠寿命一般 4～5 年，最长可达 8 年。豚鼠有明显的性周期，一年四季都能正常出现，包括发情前期、发情期、发情后期和静止期四个阶段。性周期为 15～16 d，每次发情时间可维持 1～18 h，多在下午 5 点到第二天早晨 5 点。排卵一般发生于发情结束后 10 h，而产后 1.75～3 h 也可以发情排卵。卵巢分泌雌激素和孕激素。豚鼠性成熟早，雌鼠 30～45 日龄，雄鼠 70 日龄性成熟，性周期 15～17 d，妊娠期 59～72 d，较其他啮齿类长，每胎产仔 2～5 个，哺乳期 2～3 周，胎间隔 96 d。生长发育快，5 月龄时达成熟期。雄性成年体重 750 g，雌性 700 g 左右。

（3）**生活习性**：豚鼠为草食性动物，喜食纤维素较多的食物，一般拒绝苦、咸和过甜的饲料，食量大。豚鼠嚼肌发达但胃壁非常薄，盲肠特别膨大，约占腹腔容积的 1/3。豚鼠体内（肝脏和肠）不能合成维生素 C，所需维生素 C 必须来源于饲料。人、灵长类及豚鼠体内缺乏合成维生素 C 的酶，因此饲养豚鼠时，需在饲料或水中加维生素 C 或给予新鲜蔬菜。豚鼠胆小机警，嗅觉和听觉都很发达，对抗生素及某些有毒物质极为敏感。与大鼠和小鼠相反，豚鼠夜间少食少动。豚鼠会用叫声来表达某种要求，如求偶、向饲养人员索食。豚鼠一般不伤人，不互相打斗，实验操作方便。

（4）**解剖生理特征**：胃壁极薄，胃容量 20～30 mL，肠道较长，约为体长的 10 倍，盲肠发达，约占腹腔的 1/3。豚鼠自动调节体温的能力较差，对环境温度变化敏感，饲养时最适温度为 18～20 ℃。

4. 兔

（1）**外貌特征**：兔呈球形，密被绒毛，蹲位，尾短，耳大，眼大，上唇中裂，后肢比前肢长。毛色有白色、棕色、灰色、黑色、麻色等。

（2）**生长发育特征**：仔兔初生无毛，闭眼，出生后发育很快，第 4 d 开始长毛，10 d 左右开眼，3 周龄时出巢，开始自己采食。1 周内体重可增加一倍，4 周龄时为成年体重的 12％，8 周龄时达成年体重的 40％。不同品系的兔，性成熟的年龄有差异，一般雌性为 5～6 个月，雄性为 7～8 个月。兔无明显的发情周期，一年四季均可交配繁殖，是反射性排卵的动物，一般在交配后 10～13 h 排卵。妊娠期为 30～33 d，超过 35 d 一般为死胎，平均胎产仔数 4～10 只，哺乳期 40～45 d。兔的生育年龄 5～6 年，平均寿命 8 年。

（3）**生活习性**：兔具有夜行性和嗜眠性，家兔夜间十分活跃，而白天表现十分安静，除喂食时间外常闭目睡眠。当使其仰卧，顺毛抚摸其胸腹部并按摩其太阳穴可使其进入睡眠状态，在不进行麻醉的情况下可进行短时间的实验操作。

（4）**解剖生理特征**：兔耳廓大且耳血管清晰，便于实验操作，虹膜有色素细胞。胃为单室，胃底特别大，呕吐反应不敏感。胰腺组织分散，有胆囊，胆总管易辨认。双子宫（两个子宫角，两个子宫颈），雌性 3～6 对乳头。

（二）实验动物的选择和处理

1. 实验动物的选择

（1）**实验动物的选择原则**：在毒理学研究中，实验动物的正确选择是重要环节。不同的实验有不同的目的、要求，而各种动物又有各自的生物学特性和解剖生理特征，因而不能随便选一种动物进行某项实验研究。事实上，每项科学实验都有其最合适的实验动物，如果选择恰当，可以节约人力、动物和时间，以最小的代价最大限度地获得可靠的实验结果。否则，不仅会造成浪费，而且会影响实验结果的判断。为了正确选择实验动物，要遵循如下原则。

① 借鉴原则：广泛查阅文献，积极进行交流，了解本领域、本项目以往使用的实验动物情况及其研究结果，各个学科、各个研究领域都有自己常用的动物品种和品系。多查阅实验动物方面的文献，加强与实验动物科学工作者的沟通，以便有效地充分利用实验动物的研究成果，使实验动物选择及应用更有效、更准确。

② 预实验原则：在没有相关文献参考的情况下，可采取预实验进行观察后确定。预实验中通过仔细观察来了解某种动物品系是否适合本课题研究，熟悉动物的生物学特性及饲养管理，检查与动物实验配套的实验条件、方法是否到位。这是选择实验动物的可靠方法。

③ 相似性原则：首先，在结构、功能及代谢方面应具有相似性。一般来说，实验动物进化层次越高，其功能、结构越复杂，反应也越接近于人类。因此，猴这样的灵长类动物是最接近人的实验动物。但是大型灵长类动物数量少，价格昂贵，不易获得，而且遗传和微生物控制较困难，在生物医学实验中未能普及使用。但是有些动物进化程度并不一定高，某些组织器官的结构或疾病特点却与人类很相似。其次，在年龄上要具有近似性。不同种属实验动物的寿命长短不一，但大多比人的寿命短。选择实验动物时必须了解有关动物的寿命，并安排与人的某年龄段相对应的动物进行实验研究。慢性实验或观察动物的生长发育应选择幼龄动物；一般实验中选用成年动物。再次，在分布方面要具有相似性。以群体为对象的研究课题，要选择群体基因型、表型分布与人类相似的实验动物，要考虑人类与实验动物群体在代谢类型上的差异。通常以封闭群模拟自然群体基因型动物作为实验研究对象。最后，在生态或健康状况方面具有近似性。在实验动物的遗传背景、营养及环境背景标准化后，其生态和健康状况对实验的影响至关重要。

④ 差异性原则：各种实验动物在基因型、表型、代谢型、易感性等特点上的差别也是实验可比性内容。当研究过程要求以这种差异为指标或特殊条件时，选用不同种系实验动物的某些特殊反应，更适合于不同研究目的的要求。人们还利用不同种属动物对病原微生物的易感性差异来生产弱毒疫苗。

⑤ 易化性原则：研究过程中进化程度高、结构功能复杂的动物有时会给实验条件控制或实验结果的分析带来难以预料的困难，在这种情况下就应从易化的角度入手，选择那些既能满足实验要求，结构功能又简单，便于实验分析的动物。

⑥ 相容或相匹配原则：在设计动物实验时，所选用的动物质量等级要与实验设计、实验条件、实验者的技术、方法及试剂性能等相匹配。避免用高精密仪器、先进的技术方法、高纯度的试剂与低质量、非标准化、反应性能低的动物相匹配，或利用低性能的测试手段、非标准化的实验设施与高质量、高反应性能的动物相匹配。如果将经过微生物控制的无特定病原体动物或无菌动物购回后，饲养在普通环境中进行实验，无疑也是对实验动物资源的一种浪费。

⑦ 可获性原则：许多啮齿类实验动物，因其繁殖周期短，具有多胎性、饲养繁殖容易、遗传和微生物控制方便等特点，在生物医学实验中应用广泛。如实验大鼠、小鼠是在生物医学领域中用量最多、用途最广的实验动物。而灵长类大型实验动物，虽然在许多方面有着不可替代的优越性，但由于繁殖周期长、繁殖率低、饲养管理困难、价格昂贵等因素而影响了易获性，不能得到普及使用。在不影响实验质量的前提下，选用最易获得、最经济、最易饲养管理的动物是实验研究必须坚持的原则。

⑧ 重复性和均一性原则：此原则是实验结果可靠、稳定的重要保证。如果实验结果不能再现或不稳定，则不能得到公认。生物医学相关实验应选用标准化的实验动物，只有选用标准化的实验动物，才能排除因遗传上的不均质引起的个体反应差异，排除动物所携带微生物、寄生虫和潜在疾病对实验结果的影响，获得可靠的实验结果，并便于在国际上与同类研究进行比较和交流。在科学研究中应杜绝使用随意交配而来的杂种动物和未经任何微生物控制的非标准动物。

(2) **实验动物的选择方法**：动物对外界刺激的反应存在着种属差异和个体差异。为了减少实验误差，在动物选择上还应注意动物年龄、体重、性别、生理状态、健康状况及动物品系等选择因素。

① 实验动物物种选择：物种选择的基本原则是选择在代谢、生物化学和毒理学特征上与人最接近、自然寿命不太长、易于饲养和实验操作、经济上易于获得的物种。目前常规选择物种的方式是利用两个物种，一种是啮齿类，另一种是非啮齿类。一般认为，如以与人相同的接触方式、大致相同的剂量水平，在两个物种有中毒反应，则人有可能以相同的方式发生毒性反应。如果不同物种的毒性反应有很大差异，则必须研究外源化学物在不同物种中的代谢、动力学及毒性作用机制，然后才可将实验结果外推到人。

② 实验动物品系选择：品系是实验动物学的专用名词，指用计划交配的方法，获得起源于共同祖先的一群动物。按遗传学控制分类可分为近交系、杂交群动物和封闭群。近交系是指全同胞兄妹或亲子之间连续交配20代以上而培育的纯品系动物。如小鼠的津白Ⅰ、津白Ⅱ、615、DBA/1、DBA/2、BALB/c、C3H、C57BL/6J、A 和 A/He 等。杂交群动物（杂交1代，F1）是指两个不同的近交系之间有目的地进行交配，所产生的第一代动物。封闭群是指一个种群在5年以上不从外部引进新血缘，仅由同一品系的动物在固定场所随机交

配繁殖的动物群。如昆明种小鼠、NIH 小鼠、LACA 小鼠、F344 小鼠、Wista 大鼠、SD 大鼠等。根据实验动物遗传的均一性排序，近交系最高，杂交群次之，封闭群较低。

③ 实验动物微生物控制的选择：按微生物控制可将实验动物分为四级。对于毒性试验及毒理学研究应适用Ⅱ级（或Ⅱ级以上）的动物，以保证实验结果的可靠性。

Ⅰ级即普通动物，是实验动物中在微生物控制上要求最低的动物。饲养在开放系统的动物室内。空气未净化，饲喂全价颗粒饲料，可饮自来水。房舍要求有防鼠和防止昆虫入内的设施。人员进入要穿工作服，专用鞋帽。动物应没有传染给人的疾病。

Ⅱ级即清洁动物，饲养在屏障系统中。空气要经过净化，饲养室要保持正压，进入室内的一切物品要经过消毒灭菌，工作人员进入要洗澡和穿灭菌工作服，动物饮灭菌水。动物种系清楚，没有该动物特有的疾病。

Ⅲ级即无特定病原体动物，饲育在屏障或隔离系统中，通过无菌动物、洁净动物和无特定病原体动物获得的。动物为剖宫产或子宫切除产，按纯系要求繁殖，在隔离器内或层流室内饲养，可有不致病细菌丛，没有致病病原体。笼具、饲料、饮水要经过特殊处理，并有严格的检疫、消毒、隔离制度。

Ⅳ级即无菌动物，此种动物在自然界中并不存在，是在隔离器中经人工剖宫产取得的仔体，用无菌母体代乳或人工哺乳，经净化培育得到，动物体外不带任何微生物或寄生虫。

④ 个体选择：实验动物对外来化学物的毒性反应还存在个体差异，应注意实验动物的个体选择。重点是动物的性别、年龄、体重、生理状态和健康状况。

同一物种、同一品系的实验动物雌雄两性通常对相同外源化学物毒性反应类似，但雌雄两性对化学物的毒性敏感性上存在着差别。一般来说，对于初次试验的受试物，应该采用两种性别。如实验中发现存在性别差异，则应将不同性别动物的实验结果分别统计分析。如果已知不同性别的动物对受试物敏感性不同，应选择敏感的性别。

实验动物的寿命各不相同，在发育上，有的以日计龄，有的以月计龄，有的以年计龄。在受到外界因素的作用时，不同年龄的动物可呈现不同的反应和应激状态。毒理学实验选用实验动物的年龄取决于实验的类型。急性毒性试验一般选用成年动物；慢性毒性试验因试验周期长，应选用较年幼的或断乳的动物，以使试验周期能覆盖成年期。实验动物的年龄应由其出生日期来定，但实际工作中常以动物的体重粗略地判断动物的年龄，作为挑选适龄动物的依据。同一试验中，组内个体间体重差异应小于 10%，各组间平均体重差异不应超过 5%。

在毒理学实验中，动物如出现妊娠会影响体重及其他指标的检测结果，并且性激素对外源化学物转化有影响，故应选用未产未孕的雌性动物。雌雄动物应分笼饲养。但在某些试验如显性致死试验、致畸试验及繁殖试验等，则需有计划地合笼交配。

动物的健康状况对毒理学实验结果有很大的影响，因此应选用健康动物。健康的动物体形丰满、发育正常，被毛浓密有光泽且紧贴身体、眼睛明亮活泼、行动迅速、反应灵敏、食欲良好。对于慢性毒性试验用的动物，尤其是大型动物，除了上述一般观察外，应对每只动物仔细做全身的健康检查。对于大鼠的亚慢性和慢性毒性试验，可在试验前采血进行血液学和血液生化学检查，异常的动物应剔除。

2. 实验动物的实验前工作

（1）**实验动物的抓取和固定方法：**正确地抓取和固定动物，是为了不伤害动物，不影响观察指标，并防止被动物咬伤，保证实验顺利进行。抓取固定动物的方法依实验内容和动物种类而定。抓取固定动物前，必须对各种动物的一般习性有所了解，操作时既要大胆敏捷，又要小心仔细，不能粗暴。

① 小鼠的抓取固定方法：小鼠的性情比较温顺，一般不会主动咬人。在小鼠较安静时打开笼盖，用右手拇指和示指的指腹抓住尾部中央提起来，如果只想移动动物，就用双手把它捧起来或用右手拇指和示指抓住尾部将小鼠倒提起来。用手固定时把提起来的小鼠放在笼子盖上，轻轻地向后拉鼠尾，当其向前爬行时，用左手拇指和示指捏住小鼠颈部两耳间的皮肤，捏其皮肤要适度，太多太紧小鼠会窒息，太少太松小鼠能回头咬伤实验者。捏住后翻转左手，掌心向上，将鼠体置于左手掌心中，右手拉住小鼠尾部，用左手无名指或小指压紧尾根，使小鼠身体呈一条直线。此方法适用于肌内注射、腹腔内注射、灌胃等。

进行解剖、手术、心脏及尾部采血和尾静脉注射时，需将小鼠固定。取一块边长 15～20 cm 的木板，在板的前方边缘扎一根针头或钉入一根钉子，左右边缘各钉入 2 个钉子，消毒后使用。将小鼠麻醉后，再用线绳将鼠头及四肢依次固定在木板上。尾静脉取血或尾静脉注射时，可用小鼠尾静脉注射架固定；也可采用一种简易的办法，即倒放一个烧杯或其他容器，把小鼠放在里面，只露出尾巴，然后用乙醇擦拭，或者尾部用 45～50 ℃ 的温水浸润几分钟，以便暴露血管，进行注射和采血。这种容器或烧杯的大小、重量要适中，既能够压住鼠尾不让其活动，又能起到压迫血管的作用。或把小鼠放在一小黑布口袋内，小鼠趋黑，当其向前爬动时，在局部将小布口袋缩口、固定后，可进行尾部静脉注射或尾静脉采血等操作。

② 大鼠的抓取固定方法：由于大鼠比小鼠牙尖性猛，不易用袭击方式抓取，以防大鼠在惊恐或激怒时咬伤手指，捏拿时最好戴上防护手套。用手从笼内取出 4～5 周龄以内的大鼠时，方法同小鼠。周龄较大的大鼠需抓住大鼠尾根部，不能抓尾尖，也不能让大鼠悬在空中的时间过长，否则易导致尾部皮肤脱落，并易使实验者被咬伤。如要腹腔注射、肌内注射或灌胃，可用右手提住鼠尾，将鼠放在鼠爪能抓牢的物体表面，如铁丝笼子，稍向后拉鼠尾，鼠身被拉长，用左手贴在鼠背，捏紧头颈部和背部皮肤，即可将大鼠固定在左手中，进行其他操作；如需尾静脉取血或注射，可将大鼠放入固定盒内或小黑布口袋，使其只露尾部；如需长时间固定操作，可将大鼠四肢固定在木板上，用一根棉绳拉住两只门齿固定其头部。

③ 豚鼠的抓取固定方法：豚鼠较为胆小易惊，不宜强烈刺激和惊吓，所以在抓取时必须稳、准和迅速。抓取幼小豚鼠时，用两手捧起来，成熟动物则用右手手掌迅速扣住鼠背，抓取其肩胛上方，以拇指和示指环握颈部，另一只手托住臀部。如果在实验过程中豚鼠挣扎频繁，避免使用此法，因为该法容易引起豚鼠窒息。也可两人配合操作。先由助手用左手的示指和中指卡住豚鼠颈背部两侧，拇指和无名指卡住肋部，分别用手指夹住左右前肢，抓起来。然后翻转左手，用右手的拇指和示指夹住右后肢，用中指和无名指夹住左后肢，使鼠身体呈一条直线。也可以坐下来，用大腿夹住豚鼠的后肢，右手进行实验操作。也可用固定器固定豚鼠，将豚鼠四肢用线绳固定在木板或泡沫上，方法和小鼠、大鼠基本一样。

④ 家兔的抓取固定方法：家兔比较驯服不常咬人，但脚爪较尖，挣扎时极易抓伤操作人员。因此，必须防备其四肢的活动。在抓取时，应轻轻打开兔笼门，不要让兔受惊，然后右手伸入笼内，从兔头前部把两耳轻轻压于掌内，兔便卧伏不动，此时将颈部被毛和皮肤一起抓住提起，并用右手托住臀部，使兔的体重大部分落在这只手上，拿到兔笼外。不能单提两耳，易造成疼痛而引起挣扎。单提两耳、捉拿四肢、仅抓背部或腰部会造成耳、肾、腰椎的损伤或皮下出血。经口给药时，可让助手坐在椅子上，用一只手压住两耳并抓住兔颈背部

皮肤，不让其头部活动，用大腿夹住兔的下半身，用另一只手抓住两前肢，将兔固定即可。只对兔的头部进行操作时，如耳静脉注射、采血、兔脑内接种、观察兔耳血管变化等可用兔固定盒来固定头部。对兔进行测量血压、手术时，可将兔麻醉后固定在实验台（解剖台）上，拉直四肢，用棉绳固定在实验台两侧，头用固定夹固定，或用一根棉绳拴住兔的两只门牙，另一端固定在实验台上即可。

（2）**性别鉴定**：为满足不同实验对动物性别的不同要求，需要掌握鉴别动物性别的方法。

① 小鼠、大鼠和沙鼠性别鉴定：按照小鼠和大鼠抓取与固定操作程序抓取动物。反转被抓取的动物，根据外生殖器（阴蒂或阴茎）与肛门之间的距离来判断这些动物新生仔的性别，一般间隔短的是雌性，长的是雄性。成熟期雌性有阴道口，雄性有膨起的阴囊和阴茎。

② 豚鼠性别判定：按照豚鼠的抓取与固定操作程序抓取动物。反转被抓取的豚鼠，观察其外生殖器。雌性外生殖器阴蒂凸起比较小，用拇指按住这个凸起，同时拨开大阴唇的皱褶，可见阴道口的为雌性。应当注意的是豚鼠的阴道口除发情期以外有闭锁膜关闭着。雄性外生殖器处有包皮覆盖的阴茎的小隆起，用拇指轻轻按住包皮小凸起的基部，有龟头突出的为雄性。

③ 兔的性别判定：按照兔子的抓取与固定操作程序抓取动物。反转被抓取的兔子，观察其外生殖器。新生仔兔的性别判定比大鼠困难，主要根据肛门和尿道开口部之间的距离以及尿道开口部的形态来判别性别。肛门和尿道开口部之间的距离，雄性是雌性的 1.5～2 倍。指压靠近尿道开口处的下腹部，肛门和尿道开口部之间的距离雌性不明显伸长，尿道开口依然指向肛门方向。雄性则距离明显伸长，尿道开口与肛门方向相反。尿道开口部的形状，雌性是裂缝、细长形，雄性是圆筒形。成年兔根据雌性阴道口的存在及雄性阴囊部膨胀和阴茎的存在相区别。

（3）**实验动物的编号和标记方法**：为了观察每个动物的变化情况，必须对实验动物进行编号、标记以示区别，根据动物的种类、数量和观察时间长短等因素来选择合适的标记方法。较大的实验动物一般在实验中用量少，只记录它们的外表特征即可，而小鼠、大鼠等小动物用量较多，外表又不易区别，因此要采用特殊的标记方法。标记方法要满足标号清晰、耐久、简便、易认和适应等要求。常用的标记方法有如下几种。

① 染色法：用化学品在动物明显体位皮毛上进行涂染，并可用不同颜色区别各组动物。标记时用棉签或卷着纱布的玻璃棒蘸取溶液，在动物体的相应部位逆毛流方向涂上有色斑点。常用涂染化学药品有红色的 0.5% 中性红或品红溶液；黄色的 3%～5% 苦味酸溶液或 80%～90% 苦味酸酒精饱和液；咖啡色的 2% 硝酸银溶液；黑色的煤焦油的酒精溶液。其中，最常使用的是 3%～5% 苦味酸溶液，可显色 2～3 个月。标记的方法是用毛笔或棉签蘸取上述溶液，在动物的不同部位涂上斑点（色）以示不同号码。染色方法主要适用于被毛白色的实验动物，如大鼠、小白鼠等。

染色法有单色涂染法和双色涂染法之分。单色涂染法是用单一颜色的染色剂涂染实验动物不同部位的方法。编号的原则是先左后右，从前到后。一般左前肢为 1 号，左腹部为 2 号，左后肢为 3 号，头部为 4 号，背部为 5 号，尾根部为 6 号，右前肢为 7 号，右腹部为 8 号，右后肢为 9 号。这种方法简单、易认，在每组实验动物不超过 10 只的情况下适用。

双色涂染法是采用两种颜色同时进行染色标记的方法。例如，用苦味酸（黄色）染色标记作为个位数，用品红（红色）染色标记作为十位数。个位数的染色标记方法同单色涂染法；十位数的染色标记方法参照单色涂染法，也就是左前肢为 10 号，左腹部为 20 号，左后肢为 30 号，头部为 40 号，背部为 50 号，尾根部为 60 号，右前肢为 70 号，右腹部为 80 号，右后肢为 90 号，第 100 号不作染色标记。比如标记第 12 号实验动物，在其左前肢涂染品红（红色），在其左侧腹部涂上苦味酸（黄色）即可。双色法染色可标记 100 位以内的号码。

染色法虽然简单方便，不会给实验动物造成损伤和痛苦，但是长时间实验会使涂染剂自行褪色，或由于实验动物互相嬉闹、舐毛、摩擦、换毛、粪尿和饮水浸湿被毛等原因，易造成染色标记模糊不清，因而染色法对慢性毒性试验不适用。如果所做慢性毒性试验只能采用这种染色方法，则应注意不断地补充和加深染色。另外，常用染色剂的毒性对实验动物的影响也是需要注意的一个问题。

② 打耳孔法：用打孔机直接在实验动物的耳朵上打孔编号，根据打在动物耳朵上的部位和孔的多少，来区分实验动物的方法。用打孔机在耳朵打孔后，必须用消毒过的滑石粉抹在打孔局部，以免伤口愈合过程中将耳孔闭合。耳孔法可标记三位数之内的号码，另一种耳孔法是用剪刀在实验动物的耳廓上剪缺口的方法，作为区分实验动物的标记。

③ 标牌法：用金属制作的标牌固定在实验动物的颈部、耳朵或脚上。将分组编号写在卡片上，挂在动物饲养笼外。这种方法简单、易识别、数量不限。

④ 烙印法：直接把标记编号烙印在实验动物身体上，犹如盖章一样。烙印方法有两种，对大动物，可将标记号码烙印在其皮肤上（如耳、面、鼻、四肢等部位），对家兔、豚鼠等动物，可用数字号码钳在其耳朵上刺上号码；烙印完成后，伤口涂抹酒精黑墨等颜料，即可清楚读出号码。烙印法对实验动物会造成轻微损伤，操作时要轻巧、敏捷，必要时要进行麻醉，以减少痛苦。

(4) 实验动物被毛的去除方法：常用方法有剪毛法、拔毛法、剃毛法和脱毛法。

① 剪毛法：剪毛法是急性毒性试验中最常用的方法。动物固定后，剪毛部位用水湿润，用手术弯头剪紧贴动物皮肤，按序将被毛剪去。注意千万不能用手提起被毛剪，以免剪破皮肤。为避免剪下的被毛到处乱飞，应将剪下的被毛放入盛水的烧杯内。

② 拔毛法：拔毛法适用于各种动物作后肢皮下静脉注射或取血，家兔耳缘静脉注射或采血时最常用。将动物固定后，用拇指和示指将所需部位的被毛拔去。如果涂上一层凡士林，可更清楚地显示血管。

③ 剃毛法：大动物慢性手术时采用。先用刷子蘸湿肥皂水将需去毛的被毛充分浸润，然后用剃毛刀顺被毛进行剃毛。如果用电动剃刀，则逆被毛方向剃毛。

④ 脱毛法：采用化学脱毛剂将动物的被毛脱去。此方法常用于大动物做无菌手术，观察动物局部血液循环或其他各种病理变化。

常用脱毛剂的配方有如下几种：a. 硫化钠 3 份、肥皂粉 1 份、淀粉 7 份，加水混合，调成糊状软膏；b. 硫化钠 8 g、淀粉 7 g、糖 4 g、甘油 5 g、硼砂 1 g、水 75 g，调成稀糊状；c. 硫化钠 8 g 溶于 100 mL 水内，配成 8% 硫化钠水溶液；d. 硫化钡 50 g、氧化锌 25 g、淀粉 25 g，加水调成糊状；e. 硫化钡 35 g、面粉或玉米粉 3 g、滑石粉 35 g，加水 100 mL，调成糊状；f. 生石灰 6 份、雄黄 1 份，加水调成黄色糊状；g. 硫化钠 10 g（染土布用）、生石灰（普通）15 g，加水至 100 mL，溶解后即可使用。

将动物需脱毛部位的被毛先用剪刀尽量剪短，用棉球蘸脱毛剂在脱毛部位涂成薄层，经 2～3 min 后，用温水洗去脱毛部位脱下的毛，再用干纱布将水擦干，涂上一层油脂。上述前三种配方，对家兔、大鼠、小鼠等小动物脱毛效果佳。脱一块 15 cm×12 cm 的被毛，只需涂 5～7 mL 脱毛剂，2～3 min 即可用温水洗去脱去的被毛。

（5）**实验动物的麻醉**：在麻醉过程中，必须对动物仔细观测。所用技术设备应可对多个系统进行检查，如循环系统（心率、脉搏、血压、心电图、外周灌流量、体温）或呼吸系统（呼吸频率）。在麻醉过程中确定麻醉深度是一个非常重要的步骤，进行手术的最佳麻醉状态是意识丧失，痛觉丧失和松弛。在麻醉时和麻醉后必须检查动物的体温，当体温降低时，要使用加热灯、加热垫。在麻醉终止后动物要经历和麻醉过程相同但顺序相反的几期（耐受期、兴奋期、痛觉丧失期）。

① 常用麻醉药品及麻醉方法：常用的全身麻醉药有乙醚和戊巴比妥钠，局部麻醉药有普鲁卡因和地卡因。

乙醚的特点是安全范围大，肌肉能完全松弛，对肝和肾的毒性较小，麻醉的诱导期和苏醒期较长。但它的不良反应是对呼吸道黏膜刺激性强，胃肠道反应率较高。准备一个玻璃缸，该缸应有一个密封性较好的盖，在缸底放入少量脱脂棉。将大鼠、小鼠或家兔放入缸内，将乙醚倒在棉花上，在室温下乙醚逐渐变成气体挥发，将缸内动物麻醉。动物倒下后，立即取出动物。此时，动物肌肉松弛，角膜反射迟钝，皮肤痛觉消失，可以进行实验操作。

戊巴比妥钠一次给药的麻醉时间可维持 2～4 h。给药后对动物循环和呼吸系统无显著抑制作用。使用剂量及方法为，兔静脉注射 30～35 mg/kg，腹腔注射 40～45 mg/kg；鼠类静脉或腹腔注射 35～50 mg/kg。

普鲁卡因（奴佛卡因）为对氨基苯甲酸酯。对皮肤和黏膜的穿透力较弱，需注射给药才能产生局麻作用。注射后 1～3 min 内产生麻醉，可维持 30～45 min。它可使血管轻度舒张，但容易被吸收入血而失去药效。为延长其作用时间，常在溶液中加少量肾上腺素（每 100 mL 加 0.1％肾上腺素 0.2～0.5 mL）能使局部麻醉时间延长 1～2 h。常使用 2％盐酸普鲁卡因，剂量依手术范围和麻醉深度而定。丁卡因的化学结构与普鲁卡因相似，局部麻醉作用比普鲁卡因强 10 倍。吸收后的毒性作用也相应加强。能穿透黏膜，于 1～3 min 发生作用，持续 60～90 min。

② 常用急救药：在麻醉动物过程中，有时会遇到呼吸或血液循环方面的异常情况，需要进行对症抢救。下面的药物急救时可选用。

呼吸兴奋药作用于中枢神经系统，对抗因麻醉药过量引起的中枢性呼吸抑制。常用的呼吸兴奋药有戊四氮、尼可刹米和贝格美。戊四氮是延髓中枢的兴奋剂，能兴奋呼吸及血管运动中枢，对抗巴比妥及氯丙嗪等药物过量所致的中枢性呼吸衰竭。每次 0.1 g，静脉或心内注射，可重复使用，但大剂量可导致惊厥。尼可刹米可直接兴奋呼吸中枢，安全范围较大，适用于各种原因引起的中枢性呼吸衰竭。每次 0.25～0.5 g 静脉注射。大剂量可致血压升高、心悸、心律失常、肌颤等。贝格美与戊四氮相似，作用短暂，安全范围比戊四氮宽，过量也可引起肌肉抽搐和惊厥，主要用于巴比妥类和水合氯醛中毒。每次 50 mg，静脉缓慢注射。

常用的心脏急救药物有肾上腺素、阿托品和碳酸氢钠。肾上腺素能提高心肌应激性，增加心肌收缩力，加快心率，增加心脏排血量，用于心搏骤停急救。每次 0.5～1 mg，静脉、心内或气管内注射，但在氟烷麻醉中禁用。阿托品为副交感神经阻滞剂，兴奋窦房结及房室结，使心率增快，也有一定的复跳作用，用于治疗窦性心动过缓、心室颤动等。碳酸氢钠是纠正急性代谢性酸中毒的主要药物，对心搏停止的动物，可于首次注射肾上腺素以后立即静脉给药，因为酸中毒时心肌对儿茶酚胺反应不良。首次给药按 4% 碳酸氢钠 1～2 mL/kg 注射。

3. 实验动物的染毒

在毒理学实验中染毒途径的选择应尽可能模拟人接触该受试物的方式。最常用的染毒途径为经口、经呼吸道、经皮及注射途径。染毒的途径和方法根据实验目的、实验动物种类和药物剂型等情况确定。不同途径的吸收率不同，一般是静脉注射＞吸入＞肌内注射＞腹腔注射＞皮下注射＞经口＞皮内注射＞其他途径（如经皮等）。

（1）**经口（胃肠道）染毒**：常用有喂饲、灌胃、经口滴入和吞咽胶囊等方式。

① 喂饲：将受试物掺入动物饲料或饮水中供实验动物自行摄入。如果受试物是完全无毒的，则在饲料中的最高含量可为 5%。受试物加入一些有营养价值的食物成分物质时，含量则可更高，但应注意不要造成饲料营养成分失衡而影响实验动物的生长发育。喂饲法符合人类接触受试物的实际情况，但缺点多，如适口性差的受试物，实验动物会拒食；易挥发或易水解的受试物不适用。而且，实验动物应单笼喂饲，以食物消耗量计算其实际染毒剂量。

② 灌胃：在动物实验中，经口给药多用灌胃法，此法剂量准确，可反复给药，溶液或混悬液均可灌服，操作也简便，尤其适用于小鼠、大鼠、家兔等动物。一般动物灌胃前应禁食 4～8 h，以免胃内容物太多增加注入物质的阻力和影响注入物的吸收速率。

小鼠和大鼠（豚鼠）一般使用 1～5 mL 的注射器和金属钝针头灌胃，针头可用 18～24 号腰穿针或用抽血针磨去针尖。末端焊锡，用砂纸打磨成光滑椭圆形，也可用专用的鼠类灌胃器针头或用烧成圆头的硬质毛玻璃或特制的塑料毛细管作为导管。灌胃时将灌胃针头安置在注射器上，吸入药液，左手抓住鼠背部及颈部皮肤，将动物固定，注意颈部皮肤不宜向后拉得太紧，以免勒住气管。将鼠的背部皮肤和尾巴固定在手的大鱼际部位，使小鼠头部和躯干伸直，并呈垂直体位。右手持注射器将针头由口腔插入，避开牙齿（或由嘴角将针头插入），沿咽后壁徐徐插入食管下段，遇有阻力时，可轻轻上下滑动，不可强行插入，待小鼠吞咽时贲门肌肉松弛，一旦感觉阻力突然消失有落空感觉，轻抽注射器管芯，如无气泡抽出，即表明针头已进入胃内，如动物出现强烈挣扎，进针阻力很大或呼吸困难，可能是插入气管内，此时不可硬往里插，须立即退出针头重插。一般灌胃针头插入长度小鼠为 2.5～3.5 cm，大鼠或豚鼠为 3.5～5.5 cm，常用的灌胃量小鼠为 0.2～1 mL，大鼠为 1～4 mL，豚鼠为 1～5 mL。

兔一般采用开口器、小儿导管或导尿管。开口器是以 2 cm×2 cm×10 cm 的木片或竹片，呈纺锤形，于正中垂直开一个 6～8 mm 直径的圆孔制成。灌胃时，将动物固定于竖立体位，将开口器放于动物的上、下颌齿之间，两端露出口角处，用绳将它固定或用手固定。右手持导管由开口器的小圆孔沿咽后慢慢进入食管插入胃中，为防止插入气管内，将导管外端插入盛水的小烧杯中，如随动物呼吸而有气泡冒出，表明送入气管，应立即拔出插管，为了避免将药液误灌入气管和肺中，在经上述检查后在灌胃时先向后抽动灌胃器，看是否有气泡出现，并适当活动导尿管后再重复上法试验，准确插入胃中后再灌胃。

③ 经口滴入：将动物保持在相应的体位，用金属或硬塑料管接上注射器，也可用吸管、移液管等，将药物液体或混悬液滴入动物口腔，注意应送至咽部，让其自行吞咽，为了防止滴入的药液流出口外，可将药物配成淀粉糊剂，在滴入口腔之后，可给予动物较喜爱吃的食料，使滴入的药液全部进入胃内。

④ 吞咽胶囊：将一定剂量的受试物装入胶囊中，放至动物的舌后部，迫使动物咽下，

此法剂量准确，适用于易挥发、易水解和有异味的受试物。

（2）**经呼吸道染毒**：经呼吸道染毒可分为吸入染毒和气管内注入等方法。其中，吸入染毒又可分为静式吸入染毒和动式吸入染毒。

① 静式吸入染毒：静式吸入染毒是将一定数量的啮齿类动物放在密闭的染毒柜中，加入易挥发的液态受试物或气态受试物使成一定浓度。静式吸入染毒简易，但缺点较多，主要是随试验的进行氧分压降低（因此，实验动物数量有限制），柜内受试物浓度也逐渐下降（由动物吸入消耗、被毛及染毒柜壁吸附所致），而且实验动物有经皮吸收的可能。染毒时间一般为 2～4 h，要求受试物在 10 min 内蒸发完毕。静式吸入染毒时应根据染毒容积估算溶剂，也可按实验动物总体重（kg）×100×染毒时间（h）来估算，相当于动物每千克体重每小时所需空气体积为 100 L。

吸入染毒受试物浓度以 mg/m^3 表示，折算为 ppm。单位 mg/m^3 与 ppm 的换算公式为 $mg/m^3 = (M_W \cdot ppm)/22.4$（式中 M_W 为受试物的分子量）。

② 动式吸入染毒：动式吸入染毒设备由染毒柜、机械通风系统和配气系统三部分构成，对设备的要求较高，优点是在染毒过程中染毒柜内氧分压及受试物浓度较稳定，缺点是消耗受试物的量大，并易于污染环境。动式吸入染毒又分为整体接触和口鼻接触两种。

③ 气管内注入：此法用于建立急性中毒模型及尘肺研究。以大鼠为例，用乙醚轻度麻醉大鼠将受试物注入气管，使之分布至两肺。

（3）**经皮肤染毒**：经皮肤染毒的目的有两种。一种是经皮染毒毒性试验，如经皮急性毒性测定常用大鼠，皮肤致癌试验常用小鼠。另一种是皮肤刺激和致敏试验，皮肤刺激试验常用兔和豚鼠，皮肤致敏试验用豚鼠。

试验前用机械法（剪、剃毛）或化学法（硫化钠或硫化钡）脱毛，要求是不应损伤脱毛区的表皮，脱毛区面积不大于动物体表面积的 10%。于脱毛后 24 h 涂抹一定量受试物，盖上 2～4 层纱布和一层玻璃纸或塑料薄膜，再用无刺激性的胶布固定，接触规定的时间。如要求重复接触受试化学物，一般间隔 1 周再剪、剃毛一次。

（4）**注射染毒**：注射染毒有皮内注射、皮下注射、腹腔注射、肌内注射和静脉注射等方法。

① 皮内注射：皮内注射是将药液注入皮肤的表皮与真皮之间。此法可用于观察皮肤血管的通透性变化，或观察皮内反应，多用于接种、过敏试验等。操作时，先将动物注射部位及周围的被毛剪净，然后用酒精棉球消毒。用左手将皮肤捏成皱襞，右手持带 4 号细针头的卡介苗注射器，将针头与皮肤呈 30°角，让针头的横断面朝上，沿皮肤表浅层刺入皮肤内，进针一定要浅，避免进入皮下。慢慢注入药液，会感到有很大阻力。当溶液注入皮内时，可见注射器部位皮肤马上会鼓起一个丘疹状隆起的小包，同时因注射部位局部缺血，皮肤上的毛孔极为明显。如小包不很快消失，则说明注射正确。注射完后不要马上拔针，需过 5 min 后再拔，以免药液从针孔漏出。

② 皮下注射：皮下注射较好掌握，一般取颈背、侧腹或后肢皮下。小鼠皮下注射，常在颈背部皮肤处。先用酒精棉球消毒注射部位的皮肤，再将皮肤提起，针头取一钝角角度穿刺入皮下。活动针尖（如果刺入皮下则容易活动）确认刺入皮下，才能注射。完毕后拔出针头，稍微用手指按压一下部位。对于注射部位，豚鼠一般在后臀部内侧，大鼠可在左侧下腹部。

③ 腹腔注射：给小鼠腹腔注射时，左手抓取固定好动物，将腹部朝上，头部略低于尾

部，右手持注射器将针头在下腹部腹白线稍向左的位置，从下腹部朝头方向几乎平行地刺入皮肤，针头到达皮下后，再向前进针 3～5 mm，针尖能自由活动则说明已刺到皮下。再把针竖起，使注射针与皮肤呈 45°角斜刺入腹肌，进入腹腔内。针尖穿过腹肌进入腹腔后抵抗感消失。固定针头，回抽针栓，如无回血或尿液，则以一定的速度慢慢注入药液。其他动物可参照此法进行。

④ 肌内注射：动物肌内注射时，应选择肌肉发达、血管丰富的部位。注射时，先将动物固定，右手持注射器，一次刺入肌肉中。大鼠、小鼠及豚鼠可注射入股部外侧肌肉。注射时使用 5～6 号针头注射。

⑤ 静脉注射：因为是通过血液内给药，所以只限于液体。大鼠、小鼠尾静脉注射一般用 4 号针头。在操作台上用专用固定器固定动物，使其尾部露在容器外，转动尾部使其侧面朝上，用玻璃容器压住尾部；尾部侧面的静脉由于玻璃容器的重压而扩张。给药时固定动物尾部；注射前用酒精棉球反复擦拭尾部以达到消毒和使血管扩张的目的；玻璃容器固定时，容器的重量使血管充分扩张，如果还未充分扩张可用台灯照射尾部。选择靠近尾端扩张部位，针尖与皮肤呈 30°角，对准血管中央刺入，刺入后抬起针尖沿血管方向深入血管。不要拔注射器和注射针，确认有无回血。确认刺入血管后，慢慢注入药液。如果针头没完全刺入血管内，不仅注射有抵抗感，局部也会隆起。注射完后立即拔出注射针，用脱脂棉用力压注射部位，达到止血的目的。有的实验需连日反复尾静脉注射给药时，应尽可能从尾端开始，按次序向尾根部移动更换血管位置注射。

兔耳缘静脉注射时先将兔放入固定盒内固定好，用酒精棉球反复涂擦耳部边缘静脉，并用手指弹动兔耳，使其静脉充盈，然后用左手示指和中指夹住静脉近心端，大拇指和小指夹住耳边缘部分，以左手无名指、小指放在耳下作垫，右手持注射器尽量从静脉末端刺入，并顺血管平行方向刺入 1 cm。回一下血，放松对耳根处血管的压迫，推入药物。拔出针头，用棉球压住针眼，数分钟后即可。

（5）**各种染毒途径的最大容积**：以受试的实验动物物种或制剂来确定。一般推荐染毒最大容积为：经口 20 mg/kg（对空腹动物）；经皮 2 mL/kg（根据体表面积计算，限于染毒的准确性）；静脉注射 1 mL/kg（5 min 以上）；肌内注射 0.5 mL/kg（一个部位）；吸入 2 mg/L。

4. 实验动物的处置

（1）**生物标本采集**：在实验过程中常需对生物样品如血液、尿液、胆汁、粪便等进行检测或检查，所以必须掌握实验动物生物样品的采集、分离和保存的操作技术。

① 动物采血部位及方法

a. 大鼠、小鼠采血部位及方法：大鼠和小鼠采血方法有割尾采血法、刺尾采血法、眼眶后静脉丛取血法、心脏采血法和摘眼球采血法等。

（a）割尾采血法：适于需血量较少的实验。先将动物固定或麻醉，露出鼠尾，将鼠尾浸在 45 ℃左右温水中数分钟或用乙醇涂擦鼠尾，使鼠尾血管充盈，然后擦干鼠尾，用锐器（刀或剪刀）割去尾尖，小鼠 1～2 mm，大鼠 3～5 mm，让血液顺管壁流入试管或用血红蛋白吸管吸取，为采取较多的血，可由手自尾根部向尾尖按摩。采血结束后，伤口消毒，并压迫止血，也可用火烧灼（电器烧灼）止血或 6% 火棉胶涂敷止血。也可在尾部做一横切口，割破尾动脉或静脉，收集血液及止血方法同前。这种采血方法每只鼠一般可采血 10 余次以上，小鼠每次可取血 0.1 mL 左右，大鼠可取血 0.3～0.5 mL。如果方法合适，室温较高，小鼠也可取血 0.5 mL 以上，大鼠可取血 3 mL 以上。

(b) 刺尾采血法：适用于大鼠取血量很少的情况。比如只做白细胞计数或血红蛋白检查，可采用本法。先将鼠尾用温水擦拭，再用乙醇消毒和擦拭，使鼠尾充血，用7号或8号针头，刺入鼠尾静脉，拔出针头时即有血滴出，一次可采集 0.01～0.05 mL，如长期反复取血，应先靠近鼠尾端穿刺，以后逐渐向近心端穿刺。

(c) 眼眶后静脉丛取血法：用左手抓鼠，固定好头部并轻轻向下压迫颈部两侧，引起头部静脉血液回流困难，使眼球充分外突，眶后静脉丛充血。右手持长为 7～10 cm 的玻璃制采血管（毛细管内径 1～1.5 mm，毛细管段长约 1 cm，另一端膨大呈喇叭形）或连接 7 号针头的 1 mL 注射器，使采血器与鼠面成 45°的夹角，将针头刺入下眼睑与眼球之间，轻轻向眼底部方向移动，在此处旋转采血管以切开静脉丛。把采血管保持在水平位置，稍加吸引，即可取出血液。当得到所需的血量后，即除去加于颈部的压力，同时将采血器拔出，以防止术后穿刺孔出血。小鼠、大鼠、豚鼠和兔都可以从眼眶后静脉丛取血，根据实验需要，可在数分钟后在同一穿刺孔重复取血，一般两眼轮换取血，小鼠每次可采血 0.2～0.3 mL，大鼠每次可采血 0.5～1.0 mL。

(d) 心脏采血法：适用于大鼠、豚鼠和兔。大鼠取血时将其仰卧固定好，将心前区部位毛剪去，并用碘酒、乙醇消毒此处皮肤，在左侧第 3～4 肋间，用左手示指触摸心搏动处，右手取连接有 4～5 号针头的注射器，选择心搏最强处穿刺。当针刺入心脏时，血液自动进入注射器。也可由左手抓住大鼠，右手选择心搏最强处后直接将针刺入心腔。心脏取血时最好一次刺中心脏，否则反复刺心脏，会引起动物死亡。也可开胸采血，先将动物麻醉，打开胸腔，暴露心脏，用针头刺入右心室，吸取血液，小鼠可取 0.5～0.6 mL，大鼠可取 0.8～1.2 mL。

(e) 摘眼球采血法：先将动物用左手固定，头部稍向下倾斜，压迫颈（背）部，使眼球突出并充血，用弯头眼科止血钳（或镊子）迅速摘除眼球，并用镊子捅破眼球后胞膜。眼眶内很快流出血液，将血滴入预先加有抗凝剂的试管中，直至要求的血量。一般可取动物体重的 4%～5% 血液量。如取血时眼部血液凝固，可再摘取对侧眼球，并挤压胸腔，促使血液流出。该取血方法为一次性取血，取血后动物大多死亡。

(f) 颈静脉或颈动脉采血法：将动物麻醉后背部固定，剪去一侧颈部外侧毛，解剖颈部，并分离暴露颈静脉或颈动脉，用注射针沿颈静脉或颈动脉平行方向刺入，抽取所需血量，此种方法小鼠可取血 0.6 mL 左右，大鼠可取 8 mL 左右。也可把颈静脉或颈动脉剪断，以注射器（不带针头）吸取流出来的血液，或用试管取血。

(g) 股静脉或股动脉采血法：将动物麻醉后腹面朝上固定，切开左或右腹股沟的皮肤，分离股静脉或股动脉，将注射针平行于血管刺入静脉或动脉内，徐徐抽动针栓，即可采血。也可不麻醉，先由另外一人固定动物，采血者左手拉直动物下肢，使静脉充盈，右手用注射器刺入血管采血。一般小鼠可采血 0.2～0.8 mL，大鼠 0.4～1.6 mL。连续多次股静脉采血时，则取血部位要尽量选择离心端。

(h) 腹主动脉采血法：将动物麻醉后仰卧固定，沿腹线皮肤切开腹腔，使腹主动脉暴露，用注射器吸出血液，也可用无齿镊子剥离结缔组织，夹住动脉近心端，用尖头手术剪刀剪断动脉，使血液喷入盛血器皿中。

(i) 断头采血法：左手拇指和示指从背部较紧地握住鼠颈部皮肤，并将动物头部朝下，右手用剪刀猛剪鼠颈，剪断 1/2～4/5 的颈部，让血流入容器，小鼠可采血 0.8～1.2 mL，大鼠 5～10 mL。采血时应注意防止动物毛等杂物流入容器引起溶血。

b. 豚鼠采血部位及方法：豚鼠的采血方法有耳缘剪口采血法、心脏采血法、背中足静脉采血法和股动脉采血法。

（a）耳缘剪口采血法：将耳消毒后，用锐器（刀或刀片）割破耳缘，在切口边缘涂抹20％柠檬酸钠溶液或1％肝素溶液，阻止血凝，则血可自切口自动流出，进入容器。此法采血0.5 mL左右。采血后用纱布压迫止血5～10 s。

（b）心脏采血法：豚鼠背位固定，先用左手触摸心脏搏动处，在心脏跳动最明显处穿刺，一般在胸骨左缘第4～6肋间隙。若注射针正确地刺入心脏，血液随心脏跳动进入注射器。心脏采血要快，以免血液在注射器内凝固。豚鼠也可以不固定，由另外一人握住前后肢进行采血。豚鼠采血时，一般应在麻醉下开胸直接从心脏采血。部分采血可取5～7 mL，采全血15～20 mL。注意如果认为针已进入心脏，但抽不出血时，把针慢慢稍退出一点即可。如抽血失败则要拔出针再扎。在胸腔内针尖不能左右摆动，以防损伤心、肺而引起死亡。

（c）背中足静脉采血法：由助手固定好动物，将其右或左膝关节伸直提到术者面前。术者将动物脚背用75％乙醇消毒，找出背中足静脉后，以左手的拇指和示指拉住豚鼠的趾端，右手拿注射针刺入静脉。拔针后立即出血，出血呈半球状隆起，可用吸管或白细胞吸管吸血供实验用。采血完毕，用纱布或脱脂棉压迫止血。反复采血时，两后肢应交替使用。

（d）股动脉采血法：将动物仰卧位固定于手术台上，剪去腹股沟区的毛，麻醉后，局部用碘酒消毒。切开长2～3 cm的皮肤，使股动脉充分暴露并分离，然后用镊子提起股动脉，远心端结扎，近心端用止血钳夹住，在动脉中央剪一个小孔，用无菌玻璃小导管或聚乙烯、聚四氟乙烯管插入，松开止血钳，血液即由导管口流出，一次可采血10～20 mL。此外还可用眼眶静脉丛采血、颈静脉采血等，方法参照大、小鼠采血法。

c. 兔采血部位及方法：兔的采血方法有心脏采血法、耳缘静脉采血法、兔耳中央动脉采血法和后肢胫部皮下静脉采血法。

（a）心脏采血法：家兔仰卧固定，用左手触摸心脏搏动处，选择心跳动最明显处做穿刺。穿刺部位是第3肋间隙，胸骨右缘3 mm处，每次取血不超过20～25 mL，应用此方法可进行心腔内注射和取血，一般经6～7 d，可以重复进行心脏穿刺术。

（b）耳缘静脉采血法：将动物固定后，露出两耳，选静脉清晰的耳朵去毛，常规消毒，压迫耳根部，使静脉怒张或白炽灯稍烤片刻，即可用针头穿刺静脉采血。一次采血5 mL左右。取少量血液做一般常规检查时，可待耳缘静脉充血后，在靠近耳中央部血管，用5号半针头刺破血管，即从刺破口流出血液。

（c）兔耳中央动脉采血法：将兔置于兔固定盒内，在兔耳的中央有一条较粗，颜色较鲜红的中央动脉，用左手固定兔耳，右手取注射器，在中央动脉的末端，沿着动脉平行地向心脏方向刺入动脉，即可见动脉血进入针筒，取血后用药棉压迫止血。此法一次抽血可达15 mL。取血用的针头一般为6号针头，不宜太细，针刺部位应从中央动脉末端开始，不要在近耳部取血，因耳根部软组织厚，血管位置略深，易刺透血管导致皮下出血。兔耳中央动脉易发生痉挛性收缩，因此在抽血前必须让兔耳充分充血，当动脉扩张，未发生痉挛收缩前，立即进行抽血。

（d）后肢胫部皮下静脉采血法：将兔仰卧固定后（或由一人将兔固定好），拔去胫部被毛，在胫部上端股部扎以橡胶管后，在胫部外侧表皮下可清楚见到皮下静脉。用左手两指固定好静脉，右手取带有5号半针头的注射器由皮下静脉平行方向刺入血管，抽动针栓，当血进入注射器，即可取血。一次可取2～5 mL。取血后用棉球压迫取血部位止血，时间一般0.5～1 min。如止血不妥，可造成皮下血肿，影响连续多次取血。

（e）股静脉、颈静脉采血法：将动物麻醉仰卧固定后做股静脉或颈静脉暴露分离手术。股静脉采血时，注射器平行于血管，从股静脉下端向心方向刺入，抽动针栓即可采血。颈外静脉采血时，注射器由近心端（距静脉分支 2～3 cm 处）向头侧端顺血管平行方向刺入，使注射针一直穿刺至颈总静脉分支分叉处，即可采血，此处血管较粗，取血量较多，一般一次可取 10 mL 以上。采血完毕后，应用干纱布轻轻压迫采血部位以止血。

② 尿液采集：常用的尿液收集方法有代谢笼法、导尿管法等。为了便于尿液采集，一般在实验前一定时间给动物灌服一定量的水或使动物有一定水负荷。

a. 代谢笼法：适用于大鼠和小鼠，将动物放在特制的笼内，动物排出的大便，可通过笼子底部的大小便分离漏斗将尿液与粪便分开，达到收集尿液的目的。由于大鼠、小鼠尿量较少，各鼠膀胱排空不一致，一般需收集 2～5 h 或更长时间内的尿排出量，为避免实验中尿液的蒸发和损失而导致较大的实验误差，尿液收集管和收集瓶最好连接后密封，实验室温度以 20 ℃左右为好，为了收集到较多尿液或减少误差，多在实验前给大小鼠灌服一定量的水（生理盐水）或腹腔注射一定量的生理盐水。一般大鼠 5 mL/100 g 灌服，或 2 mL/100 g 腹腔注射，小鼠灌服 0.3～0.5 mL/10 g。

b. 导尿管法：常用于雄性兔。一般用于 2 kg 以上雄兔，按 30～60 mL/kg 给兔灌水，1 h 后用 25％乌拉坦溶液 4 mL/kg 耳静脉麻醉，将兔固定于兔耳台上，由耳静脉以恒速（用小儿头皮静脉针与恒速静脉灌输装置，恒速为 2 mL/min）注入 5％葡萄糖生理盐水，由尿道插入导尿管（顶端应先用液体石蜡涂抹），并压迫下腹部排空膀胱。然后收集正常尿，给药后再收集尿。在收集尿液期间应经常转动导尿管。

c. 压迫膀胱法：有些动物实验，为了某种实验目的，要求间隔一定的时间，收集一次尿液，以观察药物的排泄情况。压迫膀胱法适用于这种情况。动物轻度麻醉后，实验人员用手在动物下腹部加压，手要轻柔而有力。当施加的压力足以使动物膀胱括约肌松弛时，尿液就会自动由尿道排出。此法适用于家兔这样较大的实验动物。

③ 胆汁采集：在毒物代谢动力学研究中，可直接插管至胆总管，其尖端应接近肝门区的分叉点。大鼠胆汁一般为 0.5～1.0 mL。在插管后应立即给予受试物，因为胆盐不能再循环时，胆汁的成分就会改变。对有胆囊的实验动物（如豚鼠和兔），应在胆囊及底部结扎胆囊，以防止胆囊延缓胆汁消除。

④ 粪便采集：大鼠和小鼠可用代谢笼，下部有粪尿分离器，分析前剔去表层，取内层粪分析。

（2）安乐死及其操作方法：安乐死是指用公众认可的、以人道主义的方法处死动物的过程，即达到没有惊恐或焦虑而安静地、无痛苦地死亡。安乐死方法最重要的标准是应具有保证动物中枢神经系统立即失去痛觉的早期抑制作用。选择哪种安乐死方法必须根据待处死动物的感觉能力而不是根据实验观察者或操作者的主观感觉，尽管后者是不容忽视的。因此，断头术或放血致昏不失为人道主义的安乐死。安死方法对动物的物种和年龄应是可靠、可重复和不可逆的。尽量不要将处死的动物和其他动物放在同一个房间里，特别是当用比较残忍的方法时，如断头法。安乐死后确认动物死亡非常关键。死亡症状有心跳、呼吸停止，反射缺失。可通过放血或取出心脏，毁损大脑，断头，切除内脏，出现尸僵等来确保动物死亡。

① 大鼠和小鼠的处死方法：脊椎脱臼法是用右手抓住尾巴将动物放在鼠笼盖或粗糙的表面上向后拉，用左手拇指和示指用力向下按住鼠头，使颈椎脱臼（脊髓与脑拉断），动物立即死亡。

断头法适用于鼠类小动物。用剪刀在颈部将鼠头剪断，并使颈部对准容器，以免血液四溅。由于脑脊髓离断且大量出血，动物立即死亡。

击打法适用于大鼠、家兔等。抓住动物尾部，提起，用力摔击头部，或用木棰用力捶其后脑部，动物痉挛后即处死。

急性失血法是剪断动物的股动脉，放血致死。如果正在做手术性或解剖性实验，可剪断颈动脉、腹主动脉或剪破心脏放血。可采用摘眼球法，右手取一眼科弯镊，在鼠右或左侧眼球根部将眼球摘去，并将鼠倒置，头向下，大量失血而致死。

化学药物致死法是在一个密闭容器内，预先放置浸有全身麻醉作用的乙醚或氯仿的脱脂棉，将动物投入容器内，使动物吸入麻醉药而致死。也可皮下注射士的宁（马钱子碱），注射量为小鼠 $0.76 \sim 2.0$ mg/kg，大鼠为 $3.0 \sim 3.5$ mg/kg。

② 豚鼠、兔的处死方法：空气栓塞法适用于较大动物的处死。向动物静脉内注射一定量的空气使之发生空气栓塞，形成严重的血液循环障碍而死。兔用此法处死需注入 $20 \sim 40$ mL 空气。一般注入后动物能很快死亡。本法的优点是处死方法简单、迅速。缺点是由于动物死于急性循环衰竭，各脏器瘀血十分明显。

急性失血法是先使动物麻醉，暴露股三角区或腹腔，再切断股动脉或腹主动脉，迅速放血。放血时可用湿纱布擦，或用少量自来水冲洗切口，以保持其畅通，动物在 $3 \sim 5$ min 内即可死亡。采用此法动物十分安静，对脏器无损害，但脏器贫血比较明显。

破坏延髓法适用于家兔。用木棰用力捶其后脑部，损坏延髓，动物痉挛后死亡。

化学药物致死法有两种注射方法。一种是静脉注射，即用 10%氯化钾溶液使动物心肌松弛，失去收缩能力，心脏发生急性扩张致心跳停止而死亡。成年兔由兔耳缘静脉注入 10%氯化钾溶液 $5 \sim 10$ mL/只。另一种是皮下注射士的宁致死，豚鼠的用量为 $3.0 \sim 4.4$ mg/kg，家兔为 $0.5 \sim 1.0$ mg/kg。

（3）**病理解剖和标本留取**：毒性病理学检查是毒理学实验重要的组成部分，病理学研究有助于确定损害作用和靶器官。毒性病理学检查包括大体解剖和组织病理学检查两部分。急性毒性试验中在试验期死亡或试验结束处死的动物都应进行尸体解剖，因为急性毒性试验的目的是得到有关可能的靶器官信息以及进行重复染毒试验剂量设计的信息。在亚慢性、慢性、致癌试验，病理学检查是一个重要的终点。

① 大体解剖：在实验动物处死后半小时内进行，解剖方法采用胸腔、腹腔脏器联合取出法。应观察有关脏器的外形和表面情况、颜色、边界和大小、质地、切面。对指定的脏器称重，并计算脏器系数。

② 组织病理学检查：对指定的器官或组织用锋利的刀剪取材，应统一取材部位。组织块一般在 10 倍体积的 10%福尔马林液中固定，此后常规制片（组织石蜡包埋、切片、HE染色），应详细记录显微镜下观察到的病变，并作出病理诊断。必要时，请其他的病理学家对有疑问的或有争论的发现进行复查。可利用特殊染色、组织化学染色及电子显微镜技术进行毒作用机制的研究。

二、离体器官实验

离体肝脏灌流技术是使肝脏具有独立的符合生理条件的循环体系，并在严密控制的条件下，使受试物与肝脏接触（受试物在整体动物中预先给予或在灌流液中加入），继而通过分析从肝脏流出的液体及肝组织病理检查，以确定受试物对肝脏引起的变化。

（一）离体肝脏灌流技术的基本原理

离体肝脏灌流技术的基本原理是：在麻醉状态下用外科手术使肝脏形成体外循环，由蠕动泵将氧饱和的特定灌流液恒速压入循环管道，流经过滤装置、加温装置、门静脉套管、肝脏，最后从上腔静脉或下腔静脉流出，流出液可取样进行分析或再流回储液池进行再循环。这样就能在一段时间内使离体肝脏维持其正常的生理和生化功能。在人工控制剂量和排除整体影响的条件下，动态地研究药物及其他化学物质在肝脏的代谢规律及其对肝脏功能的影响。

动物手术是离体肝脏灌流实验能否成功的关键。许多动物如狗、家兔、豚鼠、大鼠及小鼠等的肝脏均可进行离体灌流。目前最常用的是大鼠，因其无胆囊，胆汁在灌流过程中可连续流出，而且大鼠的肝脏体积小，易于剥离，灌流液用量相对少，也易于控制灌流速度。

（二）离体肝脏灌流技术的特点

离体肝脏灌流技术保持了肝组织结构和功能的完整性，有完整的脉管系统，细胞间的相互作用及各种代谢酶的活性与体内一致。而且，灌流状态下的肝有正常的摄取、转运、代谢、排泄和分泌功能，氧气、各种营养物质和化合物可经正常的生理途径进入细胞。灌流过程中，可多次由胆汁和从肝脏流出的灌流液采样，分析测定其中外源化学物及其代谢产物，在一定时间内动态观察化学物进入器官内所发生的变化，进行短期的代谢动力学试验。另外，可检查肝的蛋白质、糖、脂肪代谢及排泄功能，测定来自肝细胞的酶，了解肝细胞损伤情况。灌流结束后，还可以进行组织学观察。此外，灌流介质的成分和流速均可调节，可严格控制进入肝的化学物的量；在灌流介质中可加入相对大量的受试物，解决了整体动物实验剂量过高的问题。

（三）离体肝脏灌流技术的分类

离体肝脏灌流技术可分为两型：再循环型（密闭型）和非再循环型（开放型）。再循环型主要用于再循环和再氧化的灌流液体积较小、非常接近活体的情况。

非再循环型具有许多优点：灌流液中的底质和激素能保持恒定的生理浓度；容易检测出底质的利用情况和产物形成的迅速变化；避免介质中底质和产物转化所致的复杂情况；易于建立剂量-效应关系，且在此系统中，每一肝脏处理前后可作自身对照。然而，非再循环型离体肝脏灌流技术需要大量的灌流液，而且在一过性流经肝脏的情况下，如果某些化学物的代谢改变过于微弱，则不容易在灌流液中检测出其变化。

（四）离体肝脏灌流技术的装置

离体肝脏灌流需要特定的装置，操作相对复杂。离体肝脏灌流由灌流仪和灌流介质组成，灌流仪由蠕动泵与医学硅橡胶管系统，储液槽与气体交换装置，控制灌流系统的隔水式恒温装置，可除去灌流液中破碎细胞或其他凝集物的过滤装置，以及用透明材料做成的恒温密闭式肝灌流室等几部分组成。在灌流液中，要求灌流介质尽量与动物血液组成相近。

（五）离体肝脏灌流技术在毒理学研究中的应用

离体肝脏灌流技术作为一种与体内状态非常接近的体外模型，被广泛应用于毒理学和药物的研究中。应用离体肝脏灌流技术，可以选择性地测定肝脏染毒后灌流液中有关酶的活性和蛋白质含量的变化；能够比较明确地对肝损伤特点和程度作出判断，有助于毒理学机制的深入研究，尤其可以阐明化学物质代谢活化而产生毒性的机制。例如，多环芳烃中的苯并

[a] 芘经肝脏灌流实验证实，是通过代谢生成亲电子性反应物苯并 [a] 芘-4,5-环氧化物与 DNA 分子共价结合成复合物而致癌的。实验结束时，可以进行肝组织切片病理学检查，观察肝细胞的损伤，化学物质在肝细胞内的分布，以及细胞质大分子的结合等。

三、细胞实验

细胞培养技术是指细胞在体外条件下的生长，在培养的过程中细胞不再形成组织（动物）。细胞培养技术被广泛地应用于毒理学实验研究，并且形成了一门新的学科——细胞毒理学，该学科是利用体外细胞模型研究外源性有害因子，包括物理、化学和生物因子，对细胞损害作用的规律，探讨毒性作用机制，并对其作出危险评估的一门方法学。

在许多方面，细胞培养方法比经典毒理学的体内试验方法更具有优势，细胞培养方法在毒理学中的应用特点如表 5-2 所示。

表 5-2　细胞培养在毒理学中的应用特点

优点	缺点
改善效率，减少费用	缺少整个器官的形态学观察
仅需少量的受试物	缺乏可能的调节影响因素如激素、神经系统或免疫系统
较大程度控制细胞株的性状	一般为静态系统，将导致营养物质的逐渐减少和代谢终产物的逐渐累积
直接控制细胞外基质、化学物浓度及接触时间	多为短期试验，对亚慢性或慢性毒性的评估价值不大
排除可能混淆因素如激素、神经系统或免疫系统的影响	
可从同一实验体系重复取样	

资料来源：刘宁，沈明浩. 食品毒理学 [M]. 北京：中国轻工业出版社，2007.

分离的细胞是目前毒理学中使用最广泛和研究最深入的体外试验系统。体外系统分离的细胞包括悬浮液中的新鲜游离细胞、原代培养细胞、干细胞、细胞株、细胞系及复合培养的细胞等，毒理学研究中常用的细胞见表 5-3。

表 5-3　毒理学研究中常用的细胞

细胞名称	细胞名称
各种物种的成纤维细胞	肺的各种类型细胞
淋巴母细胞	培养的背根胶质细胞
腹水瘤细胞	培养的睾丸细胞
淋巴细胞	膀胱细胞
角质细胞	心脏细胞
肝细胞	脊髓微血管细胞
肝癌细胞	脂肪细胞
肾脏髓质和皮质细胞	

资料来源：孙震. 简明食品毒理学 [M]. 北京：化学工业出版社，2009.

（一）细胞培养技术

细胞培养就是在体外模拟体内环境，维持离体细胞代谢生存，并进行传代与培养。细胞培养可分为细胞株培养和原代细胞培养物培养。细胞株培养，因其在细胞的生长分化过程中多自身形成细胞毒性而抑制分化，所以，作为筛选系统使用不多。国外应用较普遍、使用比较多、认为比较可靠的方法是原代细胞培养系统。原代细胞培养是通过高密度培养技术使组织细胞在体外生长分化（包括细胞分化和生化分化），经特殊处理观察细胞生长分化情况。例如，用蛋白多糖特异染色；用同位素标记观察；将 ^3H-胸腺嘧啶掺入 DNA 等。多种化学物质经此方法测试均有良好的相关性。原代培养系统对微量毒物比较敏感。

1. 原代细胞培养

（1）肝细胞：肝细胞尚未建成传代的细胞株系，多用原代培养。肝细胞原代培养期间细胞不分裂、不增殖，但存在基因转录（培养初期 24 h 在 1‰ 或以上）。细胞原代培养维持生存期 1～2 周，但是 CYP450 却在 24～28 h 活性减少 50% 左右。

（2）巨噬细胞：巨噬细胞属免疫细胞，有多种功能，是研究细胞吞噬、细胞免疫和分子免疫学的重要对象。巨噬细胞容易获得，便于培养，并可进行纯化。巨噬细胞属于不繁殖细胞群，在适宜条件下可生活 2～3 周，难以长期生存，多用作原代培养。巨噬细胞也可以用于多种体外试验。例如，利用巨噬细胞的免疫功能，检测外源化学物的免疫毒性；也可以利用巨噬细胞检测以肺为毒理学终点的外源化学物的中毒毒性和机制。

（3）淋巴细胞：淋巴细胞是白细胞的一种，由淋巴器官产生，是机体实现免疫应答功能的重要细胞成分。进行免疫毒理研究时，大多利用脾脏小动脉分离淋巴细胞，或使淋巴细胞进一步分离为 T 淋巴细胞（又名 T 细胞）和 B 淋巴细胞（又名 B 细胞）。在由毒理学研究重金属镉的免疫毒性时，就是通过研究淋巴细胞证明镉可以抑制淋巴细胞转化和抑制白细胞介素-2 的产生，并且在一定条件下，镉可使淋巴细胞内游离钙浓度增加及钙调素活性降低。这一试验为镉的免疫毒性机制研究提供了线索。

（4）脑细胞：脑细胞主要包括神经元和神经胶质细胞。脑细胞不可再生，一旦发育完成就不会再增殖。毒理学的毒性试验以新鲜脑细胞为研究对象，将有助于研究外源化学物对神经系统损伤的评价与探讨其机制。例如，采用经过分离和温育后的小鼠大脑皮质，研究二价阳离子钙、镁、锌、镉等对皮层神经细胞的损伤，结果发现：随着这些离子浓度的增加，脑神经细胞的电泳迁移率逐渐减慢。

随着脑细胞技术的发展，在温育体系中存在外源化学物的情况下，采用微电极插入脑细胞的方法，通过电信号的变化，更深入地研究外源化学物对神经细胞的功能损伤。

（5）心肌细胞：大鼠心肌细胞培养早在 20 世纪 70 年代即已开始，后经改进和完善纯化方法，大鼠心肌细胞已经在毒理学、病理学、生理学、生物化学、细胞及分子生物学等领域得到广泛应用。培养大鼠心肌细胞在实验中具有准确、可靠、简便、经济、快速、重复性好、可比性强等优点，可在不受神经、体液等各种复杂因素影响的情况下，从细胞、分子水平上阐明一些基本理论。因此，大鼠心肌细胞在毒理学实验中应用最广。但心肌细胞在分离过程中易受损伤，活细胞也很少分裂，且不易传代。

2. 细胞传代培养

细胞传代培养是指需要将细胞培养物分割成小的部分，重新接种到另外的培养器皿（瓶）内，再进行培养的过程。细胞在原代培养 1～4 周后，需要进行分离培养，否则细胞会因生存空间不足或细胞密度过大营养枯竭，影响细胞的生长繁殖。传代培养是组织培养常规保种方法之一。根据培养细胞的特性，传代培养主要采取以下几种方式。

（1）**贴壁型细胞的传代**：贴壁型细胞在培养瓶长成致密单层后，继续生长的空间不足，培养基中的营养成分消耗较多，代谢废物也有较多堆积，需要分瓶培养，对细胞进行传代扩增。传代时需要用蛋白酶，如胰酶或胶原酶，破坏细胞间及细胞与培养介质间的连接。当细胞被解离成单细胞悬液时，再将它们稀释并分发至新的培养容器中。在新的培养容器中，细胞可以重新贴壁生长和分裂，然后经过一段时间培养，细胞会再一次长成致密单层（接近汇合）。此时，细胞按需要进行传代或用于下游实验。

（2）**悬浮型细胞的传代**：传代时用吸管将细胞吹打均匀，特别是一些成团生长的细胞，应将细胞团块打散。根据细胞生长状况的不同，用吸管将细胞悬液吸去适当的量，然后再加入完全培养液至原体积。

（3）**胚胎细胞的传代**：胚胎细胞是指胚胎中的细胞。利用胚胎细胞体外培养，筛检和研究外源化学物的毒性效应。例如，我国用人胚肺成纤维细胞传代培养人胚肺二倍体细胞，已建立了以 2BS 为代表的株系。此株系在筛检致癌物方面承担了一些研究工作。例如，在苯并 $[a]$ 芘浓度为 $10^{-8} \sim 10^{-7}$ mol/L 的条件下，人胚肺二倍体细胞经过长达 $28 \sim 38$ 代传代培养，在电镜镜检发现细胞核外形不规则，核膜深陷，出现细桥伴分叶核形成，核内胞质包涵体、核仁巨大或多核等细胞癌变特征。

此外，人胚主动脉平滑肌细胞也可作为标本传代培养研究金属的毒理。

（二）三维细胞培养技术

单层细胞培养是体外细胞培养的主要方法，具有培养简单、易操作、费用低、可大量应用的优点，被广泛用作体外药理毒理研究的实验模型。但常规的体外单层培养方法，不能提供组织正常生长发育所需的环境条件，而生长环境对细胞基因表达及行为有着重要的影响。体内每个细胞的基因组是相同的，但不同器官组织中其表型和功能结构不同。例如，胚胎细胞异位移植可使细胞恶化发展成畸胎瘤，但在子宫中能发育成正常胚胎；同样，胚胎细胞异位移植使细胞恶化发展成的畸胎瘤，在胚胎中可转化为正常细胞。在单层细胞培养中，细胞附在底物平面上生长，因缺少立体支架，只能向二维发展，不能生成细胞外基质。由于缺乏体内特异性生长因子及分化因子作用，细胞不能分化而失去在体内时的立体形态。因此，单层细胞培养所反映的生物学性状，与体内组织细胞相差甚远。后果通常是细胞发生分化现象，培养的细胞不但失去了正常的形态，而且失去了其生化与功能性质。因此，为细胞提供与体内相似的支架系统，创建与原体内类似的生长环境，促使细胞增殖、分化及呈现出与体内类似组织结构和功能性状是体外细胞培养的发展趋势。

基于单层细胞培养的特点，三维细胞培养技术是通过一些特殊的培养技术所建立的体外立体培养方法。三维细胞培养技术（three-dimensional cell culture，TDCC）是将具有三维结构的不同材料载体与各种不同种类的细胞在体外共同培养，使细胞能够在载体的三维立体空间结构中迁移、生长，构成三维的细胞-载体复合物。三维培养体系可以为细胞提供类似体内生长环境的支架或基质，细胞通过紧密连接和缝隙连接等连接方式建立细胞间及细胞与胞外基质间的联系，形成一定的三维结构。三维培养细胞基因表达、基质分泌及细胞功能活动与单层培养细胞均有明显差异，与体内细胞更为相似。三维细胞培养技术是介于单层细胞培养与动物实验之间的一种技术，能最大限度地模拟体内环境，又可展现细胞培养的直观性及条件的控制性。三维细胞培养保留了体内细胞微环境的物质结构基础，又能体现细胞培养的直观性及条件的可控制性，把体外无细胞因子单层细胞培养体系与组织器官及整体研究联系起来。

在原始三维培养基础上，衍生出一些组织工程范畴内的三维培养技术，如微重力三维培养技术、微载体技术等。这些技术旨在用高通量的方法在体外模拟体内组织细胞生长微环境，以研究和开发生物学替代物。这些替代物被广泛应用在生物医学研究的各个领域，从肿瘤球的研究到模拟体内基因表达剪切、实验组织建模、胚胎发育、组织工程及药理毒理研究等许多领域。

（三）细胞培养在毒理学中的应用

最早对于外源化学物毒性及毒性作用机制的研究，大多采用整体动物实验。随着细胞培养方法的建立和成熟，其在毒理学研究领域中的应用已越来越广泛。尤其是工业化进程加快，每年新生产出的化学品种类数以千计，而传统整体动物实验耗资和耗时较多，且受动物保护主义的影响，人们更倾向于采用省时、价廉和易操作的体外测试系统研究外源化学物对环境及人类健康的有害作用。并且，随着生命科学在基础研究领域取得的理论和技术进展的基础上不断发展，细胞培养体外测试系统为毒性试验和机制研究提供了新的方法和应用领域。

1. 外源化学物细胞毒性的体外检测

体外测试细胞毒性的方法有多种，如检测细胞存活状态、亚细胞结构中不同的酶等。常用的细胞毒性参数有细胞半数抑制剂量（LD_{50}）、半数中毒剂量（TD_{50}）等。测试的方法主要包括以下几种。

（1）台盼蓝排斥试验：依据活的细胞不被台盼蓝所染色，而死亡细胞可被台盼蓝染成均匀蓝色的原理，在显微镜下计数活细胞占细胞总数的百分比，称为细胞存活率，其可以反映细胞的存活状态，并反映受试物的毒性大小。

（2）培养液中乳酸脱氢酶活力测定：乳酸脱氢酶（LDH）是一种胞质酶，细胞受损或死亡后它们自胞质中释放出来。化学物毒性越大，细胞死亡率越高，培养液中 LDH 活性也越高。

（3）噻唑蓝检测法：一种测定细胞增殖和衰亡的快速比色分析法，其原理是活细胞线粒体琥珀酸脱氢酶可使底物 MTT（噻唑蓝）转化产生紫色的甲瓒结晶，后者可被酸性异丙醇或二甲基亚砜（DMSO）溶解，通过测得的光密度值即可计算出活细胞百分比。在一定范围内，活细胞数与紫色深浅和（或）光密度呈线性关系。该方法的灵敏度可与放射性核素掺入法相比拟，且无同位素污染的问题。

2. 外源化学物诱变毒性的体外检测

在外源化学物诱变毒性的体外检测方法中，细胞培养方法得到了广泛应用。日本、加拿大和欧盟的管理机构已把体外细胞遗传学试验列为必测项目，美国 EPA 将 DNA 修复试验列于农药安全性评价的必测项目之中。我国的农药安全性评价诱变部分也将体外培养细胞的染色体畸变试验列入检测范围，如人外周血淋巴细胞、CHO 和 V79 细胞的染色体畸变，以及程序外 DNA 合成试验（UDS）等。食品安全毒理学评价程序中列入的体外细胞学试验有体外培养的淋巴细胞染色体畸变分析、DNA 合成抑制试验和姐妹染色单体交换（SCE）等。常用的体外细胞诱变剂短期测试方法及常用细胞见表 5-4。

表 5-4 外源化学物诱变性检测的短期体外测试方法

实验方法	常用细胞
哺乳动物细胞正向突变试验	V79 细胞、CHO 细胞、L5178Y 细胞、人成纤维细胞和淋巴细胞
染色体畸变分析	淋巴细胞、初级精母细胞等
体外微核试验	CHL 细胞、CHO 细胞、V79 细胞、毛囊细胞和洋葱根尖细胞等
SCE	淋巴细胞、CHO 细胞等
UDS	淋巴细胞、CHO 细胞等
细胞转化试验	SHE 细胞、CHO 细胞、C3H/10T1/2 细胞、BHK-21 细胞、大鼠支气管上皮细胞、人胚肾细胞、BALB/c-3T3 细胞等

资料来源：刘宁，沈明浩．食品毒理学［M］．北京：中国轻工业出版社，2007.

3. 外源化学物神经毒性的体外检测

多数外源化学物对中枢或周围神经系统都具有直接作用，如丙烯酰胺，氰化物，重金属铅、汞、砷，有机溶剂和农药等；某些食品添加剂；某些天然毒素（如软骨藻酸、蜘蛛毒及蛇毒等）。识别和评价工业污染物和环境中自然存在的神经毒物，已在世界范围内日益受到重视。因此，选择有效、快速和价廉的研究手段检测神经毒物并了解其作用机制非常重要。

细胞培养在神经毒理学研究领域中起着越来越重要的作用，这方面的资料呈指数增加趋势。细胞培养提供的模型系统中，实验变量可被严格控制，较使用整体动物更廉价。新技术的发展可使许多设想成为可能，如使神经元和星形细胞生存期延长；可将所选择的基因加入或从培养细胞中取出；点突变可用于解释酶催化的重要部位和调节蛋白的作用；可利用反义RNA 调节蛋白质的转录水平。细胞培养技术的进一步发展，将为神经毒物作用机制研究提供新的线索资料，并将促进对神经毒物与机体交互作用所致疾病的防治研究。

四、分子生物学实验

随着分子生物学技术的发展，PCR（polymerase chain reaction）技术也逐步应用到食品毒理学实验中来，PCR 技术是聚合酶链反应技术的英文缩写，又称无细胞克隆技术（free bacteria cloning technique），是一种对特定的 DNA 片段在体外进行快速扩增的新方法。

（一）PCR 简介

1. PCR 技术的原理

用于扩增位于两段已知序列之间的 DNA 片段，类似于天然 DNA 的复制过程。以拟扩增的 DNA 分子为模板，以一对分别与模板 5′端和 3′端互补的寡核苷酸片段为引物，在DNA 聚合酶（Taq 酶）的作用下，按照半保留复制的机制沿着模板链延伸直至完成新的DNA 合成，重复这一过程，即可使目的 DNA 片段得到扩增。扩增的特异性取决于引物与模板 DNA 的特异结合，其主要过程由变性、退火和延伸三个步骤反复循环组成。

（1）DNA 变性（90～96 ℃）：双链 DNA 模板在热作用下，氢键断裂，形成单链 DNA。

（2）退火（复性）（40～65 ℃）：系统温度降低，引物与 DNA 模板结合，形成局部双链。

（3）延伸（68～75 ℃）：在 Taq 酶（72 ℃左右活性最佳）的作用下，以 dNTP（脱氧核糖核苷三磷酸）为原料，从引物的 5′ 端向 3′ 端延伸，合成与模板互补的 DNA 链。每一循环经过变性、退火和延伸，就形成两条双链 DNA 分子，即 DNA 含量增加一倍。

2. PCR 技术的反应要素

PCR 技术需要的基本反应条件，也称为 PCR 技术的反应五要素，其包括：

（1）DNA 模板：为特定的 DNA 片段。

（2）耐热的 DNA 聚合酶：常用 Taq 酶。

（3）引物：指两段与待扩增靶 DNA 序列互补的寡核苷酸片段，它是决定 PCR 扩增片段长度、位置和结果的关键。引物有多种设计方法，由 PCR 在实验中的目的决定，但基本原则相同；

（4）4 种核酸原料：即 dNTP。

（5）辅因子：包括 Mg^{2+}、牛血清蛋白（BSA）、DMSO 及缓冲液等，是供酶促反应达最佳条件的各种因子。

3. PCR 技术的技术特点

PCR 技术广泛应用于毒理学等很多学科，主要得益于其独有的技术特点。

（1）简便快速：PCR 反应用耐高温的 DNA 聚合酶（Taq 酶），一次性地将反应液加好后，即在 DNA 扩增液和水浴锅上进行变性—退火—延伸反应，通常在 2～4 h 完成扩增反应，而且，扩增产物一般用电泳分析，不一定要用同位素，无放射性污染，易推广。

（2）灵敏度高：PCR 产物的生成量是以指数方式增加的，能将皮克量级的起始待测模板扩增到微克水平；能从 100 万个细胞中检出一个靶细胞；在病毒的检测中，PCR 的灵敏度可达 3 个 RFU（空斑形成单位）；在细菌学中最小检出率为 3 个细菌。

（3）特异性强：PCR 产物的特异性取决于引物的寡核苷酸与模板结合的正确性。

（4）对原始材料的要求较低：PCR 技术具有较高的特异性和灵敏度，因而有可能从很微量的靶 DNA，获得满意的 PCR 产物。DNA 粗制品及 RNA 均可作为扩增模板，可直接用生物标本，如血液、毛发、细胞、活组织等进行 DNA 扩增检测。

PCR 技术包括多种类型，如反向 PCR 技术、不对称 PCR 技术、多重 PCR 技术、标记 PCR（LP-PCR）技术、锚定 PCR 技术、巢式 PCR（nested PCR）技术、差示 PCR（dPCR）技术、实时定量 RT-PCR 技术、差异显示反转录 PCR（DDRT-PCR）技术、随机扩增多态性 PCR（RAPD-PCR）技术。

（二）反向 PCR 技术的原理和特点

1. 反向 PCR 技术的原理

反向 PCR（inverse PCR，iPCR）技术是克隆已知序列旁侧序列的一种方法。其主要原理是用一种在已知序列中无酶切位点的限制性核酸内切酶消化基因组 DNA 后，酶切片段自身环化，并以环化的 DNA 作为模板，用一对与已知序列两端特异性结合的引物，扩增夹在中间的未知序列。该扩增产物是线性的 DNA 片段，大小取决于上述限制性核酸内切酶在已知基因侧翼 DNA 序列内部的酶切位点分布情况。用不同的限制性核酸内切酶消化，可以得到大小不同的模板 DNA，再通过反向 PCR 获得未知片段。

2. 反向 PCR 技术的特点

利用反向 PCR 可对未知序列扩增后进行分析，探索邻接已知 DNA 片段的序列，并可将仅已知部分序列的全长 cDNA 进行分子克隆，建立全长的 DNA 探针。该技术适用于基因游走、转位因子和已知序列 DNA 旁侧病毒整合位点分析等研究。反向 PCR 方法也存在着不足之处：①需要从许多酶中选择限制性核酸内切酶，即必须选择一种合适的酶进行酶切才能得到合理大小的 DNA 片段。选择的酶不能在非酶切位点切断靶 DNA。②大多数有核基因组含有大量中度和高度重复序列，而在 YAC（酵母人工染色体）或 cosmid（黏粒）中的未知功能序列中有时也会有这些序列，这样，通过反向 PCR 得到的探针就有可能与多个基因序列杂交。

（三）实时定量 RT-PCR 技术的原理和特点

1. 实时定量 RT-PCR 技术的原理

实时定量 RT-PCR（real-time quantitative reverse transcription PCR）技术是指在 PCR 指数扩增期间通过连续监测荧光信号的强弱来即时测定特异性产物的量，并据此推断目的基因的初始量。实时定量 RT-PCR 技术的形成是基于两个重要的发现：一是发现 Taq 酶有 $5'→3'$ 外切酶活性；二是利用荧光共振能量转移技术（fluorescence resonance energy transfer，FRET）构建双标记寡核苷酸探针，即 TaqMan 探针。随后相继出现了分子信标控针、蝎形探针（scorpiosn）及杂交探针。其中，蝎形探针由两个寡核苷酸分子组成，一个是引物，另一个是带荧光分子的探针，此探针也具有引物的功能。虽然这些探针不依靠 Taq 酶 $5'→3'$ 外切酶活性，但都利用了 FRET 原理，最后又出现了能非特异性地与双链 DNA 结合而发荧光的染料。实时定量 RT-PCR 技术的特异性由引物和探针的特异性所决定，只有在 PCR 过程中探针结合到目标片段才能发出荧光信号。

2. 实时定量 RT-PCR 技术的特点

与传统 PCR 技术相比，实时定量 RT-PCR 技术具有较大的优势：①操作简便、快速高效，而且具有很高的敏感性和特异性；②大大降低了污染的可能性，实时定量 RT-PCR 是在封闭的体系中完成扩增并进行实时测定的；③在 PCR 扩增过程中能实时监控 PCR 扩增情况，可以随时调整反应参数；④快速简便、高通量。

传统的反转录 PCR（RT-PCR）方法对基因的定量是在 PCR 扩增和电泳之后扫描条带，根据颜色的深浅来定量，误差较大。然而，实时定量 RT-PCR 技术不需电泳分析，而直接使用软件分析，一方面避免了接触标志物溴化乙啶（EB），另一方面也可以使定量快速而简便，实现高通量检测。

实时定量 RT-PCR 技术也存在一些不完善之处。实时定量 RT-PCR 技术只能定量 mRNA 水平，因为在转录后还有许多调节因素，所以 mRNA 水平可能不能反映细胞中产生的蛋白质水平。如果要准确而全面地了解机体的表达水平，除了分析 mRNA 的水平外，还需要免疫组织化学和生物化学实验的数据。实时定量 RT-PCR 技术得到迅猛发展，这使 mRNA 表达定量变得更容易、快速和敏感，通过条件优化可以使定量变得更准确和可靠，这是一种理想的定量检测细胞因子 mRNA 表达水平的方法。利用实时定量 RT-PCR 分析细胞因子表达水平，有助于免疫调控机制研究、细胞因子研究。实时定量 RT-PCR 技术也可以在病原体检测、病毒荷载量的测定、基因突变位点的检测上发挥重要作用。

（四）DDRT-PCR 技术的原理和特点

1. DDRT-PCR 技术的原理

mRNA 差别显示反转录 PCR（differential mRNA display reverse transcription PCR，DDRT-PCR）又称 mRNA 差别显示法，是一种筛选和克隆受机体内外各种因素影响下差异

表达基因的方法。其基本原理为：根据真核细胞中有 15000 个表达基因，且其 mRNA 均含有 poly（A）端的特点，合成 2 组引物。其中，3′端锚定引物设计成 T12 -MN（N 代表 4 种碱基中的一种；M 为 A、G 或 C 三种碱基中的一种，但不能为 T），共有 12 种引物。5′端引物设计成 20 条随机引物，每条引物由 10 个碱基组成。将基因背景相同的 2 个或多个细胞系或组织总 RNA（mRNA）在反转录酶的作用下反转录成 cDNA，然后用相应的 3′端引物和 5′端随机引物进行 PCR 扩增，通过比较 PCR 产物电泳条带的密度即可找出不同细胞或不同处理组细胞中差异表达基因的扩增片段。回收并再次扩增差异表达的 cDNA 片段，经 mRNA 杂交分析、克隆、鉴定序列分析等过程，然后与 GenBank 数据库中的已知序列进行同源性匹配，即可确定差异表达的基因是已知的基因还是新发现的基因。

2. DDRT-PCR 技术的特点

DDRT-PCR 技术的优点：RNA 用量少，约 0.15 μg；能用于检测组织或细胞中表达极低丰度的 mRNA 样品的差异表达；可同时比较两种以上的 RNA 样品；重现性好；可同时检测基因的上调和下调表达；操作快速简单；实验过程中，可以步步验证和比较。

DDRT-PCR 技术在实际操作中也存在着缺点，主要表现在：①假阳性率较高，由于出现差别条带太多，假阳性率高达 70% 左右；②对低拷贝 mRNA 检测能力较差，且对高拷贝数的 mRNA 具很强的倾向性；③基因的克隆受 mRNA 表达的时效性影响；④检测全部 mRNA 工作量过大；⑤差别显示得到的片段较短，通常为 300～500 bp，而且大多数位于 3′端非编码区，这些序列常不能真正代表差别表达的基因。DDRT-PCR 技术实验流程如图 5-1 所示。

3. DDRT-PCR 技术在毒理学中的应用

DDRT-PCR 技术在毒理学中的应用主要包括以下几方面。

（1）**外源化学物毒性机制研究**：外源化学物对机体损害机制的研究，已经实现了从整体水平和器官水平向细胞和分子水平的飞跃。DDRT-PCR 技术也被广泛应用于毒理学机制的研究。例如，甲基丙烯酸环氧丙酯（GMA）是一种重要的化工原料，长期的职业暴露可能会引起生殖或生育毒性和致癌性等危害。为了研究诱导人胚肺成纤维细胞恶性转化的机制，研究人员在建立 GMA 体外诱导的人胚肺成纤维细胞（HELF）恶性转化模型的基础上，采用 DDRT-PCR 技术，对恶性转化细胞同正常细胞之间基因的差异表达状况进行比较分析。实验结果发现，两种细胞在基因表达方面存在明显差异。然后，又对 18 个差异表达片段进行克隆，其中的 17 个 DNA 片段与已知基因高度同源，另外一个为新基因序列。Northern 杂交证实，分别有 8 个和 3 个基因在 GMA 诱导的恶性转化细胞中表达量增加或降低。这为 GMA 的职业防护提供了理论依据。

（2）**辐射中毒机制研究**：DDRT-PCR 技术应用于辐射机制的研究的报道也比较多。例如，人干扰素-β（hIFN-β）预处理的科凯恩（Cockayne）综合征成纤维细胞对紫外线辐射致死效应的抵抗力会增加。为了研究导致这一结果的作用机制，研究者运用 DDRT-PCR 技术对 hIFN-β 处理的细胞和对照细胞进行比较，得到 14 条 hIFN-β 诱导表达的差异条带。其中，7 个差异序列在 GenBank 数据库找到了同源序列，6 个为未知的差异表达标签序列，1 个则为着色性干皮病 XPG 基因。因此，通过 DDRT-PCR 技术的研究结果可以推测，XPG 基因可能在 hIFN-β 诱导的细胞抵抗紫外线辐射致死效应中起了一定的作用，最终导致 hIFN-β 预处理的 Cockayne 综合征成纤维细胞对紫外线辐射致死效应的抵抗力增加。

（3）**金属毒性机制**：DDRT-PCR 技术也被应用于金属物质对机体的毒性研究中。例如，

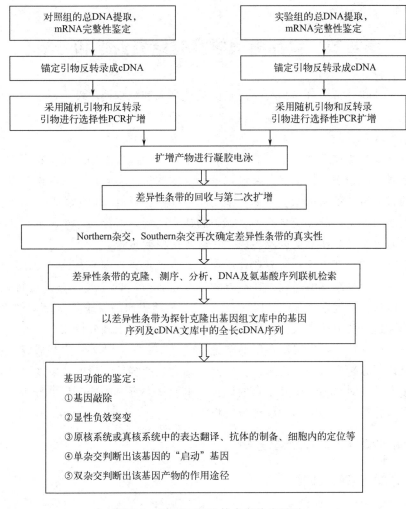

图 5-1　DDRT-PCR 技术实验流程图

利用 DDRT-PCR 技术对长期暴露于元素铝的小麦进行分析，结果得到与 MDR（multidrug resistance protein）同源的基因序列，这个基因被命名为 *TaMDR1*（*Triticum asetivum* MDR1）。当小麦的铝含量为 5～50 mmol/L 时会诱导 *TaMDR1* 的表达，同时该浓度正是自然环境中铝在土壤中的浓度。分析结果表明，铝的早期毒性机制可能是破坏了钙稳态。这些结果可被用于解释土壤中的铝危害人体健康可能的途径及其机制。

（4）**生物毒素研究**：食品中的各种生物毒素也是毒理学研究的重点。单端孢霉烯族毒素是由镰刀菌产生的。单端孢霉烯族毒素包括脱氧雪腐镰刀菌烯醇（呕吐毒素，DON），其首要毒性作用是抑制蛋白质的合成，其抑制能力取决于毒素的化学结构，其主要毒性作用机制之一是上调促炎细胞因子。例如，研究人员利用 DDRT-PCR 技术，评价呕吐毒素和葡萄穗霉毒素 G（SG）对 RAW264.7 巨噬细胞系 mRNA 的影响。通过实验，分离出 23 个差异表达的 cDNA 片段并进行测序。结果发现，有 2 个 cDNA 片段与已知的基因巨噬细胞炎症蛋白-2（MIP-2）和补体 3a 受体（C3aR）同源；MIP-2 和 C3aR 的 mRNA 表达均受到 DON 诱导上调，而仅有 MIP-2 的 mRNA 受到 SG 的诱导。这一研究结果表明，单端孢霉烯族毒素诱导的特异性炎症性基因，可能取决于单端孢霉烯族毒素的结构。

第四节 食品毒理学实验结果处理和分析

统计学的设计和分析的目标是消除潜在的偏倚来源和减少偶然性，通过对实验数据进行归纳整理和统计分析，从有限的实验数据，概括出受试物对生物体作用的普遍规律，取得有价值的研究结论。

统计学观点及方法在毒理学实验的设计和结果评价中起关键的作用，在毒理学实验的实验设计和实施时，动物物种的选择、剂量水平、动物数量、实验期、检测准确度、分层、随机化、适当的对照组、动物的放置、数据记录等方面应遵循统计学原则；进行统计学分析时，实验和观察的单位，反应变量的类型，组间比较的形式，分层、年龄的校正，每只动物的多次观察，假设检验和概率值以及多因素比较等应引起重视。

毒理学研究中的数据统计是建立在合理设计，客观观察，资料完整，记录准确的基础上的，是分析样本、推论总体的过程。在此过程中，统计分析的主要任务是进行显著性检验，即分析无效假设成立的概率（P）。因此，经统计分析所得出的结论不是绝对的肯定和否定，而是概率性的。这就要求研究人员掌握统计学的基本概念，正确分析数据性质，从而选择恰当的统计方法进行统计分析，得出正确的结论。统计学分析软件无法代替研究人员对数据性质的判断和统计学分析方法的正确选择。如何正确地选择统计分析方法以及正确理解统计学结论，将直接影响到对毒理学研究结果的评价。下面将介绍一些选择正确分析方法和解释结果的基本观点，并推荐一些常用的统计学分析方法。

一、实验数据处理和统计学分析

（一）毒理学研究的数据类型

1. 计量资料

在毒理学研究中，通过对观察单位用定量的办法测量某项指标数值大小所得到的资料，称为计量资料（measurement data）。如动物身长（cm）、体重（kg）、血红蛋白量（g/L）、胆固醇含量（mmol/L）、进食量（g）等。对这一类资料常用的描述性指标有平均数、标准差。推断性分析有 t 检验、u 检验、方差分析、相关与回归分析等。

2. 分类资料

将观察单位按某种属性或类别分组，然后清点各组的观察单位数目所得到的资料，称为分类资料（categorical data），如实验动物的性别分雌、雄，实验结果分阳性、阴性等，这一类资料常用的描述性指标有构成比、率和相对比及率的标准误等；推断性分析主要有 u 检验、X^2 检验、Poisson 分布等。

3. 等级资料

将观察单位按某种属性的不同程度分组，统计各组的观察单位数目所得到的资料，称为等级资料（ranked data），如效果判定为显效、有效、无效；程度分轻、中、重；实验室检测结果分－、±、＋、＋＋、＋＋＋、＋＋＋＋等，它们之间只有等级、程度上的差异，这一类资料常用的描述性指标是几何均数、对数标准差；推断性分析有 Ridit 分析、秩和检验等。

4. 数据类型转换

数据类型的相互转化，例如血红蛋白属计量资料；若将血红蛋白按正常与异常分组，资料便转换为计数资料；若按轻、中、重分组，资料便转换为等级资料。在多因素分析中有时需要将定性指标数量化，如将多项效果按程度不同转化为评分，分别用"0、1、2、3、……"表示，则可按计量资料处理。

5. 数据转换

数据转换的目的是稳定方差；直线化；使分布正态化或接近正态，因为有许多检验广泛适用于正态分布数据，而且这些检验方法相对较为简单。数据转换推荐的方法见表5-5、表5-6。

表 5-5　不同类型的频数分布变为正态分布的转换

数据类型：推测分布	建议的转换方法
比例（包括百分数）：二项分布	$\sqrt{x}$ 的反正弦（也称为角转化）
计数：泊松分布	$\sqrt{x}$ 或 $\sqrt{(x+1/2)}$（如果存在 0 值）
计量值：负向偏斜	x^2，x^3，antilog x（以数值升高为序）
计量值：正向偏斜	$\sqrt{x}$，log x，$1/x$，$1/x^2$（以数值升高为序）

表 5-6　毒理学中常用的正态化数据转换

转换	计算方法	例子
算术	$x'=x/y$ 或 $x'+c$	器官重/体重
倒数	$x'=1/x$	线性化数据，特别是率
反正弦（角转化）	$x'=\arcsin\sqrt{x}$	显性致死和突变率数据正态化
对数	$x'=\log x$	pH
概率（概率单位）	$x'=$ probability x	反应百分率
平方根	$x'=\sqrt{x}$	由动物体重计算体表面积
Box-Cox	$x'=(x^v-1)\,v$，对于 $v\neq0$ $x'=\ln x$，对于 $v=0$	在没有前期知识进行转换时，所用的一组转换
等级	取决于样品的性质	连接参数统计学和非参数统计学之间的桥梁

注：x 和 y 是最初的变量，x' 为转换值，c 为常数。双倒数作图（即 $1/x$ 对 $1/y$）将会使几乎任何数据线性化，因此对一组变量 log 转换作图。

（二）假设检验的一般考虑

1. 实验和观察的单位

动物既是实验单位又是观察单位，每个实验单位只提供一项数据进行分析。因为所有方法得到的每一项数据在统计学上是假设其独立的，如果对每个实验单位进行多次观察，则应将这些观察结果恰当地综合，形成一个总的观察结果，然后再进行分析。如观察动物肾重，应将动物双侧肾称重，进行组间双肾重量均值的比较，单个肾重不是独立的观察值。

2. 组间进行比较的形式

在有 N 个（$N>2$）处理组的实验中，重要的统计分析是检验其非均一性和剂量相关的趋势。

非均一性检验是从总体上确定是否有明显的证据表明与"各组在反应上无差别"（无效）的假设不同。这类检验通常是可行的，但并非十分有帮助，因为它并不考虑反应类型。

剂量相关的趋势检验只适用于各组接受相同的受试物。它用于确定反应增强的趋势是否与受试物的剂量有关。如用图表示，则这种检验可以观察剂量（X轴）和反应（Y轴）的关系作为一条斜线来处理是否比一条水平线更恰当。尽管在真正的无阈值的线性关系中，这是一个很好的检验，但在统计学上显示有明显的正比趋势时，并不意味着在整个剂量范围内，反应都会随着剂量的加大而增强。在各个处理组与对照组分别比较，不能得到显著性时，趋势检验常常可以发现统计学上具有显著性的作用。有时也会出现趋势不显著的情况，如各组间存在着明显的差别，但没有明显趋势的证据。这可能是由于竞争性作用而在较低剂量时反应加强，但在高剂量时反应却减弱。这种情况下最好只采用对照组和几个低剂量组的资料来检验变化趋势。

3. 假设检验和概率值

（1）"生物学显著性"与"统计学显著性"的含义不同。有时一种相关很可能不是偶然性导致的，因而具有统计学显著性，但却无生物学意义，即动物的健康并未受到影响，反之，一个结果可能具有生物学意义，但在统计学上却无显著性。全面评价实验资料必须同时考虑生物学意义和统计学意义。

（2）"$P=0.05$"并非指实验条件没有作用的概率是 0.05，真正的意思是假设实验处理并不引起任何作用（即所谓无效假设），而观察到真正有显著性差别的概率是 0.05。

（3）概率值（P）有两种类型。一个是单侧 P 值，指实验作用中朝一个方向（只能增加或减少）的作用等于或大于所观察的作用的概率。另一个是双侧 P 值，指实验作用在正反两方面（既可增加，也可减少）的作用等于或大于所观察的作用的概率。在引用时，都需要说明所采用的 P 值为哪种类型。通常采用"双侧 P 值"是较适宜的。但如果有前提原因，预期只有一个方向的实验作用，则一般说明采用"单侧 P 值"，当使用"单侧 P 值"时，应忽略与假设方向相反的改变。

（4）当 P 值等于或小于 0.001 时，其本身就可令人信服地证明实验条件真正存在着作用，而较小的 P 值（如 $P=0.05$）可提示可能存在作用，还要用其他资料补充或加强。与非预期的作用或在其他剂量水平未出现的作用相比，如果出现的差别与以往实验报告相似，或根据生化方面的考虑预期出现某种作用，则较大的 P 值（如 $0.05\leqslant P<0.1$）也已足够。在表达统计分析结果时，较好的办法是采用（＋）号来表示正差别，＋＋＋表示 $P<0.001$，＋＋表示 $0.001\leqslant P\leqslant 0.01$，＋表示 $0.01\leqslant P<0.05$，±表示 $0.05\leqslant P<0.1$。在表达多个变量结果时，这就使研究结果更易于理解。

（三）数据处理和统计方法

毒理学实验的数据通常是由剂量水平和相应观察值组成的二维关系型数据。毒理学实验处理组与阴性对照组观察值均数的比较，根据实验结果（指标）的变量类型是数值变量（计量资料）还是分类变量（计数资料），选用不同的统计分析方法。如果资料可拟合某种分布，则适用于参数检验，其敏感度和效率高于非参数检验；如资料不能拟合某些已知的分布，则应进行数据转换，以满足正态性和方差齐性。如果任何变换都不能改善数据的分布，则可能存在个别可疑值，应予以识别和剔除。另一方面，可使用不依赖总体分布模型的非参数统计分析。毒理学实验数据统计分析流程图如图 5-2 所示。

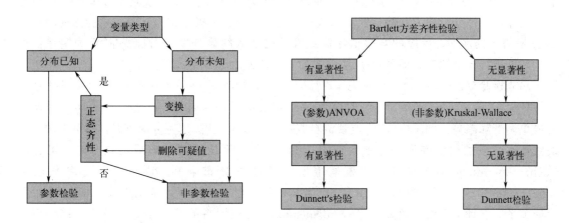

图 5-2　毒理学实验数据统计分析流程图

一种毒理学实验资料可以有若干种正确的统计学分析方法，但可能不存在唯一正确的方法。其原因主要是表面上不同的统计学分析方法常以相同的统计学概念和模型为基础。另一方面，利用不同的统计学方法来评价毒理学实验资料缺乏比较研究。

1. 处理组与阴性对照组比较

各处理组与阴性对照组两两比较和多个处理组与阴性对照组比较常用的统计学方法见表 5-7。

表 5-7　处理组与阴性对照组比较常用的统计学方法

类型	连续性数据，正态分布		离散性数据		分布未知
	方差齐	方差不齐	二项分布	泊松分布	
处理组与阴性对照组两两比较	t 检验	t' 检验	卡方检验，Fisher 确切概率法，u 检验	u 检验	非参数法，如 Mann-Whitney U 检验、Wilcoxon 秩和检验
多个处理组与阴性对照组比较	Dunnett 检验	改进的 Dunnett 检验	平方根反正弦转换，再用 Dunnett 检验，或者 Simes 法	Suissa 和 Salmi 法	非参数法，如多重比较秩和检验 Kruskal-Wallis 检验、Friedman 检验

2. 剂量-效应关系和剂量-反应关系

剂量-效应关系和剂量-反应关系是毒理学研究的重要内容。在急性毒性（LD_{50}）研究中，即典型的剂量-反应关系研究中，LD_{50} 是统计学的点值估计和区间估计。在其他毒理学实验中，阳性剂量-效应关系和剂量-反应关系的确定也应通过统计学处理和判定。尽管可以用各处理组与阴性对照组两两比较和各处理组间两两比较来证明存在剂量-反应关系，但是高剂量组与中、低剂量组及对照组间差别有显著性，中剂量组与低剂量组和对照组间差别有显著性，低剂量组与对照组间差别无显著性，并且这种方法的效率较低。剂量-效应关系和剂量-反应关系的判定可以分为定性和定量统计学判定两大类。剂量-效应关系和剂量-反应关系的统计学定性分析即为趋势检验，而统计学定量分析则为模型拟合。趋势检验是检验对自变量 X 规定的水平，反应的观察值增高或降低的趋势的显著性。当自变量 X 为定量数据时，则可进行模型拟合，即剂量-反应关系的定量研究。

趋势检验（trend test），剂量为 x；反应为 μ_i，当有 $x_0 < x_1 < \cdots < x_K$，无效假设为

$H_0: \mu_i = \mu_0 = \cdots = \mu_K$，备择假设为 $H_a: \mu_i \leqslant \mu_0 \leqslant \cdots \leqslant \mu_K$ 或 $\mu_i \geqslant \mu_0 \geqslant \cdots \geqslant \mu_K$ 单调上升或单调下降趋势。如反应 μ_i 为连续资料服从正态分布，当 x_i 为定量数据，则可选用简单的线性回归或加权线性回归；如反应 μ_i 为离散资料服从二项分布或泊松分布，可选用 Cochran-Armitage 趋势检验；如果样本所属的总体分布未知，则可利用非参数法加 Jonckheere-Tersptra 趋势检验。在毒理学数据的统计学方法中，主要的发展方向包括剂量-反应关系的统计学方法、超离差（overdispersion）计数资料的统计学方法及广义线性模型（generalized linear model）。这些方法可以利用统计程序包如 SAS、SPSS、Genstat 等来实现。趋势检验和模型拟合等统计学方法可参阅有关统计学专著。

3. IPCS 推荐的统计学分析方法

国际化学品安全规划小组（IPCS）推荐的统计学分析方法见表 5-8。

表 5-8　IPCS 推荐的统计学分析方法

I "有或无"分类数据		
i 动物间的比较	个别组的比较	Fisher 精确分布检验（不分层的数据） 2×2 校正的卡方检验（分层或不分层的数据）
	非均一性	2×K 卡方检验（分层或不分层的数据）
	与剂量相关的趋势	Armitage 检验（分层或不分层的数据）

注：有关分层检验和各层相关的恒定性检验的详细内容参见 Breslow N E, Day N. Statistical methods in cancer research. Volume I -The analysis of case-control studies [J]. IARC scientific publications，1980（32）：5-338.

有关年龄校正的检验参见 Peto R，et al.（1980）Long-term and Short-term Screening assays for carcinogens：a critical appraisal [J]. IARC Monogr Eval Carcing Risk Chem Hum Suppl，1980（2 Suppl）：1-426

ii 动物内部比较	个别组的比较	McNemar 检验或符号检验
	非均一性	Cochran 检验
	变量间的相关性	Fisher 精确分布检验，2×2 校正的卡方检验
II 分级数据		
i 动物间的比较	个别组的比较	Mann-Whitney U 检验
	非均一性	Kruskal-Wallis 非参数检验

续表

	Ⅱ 分级数据	
	与剂量相关的趋势	参见 Marascuilo L A，Mcsweeney M E. Nonparametric post hoc comparisons for trend [J] . Psychol Bull，1967，67（67）：401-412
ⅱ 动物内部比较	个别组的比较	Wilcoxon 配对符号秩和检验
	非均一性	Friedman 双向方差分析
	与剂量相关的趋势	Page 检验
	变量间的相关性	Spearman 等级相关系数
	Ⅲ 连续数据	
假设各组方差呈正态和非均一分布。在采用这类方法之前： 离群值的检验，见 Barnett V，Lewis T Outliers in statistical data [M] . New York：John Wiley and Sons，1978. 方差非均一性的检验：Bartlett 检验 如果未转换的数据呈现方差非均一分布，则可考虑用对数和/或平方根转换的数据 如果方差在转换后仍呈非均一分布，则采用分级数据的方法		
ⅰ 动物间的比较	个别组的比较	t 检验
	非均一性	单侧方差分析
	与剂量相关的趋势	线性回归分析
ⅱ 动物内部比较	个别组的比较	配对 t 检验
	非均一性	双向方差分析
	与剂量相关的趋势	线性回归分析
ⅲ 变量间的相关性	各组变量间关联性的变化	Pearson 相关系数协方差的分析
	变量随时间而变化	用方差分析评估第二个时间点与第一个时间点的差别

二、对常规毒理学实验资料推荐的统计学方法

（一）体重和器官重量

体重及器官重量（或器官相对重量）通常是综合反映动物健康状况的敏感指标。实验动物体重增长减轻受到多种毒效应的影响，包括食欲、消化功能、代谢和能量消耗变化等。器官重量通常指实质性脏器重量，器官相对重量指实质性脏器的湿重与体重的比值。体重不论是绝对重量还是重量变化率（从实验前基线测量值算起），几乎在任何情况下均可运用方差分析法作出最好的分析。

如果每组样品量足够大（10 或 10 个以上），可用下述方法：

① 器官重量计算为体重的百分比。

② 按体重或体重改变分析。如在实验开始，动物随机化分组［各组体重均数差别无显著性，各组所有的动物体重在总平均体重的 2 个标准差（SD）之内］，利用体重改变分析比较好。

③ 对各组资料利用 Bartlett 方差齐性检验检测方差齐性。根据方差齐性或不齐性，决定进一步的统计学检验。如果样本量较小，可利用 Kruskal-Wallis 非参数检验。

（二）临床化学

过去一般用 t 检验或方差分析（ANOVA），但这并非最适当的方法。因为这些生化参数很少是彼此独立的。通常，所研究的并不是单独某一个参数，而是与靶器官毒性作用有关的一组参数，例如，肌酸激酶（CPK），α-羟基丁酸脱氢酶（HBDH）和 LDH 同时显著增高提示心肌损伤。这时我们并不只是注意其中一个参数的增高，而是全部 3 个参数。而血清电解质（如钠、钾、钙）常相互影响，一种降低常伴另一种增加。此外，由于这些参数的生物学性质或测量方法不同，数据本身可能不服从正态分布（为偏态分布）或是非连续的，如肌苷、钠、钾、氯、钙和血尿素氮（BUN）。临床化学资料适用的统计学方法有：

① ANOVA、Bartlett 检验和/或 F 检验，t 检验：适用于钙、葡萄糖、BUN、肌苷、胆碱酯酶、总蛋白、白蛋白、HBDH、ALP、CPK、LDH、丙氨酸转氨酶（ALT）、天冬氨酸转氨酶（AST）及血红蛋白等。

② Kruskal-Wallis 非参数检验、ANOVA：适用于总胆红素、GGT。

（三）血液学

不同物种、品系的实验动物血液学检查的数据所服从的分布也可能是不同的。这些参数的大部分是相互关联的，并依赖于所用的测定方法。

(1) 红细胞（RBC）数、血小板数和平均红细胞体积（MCV）可用仪器测定，数据适用参数检验。

(2) 红细胞压积（HCT）是由 RBC 和 MCV 得到的计算值，故依赖于这两个参数；但如直接测定，也可用参数检验。

(3) 血红蛋白是直接测定的并且是独立的连续数据。但如同时存在血红蛋白的多种形态（氧血红蛋白、脱氧血红蛋白、高铁血红蛋白等），则可能不是典型的正态分布，而呈多模型分布。此时可用 Wilcoxon 检验或多重秩和检验。

(4) 白细胞（WBC）总数服从正态分布，并适用于参数检验。而 WBC 的分类或报告为百分比或乘以 WBC 总数的"绝对"分类 WBC 数。这些资料，特别是嗜酸性粒细胞不符合正态分布，应该用非参数统计。

应注意，单个参数的变化很少有生物学意义，因为这些参数是相互关联的，应注意发现并分析预期的参数变化谱。

（四）组织病理学损害发生率

亚慢性和慢性毒性试验强调组织病理学检查。统计学分析用于评价处理组动物组织病理学损害发生率是否高于对照组动物。除了癌发生率外，也应注重发现其他病理损害。处理组和对照组动物病理损害发生率常用卡方检验或 Fisher 精确分布检验。利用双侧检验还是单侧检验取决于研究者的要求。对于多重比较可用 Bonferroni 法，而且可利用趋势检验来评价剂量-反应关系。损害程度上的差异，如无效应＜轻微损害＜中等损害＜严重损害等，这一类资料常用的描述性指标是几何均数、对数标准差；推断性分析有 Ridit 分析、秩和检验等。

（五）生殖毒性

对生殖毒性的统计学分析，以窝（或妊娠雌性动物）为实验单位，而不是幼体。生殖毒性试验一般可得 4 个变量：生育力指数（FI）、受孕指数（GI）、存活力指数（VI）和哺育指数（LI）。对这些变量，如样本数为 10 或 10 个以上，则可利用 Wilcoxon-Mann-whitney U 检验或 Kruskal-Wallis 非参数检验。如样本数小于 10，则可用 Wilcoxon 秩和检验（用于 2 组比较）或 Kruskal-Wallis 非参数检验（用于 3 组或 3 组以上的比较）。

（六）致畸试验

每组应有 20 只妊娠动物。并且，实验单位为窝，而不是胎体。如样本数为 10 或 10 以上，可近似为正态，利用参数检验（如卡方检验、t 检验或 ANOVA）来评价结果。当样本数小于 10 时，可用非参数检验（Wilcoxon 秩和检验或 Kruskal-Wallis 非参数 ANOVA）。此外，Wilcoxon-Mann-whitney U 检验也广泛用于致畸试验。

（七）致突变试验

绝大多数遗传毒理学短期试验（STT）的观察值为计数资料（如突变体数、畸变数、SCE 数）或是相对数（如存活细胞的突变频率），因此 STT 结果的统计主要是对离散性资料的统计学推断。

从理论上来说，突变是罕见事件，服从泊松分布，但实际上，STT 数据分布模型很复杂，也可服从二项分布、负二项分布等。样本分布的研究可用拟合优度卡方检验、似然比检验、精确检验、Kolmogorov-Smimov 检验及 Fisher 推荐的离差检验。STT 资料通常比常规的统计学分布模型具有更大的变异性，样本数据的均数与分布模型拟合较好，而方差显著大于模型的方差，即出现超离差（overdis persion）。超离差可通过假定分布的均数服从某一特定的分布来表达，即构成复合分布（compound distribution）。如负二项分布可记为泊松-伽马复合，其他还有多种复合分布，如泊松-反伽马复合、泊松-对数正态复合等。忽视超离差可使假设检验的第一类错误概率增加、参数估计的可信区间过窄，因此，超离差是 STT 资料统计学分析的重要问题。对超离差计数资料的统计学方法可参阅有关统计学专著，以下仅介绍最常用的遗传毒理学试验的统计学方法的进展。

1. Ames 试验的统计学评价

Ames 试验的结果每平板回变菌落数的分布不完全服从泊松分布，有超离差现象。并且，其剂量-反应曲线呈先上升后下降的伞形。Ames 等 1975 年提出 2 倍判断标准，连续 2 个剂量或最高无毒性剂量的回变菌落数均值大于阴性对照均值的 2 倍判为阳性，在 1983 年改进的方法中已不再推荐。2 倍判断标准有较大的缺点，此判断标准不是统计学判断，对自发回变率较高的菌株偏严，而对自发回变率较低的菌株偏松。现已发展了几种统计学方法用于 Ames 试验的假设检验和剂量反应研究。Kim 和 Margolin 等（1999）利用基于生物学的机制模型，发展了 SALM 程序，用于 Ames 试验结果的判断。

2. 遗传毒理学体内试验的统计学评价

它包括微核试验、染色体畸变试验和显性致死试验的统计学评价，Adler 等（1998）提出了 3 步法（图 5-3）。①确定实验结果是否可接受。如果同时进行的阴性对照的均数在历史性对照的均数±3 SD 之内，则该实验结果可以接受。如果不接受，则应重新进行实验。

②剂量-反应分析。利用同时进行的阴性对照资料进行剂量-反应趋势检验。有统计学显著性的阳性趋势表明受试物处理产生效应。③评价各个处理组反应,然后将各个处理组的均数分别与历史性阴性对照比较,如各个处理组均未显示差别显著性,但趋势检验有显著性意义,此实验结果的解释需要生物学判断。如果趋势无显著性,但经多重比较校正后仅一个处理组与历史性阴性对照比较差别有显著性,则此实验结果的解释也需要生物学判断。这时,可认为该实验的结果为可疑。

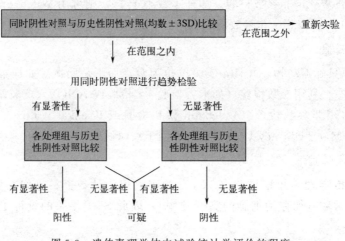

图 5-3　遗传毒理学体内试验统计学评价的程度

（八）行为毒理学试验

行为毒理学试验一般得到 4 种类型的资料:①观察记分值,来自开阔场试验等;②反应率,来自唾液分泌测试,总活动测试或压杆测试;③错误率,来自学习-记忆试验;④到达终点的时间。对这些数据常用的和推荐的统计学方法见表 5-9。行为发育毒性和生殖毒性研究的统计学方法见表 5-9,在断乳前应以窝为实验单位进行统计。

表 5-9　行为毒理学的统计学方法

观察类型	常用的方法	推荐的方法
观察记分值	t 检验或单侧 ANOVA	Kruskal-Wallis 非参数检验或 Wilcoxon 秩和检验
反应率	t 检验或单侧 ANOVA	Kruskal-Wallis 非参数检验或单侧 ANOVA
错误率	ANOVA 检验,再进行 Post-hoc 检验	Fisher 精确检验或 $R \times C$ 卡方检验,或 Mann-Whitney U 检验
到达终点时间	t 检验或单侧 ANOVA	ANOVA 检验再进行 Post-hoc 检验或 Kruskal-Wallis 非参数检验
行为发育或生殖试验	ANOVA 检验,再进行 Post-hoc 检验	Fisher 精确检验或 Kruskal-Wallis 非参数检验或 Mann-Whitney U 检验

三、实验结果的统计学意义和生物学意义

在进行毒理学实验结果评价步骤时,首先考虑是否具有统计学意义,然后考虑有无生物学意义,即是否是真实的效应,最后考虑是否具有毒理学意义,即是否是有害效应。应根据

统计学分析的结果、生物学知识和经验，综合考虑生物学意义和统计学意义后，对毒理学实验结果作出科学的判断和解释。统计检验的假设是关于总体特征的假设，检验方法是以统计量的抽样分布为依据的，得到的结论是概率性的，不是绝对的肯定或否定，不等同于有或无生物学/毒理学意义。

一般来说，具有统计学意义是具有生物学意义的必要条件之一。正确地利用统计学假设检验的结果有助于确定实验结果的生物学关联。

（一）处理相关反应的确定

当处理组与对照组之间差别有显著性时，首先需要确定这种差别是否反映了与受试物处理相关的真实效应，或是只是一个偶然结果。处理组与对照组是否存在显著性差异取决于一些相互关联的影响因素，包括：剂量-反应关系，可重现性，相关的发现，差异的大小和类型，在雌雄动物中是否均发生等。

1. 剂量相关趋势

剂量-反应关系是反映处理与效应相关的最重要的指标，即效应大小随剂量水平的增加而发生改变。如果两个或更多的处理组与对照组结果之间存在差异，并且随着受试物剂量水平的增加这种差异的严重性或发生率增加，那么这个效应很可能是与处理相关的效应。如果对照组产生的效应只与高剂量组有差异，在确定其意义时应同时考虑其他因素的影响，再确定效应是否与处理有关。如果没有出现剂量-反应关系，对照组与处理组实验动物之间的差异可能并不是由于处理所引起的。因此，正如前面所说的，选取适当的剂量范围非常重要，有助于资料的解释与说明。

例如，一个亚慢性或慢性毒性试验，设计了高、中、低三个剂量组和一个阴性（溶剂）对照组，表 5-10 列出了 9 种可能的结果，各剂量组的结果表示为－、＋和＋＋，即与阴性对照组比较，经统计学检验，－为差别无显著性（$P > 0.05$），＋为差异有显著意义（$P < 0.05$），＋＋为差别有非常显著的意义（$P < 0.01$）。

表 5-10 亚慢性或慢性毒性试验可能得到的结果

剂量组	1	2	3	4	5	6	7	8	9
高剂量	＋＋	＋＋	＋	＋	－	－	－	－	＋
中剂量	＋	＋	＋	－	－	－	＋	＋	－
低剂量	＋	－	－	－	－	＋	－	＋	＋

在这 9 种结果中，第 2 种结果是最满意的。在第 2 种结果中，低剂量为 NOAEL，中剂量为 LOAEL，而且存在剂量-反应关系。第 3、4、5 种结果都还可以接受。第 3 种结果，低剂量为 NOAEL，中剂量为 LOAEL，但剂量-反应关系不如第 2 种结果明显。第 4 种结果，中剂量为 NOAEL，高剂量为 LOAEL，没有进一步的剂量-反应关系结果，对高剂量组的阳性结果应仔细核实。第 5 种结果，对高剂量组的阴性结果仔细核实后，如果高剂量组已达染毒的极限剂量，则此结果可以接受，并报告 NOAEL 为高剂量；否则应提高剂量，重新实验。

第 1 种结果是不理想的。此结果中虽然有剂量-反应关系，但无法确定 NOAEL，也就不能确定 LOAEL。由于慢性毒性试验耗费巨大，当低剂量组阳性结果的指标在慢性毒性严重度分级（见危险性评价进展）中分级较低时，也可认为低剂量组为 LOAEL，制定安全限值应利用较大的不确定系数；否则应该降低剂量，重新试验。

第 6～9 种结果也不很理想，因为没有剂量-反应关系，这些阳性结果可能与个别动物的易感性差别有关，不具有生物学意义，应该用本实验室历史性对照值来进行统计学检验，并仔细地分析和评价。必要时应提高剂量，重新实验。

如果与对照组比较差别有显著性而又无生物学意义的参数过多（如 90 d 大鼠亚慢性毒性试验这样的参数达总参数数目的 15％以上），应该认为该实验的质量保证存在问题。

2. 反应重现性

另一项可以说明处理与效应相关的指标是可重现性。在研究中不同时间点，对照组与处理组之间都有差异，这个差异就很可能与处理有关。如果在同一物种实验动物其他的独立研究中，受试物产生同样的差异，或在另一个物种中发生相同的差异，那么更证明差异与处理有关系。如果研究结果不可重现，尤其是利用同一实验动物的时候，那么此差异很可能是偶然产生的。

3. 相关发现

评价组间差异意义的另一个影响因子是相关的发现。例如，与对照组相比，处理组动物血清丙氨酸转氨酶活性升高，如伴随有血清天冬氨酸转氨酶升高及肝坏死，那么这种效应可能与处理有关。如果没有相关指标的改变，那么这种酶活性升高可能没有意义，或者其意义必须综合考虑其他影响因素来进行评价。

4. 组间差异的大小与类型

处理组与对照组之间差异的大小及类型也提示此差异与受试物处理可能的关联。例如，处理组动物器官重量是对照组的 2 倍或者环比增加 10％则应考虑与处理相关，与对照组比较具有显著统计学差异。如果被处理动物血清丙氨酸转氨酶活性显著降低，则一般认为并无临床意义，但同样程度的活性增加就考虑为毒效应的指征。显然，以大小和类型估计一种改变的意义，需要知道数据的正常范围与趋势。

5. 性别差异

确定处理-效应相关还需考虑这种差异是否在不同性别的实验动物中均出现。因为与处理相关的效应经常在雌雄动物中都得以表现，如果处理组与对照组的差异仅在一种性别的动物中发生，那么这种受试物可能与效应没有关联。应该注意的是，有时一种性别的动物对化学毒物比另一种性别有更高的敏感性，因此在一个给定的剂量下可能只有敏感性较高的性别会产生效应。鉴于这种原因，不能仅凭在一种性别的动物不发生效应而认为此差异没有意义。例如，雄性大鼠的细胞色素 P450 依赖的单氧化酶系统活性较高，使它们对一些化学物的代谢解毒能力较强，所以，这些化学物在雄性大鼠引起的毒效应就会比雌性大鼠小。但是，如果一种化合物的代谢产物比母体化合物毒性更强，雄性大鼠对其易感性就比雌性大鼠高。这种性别差异在包括人类的许多其他物种中都未见到。

6. 差异出现的时间性

大多数受试物一次给予后出现真正的差别可能是在几天内而不是 2 周后。对于大多数受试物，在多次给药之后，通常在几个月内出现明显差异。同时，在出现真正的差异之前，会出现一些明显的征兆，预示即将出现的差异。

对于某些特殊的实验和实验物种，分析的量、动物间和动物自身的变异可能会影响表面上差别的解释。举例来说，由于丙氨酸转氨酶活性在不同动物之间有明显的差异，如猴比犬的活性更强，因此如果在对照组与处理组之间此酶活性出现很明显的差别就有可能不是反映处理相关的真实的差别。老年啮齿类动物（如 52 周或以上）自发疾病的发生概率增大而使得动物间变异增大，因此较小的组间差别不能反映真实的效应。很多实验方法方面的因素，诸如受试物给药途径、血液采样方式、血液采样的随机性等，都将影响变异，必须予以考虑。例如，连续的静脉内输液增加了某些实验的动物变异的概率，结果的微小差别的解释就很困难。心脏穿刺取血将影响很多肌肉酶变异性，如肌酸激酶、天冬氨酸转氨酶。

（二）参考范围

正如统计学的比较一样，本实验室的历史性参考范围可作为评价阴性对照组与处理组之间表观差别的工具。从事安全性评价的毒理学研究实验室应建立本实验室的历史对照值范围。虽然来自文献及其他实验室的对照动物的资料会有帮助，但不能代替本实验室的历史对照资料。

历史对照资料可反映生物学变异。同时进行的阴性对照组可提供整个对照群体的正常谱。多种因素，包括在毒理学研究确定各组动物数和分派动物至各组以及实验的整个实施过程，都可出现误差。同时对照组也只能是整个对照群体的近似。应用本实验室的历史对照资料可以用来区分处理组与阴性对照组的差别，这是因为无论是偶然性还是由于处理的相关效应，如果处理组与阴性对照组都在历史对照值的范围内，可认为此差别是处理相关效应的可能性很小。本实验室的历史性对照资料主要被用于 3 个方面。

1. 识别异常的阴性对照值

如果同时对照组值在历史对照资料范围之外，应该核查同时对照组的各个体动物资料，确认是否由于各个体动物最高值或最低值在历史对照范围之外造成均值的偏倚。如果这种离群值能排除（或者不存在离群值），同时对照值在历史对照范围外，处理组的均值在历史对照范围内，那么就可认为处理组的差别是与处理无关的，不判断为效应。然而，在解释偏离之前，考虑历史资料漂移或研究的条件是非常重要的。排除这些因素之后，对照可认为是在正常范围之外。此种情况的出现应由专家判断或重新实验。

2. 可更好地理解低发生率的发现

对于低发生率的资料，历史对照值资料范围在区分真实效应时是非常重要的。评估发生率低的资料（如肿瘤发生率，一些致死性畸形）经常用历史对照资料。特殊地，处理组和对照组发生率比较差别无显著性（$P>0.05$）时，应该应用历史对照资料，如果处理组的发生率落在历史对照资料的范围外，还是应该认为处理组的发生率与对照组的差异有生物学意义。

3. 可更好地理解高发生率的发现

处理组的某指标出现发生率的增加或者减少，与同时对照组比较尽管有统计学上的显著性，但处理组的发生率如落在此种发现的历史对照范围内，则也不能判断为效应。

一般来说，本实验室的历史对照值是利用最近的 $10\sim12$ 次实验研究的阴性对照组均值计算出的历史对照值和标准差、最小值和最大值。研究数据应来自于同一供应商的相同品系、年龄、性别的实验动物，同样的饲养条件，并应有明确的研究方法（例如，采样前处理，如是否禁食；研究参数的检验方法；损伤鉴定的组织病理学标准；终末实验动物处死时间等）。临床化学和血液学测定可能受生物学（包括物种/品系、性别、年龄、禁食条件、饲料等)、方法学(包括采血部位、麻醉剂使用、样品的存放条件、仪器、测试条件如温度、底物浓度等)等多种因素影响。一般应用最近的 $10\sim12$ 次实验研究的阴性对照组构成本实验室的历史对照值,但在同一实验室中同时阴性对照组测定值会随时间有所漂移,因此实验室的历史对照范围会有所变化。在引用文献时,如果文献对于正常范围的测定方法没有详细说明,则要特别谨慎。

用本次同时对照组值与本实验室最近的 $10\sim12$ 次实验研究的阴性对照组构成的历史对照范围(最小值和最大值)进行比较。评价毒理学结果的结构性方法见图 5-4。

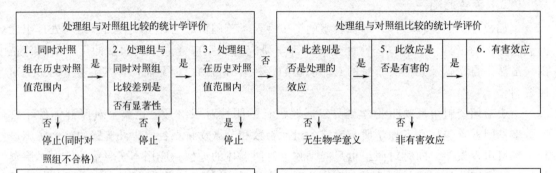

图 5-4 评价毒理学结果的结构性方法

(三)生物学意义的判断

1. 纵向比较

此参数的改变有无剂量-反应关系。化学物毒性作用的剂量-反应关系是毒理学研究的基本假设。当某参数的改变存在阳性剂量-反应关系时,就可认为此参数的改变与受试物染毒有关,具有生物学意义。

2. 横向比较

此参数的改变是否伴有其他相关参数的改变。例如,生化参数很少是彼此独立的,单个剂量组的一个参数有统计学显著性的改变一般不认为有生物学意义,除非此改变为其他参数改变所支持。如没有骨髓或脾组织学改变或没有高铁血红蛋白生成,则单有红细胞计数的改变是没有生物学意义的。同样,在免疫毒理学中,单有淋巴细胞计数的改变不伴有淋巴结组织学改变也可能是没有生物学意义的。

3. 与历史对照比较

如果目前尚无公认的实验动物参考"正常"值，则应由本实验室利用相同品系的实验动物和相同的溶剂，进行至少 10 次独立实验的阴性（溶剂）对照的资料构成历史对照，以其均值 $\pm 1.96 \times$ 标准误作为参考值的范围。同时阴性对照应在历史对照的均数 ± 3 SD 范围之内，否则应重新试验。另有观点认为，凡某种观察值与对照组比较，差别具有统计学显著性（$P < 0.05$），并符合下列情况之一者，即可认为已偏离正常参考值范围，属于有害效应：①其数值不在正常参考值范围之内；②其数值在正常参考值范围之内，但在停止接触后，此种差异仍持续一段时间；③其数值在正常参考值范围之内，但如机体处于功能或生化应激状态下，此种差异更加明显。应该指出，后两种情况需要附加的实验设计。

另外，还有一些其他的考虑。如处理组与同时对照组两组均数之差值应超过检测误差的两倍。某些血液生化指标（如 AST、ALT 等）的测定值升高才有生物学意义。

当处理组数据与阴性对照组比较差别有显著性，并且经分析认为是与处理有关的生物学效应时，应进一步判断其为有害效应还是非有害效应。决定一种效应是否为损害作用需要专家的判断。不同指标或参数的生物学意义和重要性是不同的。

在分析和综合评价实验结果的统计学意义和生物学意义时，可能遇到四种情况，见表 5-11。在此表中，第Ⅰ和第Ⅳ种情况最为常见，第Ⅰ种情况是无统计学意义也无生物学意义，第Ⅳ种情况是有统计学意义也有生物学意义。但是有时在实验结果中会出现第Ⅱ和第Ⅲ种情况。

表 5-11　毒理学实验结果的统计学意义和生物学意义

	有统计学意义	无统计学意义
有生物学意义	Ⅰ	Ⅲ
无生物学意义	Ⅱ	Ⅳ

第Ⅲ种情况是有统计学意义但无生物学意义，例如在某个亚慢性毒性试验中，中剂量组动物血液白细胞计数低于阴性对照组，差别有显著性（$P < 0.05$），而高剂量组和低剂量组动物血白细胞计数与阴性对照组比较差别无显著性（$P > 0.05$）。由于在此试验结果中未出现剂量-反应关系，因此中剂量组血液白细胞计数降低可能是偶然因素造成的，没有生物学意义。但是，如果仅在高剂量组动物血液白细胞计数降低，与阴性对照组比较差别有显著性（$P < 0.05$）时，必须仔细地核实高剂量组的资料。如果资料无任何疑问，则可认为此变化可能具有生物学意义。最好是重新进行一个亚慢性毒性试验，并加大受试物的剂量，如果能够观察到剂量-反应关系，则说明此剂量组血白细胞计数降低是有生物学意义的；如果加大受试物剂量却没有观察到剂量-反应关系，则可以说此剂量组血白细胞计数降低没有生物学意义。因此，在判断实验结果的生物学意义时，有无剂量-反应关系是关键。有统计学意义但无生物学意义的情况，更常见的原因是实验设计和实施不良。

第Ⅱ种情况是具有生物学意义但无统计学意义，这可能是因为该事件的发生是极端罕见的，例如在哺乳动物致癌试验中，在染毒组中出现对照组中没有的肿瘤类型，尽管从统计学上此种肿瘤的发生率很低，与对照组比较差别无显著性（$P > 0.05$），但还是应该认为是有生物学意义的。

利用一种以上的实验动物，当某种效应在一个物种出现而在另一物种不出现，或一个物种远比另一物种敏感时，结果的解释变得复杂化，难以确定以哪个物种的实验结果外推到人最为合适。除非有足够的资料（通常是比较毒物动力学或毒效学资料）可以表明最合适的物种，一般以最敏感的物种来确定 NOAEL 和安全限值。

 本章小结

本章介绍了食品毒理学实验设计的基本原则，主要包含了食品毒理学体内、体外试验设计要点；介绍了食品毒理学主要实验技术，主要包含实验动物的选择与操作，重点介绍了常用实验动物小鼠、大鼠、豚鼠和兔的特征，实验动物的常规处置方法以及染毒方法、样本采集方法和处死方法；同时对毒理学实验常见数据的处理和统计分析、结果评价方法作了详细介绍。

◆ 思考题 ◆

1. 动物实验设计主要包括哪些内容？
2. 毒理学体内试验对照应具备什么条件？常用的对照有哪些？各有什么特点？
3. 简单列举实验动物的选择原则。
4. 动物实验设计必须遵循的基本原则是什么？
5. 实验动物按遗传学控制可分为几类？
6. 受试物处置及给予的原则是什么？
7. 在设立试验对照时需遵循哪些原则？
8. 经口染毒的途径有哪些？各有什么优缺点？
9. 简述毒理学数据常用的统计学分析方法。
10. 简述毒理学实验结果评价方法。如何判定实验结果具有生物学意义？

→ 参考文献

[1] 王彦平. 医学实验动物学 [M]. 长春：吉林大学出版社，2005.

[2] 江朝光. 实用实验动物外科技术 [M]. 北京：人民军医出版社，2006.

[3] 施新猷. 现代医学实验动物学 [M]. 北京：人民军医出版社，2000.

[4] 王太一，韩子玉. 实验动物解剖图谱 [M]. 沈阳：辽宁美术出版社，2000.

[5] 崔淑芳. 实验动物学 [M]. 上海：第二军医大学出版社，2007.

[6] 李凤奎，王纯耀. 实验动物与动物实验方法学 [M]. 郑州：郑州大学出版社，2007.

[7] 吴端生，张健. 现代实验动物学技术 [M]. 北京：化学工业出版社，2007.

[8] 石岩，梅世昌. 医学动物实验实用手册 [M]. 北京：中国农业出版社，2002.

第六章
一般毒性作用及其评价

 学习要求

掌握： 急性毒性作用的基本概念，以及急性毒性试验的目的、设计和评价方法。

熟悉： 亚慢性和慢性毒性作用的基本概念，以及亚慢性和慢性毒性试验的目的、设计和评价方法。

了解： 毒性作用评价的相关法规和标准；毒性作用评价在毒物风险评估、毒物的使用和管理等方面的应用。蓄积毒性作用的基本概念，以及蓄积毒性试验的目的、设计和评价方法。

 案例讨论

案例：2023 年 8 月 31 日 17 时 50 分许，辽宁省某商贸有限公司发生一起较大中毒事故，造成 4 人死亡。8 月 31 日 20 时，经应急管理部门和公安部门现场人员勘查，检测发现发生事故的腌制池硫化氢浓度已超出检测仪最高可测量值 100 ppm，基本为中国安全临界浓度值 20 ppm 的 5 倍以上。硫化氢主要对人体的中枢神经系统、呼吸系统和嗅觉系统造成损害。

问题：1. 如何对硫化氢进行急性毒性评价？

2. 如果对硫化氢进行安全性评价，应进行哪些准备工作？

第一节　急性毒性作用及其评价

一、概述

毒物存在于我们生活和工作的环境中，可能通过吸入、接触和进食等途径对人类和动物造成危害。为了评价毒物的危害程度，我们需要了解毒物的毒性表现。毒性表现是指毒物在生物体内引起的不良效应，包括急性毒性作用、慢性毒性作用、致突变性、致癌性、致畸性等。

急性毒性是指机体一次或 24 小时内多次接触某种物质后，短时间（一般指 14 天）内所产生的毒性效应。它是毒物的基本毒性表现之一，通常用于毒性分类、毒性风险评估等研究领域。

急性毒性试验是一种常用的毒性试验方法，主要是通过观察动物在一定时间内的生理和行为反应来评价毒物的急性毒性作用。急性毒性试验通常采用小鼠、大鼠、兔、狗等实验动物进行，根据毒物的剂量-反应曲线和剂量-时间关系，确定实验剂量，观察动物在一定时间内的生理和行为反应，如死亡率、体重、皮肤状况、呼吸、神经系统和消化系统等方面的指标，以评价毒物的急性毒性作用。

二、急性毒性作用的特点及试验目的

1. 急性毒性作用的特点

急性毒性作用具有以下特点：

① 发作快：急性毒性作用通常在毒物暴露后短时间内出现，常常在数分钟至数小时内出现。

② 剂量效应：急性毒性作用的严重程度与剂量大小有关，剂量越大，作用越明显。

③ 非特异性：急性毒性作用对不同种类的动物和不同个体表现差异较大，通常没有特异性。

④ 短暂性：急性毒性作用通常是短暂的，随着毒物的代谢和排泄，作用也会逐渐消失。

为了确保试验结果的可靠性和准确性，试验设计必须严格，包括实验动物的选择及数量、试验剂量的确定及剂量-反应曲线的绘制、试验条件的控制及试验方法等方面。同时，试验过程中还需要注意动物的福利和伦理问题，确保试验过程符合伦理规范和法律法规的要求。

急性毒性试验的评价结果可以确定毒物的 LD_{50}（半数致死量）。LD_{50} 是指在一定时间内能够导致 50% 的实验动物死亡所需要的毒物剂量，可以用于毒性分类和毒性风险评估。同时，还可以根据试验结果进行毒性作用机制研究，为毒物的使用和管理提供依据。然而，LD_{50} 的确定存在一定的局限性，例如不同实验动物之间毒性反应的差异、剂量选择的不合理性等，因此在进行毒性评价时，需要结合急性毒性试验以外的其他毒性试验方法进行综合评价。

除了 LD_{50} 以外，还有一些其他的评价指标可以用于评价毒物的急性毒性作用。例如，NOAEL（无可见不良作用水平）和 LOAEL（最低可见不良作用水平）可被用于确定毒物的暴露安全限值，从而保障人类和动物的安全。此外，还可以通过分析实验动物的病理学和生化学等指标，来评价毒物的作用机制和毒效应。

2. 急性毒性试验的目的及意义

急性毒性试验的主要目的是评价毒物在短时间内对生物的毒性作用。具体来说，急性毒性试验的目的包括：

（1）**确定毒物的急性毒性水平**：急性毒性试验可以通过观察动物的死亡率、体重、皮肤状况、呼吸、神经系统和消化系统等方面的指标，确定毒物的急性毒性水平。

（2）**初步评价毒物的安全性**：急性毒性试验可以初步评价毒物对人类和动物的安全性。

如果毒物的急性毒性水平较低，说明该毒物对人类和动物的危害较小。

（3）**为毒性分类和毒性风险评估提供依据**：急性毒性试验可以根据毒物的 LD_{50}（半数致死量），进行毒性分类和毒性风险评估。这有助于制定合理的毒性管理和监管措施，保障人类和动物的健康安全。

急性毒性试验的意义在于为毒物的使用和管理提供科学依据。急性毒性试验可以初步评价毒物的毒效应和安全性，为毒性分类和毒性风险评估提供依据，同时也可以为毒物的作用机制研究提供参考。急性毒性试验还是毒物毒性评价的一个重要环节，通过与其他毒性试验方法结合，可以更全面地评价毒物的毒效应，为毒物的使用和管理提供科学依据。

三、急性毒性试验设计

急性毒性试验是评价毒物急性毒性作用的主要方法之一，它的设计对于准确评价毒物的急性毒性水平和安全性至关重要。急性毒性试验的设计应该考虑以下因素：

（1）**动物种类和数量**：动物种类应当选择对该毒物敏感的动物，并根据试验要求确定适当的动物数量。通常选择小鼠、大鼠、兔子、狗等常用实验动物。

（2）**毒物剂量选择**：在进行急性毒性试验时，需要确定毒物剂量范围，并根据实验动物体重、性别等因素确定剂量。在选择毒物剂量时，应该确保毒物的毒性作用能够明显表现出来，同时应该避免选择过高的剂量造成动物死亡率过高而影响试验结果。

（3）**试验条件和环境**：急性毒性试验需要在合适的试验条件和环境下进行，如温度、湿度、光照等应控制在适宜的范围内。此外，应该注意实验室的卫生和清洁，保证试验结果的准确性和可靠性。

（4）**试验方法和观察指标**：试验方法应该符合规范和伦理要求，观察指标应包括实验动物的死亡率、体重变化、皮肤状况、呼吸、神经系统和消化系统等方面的指标。同时，还需要记录动物的一些行为和生理变化，如食欲、活动度等。

综上所述，急性毒性试验的设计需要考虑多个因素，并严格按照规范和伦理要求进行。在进行试验前，需要进行充分的试验设计和安排，确保试验结果的准确性和可靠性。同时，也需要注意试验过程中动物的福利和伦理问题，保障实验动物的权益和福利。

1. 试验剂量的确定及剂量-反应曲线的绘制

（1）**试验剂量的确定**：试验剂量的确定和剂量-反应曲线的绘制是急性毒性试验中非常重要的步骤，能够帮助评价毒物的毒性水平和安全性。试验剂量的确定需要考虑以下几个方面：

① 毒性水平：选择试验剂量时需要确定毒物的毒性水平，通常选择的试验剂量应该可以使实验动物出现明显的生理和行为反应，以便观察和评价毒物的毒性作用。

② 剂量范围：在选择试验剂量时需要考虑剂量范围，选择过高的剂量会造成实验动物死亡率过高，影响试验结果的准确性和可靠性。通常选择剂量范围时，应该按毒性从低到高依次选择剂量，以便绘制出剂量-反应曲线。

③ 动物体重和性别：在确定试验剂量时，还需要考虑实验动物的体重和性别等因素。不同的动物体重和性别对于剂量的反应可能不同，因此需要根据试验要求和实验动物的特点来选择合适的试验剂量。

（2）**剂量-反应曲线的绘制**：剂量-反应曲线是评价毒物急性毒性作用的一种常用方法。通常采用 Probit 分析或 Logit 分析方法，绘制出试验剂量和反应率之间的关系。绘制剂量-

反应曲线的目的是评价毒物的毒性水平和安全性，同时也可以为毒物的毒性分类和毒性风险评估提供依据。

在进行试验剂量的确定和剂量-反应曲线的绘制时，需要遵循实验伦理的原则和规范，尽可能减少实验动物的痛苦和损伤，同时，还需要注意试验条件和环境的控制，确保试验结果的可靠性和准确性。

① Probit 分析：Probit 分析是一种常用于毒性试验的统计分析方法，用于评价毒物对实验动物的毒性水平。Probit 分析是基于正态分布假设，将试验剂量和反应率之间的关系转化为试验剂量和正态分布的累积概率之间的关系，然后使用回归分析的方法进行参数估计，得到剂量-反应曲线的参数，进而预测试验剂量的效应水平。

Probit 分析的步骤如下：

a. 记录试验剂量和实验动物的反应情况，通常采用二元变量的形式进行记录；

b. 对试验数据进行预处理，包括去除异常值和检查数据的正态性等；

c. 计算每个剂量下的实验动物反应率，即实验动物反应数与实验动物总数之比；

d. 将反应率转化为 Probit 值，即将反应率转化为对应正态分布的累积概率值；

e. 绘制试验剂量和 Probit 值之间的剂量-反应曲线，使用回归分析方法拟合曲线，得到剂量-反应曲线的参数；

f. 根据剂量-反应曲线的参数，预测不同剂量下实验动物的反应率，评估毒物的毒性水平和安全性。

Probit 分析的优点在于它能够将试验剂量和反应率之间的非线性关系转化为线性关系，便于统计分析和参数估计。此外，Probit 分析还可以根据剂量-反应曲线的参数，进行不同剂量下的预测和风险评估。

然而，Probit 分析也存在一些局限性，例如需要大量的试验数据和较为复杂的计算过程，而且对于非正态分布的数据，可能会引入误差。因此，在进行 Probit 分析时需要注意数据的准确性和可靠性，同时也需要结合其他评价指标进行综合评价。

② Logit 分析：Logit 分析是一种常用于毒性试验的统计分析方法，用于评价毒物对实验动物的毒性水平。Logit 分析是基于逻辑回归模型假设，将试验剂量和反应率之间的关系转化为试验剂量和逻辑回归函数之间的关系，然后使用最大似然估计方法进行参数估计，得到剂量-反应曲线的参数，进而预测试验剂量的效应水平。

Logit 分析的步骤如下：

a. 记录试验剂量和实验动物的反应情况，通常采用二元变量的形式进行记录；

b. 对试验数据进行预处理，包括去除异常值和检查数据的正态性等；

c. 计算每个剂量下的实验动物反应率，即实验动物反应数与实验动物总数之比；

d. 将反应率转化为 Logit 值，即将反应率转化为对应逻辑回归函数中的线性部分；

e. 绘制试验剂量和 Logit 值之间的剂量-反应曲线，使用最大似然估计方法拟合曲线，得到剂量-反应曲线的参数；

f. 根据剂量-反应曲线的参数，预测不同剂量下实验动物的反应率，评估毒物的毒性水平和安全性。

Logit 分析的优点在于它能够将试验剂量和反应率之间的非线性关系转化为线性关系，便于统计分析和参数估计。此外，Logit 分析还可以根据剂量-反应曲线的参数，进行不同剂量下的预测和风险评估。

然而，Logit分析也存在一些局限性，例如需要大量的试验数据和较为复杂的计算过程，而且对于极端反应率值，可能会出现参数无法估计的情况。因此，在进行Logit分析时需要注意数据的准确性和可靠性，同时也需要结合其他评价指标进行综合评价。

2. 试验条件的控制及试验方法

急性毒性试验是评价毒物对实验动物急性毒性作用的一种常见实验方法，试验条件的控制和试验方法的正确操作对于试验结果的可靠性和准确性至关重要。以下是试验条件的控制和试验方法的操作要点。

（1）试验条件的控制

① 试验环境的控制：实验室的温度、湿度、气流等环境条件应该保持稳定，避免对试验结果产生干扰。实验室应该保持干净整洁，定期进行消毒和清洁。饲养密度适当，每笼动物数以不干扰动物个体活动及不影响实验观察为度，必要时单笼饲养。还要求无对流风，人工昼夜（12 h/12 h或10 h/14 h）环境，饮水、饲料清洁，保持室内卫生。

② 实验动物的饲养和管理：实验动物的饲养应该符合动物福利和实验伦理的要求，提供足够的食物和水，并定期进行健康检查和疫苗接种。实验动物应该按照同一品系和同一性别进行选取和配对，以减少试验误差。

③ 试验操作的标准化：试验操作应该符合操作规范和标准化程序，实验人员应该接受专业的试验操作培训，并按照操作要求进行操作。

（2）试验方法的操作

① 试验剂量的制备：试验剂量应该按照试验设计要求制备，确保剂量的准确性和可靠性。试验剂量的制备应该遵循实验操作规范，确保剂量的稳定性和一致性。

② 实验动物的处理：实验动物应该按照试验剂量进行处理，观察实验动物的生理和行为反应，并及时记录和报告试验结果。试验过程中应该注意实验动物的福利和健康状况，尽可能减少实验动物的痛苦和伤害。

③ 数据的处理和统计分析：试验结果应该按照试验设计要求进行数据的处理和统计分析，选取合适的统计方法进行数据分析，得出结论和评价结果。

总之，急性毒性试验是一种重要的毒性评价方法，试验条件的正确控制和试验方法的正确操作对于试验结果的准确性和可靠性至关重要。在进行急性毒性试验时，需要遵循实验动物伦理和操作规范，确保试验过程的科学性和可靠性。

四、急性毒性试验的评价

在急性毒性试验中，评价试验结果的主要方法是计算LD_{50}值及其置信区间。LD_{50}值可以作为评价毒物急性毒性的重要指标，而置信区间则可以反映计算结果的可靠性和准确性。

LD_{50}值的计算通常使用统计学方法，例如Probit分析或Logit分析等。计算出LD_{50}值后，还需要根据其置信区间进行评价，以反映计算结果的可靠性和准确性。置信区间可以通过统计学方法计算得出，通常表示为95％置信区间。如果LD_{50}值的置信区间范围较大，说明试验结果的可靠性较低，需要进行更多的试验验证结果。

此外，还可以通过分析剂量-死亡率曲线来评价急性毒性试验的结果。剂量-死亡率曲线可以反映毒物对实验动物产生致死作用的剂量-反应关系。如果剂量-死亡率曲线较陡峭，说明毒物的急性毒性较高；反之，如果剂量-死亡率曲线较平缓，说明毒物的急性毒性较低。

除了 LD_{50} 值和剂量-死亡率曲线等指标外，还需要考虑实验动物的种类和数量、试验条件的控制、试验方法的操作和准确性等因素对试验结果的影响。这些因素的影响需要在试验设计和试验过程中进行合理的控制和管理，以保证试验结果的可靠性和准确性。

总之，在急性毒性试验中，评价试验结果的方法需要综合考虑多个因素，包括 LD_{50} 值和置信区间、剂量-死亡率曲线、实验动物的种类和数量、试验条件的控制、试验方法的操作和准确性等因素，以评估毒物对实验动物的急性毒性水平。

（一） LD_{50} 的计算方法及其意义

LD_{50} 是急性毒性试验中最重要的指标之一，其全称是"半数致死量"（median lethal dose）。LD_{50} 是指在一定时间内，某种毒物对试验动物的致死率为 50% 的剂量，通常用 mg/(kg·bw) 表示。在毒物急性毒性的评价中，LD_{50} 值是评估毒物毒性强度的重要指标。

中国现行的《食品安全国家标准 急性经口毒性试验》（GB 15193.3—2014）中列出了五种急性经口毒性试验的国家标准方法：霍恩氏法、限量法、上-下法、寇氏法和机率单位——对数图解法。这些方法会综合考虑实验动物数量、试验剂量、致死率等因素，以求出 LD_{50} 值及其置信区间。在计算 LD_{50} 值时，通常需要进行多次试验以提高计算结果的可靠性。

LD_{50} 值的意义在于反映了毒物对实验动物产生的急性毒性程度。LD_{50} 值越小，说明毒物的急性毒性越强；反之，LD_{50} 值越大，说明毒物的急性毒性越弱。因此，在毒物安全性评价中，LD_{50} 值是重要的指标之一，可以用于制定毒物使用的安全标准，以保障人类和动物的健康安全。

需要注意的是，LD_{50} 值只是一种指标，不应被作为判断毒物对人类和动物的影响的唯一标准。毒物对不同种类的动物以及不同个体的影响是有差异的，因此在毒物安全性评价中，需要结合其他指标和实际情况进行全面评估，以确保毒物使用的安全性。

1. 霍恩氏（Horn）法

（1）预试验：根据受试物的性质和已知资料，选用下述方法：一般多采用 100 mg/(kg·bw)、1000 mg/(kg·bw) 和 10000 mg/(kg·bw) 的剂量，各以 2~3 只动物预试验。根据 24 h 内动物死亡情况，估计 LD_{50} 的可能范围，确定正式试验的剂量组。也可简单地直接采用一个剂量，如 215 mg/(kg·bw)，用 5 只动物预试验。观察 2 h 内动物的中毒表现。如中毒体征严重，估计多数动物可能死亡，即可采用低于 215 mg/(kg·bw) 的剂量系列进入正式试验；反之中毒体征较轻，则可采用高于此剂量的剂量系列。有相应的文献资料时可不进行预试验。

（2）正式试验：一般每组 10 只动物，雌雄各半。根据预试验所估计的剂量组，选择 Horn 的两个固定剂量系列：2.15 倍和 3.16 倍，确定具体的剂量组别。动物染毒后，观察 14 天，记录动物死亡数、死亡时间和中毒症状等，根据每组死亡动物数和所采用的剂量系列，查霍恩氏表格（表 6-1、表 6-2）得到 LD_{50} 及其 95% 可信限。

表 6-1 用于每组 5 只动物，其剂量递增公比为 $\sqrt[3]{10}$，意即 $10 \times \sqrt[3]{10} = 21.5$，$21.5 \times \sqrt[3]{10} = 46.4$，……，以此类推。此剂量系列排列如下：

$$\left.\begin{array}{c} 1.00 \\ 2.15 \\ 4.64 \end{array}\right\} 10^t \quad t=0，\pm 1，\pm 2，\pm 3，\cdots\cdots$$

表 6-2 用于每组 5 只动物，其剂量递增公比 $\sqrt{10}$，意即 $10 \times \sqrt{10} = 31.6$，$31.6 \times \sqrt{10} = 100$，……，以此类推。此剂量系列排列如下：

$$\left.\begin{array}{c} 1.00 \\ 3.16 \end{array}\right\} 10^t \quad t=0，\pm 1，\pm 2，\pm 3，\cdots\cdots$$

通常，选用 2.15 倍进行试验，因为各剂量之间间距较小，所得结果也较为满意，所以更为常用。

表 6-1 霍恩氏（Horn）法 LD_{50} 值计算（剂量递增公比为 $\sqrt[3]{10}$）

组1	组2	组3	组4 或 组1 组3 组2 组4	剂量1=0.464 剂量2=1.00 剂量3=2.15 剂量4=4.64 }×10^t		剂量1=1.00 剂量2=2.15 剂量3=4.64 剂量4=10.0 }×10^t		剂量1=2.15 剂量2=4.64 剂量3=10.0 剂量4=21.5 }×10^t	
				LD_{50}	可信限	LD_{50}	可信限	LD_{50}	可信限
0	0	3	5	2.00	1.37～2.91	4.30	2.95～6.26	9.26	6.36～13.5
0	0	4	5	1.71	1.26～2.33	3.69	2.71～5.01	7.94	5.84～10.8
0	0	5	5	1.47	—	3.16	—	6.81	—
0	1	2	5	2.00	1.23～3.24	4.30	2.65～6.98	9.26	5.70～15.0
0	1	3	5	1.71	1.05～2.78	3.69	2.27～5.99	7.94	4.89～12.9
0	1	4	5	1.47	0.951～2.27	3.16	2.05～4.88	6.81	4.41～10.5
0	1	5	5	1.26	0.926～1.71	2.71	2.00～3.69	5.84	4.30～7.94
0	2	3	5	1.71	1.01～2.91	3.69	2.17～6.28	7.94	4.67～13.5
0	2	3	5	1.47	0.862～2.50	3.16	1.86～5.38	6.81	4.00～13.5
0	2	4	5	1.26	0.775～2.05	2.71	1.69～4.41	5.84	3.60～9.50
0	2	5	5	1.08	0.741～1.57	2.33	1.60～3.99	5.01	3.44～7.30
0	3	3	5	1.26	0.740～2.14	2.71	1.59～4.62	5.84	3.43～9.95
0	3	4	5	1.03	0.665～1.75	2.33	1.43～3.78	5.01	3.08～8.14
1	0	3	5	1.96	1.22～3.14	4.22	2.63～6.76	9.09	5.66～14.6
1	0	4	5	1.62	1.07～2.43	3.48	2.31～5.24	7.50	4.98～11.3
1	0	5	5	1.33	1.05～1.70	2.87	2.26～3.65	6.19	4.87～7.87
1	1	2	5	1.96	1.06～3.60	4.22	2.29～7.75	9.09	4.94～16.7
1	1	3	5	1.62	0.866～3.01	3.48	1.87～6.49	7.50	4.02～16.7

组1	组2	组3	组4	剂量1=0.464 剂量2=1.00 剂量3=2.15 ×10ᵗ 剂量4=4.64		剂量1=1.00 剂量2=2.15 剂量3=4.64 ×10ᵗ 剂量4=10.0		剂量1=2.15 剂量2=4.64 剂量3=10.0 ×10ᵗ 剂量4=21.5	
组1	组3	组2	组4	LD_{50}	可信限	LD_{50}	可信限	LD_{50}	可信限
1	1	4	5	1.33	0.737~2.41	2.87	1.59~5.20	6.19	3.42~11.2
1	1	5	5	1.10	0.661~1.83	2.37	1.42~3.95	5.11	3.07~8.51
1	2	2	5	1.62	0.818~3.19	3.48	1.76~6.37	7.50	3.80~14.8
1	2	3	5	1.33	0.658~2.70	2.87	1.42~5.82	6.19	3.05~12.5
1	2	4	5	1.10	0.550~2.20	2.37	1.19~4.74	5.11	2.55~10.2
1	3	3	5	1.10	0.523~2.32	2.37	1.13~4.99	5.11	2.43~10.8
2	0	3	5	1.90	1.00~3.58	4.08	2.16~7.71	8.80	4.66~16.6
2	0	4	5	1.47	0.806~2.67	3.16	1.74~5.76	6.81	3.74~12.4
2	0	5	5	1.14	0.674~1.92	2.45	1.45~4.13	5.28	3.13~8.89
2	1	2	5	1.90	0.839~4.29	4.08	1.81~9.23	8.80	3.89~19.9
2	1	3	5	1.47	0.616~3.50	3.16	1.33~7.53	6.81	2.86~16.2
2	1	4	5	1.14	0.466~2.77	2.45	1.00~5.98	5.28	2.16~12.9
2	2	2	5	1.47	0.573~3.76	3.16	1.24~8.10	6.81	2.66~17.4
2	2	3	5	1.14	0.406~3.18	2.45	0.875~6.85	6.28	1.89~14.8
0	0	4	4	1.96	1.18~3.26	4.22	2.53~7.02	9.09	5.46~15.1
0	0	5	4	1.62	1.27~2.05	3.48	2.74~4.42	7.50	5.90~9.53
0	1	3	4	1.96	0.978~3.92	4.22	2.11~8.44	9.09	4.54~18.2
0	1	4	4	1.62	0.893~2.92	3.48	1.92~6.30	7.50	4.14~13.6
0	1	5	4	1.33	0.885~2.01	2.87	1.91~4.33	6.19	4.11~9.33
0	2	2	4	1.96	0.930~4.12	4.22	2.00~8.88	9.09	4.31~19.1
0	2	3	4	1.62	0.797~3.28	3.48	1.72~7.06	7.50	3.70~15.2
0	2	4	4	1.33	0.715~2.49	2.87	1.54~5.36	6.19	3.32~11.5
0	2	5	4	1.10	0.686~1.77	2.37	1.48~3.80	5.11	3.19~8.19
0	3	3	4	1.33	0.676~2.63	2.87	1.46~5.67	6.19	3.14~12.2
0	3	4	4	1.10	0.599~2.02	2.37	1.29~4.36	5.11	2.78~9.39
1	0	4	4	1.90	0.969~3.71	4.08	2.09~7.99	8.80	4.50~17.2

续表

组1	组2	组3	组4	剂量1=0.464 剂量2=1.00 剂量3=2.15 剂量4=4.64 $\times10^t$		剂量1=1.00 剂量2=2.15 剂量3=4.64 剂量4=10.0 $\times10^t$		剂量1=2.15 剂量2=4.64 剂量3=10.0 剂量4=21.5 $\times10^t$	
	或			LD_{50}	可信限	LD_{50}	可信限	LD_{50}	可信限
组1	组3	组2	组4						
1	0	5	4	1.47	1.02～2.11	3.16	2.20～4.54	6.81	4.74～9.78
1	1	3	4	1.90	0.757～4.75	4.08	1.63～10.2	8.80	3.51～22.0
1	1	4	4	1.47	0.654～3.30	3.16	1.41～7.10	6.81	3.03～15.3
1	1	5	4	1.14	0.581～2.22	2.45	1.25～4.79	5.28	2.70～10.3
1	2	2	4	1.90	0.706～5.09	4.08	1.52～11.0	8.80	3.28～23.6
1	2	3	4	1.47	0.564～3.82	3.16	1.21～8.24	6.81	2.62～17.7
1	2	4	4	1.14	0.454～2.85	2.45	0.977～6.13	5.28	2.11～13.2
1	3	3	4	1.14	0.423～3.05	2.45	0.912～6.57	5.28	1.97～14.2
2	0	4	4	1.78	0.662～4.78	3.83	1.43～10.3	8.25	3.07～22.2
2	0	5	4	1.21	0.583～2.52	2.61	1.26～5.42	5.62	2.71～11.7
2	1	3	4	1.78	0.455～6.95	3.83	0.980～15.0	8.25	2.11～32.3
2	1	4	4	1.21	0.327～4.48	2.61	0.705～9.66	5.62	1.52～20.8
2	2	2	4	1.78	0.410～7.72	3.83	0.883～16.6	8.25	1.90～35.8
2	2	3	4	1.21	0.266～5.52	2.61	0.573～11.9	5.62	1.23～25.6
0	0	5	3	1.90	1.12～3.20	4.08	2.42～6.89	8.80	5.22～14.8
0	1	4	3	1.90	0.777～4.63	4.08	1.67～9.97	8.80	3.60～21.5
0	1	5	3	1.47	0.806～2.67	3.16	1.74～5.76	6.81	3.74～12.4
0	2	3	3	1.90	0.678～5.30	4.08	1.46～11.4	8.80	3.15～24.6
0	2	4	3	1.47	0.616～3.50	3.16	1.33～7.53	6.81	2.86～16.2
0	2	5	3	1.14	0.602～2.15	2.45	1.30～4.62	5.28	2.79～9.96
0	3	3	3	1.47	0.573～3.76	3.16	1.24～8.10	6.81	2.66～17.4
0	3	4	3	1.14	0.503～2.57	2.45	1.08～5.54	5.28	2.33～11.9
1	0	5	3	1.78	0.856～3.69	3.83	1.85～7.96	8.25	3.98～17.1
1	1	4	3	1.78	0.481～6.58	3.83	1.04～14.2	8.25	2.23～30.5
1	1	5	3	1.21	0.451～3.25	2.61	0.972～7.01	5.62	2.09～15.1
1	2	3	3	1.78	0.390～8.11	3.83	0.840～17.5	8.25	1.81～37.6
1	2	4	3	1.21	0.310～4.74	2.61	0.668～10.2	5.62	1.44～22.0
1	3	3	3	1.21	0.279～5.26	2.61	0.602～11.3	5.62	1.30～24.4

表 6-2　霍恩氏（Horn）法 LD$_{50}$ 值计算（剂量递增公比为 $\sqrt{10}$）

组 1	组 2 组 3 或 组 1 组 3	组 3 组 2	组 4 组 4	剂量 1＝0.316 剂量 2＝1.00 剂量 3＝3.16 剂量 4＝10.0 $\times 10^t$		剂量 1＝1.00 剂量 2＝3.16 剂量 3＝10.0 剂量 4＝31.6 $\times 10^t$	
				LD$_{50}$	可信限	LD$_{50}$	可信限
0	0	3	5	2.82	1.60～4.95	8.91	5.07～15.7
0	0	4	5	2.24	1.41～3.55	7.08	4.47～11.2
0	0	5	5	1.78	—	5.62	—
0	1	2	5	2.82	1.36～5.84	8.91	4.30～18.5
0	1	3	5	2.24	1.08～4.64	7.08	3.42～14.7
0	1	4	5	1.78	0.927～3.41	5.62	2.93～10.8
0	1	5	5	1.41	0.891～2.24	4.47	2.82～7.08
0	2	2	5	2.24	1.01～4.97	7.08	3.19～15.7
0	2	3	5	1.78	0.801～3.95	5.62	2.53～12.5
0	2	4	5	1.41	0.682～2.93	4.47	2.16～9.25
0	2	5	5	1.12	0.638～1.97	3.55	2.02～6.24
0	3	3	5	1.41	0.636～3.14	4.47	2.01～9.92
0	3	4	5	1.12	0.542～2.32	3.55	1.71～7.35
1	0	3	5	2.74	1.35～5.56	8.66	4.26～17.6
1	0	4	5	2.05	1.11～3.80	6.49	3.51～12.0
1	0	5	5	1.54	1.07～2.21	4.87	3.40～6.98
1	1	2	5	2.74	1.10～6.82	8.66	3.48～21.6
1	1	3	5	2.05	0.806～5.23	6.49	2.55～16.5
1	1	4	5	1.54	0.632～3.75	4.87	2.00～11.9
1	1	5	5	1.15	0.537～2.48	3.65	1.70～7.85
1	2	2	5	2.05	0.740～5.70	6.49	2.34～18.0
1	2	3	5	1.54	0.534～4.44	4.87	1.69～14.1
1	2	4	5	1.15	0.408～3.27	3.65	1.29～10.3
1	3	3	5	1.15	0.378～3.53	3.65	1.20～11.2
2	0	3	5	2.61	1.01～6.77	8.25	3.18～21.4
2	0	4	5	1.78	0.723～4.37	5.62	2.29～13.8
2	0	5	5	1.21	0.554～2.65	3.83	1.75～8.39
2	1	2	5	2.61	0.768～8.87	8.25	2.43～28.1

续表

组 1	组 2	组 3	组 4	剂量1＝0.316 剂量2＝1.00 剂量3＝3.16 ×10^t 剂量4＝10.0		剂量1＝1.00 剂量2＝3.16 剂量3＝10.0 ×10^t 剂量4＝31.6	
组 1	组 3	组 2	组 4				
				LD$_{50}$	可信限	LD$_{50}$	可信限
2	1	3	5	1.78	0.484～6.53	5.62	1.53～20.7
2	1	4	5	1.21	0.318～4.62	3.83	1.00～14.6
2	2	2	5	1.78	0.434～7.28	5.62	1.37～23.0
2	2	3	5	1.21	0.259～5.67	3.83	0.819～17.9
0	0	4	4	2.74	1.27～5.88	8.66	4.03～18.6
0	0	5	4	2.05	1.43～2.94	6.49	4.53～9.31
0	1	3	4	2.74	0.968～7.75	8.66	3.06～24.5
0	1	4	4	2.05	0.843～5.00	6.49	2.67～15.8
0	1	5	4	1.54	0.833～2.85	4.87	2.63～9.01
0	2	2	4	2.74	0.896～8.37	8.66	2.83～26.5
0	2	3	4	2.05	0.711～5.93	6.49	2.25～18.7
0	2	4	4	1.54	0.604～3.92	4.87	1.91～12.4
0	2	5	4	1.15	0.568～2.35	3.65	1.80～7.42
0	3	3	4	1.54	0.555～4.27	4.87	1.76～13.5
0	3	4	4	1.15	0.463～2.88	3.65	1.47～9.10
1	0	4	4	2.61	0.953～7.15	8.25	3.01～22.6
1	0	5	4	1.78	1.03～3.06	5.62	3.27～9.68
1	1	3	4	2.61	0.658～10.4	8.25	2.08～32.7
1	1	4	4	1.78	0.528～5.98	5.62	1.67～18.9
1	1	5	4	1.21	0.442～3.32	3.83	1.40～10.5
1	2	2	4	2.61	0.594～11.5	8.25	1.88～36.3
1	2	3	4	1.78	0.423～7.48	5.62	1.34～23.6
1	2	4	4	1.21	0.305～4.80	3.83	0.966～15.2
1	3	3	4	1.21	0.276～5.33	3.83	0.871～16.8
2	0	4	4	2.37	0.539～10.4	7.5	1.70～33.0
2	0	5	4	1.33	0.446～3.99	4.22	1.41～12.6
2	1	3	4	2.37	0.307～18.3	7.5	0.970～58.0
2	1	4	4	1.33	0.187～9.49	4.22	0.592～30.0

组1 组2 组3 组4 或 组1 组3 组2 组4				剂量1=0.316 剂量2=1.00 剂量3=3.16 剂量4=10.0 $\Big\}\times10^t$		剂量1=1.00 剂量2=3.16 剂量3=10.0 剂量4=31.6 $\Big\}\times10^t$	
				LD_{50}	可信限	LD_{50}	可信限
2	2	2	4	2.37	0.262~21.4	7.5	0.830~67.8
2	2	3	4	1.33	0.137~13.0	4.22	0.433~41.0
0	0	5	3	2.61	1.19~5.71	8.25	3.77~18.1
0	1	4	3	2.61	0.684~9.95	8.25	2.16~31.5
0	1	5	3	1.78	0.723~4.37	5.62	2.29~13.8
0	2	3	3	2.61	0.558~12.2	8.25	1.76~38.6
0	2	4	3	1.78	0.484~6.53	5.62	1.53~20.7
0	2	5	3	1.21	0.467~3.14	3.83	1.48~9.94
0	3	3	3	1.78	0.434~7.28	5.62	1.37~23.0
0	3	4	3	1.21	0.356~4.12	3.83	1.13~13.0
1	0	5	3	2.37	0.793~7.10	7.5	2.51~22.4
1	1	4	3	2.37	0.333~16.9	7.5	1.05~53.4
1	1	5	3	1.33	0.303~5.87	4.22	0.958~18.6
1	2	3	3	2.37	0.244~23.1	7.5	0.771~73.0
1	2	4	3	1.33	0.172~10.3	4.22	0.545~32.6
1	3	3	3	1.33	0.148~12.1	4.22	0.467~38.1

2. 限量法（limit test）

该方法适用于有关资料显示毒性极小的或未显示毒性的受试物，给予动物一定剂量的受试物，仍不出现死亡。一般选 20 只动物，雌雄各半。选用剂量至少应为 10.0g/(kg·bw)，如无法达到该剂量，则给予动物最大剂量（最大使用浓度和最大灌胃体积）。给予受试物后，观察期内无动物死亡，则认为受试物对某种动物的经口急性毒性耐受剂量大于某一数值，其 LD_{50} 大于该数值。如果动物出现死亡则应选择其他方法。

3. 上-下法（up-down procedure，UDP）

该方法主要适用于纯度较高、毒性较大、摄入量小且在给予受试物后动物 1~2 天内死亡的受试物，对预期给予受试物后动物在 5 天及以后死亡的受试物不适用。可按照试验者选择的剂量序列或在专用软件包指导下进行试验，并对试验结果进行统计分析。

（1）**上-下法限量试验**：以 2000 mg/(kg·bw) 剂量先给 1 只动物受试物，如果动物在 48 h 内死亡，则应进行正式试验。如果动物在 48 h 内存活，另取 4 只动物以相同的剂量给予受试物，如 5 只动物中有 3 只死亡，则应进行正式试验；如 3 只及以上的动物存活，则结束试验，该受试物 $LD_{50} > 2000$ mg/(kg·bw)。

需要采用 5000 mg/(kg·bw) 剂量时，给 1 只动物受试物，如动物在 48 h 内死亡，则应进行正式试验。如在 48 h 内动物存活，则另取 2 只动物，仍以相同剂量给予受试物，如在 14 天的观察期内动物全部存活，则结束试验，该受试物 $LD_{50} > 5000$ mg/(kg·bw)；如果 14 天的观察期内 2 只动物中有 1 只或 2 只死亡，再追加 2 只动物，给予受试物后在 14 天观察期内 5 只动物中 3 只及以上动物存活，结束试验，该受试物 $LD_{50} > 5000$ mg/(kg·bw)；如 5 只动物中 3 只及以上动物在 14 天观察期内死亡，则应进行正式试验。

(2) **正式试验**：选用单一性别，实验动物数一般为 6～9 只。在选择起始剂量和剂量梯度系数时，如果没有受试物 LD_{50} 的估计值资料，默认的起始剂量为 175 mg/(kg·bw)；如果没有受试物的剂量-反应曲线斜率的资料，默认的剂量梯度系数为 3.2（是斜率为 2 时的梯度系数），所设定的剂量系列为 1.75 mg/(kg·bw)、5.5 mg/(kg·bw)、17.5 mg/(kg·bw)、55 mg/(kg·bw)、175 mg/(kg·bw)、555 mg/(kg·bw)、2000 mg/(kg·bw) 或 1.75 mg/(kg·bw)、5.5 mg/(kg·bw)、17.5 mg/(kg·bw)、55 mg/(kg·bw)、175 mg/(kg·bw)、555 mg/(kg·bw)、1750 mg/(kg·bw)、5000 mg/(kg·bw)。对于剂量-反应曲线斜率比较平缓或较陡的受试物，剂量梯度系数可加大或缩小，起始剂量可作适当调整。表 6-3 列出了斜率为 1～8 时的剂量梯度。

表 6-3　上-下法（UDP）不同斜率的剂量梯度表（确定每列斜率后选择剂量）

单位：mg/(kg·bw)

斜率	1	2	3	4	5	6	7	8
	0.175	0.175	0.175	0.175	0.175	0.175	0.175	0.175
	—	—	—	—	—	—	0.243	0.233
	—	—	—	—	0.28	0.26	—	—
	—	—	—	0.31	—	—	0.34	0.31
	—	—	0.38	—	—	0.38	—	—
	—	—	—	—	—	—	—	0.41
	—	—	—	—	0.44	—	0.47	—
	—	0.55	—	0.55	—	0.55	—	0.55
	—	—	—	0.7	—	0.65	—	—
	—	—	—	—	—	—	0.74	—
	—	—	0.81	—	—	0.81	—	—
	—	—	—	0.98	—	—	0.91	0.98
	—	—	—	—	1.1	1.19	—	—
	—	—	—	—	—	—	1.26	1.31
	1.75	1.75	1.75	1.75	1.75	1.75	1.75	1.75
	—	—	—	—	—	—	2.43	2.33

斜率	1	2	3	4	5	6	7	8
	—	—	—	—	2.8	2.6	—	—
	—	—	—	3.1	—	—	3.4	3.1
	—	—	3.8	—	—	3.8	—	—
	—	—	—	—	4.4	—	—	4.1
	—	—	—	—	—	—	4.7	—
	—	5.5	—	5.5	5.5	—	5.5	—
	—	—	—	—	7	—	6.5	—
	—	—	—	—	—	—	—	7.4
	—	—	8.1	—	—	8.1	—	—
	—	—	—	—	—	—	9.1	9.8
	—	—	—	—	11	11.9	—	—
	—	—	—	—	—	—	12.6	13.1
	17.5	17.5	17.5	17.5	17.5	17.5	17.5	17.5
	—	—	—	—	—	—	24.3	23.3
	—	—	—	—	28	26	—	—
	—	—	—	31	—	—	34	31
	—	—	38	—	—	38	—	—
	—	—	—	44	—	—	—	41
	—	—	—	—	—	—	47	—
	—	55	—	55	—	55	—	55
	—	—	—	—	—	—	65	—
	—	—	—	—	70	—	—	74
	—	—	81	—	—	81	—	—
	—	—	—	98	—	—	91	98
	—	—	—	—	110	119	—	—
	—	—	—	—	—	—	126	131
	175	175	175	175	175	175	175	175
	—	—	—	—	—	—	243	233
	—	—	—	—	280	260	—	—
	—	—	—	310	—	—	340	310
	—	—	380	—	—	380	—	—
	—	—	—	—	440	—	—	410
	—	—	—	—	—	—	470	—

续表

斜率	1	2	3	4	5	6	7	8
	—	550	—	550	—	550	—	550
	—	—	—	—	—	—	650	—
	—	—	—	—	700	—	—	740
	—	—	810	—	—	810	—	—
	—	—	—	980	—	—	910	980
	—	—	—	—	1100	1190	—	—
	—	—	—	—	—	—	1260	1310
	1750	1750	1750	1750	1750	1750	1750	1750
	—	—	—	—	—	—	2430	2330
	—	—	—	—	2800	2600	—	—
	—	—	—	3100	—	—	—	3100
	—	—	—	—	—	3800	3400	—
	—	—	—	—	—	—	—	4100
	5000	5000	5000	5000	5000	5000	5000	5000

试验开始时称量禁食后动物的体重，计算灌胃体积。经口灌胃，一次一只动物，每只动物的灌胃间隔时间为 48 h。第二只动物的剂量取决于第一只动物的毒性结果：如动物呈濒死状态或死亡，剂量就下调一级；如动物存活，剂量就上调一级。

是否继续给予受试物取决于固定的时间间隔期内所有动物的生存状态，首次达到以下任意一种情况时，即可终止试验：

① 以较高剂量给予动物受试物时连续有 3 只动物存活；

② 连续 6 只动物给予受试物后出现 5 个相反结果；

③ 在第一次出现相反结果后，继续给予至少 4 只动物受试物，并且从第一次出现相反结果后计算每一个剂量的似然值，其给定的似然比超过临界值。

依照试验结束时的动物生存状态即可计算受试物的 LD_{50}。

如果给予受试物后动物在试验的后期才死亡，而较该剂量还高的动物仍处于存活状态，则应当暂时停止继续给予受试物，观察其他动物是否也出现延迟死亡。当所有已经给予受试物的动物的结局明确后再继续染毒。如果后面的动物也出现延迟死亡，表示所有染毒的剂量水平都超过了 LD_{50}，应当选择更适当的、低于已经死亡的最低剂量的两个剂量级重新开始试验，并要延长观察期限。统计时延迟死亡的动物按死亡来计算。

4. 寇氏（Korbor）法

除另有要求外，一般应在预试验中求得动物全死亡或 90% 以上死亡的剂量和动物不死亡或 10% 以下死亡的剂量，分别作为正式试验的最高剂量与最低剂量。

一般设 5～10 个剂量组，每组雌、雄动物以 6～10 只为宜。将由预试验得出的最高、最低剂量换算为常用对数，然后将最高、最低剂量的对数差，按所需要的组数，分为几个对数等距（或不等距）的剂量组。

给予受试物后，观察期内记录动物死亡数、死亡时间及中毒表现等。最后根据公式求出 LD_{50} 及其 95% 可信限。

根据试验条件及试验结果，可分别选用下列三个公式中的一个，求出 $lgLD_{50}$，再查其自然数，即为 LD_{50} [mg/(kg·bw)，g/(kg·bw)]。

按本试验设计得出的任何结果，均可用式（1）计算：

$$lgLD_{50} = \sum \frac{1}{2}(X_i + X_{i+1}) \times (P_{i+1} - P_i) \tag{1}$$

式中，X_i 与 X_{i+1} 为相邻两组的剂量对数；P_{i+1} 与 P_i 为相邻两组动物死亡百分比。

按本试验设计且各组间剂量对数等距时，可用式（2）计算：

$$lgLD_{50} = XK - \frac{d}{2}(P_i + P_{i+1}) \tag{2}$$

式中，XK 为最高剂量对数；其他同式（1）。

按本试验设计且各组间剂量对数等距且最高、最低剂量组动物死亡百分比分别为 100（全死）和 0（全不死）时，可用便于计算的式（3）计算。

$$lgLD_{50} = XK - d(\sum P - 0.5) \tag{3}$$

式中，$\sum P$ 为各组动物死亡百分比之和；其他同式（2）。

$lgLD_{50}$ 的标准误（S）的计算见式（4）：

$$S_{lgLD_{50}} = d\sqrt{\frac{\sum P_i(1 - P_i)}{n}} \tag{4}$$

式中，n 为动物数。

95% 可信限（X）的计算见式（5）：

$$X = lg^{-1}(lgLD_{50} \pm 1.96 \cdot S_{lgLD_{50}}) \tag{5}$$

此法易于了解，计算简便，可信限不大，结果可靠，特别是在试验前对受试物的急性毒性程度了解不多时，尤为适用。

5. 机率单位——对数图解法

预试验，以每组 2~3 只动物找出全死和全不死的剂量。一般每组雌、雄动物各不少于 10 只，各组动物数不一定要求相等。一般在预试验得到的两个剂量组之间拟出等比的六个剂量组或更多剂量组。此法不要求组间剂量呈等比关系，但等比可使各点距离相等，有利于作图。给予受试物后，观察期内记录动物死亡数、死亡时间及中毒表现等，再作图计算，具体方法见 GB 15193.3—2014。

（二）评价指标的选择及解释

在毒物评价过程中，选择适当的评价指标非常重要，可以确保评价结果的准确性和可靠性。选择评价指标时需要考虑多个因素，例如毒物种类、接触方式、目标受体等因素。以下是常见的毒物评价指标及其解释。

① LD_{50} 值：半数致死量，是衡量毒物急性毒性强度的重要指标。LD_{50} 值越小，说明毒物的急性毒性越强。

② LC_{50} 值：半数致死浓度，是衡量气态或蒸气状毒物对实验动物的急性毒性的指标。LC_{50} 值越小，说明毒物的急性毒性越强。

③ NOAEL 值：未观察到不良效应的最高剂量，是评价毒物亚慢性毒性的指标。

NOAEL 值越低，说明毒物的亚慢性毒性越强。

④ LOAEL 值：观察到不良效应的最低剂量，是评价毒物亚慢性毒性的指标。LOAEL 值越低，说明毒物的亚慢性毒性越强。

⑤ 反应时间：毒物接触后引起不良反应的时间，可以作为评价毒物急性毒性的指标。反应时间越短，说明毒物的急性毒性越强。

⑥ 致突变性：毒物引起细胞基因突变的概率，是评价毒物致癌性的指标。致突变性越高，说明毒物致癌性越强。

需要注意的是，不同的毒物评价指标适用于不同的毒物种类和评价目的。在选择评价指标时，需要结合毒物的性质和目标受体的特点进行全面评估，以确保评价结果的准确性和可靠性。同时，还需要进行多种指标的综合评估，以全面了解毒物的毒性和安全性，以便更好地保障人类和动物的健康安全。

（三）急性毒性作用的分类及评价结果的应用

为了评价外源化学物急性毒性的强弱及其对机体（人和动物）的危害程度，通过急性毒性试验测定 LD_{50} 值，进行急性毒性分级，判断急性毒性的高低。

LD_{50} 值越小，说明毒物的急性毒性越强，而 LD_{50} 值越大，则说明毒物的急性毒性越弱。根据 LD_{50} 值的大小，可以将毒物分为不同的等级。毒物急性毒性分级见表 6-4 至表 6-7。

表 6-4　外源化学物急性毒性分级（WHO）

急性毒性分级	大鼠一次经口 LD_{50} /(mg/kg)	6 只大鼠吸入 4 h，死亡 2～4 只所需浓度/(mg/kg)	兔经皮 LD_{50} /(mg/kg)	对人可能致死的估计量	
				/(g/kg)	/(g/60 kg)
剧毒	<1	<10	<5	<0.05	0.1
高毒	<1～50	<10～100	<5～44	<0.05～0.5	3
中等毒	<50～500	<100～1000	<44～350	<0.5～5	30
低毒	<500～5000	<1000～10000	<350～2180	<5～15	250
微毒	>5000	>10000	>2180	>15	>1000

表 6-5　我国食品毒理急性毒性分级标准（1994）

急性毒性分级	大鼠经口 LD_{50}/(mg/kg)	相当于人的致死剂量		大约相当于体重 70 kg 人的致死剂量
		mg/kg	g/人	
6 级（极毒）	<1	稍尝	0.05	稍尝，<7 滴
5 级（剧毒）	1～50	500～4000	0.5	7 滴～1 茶匙
4 级（中等毒）	51～500	4000～30000	5	1 茶匙～35 g
3 级（低毒）	501～5000	30000～250000	50	35～350 g
2 级（实际无毒）	5001～15000	250000～500000	500	350～1050 g
1 级（无毒）	>15000	>500000	2500	>1050 g

表 6-6 　我国工业毒物急性毒性分级标准

急性毒性分级	小鼠一次经口 LD$_{50}$/(mg/kg)	小鼠吸入 2 h LC$_{50}$/(mg/m^3)	兔经皮 LD$_{50}$/(mg/kg)
剧毒	<10	<50	<10
高毒	10～100	50～500	10～50
中等毒	101～1000	501～5000	51～500
低毒	1001～10000	5001～50000	501～5000
微毒	>10000	>50000	>5000

表 6-7 　我国农药急性毒性分级标准

急性毒性分级	大鼠经口 LD$_{50}$/(mg/kg)	大鼠经皮 4 h LD$_{50}$/(mg/kg)	大鼠吸入 2h LC$_{50}$/(mg/m^3)
剧毒	<5	<20	<20
高毒	5～50	20～200	20～200
中毒	<50～500	<200～2000	<200～2000
低毒	>500	>2000	>2000

急性毒性作用的分类和评价结果的应用主要在以下方面：

（1）**毒物安全标准的制定**：根据毒物的急性毒性等级，可以制定相应的毒物使用安全标准。比如，对于高毒性物质，应该采取更加严格的安全措施，以避免对人类和动物的健康产生危害。

（2）**毒物毒性评价的参考**：急性毒性作用是毒物评价的重要指标之一，可以帮助评价毒物的毒性强度和影响范围。通过急性毒性作用的评价，可以更加全面地了解毒物的危害程度，从而为毒物毒性评价提供参考依据。

（3）**急救措施的指导**：在应急情况下，根据毒物的急性毒性等级，可以采取相应的急救措施。比如，对于高毒性物质，应该尽快采取相应的急救措施，以减轻受害者的损伤程度。

总之，急性毒性作用的分类和评价结果的应用可以帮助人们更好地了解毒物的毒性强度和影响范围，从而采取相应的安全措施和应急措施，以保障人类和动物的健康安全。

（四）试验方法

急性毒性试验是毒性评价的一种基础试验方法。它的主要目的是评估化学品或物理因素对实验动物急性毒性的影响，以确定这些物质的安全性和适用性。

急性毒性试验通常分为两类：口服试验和皮肤试验。口服试验是将毒物溶液通过灌胃或进食的方式给予动物，并观察其症状和死亡情况；皮肤试验是将毒物涂在动物皮肤上，并观察其症状和死亡情况。通常，急性毒性试验还需要考虑剂量、实验动物种类和数量、实验环境等因素。

在急性毒性试验中，试验条件的控制非常重要。实验动物需要选用健康的、生长良好的、同龄、同种、同性别的动物。同时，实验动物需要放置在温度适宜、通风良好、光线充足、噪音小的环境中，以减少外界干扰对试验结果的影响。此外，实验动物的饮食、水源和卫生条件也需要严格控制，以确保试验的准确性和可靠性。

急性毒性试验通常还需要控制试验剂量。在试验过程中，需要根据动物的体重和毒物的理化性质等因素，确定合适的剂量范围，并对不同的剂量进行分类处理，以便对比分析。

急性毒性试验的方法和过程需要严格遵守国际标准和相关法律法规的规定。在进行急性毒性试验之前，需要制定详细的试验方案，并经过审查和批准，以确保试验过程的科学性、合理性和安全性。

（五）实验动物的选择和要求

1. 物种和品系选择

在进行急性毒性试验时，选择适合的实验动物物种和品系是非常重要的。这不仅关系到试验结果的准确性，也涉及实验动物的福利和保护。因此，选择实验动物物种和品系需要综合考虑以下因素。

（1）**种类选择**：在进行急性毒性试验时，通常选择小型哺乳动物作为实验动物，如大鼠、小鼠、兔子、狗等。这些动物在生理学和解剖学上与人类相似度较高，且易于管理和饲养。同时，不同的动物种类对于不同种类毒物的反应和耐受性也有所不同，因此需要选择适合的实验动物物种。

（2）**品系选择**：在选择实验动物品系时，需要考虑其生理和行为特征是否符合试验要求。例如，一些品系的动物具有特定的遗传背景或生理特征，这些特征可能会影响试验结果。因此，需要选择生理和行为特征较为一致、易于管理和饲养的品系。

（3）**动物数量选择**：在进行急性毒性试验时，需要确定试验所需的动物数量。动物数量的选择需要综合考虑剂量、种类、品系、试验目的等因素，以保证试验结果的准确性和可靠性。同时，在选择动物数量时，也需要尽可能地减少动物使用量，以保障实验动物的福利和保护。

（4）**其他**：除了选择合适的实验动物物种和品系外，选择合适的性别和年龄也是急性毒性试验中非常重要的因素。

① 性别选择：在进行急性毒性试验时，需要考虑性别对试验结果的影响。有些性别差异可能会影响药物代谢、药效、行为和生理反应等。因此，需要选择适当的性别以获得准确的试验结果。一般而言，同一品系的雄性动物比雌性动物更容易获得一致的试验结果，因为雄性动物之间的生理和行为特征更为一致。

② 年龄选择：在进行急性毒性试验时，选择合适的年龄对于获得准确的试验结果同样非常重要。不同年龄的动物生理和代谢特征可能存在差异，可能会对试验结果产生影响，因此，需要选择符合试验要求的年龄段的动物。一般而言，小鼠和大鼠在进行急性毒性试验时的年龄范围为4周至12周左右，而兔子和狗则需要选择年龄为3个月至1岁左右的动物。

在选择性别和年龄时，还需要考虑动物数量的问题。为了保证试验结果的可靠性和准确性，需要选择足够的动物数量以保证数据的统计学意义。同时，在进行动物实验时，还需要注意保护动物的福利和权益，尽量减少动物数量和试验过程对动物的伤害。

③ 年龄和性别的相互作用：在进行试验时，还需要考虑年龄和性别之间的相互作用。有些药物可能对不同年龄段或不同性别的动物产生不同的反应，因此，需要根据试验考虑这种相互作用，并进行试验设计和数据分析。

综上所述，选择合适的性别和年龄对于获得准确的急性毒性试验结果非常重要。在进行试验前，需要充分考虑动物生理和代谢特征，同时还需要考虑试验目的和数据分析方法，以选择合适的实验动物性别和年龄。

2. 动物数量和分组

在进行急性毒性试验时，选择适当的实验动物数量和分组也是非常重要的。适当的实验动物数量和分组可以保证试验结果的可靠性和准确性。

(1) **实验动物数量**：实验动物数量应根据试验目的、试验方案、统计学原理和伦理学要求来确定。通常，至少需要使用 5 个实验动物进行每个剂量水平的试验。此外，实验动物数量还应根据试验目的和需要进行适当地增加或减少。

(2) **实验动物分组**：实验动物应该被随机分组，以尽量减少试验结果的误差。通常，随机分组可以保证各组动物之间的特性尽可能地相似，从而可以消除非特异性误差。为了更好地控制变量，一般将实验动物分为以下组别：

① 阴性对照组：不接受任何处理，作为对照组。

② 阳性对照组：接受已知毒性的化合物，用于评估试验结果的准确性。

③ 低剂量组：接受最小剂量，用于确定毒性的最低剂量水平。

④ 中剂量组：接受介于最低剂量和最高剂量之间的剂量。

⑤ 高剂量组：接受最高剂量，用于确定毒性的最高剂量水平。

综上所述，选择适当的实验动物数量和分组可以保证试验结果的可靠性和准确性。在进行试验前，需要充分考虑试验目的、统计学原理和伦理学要求，以选择适当的实验动物数量和分组。

（六）禁食

禁食是指在试验前一定时间内，限制或停止实验动物进食。禁食可以减少试验结果的误差，提高试验结果的可靠性。

禁食的时间和方法应根据试验目的和试验方案来确定。一般而言，禁食时间应该根据实验动物的品系、性别、年龄、体重和试验剂量等因素来决定。在进行急性毒性试验时，禁食时间通常为 12~24 h。在禁食的过程中，应确保实验动物有足够的水供应，以避免脱水或其他不良反应的发生。

禁食的作用包括：降低实验动物肠道内的胆汁酸和微生物水平，从而减少药物吸收的差异性；降低实验动物血液中胰岛素和葡萄糖水平，减少胰岛素的干扰，提高试验结果的准确性；避免因进食而引起的异物摄入、腹胀等不良反应，降低试验结果的误差；提高实验动物的应激能力，减少实验动物的死亡率。

需要注意的是，禁食时间过长或禁食方法不当，可能会对试验结果产生负面影响。因此，在进行试验前需要仔细考虑禁食时间和方法，并进行合理的控制。同时，在试验过程中应注意观察实验动物的情况，避免出现不良反应或试验结果的误差。

（七）实验动物的饲养环境

实验动物的饲养环境对于试验结果的准确性和可靠性具有至关重要的影响。为了保证实验动物的健康和试验结果的可靠性，需要提供适宜的饲养环境。

(1) **饲料和水**：实验动物的饲料应该符合动物品种、年龄、性别和体重等因素的要求，并且应该提供清洁的饮用水。水的质量应该经常检查，确保不受到污染。

(2) **温度和湿度**：实验室内的温度和湿度应该适宜。一般而言，小鼠和大鼠的饲养环境温度为 20~26 ℃，相对湿度为 30%~70%；兔子和狗的饲养环境温度为 15~25 ℃，相对湿度为 40%~70%。

（3）**光照和照明**：实验动物需要适量的光照和照明。一般而言，实验室内应保持 12 h 昼夜交替的光照和照明。

（4）**空气质量和通风**：实验室内的空气质量应该符合卫生标准，并保持良好的通风。

（5）**器具和设备**：实验室内的器具和设备应该经过严格的清洁和消毒，确保不受到污染。

（6）**疾病和紧急情况的处理**：需要对实验动物进行定期检查，并及时发现和处理疾病和紧急情况，以保证试验结果的准确性和可靠性。

总之，为了保证实验动物的健康和实验结果的可靠性，需要提供适宜的饲养环境。在进行实验前，需要仔细考虑实验动物的饲养环境，并对实验室环境进行定期检查和维护。

（八）实验动物的染毒方法与剂量选择

1. 染毒方法

实验动物的染毒方法主要分为三种类型：口服给药、皮下注射和静脉注射。

（1）**口服给药**：口服给药是指通过口腔将药物直接给实验动物服用。这种方法适用于那些可以通过口服吸收的药物，如一些小分子化合物和药物。需要注意的是，不同的动物品种、年龄和性别对药物的吸收、代谢和排泄有不同的影响，需要根据试验的需要来选择合适的动物品种和给药剂量。

（2）**皮下注射**：皮下注射是指将药物通过注射器注入到实验动物的皮下组织中。这种方法适用于那些需要注射的药物，如一些蛋白质和抗体类药物。需要注意的是，皮下注射的剂量和深度应该适当，并避免对实验动物造成不必要的伤害。

（3）**静脉注射**：静脉注射是指将药物通过注射器注入到实验动物的静脉中。这种方法适用于那些需要快速作用的药物，如一些麻醉剂和紧急救治药物。需要注意的是，静脉注射的剂量和速度应该控制在安全范围内，并避免对实验动物造成不必要的伤害。

不同注射途径注射量范围见表 6-8。

表 6-8 几种实验动物不同注射途径注射量范围　　　　单位：mL/只

注射途径	小鼠	大鼠	豚鼠	兔	狗
静脉	0.2～0.5	1.0～2.0	1.0～5.0	3.0～10.0	35.0～50.0
肌肉	0.1～0.2	0.2～0.5	0.2～0.5	0.5～1.0	2.0～5.0
皮下	0.1～0.5	0.5～1.0	0.5～1.0	1.0～3.0	3.0～10.0
腹腔	0.2～1.0	1.0～3.0	2.0～5.0	5.0～10.0	5.0～15.0

总之，实验动物的染毒方法应根据实验的需要来选择，并注意控制给药剂量和方法，以避免对实验动物造成不必要的伤害。同时，需要根据试验的需要选择合适的动物品种和年龄，以提高试验结果的准确性和可靠性。

2. 剂量选择

在进行急性毒性试验时，剂量的选择是非常重要的，过高的剂量会导致实验动物死亡，而过低的剂量则无法反映药物的毒性作用。因此，剂量的选择应该综合考虑以下几个方面：

（1）**毒性信息的可用性**：如果已有相关的毒性信息，可以参考该信息进行剂量选择。

（2）**动物品种的特性**：不同品种的动物对药物的反应不同，需要考虑动物品种对药物的敏感程度。

（3）**药物性质**：药物的性质（如分子量、溶解度等）也会影响其毒性作用，需要考虑这些因素进行剂量选择。

（4）**给药途径**：不同给药途径对药物的毒性作用有不同的影响，需要考虑给药途径进行剂量选择。

在确定药物剂量时，可以参考先前的研究结果或进行初步试验，选择一系列不同剂量的药物进行试验，以确定合适的剂量范围。同时，还需要在试验中对动物进行监测，及时记录给予药物后动物的生理和行为反应，并在必要时调整剂量。最终确定的剂量应该能够反映药物的毒性作用，同时又不会导致实验动物的死亡或过度痛苦。

表 6-9 是某种药物在不同动物品种中的染毒剂量数据。

表 6-9 不同动物品种中的染毒剂量

动物品种	给药途径	$LD_{50}/(mg/kg)$
大鼠	口服	1200
	皮下注射	200
	静脉注射	25
小鼠	口服	1500
	皮下注射	400
	静脉注射	45
兔子	口服	600
	皮下注射	100
	静脉注射	10
狗	口服	500
	皮下注射	70
	静脉注射	8

需要注意的是，不同动物品种对药物的毒性反应不同，同一种药物在不同动物品种中的剂量可能会有所差异。因此，在进行试验时，应该选择合适的动物品种，并根据试验需要选择合适的给药途径和剂量，以准确评估药物的毒性作用。

（九）毒性观察

毒性观察是急性毒性试验中非常重要的一步，通过对实验动物的生理和行为反应进行观察，可以及时发现药物的毒性作用，并采取相应的措施进行干预，以保证实验动物的健康和安全。毒性观察应该在给药后立即开始，并持续观察一段时间，记录以下方面的信息：

（1）**呼吸和心跳**：记录实验动物的呼吸和心跳频率，观察是否有异常。

（2）**体温**：记录实验动物的体温，观察是否出现异常。

（3）**行为和反应**：记录实验动物的活动情况和行为反应，观察是否出现异常。

（4）**精神状态**：记录实验动物的精神状态，观察是否出现异常。

（5）**眼睛、口腔、皮肤等部位的变化**：观察实验动物眼睛、口腔、皮肤等部位是否出现异常。

需要注意的是，毒性观察应该在给药后立即开始，特别是在给药后的前 30 min 内，观察应该更加密切。同时，应该注意对实验动物进行定量和客观的记录，以便对药物的毒性作用进行准确评估。如果发现实验动物出现异常反应，应该及时采取相应的措施，如给予解毒剂、提高室温等，以减轻实验动物的痛苦，并保证实验的准确性和可靠性。

啮齿类动物急性中毒表现的观察内容见表 6-10。

表 6-10 啮齿类动物急性中毒表现的观察内容

系统和器官	观察项目	中毒后常见的表现
中枢神经系统与躯体运动系统	行为 运动状态 对刺激反应性 脑、脊髓反射 肌肉张力	体位异常、叫声异常、活动异常、多动或呆卧 少动、震颤、痉挛、抽搐、强直、麻痹、运动失调 易兴奋，感觉迟钝或过敏，反应低下或过高 减弱或消失 松弛或紧张
自主神经系统	瞳孔 腺体分泌	散大或缩小 流涎，流泪，出汗
呼吸系统	鼻 呼吸表现	鼻孔溢液，鼻翼翕动 呼吸深缓、过速、困难、衰竭
心血管系统	心区触诊、听诊	震颤、心动过速或过缓、心律不齐等
胃肠系统	排便 腹部外形 粪便硬度与颜色	腹泻、便秘 膨隆、凹陷 不成形、黄色、灰白色
泌尿生殖系统	阴道口、乳腺、阴茎	肿胀、分泌物增多、会阴部污秽；脱出、遗精
皮肤和被毛	颜色、张力	皮肤松弛、皱褶、发红、皮疹、溃疡、被毛蓬松
黏膜	结膜、口腔	分泌物增多、充血、水肿、苍白、发绀、黄疸
眼睛	眼睑 眼球 角膜	上睑下垂 眼球突出、震颤、充血 角膜混浊、血腥分泌物
其他	直肠温和脚爪、皮肤温 一般情况	升高或降低 姿势异常、消瘦等

（十）试验实例

为了详细介绍急性毒性试验，可以 LD_{50} 试验为例，来进行数据的输出和公式的展示。

1. LD_{50} 试验基本介绍

LD_{50} 试验是一种常用的急性毒性试验方法，用于评价毒物对实验动物的毒性水平。LD_{50} 代表了毒物导致 50% 实验动物死亡的剂量，是评估毒性和安全性的重要指标。

2. LD_{50} 试验数据输出

在 LD_{50} 试验中，试验数据的输出一般包括以下内容：

① 试验剂量：每个试验剂量下的实验动物数和死亡动物数。

② 死亡率计算：每个试验剂量下的死亡率的计算，以及死亡率与试验剂量之间的关系

绘制成剂量-死亡率曲线。

③ LD_{50} 计算：根据剂量-死亡率曲线，使用统计学方法计算出 LD_{50} 值及其置信区间。表 6-11 为 LD_{50} 试验的示例数据。

表 6-11 示例数据

试验剂量/(mg/kg)	实验动物数/只	死亡动物数/只	死亡率/%
10	6	0	0
20	6	0	0
40	6	0	0
80	6	1	16.67
160	6	3	50.00
320	6	6	100.00

根据上述数据，我们可以绘制出剂量-死亡率曲线，并使用 Probit 分析或 Logit 分析等方法计算出 LD_{50} 值及其置信区间。以下是 LD_{50} 计算公式示例。

(1) Probit 分析计算 LD_{50}：根据 Probit 分析的方法，可以得到以下公式：

$$P = \Phi[a + b\log10(d)]$$

式中，P 表示死亡率，Φ 表示标准正态分布的概率密度函数，a 和 b 表示拟合曲线的参数，d 表示试验剂量。使用最大似然估计法计算出参数 a 和 b 的值，然后根据 LD_{50} 的定义，求出满足 $P = 0.50$ 时的 d 值即可得到 LD_{50} 值。

(2) Logit 分析计算 LD_{50}：根据 Logit 分析的方法，可以得到以下公式：

$$\log[P/(1-P)] = a + b\log10(d)$$

式中，P 表示死亡率；a 和 b 表示拟合曲线的参数；d 表示试验剂量。使用最大似然估计法计算出参数 a 和 b 的值，然后根据 LD_{50} 的定义，求出满足 $P = 0.50$ 时的 d 值即可得到 LD_{50} 值。

第二节　亚慢性和慢性毒性作用及其评价

一、概述

亚慢性毒性试验和慢性毒性试验是对药物毒性的长期评价，旨在确定长期暴露于药物所引起的不良反应和毒性影响。相较于急性毒性试验，亚慢性和慢性毒性试验更加逼近真实临床应用场景，更加准确地评估药物的毒性作用。亚慢性毒性试验通常持续 2～4 周，慢性毒性试验持续 6 个月或以上，评价的指标包括药物对器官系统的损害、生理生化参数的变化、病理学和组织学变化等。

亚慢性毒性试验和慢性毒性试验对于药物的毒性评价至关重要，因为药物的不良反应和毒性作用可能会随着时间的延长而逐渐加剧，对患者的长期健康造成潜在的威胁。此外，药物的毒性作用还可能随着剂量的增加而增强，因此，亚慢性和慢性毒性试验还可以帮助确定药物的最大可耐受剂量，并为药物的安全用药提供重要参考。

本节将详细介绍亚慢性毒性试验和慢性毒性试验的基本概念和试验目的，试验设计、试验方法、数据分析及其评价方法，以及亚慢性和慢性毒性作用的分类和评价结果的应用。

二、 基本概念及试验目的

1. 亚慢性和慢性毒性作用的定义及特点

亚慢性毒性作用和慢性毒性作用是药物毒性评价中的两个重要概念。它们分别描述了药物长期暴露对实验动物造成的损伤程度。

亚慢性毒性作用指在药物持续暴露的情况下，实验动物在短时间内出现的不可逆性损伤和不良反应。亚慢性毒性试验一般持续 2～4 周，评价指标包括生理生化参数的变化、器官系统的损害和组织学变化等。

慢性毒性作用指在药物长期持续暴露的情况下，实验动物出现的不可逆性损伤和不良反应。慢性毒性试验一般持续 6 个月或以上，评价指标包括药物对器官系统的损害、病理学和组织学变化等。

亚慢性毒性作用和慢性毒性作用的特点主要包括以下几个方面：

（1）**持续时间**：亚慢性毒性作用的持续时间一般为数周，而慢性毒性作用的持续时间则为数月。

（2）**暴露时间**：亚慢性毒性试验和慢性毒性试验均为长期暴露实验，其暴露时间远远超过急性毒性试验的暴露时间。

（3）**不可逆性**：亚慢性毒性作用和慢性毒性作用所造成的损伤和反应往往是不可逆的，即使停止药物的暴露，也难以恢复到原来的状态。

（4）**评价指标**：亚慢性毒性试验和慢性毒性试验的评价指标比急性毒性试验更加全面和细致，包括生理生化参数的变化、器官系统的损害和病理学与组织学变化等。

综上所述，亚慢性毒性作用和慢性毒性作用是药物毒性评价中重要的概念，它们能够更全面地评价药物长期暴露对实验动物的损害和不良反应，对药物的毒性评价和安全性评估至关重要。

2. 亚慢性和慢性毒性试验的目的及意义

亚慢性和慢性毒性试验的主要目的是评估长期或重复接触药物对实验动物的毒性作用。与急性毒性试验相比，亚慢性和慢性毒性试验的暴露时间更长，能够更加全面地了解药物对实验动物的潜在不良反应和损伤程度，对药物的毒性评价和安全性评估具有重要的意义。

（1）**亚慢性毒性试验**：亚慢性毒性试验的主要目的如下：

① 评估药物的毒性：亚慢性毒性试验能够评估药物长期暴露对实验动物的毒性作用，包括对生理生化参数的影响、对器官系统的损害和对组织学的影响等。

② 确定药物的最大耐受剂量（MTD）：通过亚慢性毒性试验，可以确定实验动物所能耐受的最大剂量，以及该剂量对实验动物的影响。

③ 初步评估药物的剂量反应关系：通过测定不同剂量下的试验结果，可以初步评估药物的剂量反应关系，并预测药物在人体中的剂量范围。

（2）**慢性毒性试验**：慢性毒性试验的主要目的如下。

① 评估药物的长期毒性：慢性毒性试验的主要目的是评估药物长期暴露对实验动物的长期毒性作用，包括对器官系统的慢性损害、对生理生化参数的影响和对组织学的影响等。

② 确定药物的无效剂量：通过慢性毒性试验，可以确定药物的无效剂量，以及该剂量对实验动物的影响。

③ 评估药物的潜在致癌性和遗传毒性：慢性毒性试验也可以评估药物的潜在致癌性和遗传毒性，为药物的安全性评估提供更全面的信息。

三、亚慢性毒性试验设计

亚慢性毒性试验是评估药物长期或重复接触对实验动物产生毒性作用的一种试验方法。相比于急性毒性试验，亚慢性毒性试验更能够反映出药物在长期暴露后的毒性反应，能够提供更全面、更准确的毒性评价信息。

亚慢性毒性试验的设计是试验的关键环节之一。一个科学合理的试验设计能够提高试验的可靠性和有效性，减少因设计不合理而引入的误差和偏差。本节将针对亚慢性毒性试验的设计，从实验动物、试验组织、剂量选取、观察指标、数据收集等方面进行详细介绍，以期为读者提供参考。

需要注意的是，不同药物的毒性作用及所需评估的指标不同，因此试验设计也可能存在差异。本文介绍的试验设计是一般亚慢性毒性试验的设计，读者应根据实际需要进行具体的试验设计。

1. 实验动物的选择及数量

亚慢性毒性试验需要选择适当的实验动物，以保证实验的可重复性和可靠性。一般来说，常用的实验动物包括大鼠、小鼠、兔子、狗等。选择实验动物时，需要考虑以下几个方面的因素：

（1）**生理、生化特征**：选择实验动物需要考虑其生理、生化特征，如消化系统、代谢机制、体重、饮食需求等，以确保试验数据的可靠性和可比性。

（2）**稳定性**：选择实验动物需要考虑其繁殖能力、体型、稳定性等，以保证试验数据的稳定性和一致性。

（3）**费用**：实验动物的选择还需考虑试验费用的问题。不同动物的价格和维护成本也有差异，需要综合考虑试验成本。

实验动物数量的确定需要考虑试验的具体目的和设计，一般需要满足一定的统计学要求，确保试验数据的可靠性和可比性。常见的实验动物数量计算方法包括：根据研究文献和历史数据确定样本量；根据统计学原理和假设检验方法计算样本量；根据动物数量限制和伦理要求确定样本量。

实验动物数量的确定需要综合考虑多种因素，应在遵循伦理规定和保证试验数据可靠性的前提下进行。

2. 试验剂量的确定及试验方案的制定

试验剂量的确定是亚慢性毒性试验设计中非常关键的一步。合理的试验剂量可以确保试验结果的准确性和可靠性。在试验剂量的选择中，需要考虑以下几个方面的因素：

（1）**剂量范围**：应选择适当的剂量范围，包括无效剂量、低剂量、中等剂量和高剂量等。不同药物的剂量范围可能存在差异，需要根据实际情况进行选择。剂量设计参考值见表 6-12。

（2）**剂量单位**：应选择合适的剂量单位，如体重、体表面积等。需要注意的是，在不同的剂量单位下，药物的毒效应可能存在差异。

表 6-12　亚慢性毒性试验剂量设计参考值

参考剂量名称	亚慢性毒性阈剂量	LD_{50}	MTD（EPA 建议）
高剂量	$1/5 \sim 1/2$	1/10	1/2
中剂量	$1/50 \sim 1/10$	1/100	1/4
低剂量	1/100	1/1000	—

（3）**给药途径**：应选择合适的给药途径，如饮水、灌胃、皮下注射等。需要注意的是，不同的给药途径下，药物的毒效应可能存在差异。

试验方案的制定需要考虑试验的目的和设计，应包括实验动物、试验剂量、试验方法、观察指标、数据分析等内容。一般情况下，试验方案应包含以下几个方面的内容：实验动物的选择及数量；试验剂量的选择和制备方法；试验方法和给药途径的选择；观察指标和数据收集方法；试验期限和试验过程的记录；实验室条件和设备要求。

试验方案的制定应综合考虑多种因素，例如试验的目的、药物特性、动物种类、试验条件等，以确保试验数据的可靠性和有效性。在试验过程中应严格按照试验方案的要求进行操作，避免因试验误差或偏差导致试验数据不可靠。

3. 试验条件的控制及试验方法

在亚慢性毒性试验中，试验条件的控制和试验方法的选择都是非常重要的环节。以下是一些关键的控制和选择方面的建议：

（1）**实验动物的饲养和环境控制**：应注意保持实验动物的健康状态和营养均衡，控制环境因素如光照、温度、湿度等，以确保试验数据的可靠性和有效性。

（2）**试验剂量的制备和给药方法**：应注意药物的稳定性和纯度，合理选择给药途径如饮水、灌胃、皮下注射等，避免药物的浪费和给药量误差。

（3）**观察指标的选择和记录方法**：应注意选择具有代表性的观察指标，如体重、食物摄入量、生化指标、器官病理学变化等，并选择合适的记录方法如照片、录像、记录表格等。

（4）**试验过程的记录和安全措施**：应严格记录试验过程中的数据、操作、发现的异常情况等，确保试验的安全和正确性。

（5）**数据分析和统计方法**：应注意选择合适的数据分析和统计方法，以充分评价药物的亚慢性毒效应，并探讨药物的安全性。

总的来说，在亚慢性毒性试验中，需要严格控制试验条件和选择合适的试验方法，以确保试验数据的准确性和可靠性。试验过程中也需要严格遵守试验安全规范，保障实验人员和实验动物的安全。

四、亚慢性和慢性毒性试验的评价

亚慢性和慢性毒性试验的评价是对药物毒性的综合评估，通过对试验数据的分析和解释，可以评估药物的慢性毒效应，为药物的毒性风险评估和安全性评价提供科学依据。

亚慢性和慢性毒性试验的评价包括对实验动物的生理、生化、组织学和病理学方面的变化进行全面的分析和评估，以确定药物在长期使用过程中可能引起的不良反应和毒效应，包括但不限于肝、肾、心等器官的损伤和代谢功能的改变。

在评价过程中，需要注意评估指标的选择和对比，以及数据的可靠性和统计学分析。评价结果将对药物的安全性、使用限制、剂量控制等方面提出科学依据和建议，对药物的研发和临床应用都具有重要意义。

在亚慢性和慢性毒性试验中，选择合适的毒性指标进行评价，对于评估药物的安全性和慢性毒效应具有至关重要的作用。以下是一些常用的毒性指标及其解释：

① 生理指标：包括体重、食物和水摄入量、排泄量、心率、呼吸率等生理参数，可反映药物对实验动物生理状态的影响。

② 生化指标：包括血清生化指标如血糖、脂肪、肝功能酶、肾功能酶等，可反映药物对实验动物代谢和器官功能的影响。

③ 组织学指标：包括组织学结构、细胞形态、组织细胞数目等，可反映药物对实验动物器官组织的影响。

④ 病理学指标：包括组织病理学变化、病变程度、病理学评分等，可反映药物对实验动物组织和器官的损伤和影响程度。

在选择毒性指标时，需要考虑指标的可靠性、敏感性和特异性，以及与药物毒效应的相关性。同时，还需要根据药物的性质、用途和作用机制等因素进行合理的指标选择。

在解释毒性指标时，需要对数据进行统计学分析，确定差异的显著性，并将其与对照组数据进行比较。同时，还需要注意指标变化的方向、程度和时间等因素，以全面评估药物的慢性毒效应。

总的来说，毒性指标的选择和解释是亚慢性和慢性毒性试验评价的重要环节，需要进行合理选择和科学分析，以评估药物的安全性和慢性毒效应。

五、亚慢性和慢性毒性作用的分类及评价结果的应用

亚慢性和慢性毒性试验的分类依据主要包括实验动物接受药物的时间和剂量等因素。通常将试验时间分为亚慢性和慢性两种类型，试验剂量根据药物性质、人类用药情况和实验动物的耐受性等因素进行选择。评价结果主要通过对实验动物的生理学、生化学、组织学和病理学指标等方面的观察，以及统计学分析等手段进行综合评估。

亚慢性毒性作用通常指实验时间在 2 周至 3 个月之间，药物剂量逐渐递增或固定剂量。评价结果主要包括实验动物的生理学、生化学、组织学和病理学指标等方面的观察，并通过对照组数据进行比较，以评估药物的安全性和潜在的亚慢性毒效应。

慢性毒性作用通常指实验时间在 3 个月以上，药物剂量逐渐递增或固定剂量。评价结果主要包括实验动物的生理学、生化学、组织学和病理学指标等方面的观察，并通过对照组数据进行比较，以评估药物的安全性和潜在的慢性毒效应。

评价结果的应用包括以下几个方面：

① 用于药物的毒性评价和安全性评估，以确定药物的安全剂量范围和潜在毒性风险。

② 用于药物的临床前研究和药物审批，以评估药物的毒性和安全性，为药物开发提供科学依据。

③ 用于药物的质量控制和监测，以确保药物的质量和安全性符合标准要求。

④ 用于药物的监督和管理，以保障公众健康和安全。

总的来说，亚慢性和慢性毒性试验的评价结果在药物的开发、审批和监管等方面具有重要作用，能够为药物的安全性评估和质量控制提供科学依据和参考。

各种实验动物不同染毒期限折合生命周期的百分数以及相当于人类寿命的时间见表 6-13。

表 6-13　各种实验动物不同染毒期限折合生命周期的百分数以及相当于人类寿命的时间

染毒期限	大鼠		兔		狗		猴	
	相当于生命/%	相当于人/月	相当于生命/%	相当于人/月	相当于生命/%	相当于人/月	相当于生命/%	相当于人/月
1	4.1	34	1.5	12	0.82	6.5	0.55	4.5
2	8.2	67	3.0	24	1.6	13.4	1.1	9
3	12	100	14.5	36	2.5	20	1.6	13
6	25	202	9.0	72	4.9	40	3.3	27
12	49	404	18	145	9.8	81	6.6	53
24	99	808	36	289	20	162	13	107

资料来源：孙志伟. 毒理学基础［M］.7 版. 北京：人民卫生出版社，2017.

第三节　蓄积毒性作用及其评价

一、概述

蓄积毒性作用是指生物在经过多次给药后，药物在体内逐渐积累并产生毒性作用的现象。与急性毒性和亚慢性、慢性毒性不同的是，蓄积毒性作用是在长时间内逐渐产生的，因此需要对实验动物进行长期观察和监测，以便更准确地评价药物的毒性和安全性。

蓄积毒性作用对药物的临床应用和开发具有重要意义。随着药物使用的时间和剂量增加，药物在体内的浓度也会逐渐增加，从而可能导致不良反应的发生。因此，评估药物的蓄积毒性作用能够更全面、更准确地评估药物的安全性和潜在毒性风险。

蓄积毒性试验的评价结果主要通过对实验动物的生理学、生化学、组织学和病理学指标等方面的观察，以及统计学分析等手段进行综合评估。评价指标的选择包括药物在体内的药代动力学、毒理学指标和临床症状等方面。

本节将从实验动物的选择、试验方法的设计和评价指标的选择等方面进行详细介绍。

二、蓄积毒性试验基本概念

蓄积毒性作用的产生与药物在体内的代谢和消除有关，当药物的消除速率低于其代谢速率时，药物在体内的浓度将逐渐增加，导致蓄积毒性作用的发生。

蓄积毒性试验是评价药物在体内是否具有蓄积毒性作用的一种试验方法。通过长期给予药物，观察实验动物产生的不良反应以及生理、生化和病理指标等变化，以评价药物的蓄积毒性作用。蓄积毒性试验的主要目的是评价药物在长期使用中的安全性和潜在的毒性风险。

在蓄积毒性试验中，需要对实验动物进行长期的观察和监测，以便更准确地评价药物的安全性和潜在毒性风险。同时，也需要选择适当的实验动物和给药方案，以确保试验结果的可靠性和可重复性。

1. 蓄积毒性作用的特点

与急性毒性作用不同，蓄积毒性作用的发生需要经过一段时间的累积，通常需要多次给药后才能产生。蓄积毒性作用的特点包括：

（1）**累积性**：蓄积毒性作用的产生需要经过一定时间的累积，当药物在体内积累到一定浓度时才会产生毒性作用。

（2）**延迟性**：与急性毒性作用不同，蓄积毒性作用的发生通常需要多次给药后才能产生，因此具有一定的延迟性。

（3）**长期性**：蓄积毒性作用通常是长期使用药物后产生的，因此具有长期性。

（4）**可逆性**：蓄积毒性作用通常可以通过减少或停止药物使用来逆转，因此具有一定的可逆性。

（5）**剂量相关性**：药物在体内的累积与给药剂量密切相关，高剂量的药物更容易产生蓄积毒性作用。

因此，对于需要长期使用的药物，评价其蓄积毒性作用具有重要意义，可以帮助制定合理的用药方案，减少潜在的毒性风险。

2. 蓄积毒性试验的目的及意义

蓄积毒性试验是一种对长期使用药物产生的蓄积毒性作用进行评价的实验。其主要目的在于确定药物在体内的蓄积情况，评价药物在长期使用过程中可能产生的毒性作用，以及确定药物的安全使用剂量和给药间隔时间，从而制定合理的用药方案，保障患者的安全用药。

蓄积毒性试验的意义在于可以为药物的临床应用提供重要的安全性信息。在药物开发的早期，通过动物实验评价药物的蓄积毒性作用可以帮助筛选出有潜力的药物，并确定其安全使用的剂量范围和给药间隔时间。在药物的临床试验和上市后，对其蓄积毒性作用进行评价可以发现和预防长期用药可能出现的慢性毒性作用，保障患者的安全用药。同时，对药物的蓄积毒性进行评价还可以为制定合理的用药方案提供重要的参考。

总之，蓄积毒性试验的目的在于评价药物的蓄积毒性作用，制定合理的用药方案，保障患者的安全用药；其意义在于为药物的临床应用提供重要的安全性信息，预防和发现可能出现的慢性毒性作用，保障患者的健康。

三、蓄积毒性试验方法

蓄积毒性试验的方法主要有两种：重复给药试验和累积给药试验。

1. 重复给药试验

重复给药试验是通过对动物连续多次给药，观察药物在体内的积累情况及其产生的毒性反应。该试验一般需要分为不同的剂量组和对照组。对于药物的剂量选择，应该参考急性毒性试验和亚慢性毒性试验的结果，并结合药物的临床使用情况。在给药剂量确定后，需要制定给药方案，包括给药剂量、给药时间、给药方式等。

在重复给药试验过程中，需要对动物进行定期观察，记录动物的体重、摄食量、饮水量、排泄量、临床症状和体征等，并定期采集血液、尿液、组织等样本进行药物浓度和生化指标的检测。最终根据试验结果，绘制药物的药动学和毒动学曲线，并评价其蓄积毒性作用。

2. 累积给药试验

累积给药试验是通过将药物在短时间内反复给予动物，使药物在体内积累，然后停药一段时间，观察药物在停药后的清除情况。该试验一般需要分为不同的剂量组和对照组，每组实验动物数量应该不少于 10 只。在给药剂量确定后，需要制定给药方案，包括给药剂量、给药时间、给药方式等。

在累积给药试验过程中，需要对动物进行定期观察，记录动物的体重、摄食量、饮水量、排泄量、临床症状和体征等，并定期采集血液、尿液、组织等样本进行药物浓度和生化指标的检测。停药后，需要继续对动物进行观察和检测，以评价药物在停药后的清除情况。

以上是两种常见的蓄积毒性试验方法，具体选择哪种方法需要根据药物的特性、试验目的和要求来确定。同时，为了保证试验的科学性和可靠性，需要在试验过程中严格控制试验条件，减小试验误差的影响。

蓄积系数分级标准见表6-14。

表6-14　蓄积系数分级标准

蓄积系数（K）	蓄积毒性分级	蓄积系数（K）	蓄积毒性分级
<1	高度蓄积	<3~<5	中等蓄积
1~3	明显蓄积	≥5	轻度蓄积

四、实验动物的选择及数量

蓄积毒性试验中，动物的选择和数量的确定是关键环节之一，必须根据试验要求和试验药物的特点来选择适合的动物品种和数量。

一般情况下，选择适合的动物品种和数量应遵循以下原则。

动物品种应与药物的预计使用对象相似，如人类使用的药物应当使用小鼠或大鼠等常用实验动物，而针对家畜或宠物的药物则应使用相应的家畜或宠物作为实验动物。

动物数量应考虑到试验的可靠性和科学性，通常应达到足够的试验统计学意义。动物数量的确定应根据药物的毒性、研究目的和试验设计来决定。

除品种和数量外，还应注意动物的年龄、性别、体重、健康状况等因素，保证试验结果的可靠性和科学性。

一般来说，实验动物的数量应足够达到统计学意义，尽量避免数据的误差，同时应尽可能减少动物数量，遵循3R原则，即替代、减少和优化，减少动物的痛苦和损伤。

五、试验剂量的确定及试验方案的制定

蓄积毒性试验中，试验剂量的确定和试验方案的制定是十分重要的环节，需要根据药物的性质和毒性、试验目的等因素进行综合考虑。

1. 试验剂量的确定

蓄积毒性试验的试验剂量应该根据药物的毒性、预期使用剂量等因素来确定。一般来说，试验剂量应低于急性毒性试验中的半数致死剂量（LD_{50}），并应考虑到药物在体内的蓄积作用，以及药物在人体中的使用方法和用量。在确定试验剂量时，还应注意到动物的生理特征和代谢差异等因素，以确保试验结果的可靠性。

2. 试验方案的制定

在制定蓄积毒性试验的试验方案时，应该考虑到试验目的、药物的性质和毒性、实验动物的选择等因素，以确保试验的可靠性和科学性。实验方案包括实验组和对照组的设置、药物的给药方法和剂量、实验动物的饲养、观察和检测等。

具体来说，蓄积毒性试验的试验方案应该包括以下内容：

① 实验组和对照组的设置：根据试验目的和药物的性质，确定实验组和对照组的数量和分组，对照组应包括无给药组和相应的低剂量组。

② 药物的给药方法和剂量：根据确定的试验剂量，制定药物的给药方法和剂量，可采用灌胃、注射等给药方法，确保药物的准确给予。

③ 实验动物的饲养：应注意实验动物的饲养管理，如环境温度、湿度、光照等条件的控制，饲料和水的供应等，确保实验动物的健康和合理的生理状态。

④ 观察和检测：应定期观察实验动物的临床表现和生理指标，如体重变化、食欲、水量、尿量、粪便等，同时进行生化指标、组织学检测等，以评估药物的蓄积毒性作用。

总之，试验剂量的确定和试验方案的制定应综合考虑药物的性质和毒性、试验目的、实验动物的选择等因素。在确定试验剂量时，需要考虑到蓄积毒性的特点，即毒性在长期低剂量暴露下积累，因此需要进行长期低剂量的暴露试验。通常的试验设计是根据急性毒性试验和亚慢性毒性试验的结果，以及人类实际暴露情况和使用量，确定一定的剂量范围，再根据试验要求和动物的敏感性，选取适当的剂量级数和剂量水平。剂量的选择应该覆盖最大耐受剂量以下的范围，包括无明显毒性和有毒性但不导致死亡的剂量。

试验方案的制定需要考虑以下因素：动物的种类和数量、剂量和暴露时间、试验的时期和时间、暴露方式、试验的随访和观察方法以及数据处理和统计方法等。同时，还需要考虑实验室的设施和条件，以及实验人员的安全和健康问题。

在蓄积毒性试验中，常见的剂量水平包括无可见不良作用水平（NOAEL）、最低可见不良作用水平（LOAEL）、无效剂量（IOEL）等。其中，NOAEL 指的是动物在长期低剂量的暴露下未表现出任何可逆或不可逆的毒性反应的最高剂量，而 LOAEL 指的是动物在长期低剂量的暴露下首次表现出可逆或不可逆的毒性反应的最低剂量。IOEL 则是指没有产生任何明显毒性反应的最高剂量。

在试验过程中，需要对动物进行长期的暴露，并进行定期观察和检测，包括生化指标、病理学检查等。试验结束后，需要对数据进行处理和分析，以评价蓄积毒性的程度和影响，为药物的毒理学评价提供重要依据。

3. 试验条件的控制及试验方法

（1）蓄积毒性试验的试验条件

① 饮食管理：饮食管理是蓄积毒性试验中最重要的试验条件之一。为了保证试验结果的准确性，应该使用同一种类的饲料，并在试验过程中定期检查饮食的质量和数量。

② 灌胃方式：蓄积毒性试验中常用的灌胃方式包括胃管灌胃和口服灌胃。胃管灌胃适用于大剂量或长期试验，口服灌胃适用于小剂量或短期试验。各受试物组的灌胃体积应相同，灌胃量依所选用的实验动物而定，一次灌胃液体量为：小鼠 0.1～0.4 mL/10 g，每只不超过 1 mL；大鼠 0.5～1 mL/100 g，每只不超过 4 mL；家兔在 5 mL/kg；犬不超过 50 mL/10 kg。

③ 试验环境：试验环境应该与动物的日常环境相似，包括适宜的光照、温度、湿度等。

④ 动物观察：动物应该定期观察，以确定是否有毒性反应的出现。

⑤ 数据记录：应该记录所有与试验相关的数据，包括动物的体重、食物摄入量、毒性反应等。

⑥ 剂量调整：根据动物体重的变化和毒性反应的情况，可能需要调整试验剂量，以保证试验结果的准确性和可靠性。

⑦ 试验结束：试验结束后，应该对动物进行安乐死处理，并进行组织学检查以评估毒性反应的程度。

在试验过程中，还需要注意以下事项：遵循动物实验伦理原则，尽可能减少动物的痛苦和压力；使用合适的实验动物品种和数量，以获得可靠的结果；遵循实验室安全规定，保护实验人员的安全；使用纯度高的试剂，以保证试验结果的准确性。

在试验过程中，应该密切注意动物的行为和健康状况，并及时记录和处理异常情况。

（2）**试验条件的控制**：在进行蓄积毒性试验时，需要对试验条件进行严格的控制，以确保试验结果的准确性和可靠性。主要控制的因素包括温度、湿度、通风、光照等。

① 温度：实验室的温度应保持在 $20\sim26$ ℃之间，以防止温度过高或过低影响动物的生理状态和代谢过程。

② 湿度：实验室的湿度应控制在 $40\%\sim70\%$ 之间，以保持动物的正常生理状态。

③ 通风：实验室应保持良好的通风条件，以减少有害气体和异味的积聚，同时保持适宜的氧气含量。

④ 光照：实验室的光照应该保持适宜的强度和节律，以保证动物的正常生理节律。

（3）**试验方法**：蓄积毒性试验的方法包括饲料添加法、灌胃法和皮下注射法等，其中饲料添加法是最常用的方法。

① 饲料添加法：将试验物质加入动物的饲料中，在一定的时间内喂养动物，以观察试验物质在动物体内的蓄积情况。

② 灌胃法：将试验物质溶于适当的液体中，经过口服灌胃的方式给予动物，以观察试验物质在动物体内的蓄积情况。

③ 皮下注射法：将试验物质注射到动物的皮下组织中，以观察试验物质在动物体内的蓄积情况。

试验方法的选择需要根据试验物质的性质、动物品种和试验目的等因素进行综合考虑，并遵循实验伦理的原则和相关法律法规的要求。同时，在进行试验时需要采取措施保证实验动物的福利和健康，减少试验对动物造成的不利影响。

六、蓄积毒性作用与其他毒性作用的关系及其应用

1. 蓄积毒性作用与其他毒性作用的关系

蓄积毒性作用与急性、亚慢性、慢性毒性作用有着一定的联系和区别。在急性毒性试验中，通常用 LD_{50} 等指标来评价毒性，其主要作用是了解毒物的毒性强度和危害程度，而亚慢性和慢性毒性试验主要是了解长期或者反复接触下毒物的毒效应和安全性，评价指标包括 NOAEL（无可见不良作用水平）和 LOAEL（最低可见不良作用水平）等。

而在蓄积毒性试验中，主要是考虑毒物在机体内的积累效应。蓄积毒性的评价指标包括蓄积指数（accumulation index，AI）和蓄积量（cumulative amount，CA）等。蓄积指数是指在长期接触后毒物在机体内的积累浓度与给药前血清中的毒物浓度的比值。蓄积量是指在长期接触后毒物在机体内的积累总量。

蓄积毒性作用与其他毒性作用有着一定的关系。通常情况下，毒物的蓄积效应是在长期或者反复接触的情况下发生的，因此蓄积毒性作用常常伴随着亚慢性或者慢性毒性作用的发生。此外，蓄积毒性作用也可能会对急性毒性作用产生影响，特别是对于易蓄积的毒物，其在机体内的积累可能会导致急性毒性反应加重。

在毒物的安全评价中，需要对蓄积毒性作用进行全面的评价。特别是对于长期或者反复接触的毒物，其蓄积效应应当得到重视，以确保其在使用或者生产过程中的安全性。

2. 蓄积毒性作用的机制研究及应用前景

近年来，蓄积毒性作用的研究越来越受到重视，其机制的探究和应用前景也成为了研究的热点。蓄积毒性作用是指某些化学物质在体内经过反复代谢和积累而导致的慢性毒性作用。在工业、医药、农业等领域中广泛存在的许多化学物质都具有蓄积毒性，如重金属、有机污染物等。

针对蓄积毒性作用的机制研究主要集中在两个方面：一是了解蓄积毒性物质在体内的代谢和转化途径，以及对机体的影响和致病机制；二是寻找和开发新的解毒或清除蓄积毒性物质的方法和药物。

目前，许多研究都集中在探索生物体内的解毒系统和机制，以及相关药物的开发。例如，一些研究发现了一些天然的化合物，如黄酮类和异硫氰酸盐等，具有清除体内有害物质的作用，有望成为解决蓄积毒性问题的新途径。此外，一些基因修饰技术也被用于改变生物体内解毒系统的表达和活性，以达到减少或消除蓄积毒性的效果。

总之，蓄积毒性作用的机制研究和应用前景非常广泛，将有助于保障人类健康和环境安全。随着科学技术的不断进步和创新，相信在未来会有更多的新方法和新药物用于预防和解决蓄积毒性问题。

七、蓄积毒性试验的评价

在蓄积毒性试验中，主要观察生物体的体重、脏器重量、血液生化指标、组织病理学变化等指标，以评估化学物质在生物体内积累导致的潜在毒效应。蓄积毒性试验能够反映物质在长期暴露情况下对生物体产生的慢性毒效应，因此，对于评估人类长期暴露于化学物质的潜在危害具有重要意义。

本小节将对蓄积毒性试验的评价进行详细介绍，包括毒性指标的选择和解释、蓄积毒性作用的分类、评价结果的应用等方面的内容。

1. 毒性指标的选择及解释

蓄积毒性试验的评价需要选择合适的毒性指标，以评估化学物质在生物体内长期积累导致的慢性毒效应。常用的毒性指标包括体重变化、脏器重量、血液生化指标、组织病理学变化等。

(1) **体重变化**：体重变化是评价生物体受到某种化学物质影响的重要指标之一。在蓄积毒性试验中，可以通过定期测量实验动物的体重，观察化学物质长期暴露后是否对实验动物的生长发育产生影响。若发现实验动物体重增长缓慢或体重下降，则可能暗示化学物质对实验动物有毒性作用。

(2) **脏器重量**：在蓄积毒性试验中，通常会测量实验动物的脏器重量，以评估化学物质在生物体内长期积累对脏器产生的影响。化学物质可能导致某些脏器的重量增加或减轻，如肝脏和肾脏等。

(3) **血液生化指标**：血液生化指标是反映生物体代谢和功能状态的指标之一，在蓄积毒性试验中也是常用的指标之一。化学物质长期积累可能导致血液生化指标的异常变化，如肝酶、肾酶、脂肪代谢指标等的变化。

(4) **组织病理学变化**：组织病理学变化是蓄积毒性作用的最终表现之一，通常在蓄积毒性试验的评价中也是重要的指标之一。化学物质的长期积累可能导致组织的病理学变化，如肝细胞变性、肾小球硬化等。

综上所述，选择适当的毒性指标对于评估化学物质在生物体内蓄积引起的潜在毒效应非常重要，需要根据试验目的和化学物质的特性来选择合适的指标，并进行解释和评估。

化学物在体内的蓄积曲线见图 6-1。

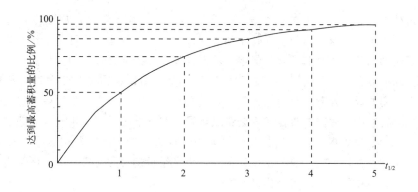

图 6-1　化学物在体内的蓄积曲线

2. 蓄积毒性作用的分类及评价结果的应用

蓄积毒性试验的结果可以被用于评价物质在体内的蓄积情况以及其长期暴露对人体产生毒性的风险。根据试验结果，物质可以被归为以下三类。

（1）**无蓄积毒性作用**：若在试验期间未发现毒性反应，或者毒性反应在停药后消失，则认为物质不存在蓄积毒性作用。

（2）**可能存在蓄积毒性作用**：若试验期间存在轻微的毒性反应，或者在停药后仍有些许的影响，则认为物质可能存在蓄积毒性作用。

（3）**明显存在蓄积毒性作用**：若试验期间存在严重的毒性反应，或者在停药后仍有明显的影响，则认为物质明显存在蓄积毒性作用。

评价结果的应用取决于具体情况。在药物研发中，如果发现药物存在蓄积毒性作用，则需要重新考虑其适宜的剂量和用药方案，以减少患者的不良反应和药物毒副作用。在环境毒理学领域中，评价结果可被用于制定安全的暴露标准和控制措施，以保障人类的健康与环境的安全。

 本章小结

本章主要介绍了一般毒性作用及其评价的相关内容，包括急性毒性作用、亚慢性和慢性毒性作用以及蓄积毒性作用三个部分。在急性毒性作用部分，我们介绍了急性毒性作用的定义、特点、评价方法以及相关的试验设计、实验动物选择、试验剂量的确定和试验条件的控制等内容。在亚慢性和慢性毒性作用部分，我们介绍了亚慢性和慢性毒性作用的定义、特点、评价方法以及相关的试验设计、实验动物选择、试验剂量的确定和试验条件的控制等内容。在蓄积毒性作用部分，我们介绍了蓄积毒性作用的定义、特点、评价方法以及相关的试验设计、实验动物选择、试验剂量的确定和试验条件的控制等内容。

本章所涉及的毒性作用类型各具特点，评价方法和评价指标也有所不同。在急性毒性作用中，LD_{50}是一个重要的指标，它可以反映出药物或化学物质对实验动物的急性毒性程度。在亚慢性和慢性毒性作用中，一些长期的评价指标，如体重、食量、血液生化指标、组织病理学检查等，则能够反映出物质的亚慢性或慢性毒性作用。在蓄积毒性作用中，通过分析药物或化学物质在体内的蓄积程度和代谢动力学特性等指标，可以评价其潜在的蓄积毒性作用。

毒性作用的评价对于药物和化学物质的研发和使用具有重要的意义。在药物研发中，毒性作用的评价是药物临床前研究中的一个重要环节，通过对药物的毒性作用进行评价，可以为药物的临床试验提供重要的参考依据。在化学物质的使用中，毒性作用的评价也是必要的，它可以帮助人们了解化学物质对人体和环境的影响，从而为其使用和管理提供科学依据。

本章所介绍的各种毒性作用类型，对于人们正确使用和管理药物和化学物质具有重要的参考价值。毒性作用的评价需要综合考虑，急性毒性试验是毒理学研究中的重要内容之一，可以用于初步评估化学物质的毒性，并确定其安全剂量范围。在急性毒性试验中，实验动物在短时间内接受高剂量的化学物质暴露，以评估其对生物体的急性毒性影响。试验中需要对实验动物进行严格的控制和观察，评估实验动物的生命体征、行为和组织病理变化等指标，以确定化学物质的急性毒性水平，为后续的毒性研究提供基础数据。

亚慢性毒性试验和慢性毒性试验则更加复杂和耗时。亚慢性毒性试验持续时间通常为2至4周，慢性毒性试验持续时间通常为6个月至2年。在这些试验中，实验动物会接受较低剂量的化学物质长期暴露，以评估其对生物体的慢性毒性影响。试验中还需要考虑实验动物的饲养条件、试验剂量的选择、毒性观察的方式等因素。

对于毒理学研究，了解毒性的发生机制非常重要，这有助于为设计更加有效的毒性研究提供指导。实验室研究已经发现，许多化学物质的毒性机制与它们的化学结构密切相关。例如，某些化学物质可以通过干扰线粒体的功能而导致细胞死亡，而另一些化学物质则可能干扰细胞膜的正常结构和功能。

总之，毒性评价是化学物质安全性评估的基础，对于保障公共健康和环境安全至关重要。在毒性评价中，实验动物的选择是非常关键的，不同物种和品系的动物对某些化合物的敏感性和反应程度不同，因此选择适当的实验动物对于毒性试验结果的准确性和可靠性非常重要。

在急性毒性试验中，常用的实验动物有小鼠、大鼠、兔子、狗等，选择何种实验动物需要综合考虑其生物学特性、代谢能力、试验成本等因素。一般而言，小鼠和大鼠是常用的实验动物，其代谢能力相对较差，易受到化合物的影响，价格也比较便宜；兔子和狗则代谢能力较强，对某些化合物的敏感性较低，但价格较贵，适用于某些特殊的毒性试验。

在亚慢性和慢性毒性试验中，实验动物的选择更加重要，需要考虑实验动物的寿命、生长速度、生殖能力等因素，常用的实验动物有大鼠、小鼠、兔子、狗等。在试验设计中，需要考虑到实验动物的年龄、性别、体重等因素，并根据毒性物质的生物学特性和药代动力学知识确定合适的剂量。

在蓄积毒性试验中，实验动物的选择也非常重要，常用的实验动物包括大鼠、小鼠、兔子等，需要考虑到实验动物对化合物的代谢能力以及蓄积能力等因素，以选择合适的实验动物。

◆ 思考题 ◆

1. 什么是急性毒性？急性毒性试验的试验目的是什么？怎样进行急性毒性试验设计？
2. 何为亚慢性毒性作用？亚慢性毒性试验的试验目的是什么？怎样进行亚慢性毒性试

验设计？

3.何为慢性毒性作用？慢性毒性试验目的是什么？怎样进行慢性毒性试验设计？

4.什么是蓄积毒性作用？

5.怎样进行急性、亚慢性和慢性毒性作用评价？

⊙ 参考文献

［1］孙志伟.毒理学基础［M］.7版.北京：人民卫生出版社，2017.

［2］刘宁，沈明浩.食品毒理学［M］.北京：中国轻工业出版社，2017.

［3］李建科.食品毒理学［M］.2版.北京：中国质检出版社，2023.

［4］周宗灿.毒理学教程［M］.3版.北京：北京大学医学出版社，2006.

［5］周志俊.基础毒理学［M］.3版.上海：复旦大学出版社，2021.

［6］沈建忠.动物毒理学［M］.3版.北京：中国农业出版社，2022.

［7］裴秋玲.现代毒理学基础［M］.2版.北京：中国协和医科大学出版社，2008.

第七章

特殊毒性作用及其评价

 学习要求

掌握：生殖毒性、发育毒性的基本概念；致突变作用的类型及基本概念；化学致癌物的基本概念，化学致癌物的毒理学检测方法及评价；食物过敏的反应机理、毒理学特征和主要的食物过敏原。

熟悉：生殖毒性的靶器官及表现，发育毒性的作用特点；致突变作用的机制及后果；IARC致癌物的分类；哺乳动物短期致癌试验、哺乳动物长期致癌试验、人群流行病学观察；食物过敏原致敏性的影响因素。

了解：生殖发育毒性的试验和评价方法；致突变作用的试验方法；化学致癌物的致癌机制，致癌作用的影响因素；免疫毒性的基本概念和主要类型；食物中过敏原致敏性的评价方法。

 案例讨论

　　案例：2014年5月国家卫生和计划生育委员会等5部门，根据《食品安全法》和《食品添加剂新品种管理办法》的规定，发布了关于调整含铝食品添加剂使用规定的公告，对《食品添加剂使用标准》（GB 2760—2011）中含铝食品添加剂进行重新评估，撤销酸性磷酸铝钠、硅铝酸钠和辛烯基琥珀酸铝淀粉3种食品添加剂，不再允许膨化食品使用含铝食品添加剂，并调整硫酸铝钾和硫酸铝铵的使用范围。自2014年7月1日起，禁止将酸性磷酸铝钠、硅铝酸钠和辛烯基琥珀酸铝淀粉用于食品添加剂生产、经营和使用，膨化食品生产中不得使用含铝食品添加剂，小麦粉及其制品［除油炸面制品、面糊（如用于鱼和禽肉的拖面糊）、裹粉、煎炸粉外］生产中不得使用硫酸铝钾和硫酸铝铵。

　　问题：1. 为什么在膨化食品、小麦粉及其制品［除油炸面制品、面糊（如用于鱼和禽肉的拖面糊）、裹粉、煎炸粉外］的生产中不能使用硫酸铝钾和硫酸铝铵？

　　2. 案例中提到的这几种含铝食品添加剂对人体毒性作用的机制是什么？

198

第一节　生殖发育毒性及其评价

一、概述

生殖是使种族延续的各种生理过程的总称，包含生殖细胞发生（即精子发生和卵子形成）、配子的释放、性周期和性行为、卵细胞受精、受精卵的卵裂、胚泡的形成、植入或着床、胚胎形成、胚胎发育、器官发生（或称器官形成）、胎仔发育、分娩和哺乳过程。

生殖发育也可称繁殖过程。外源化学物对生殖发育的影响以及损害作用有其自身的特点。外源化学物或其他环境因素与机体接触后，能干扰生殖发育的任何环节并造成损害作用。另外，正常的生殖发育必须在激素调节作用下完成，哺乳动物的性激素对生殖发育过程也具有调节作用。所以外源化学物一方面直接作用于生殖发育过程，同时又可以通过对内分泌系统，特别是对性腺的作用，对生殖发育产生间接的影响。另一方面神经系统对内分泌功能也有调节作用，因而也可间接影响性腺功能以及生殖发育过程，即通过下丘脑—垂体—睾丸轴或下丘脑—垂体—卵巢轴两条途径作用于生殖发育过程。

生殖发育过程较机体其他系统更为敏感。一定剂量的外源化学物对机体其他系统或功能尚未造成损害时，生殖过程的某些环节就可能已经出现障碍。外源化学物对生殖发育过程影响的范围较为广泛和深远。一般毒性作用仅对直接接触某种外源化学物的个体造成损害，而外源化学物对生殖发育过程的损害，不仅直接涉及母体与父体，同时还可以在其第 2 代个体中表现出损害作用，而且此种损害作用甚至在第 2 代以后的个体中也表现出来。

随着毒理学和生命科学的深入发展，外源化学物对生殖发育损害的研究又进一步分为对生殖过程的影响即生殖毒性，以及对发育过程的影响即发育毒性两个方面，由此逐渐发展为生殖毒理学和发育毒理学。生殖和发育毒性关系密切，在毒理学领域往往一并介绍。食品中有毒有害物质的生殖毒性和发育毒性研究和评价是其安全性评价的重要内容。近年来，生殖毒理学和发育毒理学的评价程序发展迅速，一些替代方法也逐渐得到完善，在食品毒理学安全性评价与风险评估工作中的应用也越来越广泛。

（一）生殖毒性

1. 生殖毒性定义

生殖毒性（reproductive toxicity）：指对雄性和雌性生殖功能或能力的损害和对后代的有害影响。生殖毒性既可发生于雌性妊娠期，也可发生于妊娠前期和哺乳期。表现为外源化学物对生殖过程的影响，如生殖器官及内分泌系统的变化，对性周期和性行为的影响，以及对生育力和妊娠结局的影响等。在毒理学中，外源化学物的生殖毒性评价主要有试验研究和人群调查两种方法。

2. 生殖毒性的靶器官及表现

生殖毒性研究可以揭示化学品或食品中的外源化学物对哺乳动物生殖的任何有害影响，并将研究的结果与所有可获得的其他药理学和毒理学资料联系起来，以推测对人体可能造成的生殖危害。外源化学物对生殖过程的损害作用可以表现为：性淡漠、性无能或各种形式的性功能减退。雄性可表现为睾丸萎缩或坏死、精子数目减少等。雌性可出现排卵规律改变、月经失调或闭经、卵巢萎缩、受孕减少、胚胎死亡、生殖力降低、不孕不育等。

(1) **雄性生殖毒性**：雄性生殖毒性即对雄性生殖功能的影响。主要涉及精子的正常发生和功能完善，及雄性性行为相关的各种激素水平的维持，包括对精子发生、成熟、具备完善功能的全程影响，也包括对精子发育的全过程中支撑微环境的影响，此外对雄性性行为整个环节全要素的影响也是生殖毒性的研究范畴。

① 性腺（睾丸、附睾）：某些外源化学物可作用于性腺（性腺毒性），影响生殖器官的发育与性腺成熟，或造成性腺组织病理学改变。例如，氯乙烯单体可使睾丸曲细精管萎缩；铅中毒患者易发生生殖细胞受损，导致精子数目减少、活动力降低和畸变率增加。精子获能和功能完善主要是在附睾完成，某些外源化学物可导致附睾上皮细胞的损伤，干扰精子获能过程及精子的进一步成熟，导致精子活动力下降，例如，鬼臼毒素具有类似的损伤效应。

② 内分泌功能：下丘脑—垂体—睾丸轴分泌的激素通过正负反馈调节睾丸的功能。毒物通过影响激素的分泌水平，导致生殖系统内分泌功能改变，引起生殖系统损伤。主要表现为血清睾酮、卵泡刺激素、黄体生成素等分泌紊乱。

③ 性功能：过量暴露二硫化碳的男性多见性功能减退，表现为性欲下降、阳痿，影响性生活的顺利实施，最终影响子代的形成。

(2) **雌性生殖毒性**

① 性腺：雌性动物的卵巢是卵子发生的器官，外源化学物可通过影响卵巢的功能影响卵子的发育，例如，使卵细胞数量减少，功能减退及突变。生殖细胞受损的结果可以表现为不育、流产、死胎、畸胎或其他先天缺陷。亲代生殖细胞遗传物质突变造成的子代异常与在妊娠期内暴露毒物所导致的子代异常不同，前者突变发生于父体或母体的性细胞中，突变可引起子代异常，并可经子代的性细胞遗传给后代；而后者突变发生在胚胎的体细胞中，引起的异常不具有遗传性。已知的亲性腺毒物有多种，包括类固醇药物、化疗药物、有机磷农药、重金属镉、铅和汞等。

② 胚胎：具有胚胎毒性（embryo-fetal toxicity）的外源化学物作用于胚胎，对胚胎发育产生有害作用。某些化学物可以引起胚胎的体细胞突变，引起的异常不具有遗传性。某些化学物可以降低胚体对必需营养素的利用度，例如乙二胺四乙酸（ethylenediaminetetraacetic acid, EDTA）可降低胚体对微量元素的利用度；氨基蝶呤可降低胚体对叶酸的利用度。当母体暴露于这些化学物时，可导致与缺乏相应的必需营养素相似的胚体毒性。胚体毒性（embryotoxicity）和胎体毒性（fetotoxicity）是指由出生前暴露引起的对胚胎发育不同阶段的任何有害影响，包括结构异常和功能障碍，有些效应可能在出生后才有所表现。

③ 胎盘：具有胎盘毒性（placental toxicity）的化学物，可改变胎盘血流量，降低胎盘对营养物质的转运，或特异性地干扰胎盘功能（如内分泌和代谢功能）。例如，5-羟色胺使小鼠动、静脉狭窄，胎盘血流量减少，胎盘转运功能障碍，引起死胎或先天畸形；甲基汞改变人类胎盘滋养层微绒毛对不能代谢的氨基酸的摄取，从而导致胚胎多器官系统功能障碍，即先天水俣病，患儿表现为严重反应迟钝、共济失调、步行困难，语言、咀嚼、下咽困难和癫痫大发作。

某些外源化学物还能经胎盘致癌（transplacental carcinogenesis），即致癌物经胎盘进入胚胎，造成胚胎期暴露，引发胚胎或出生后肿瘤发生。第一个被证实的人类经胎盘致癌物（transplacental carcinogen）是己烯雌酚。

（二）生殖毒性作用的评定

评价外源化学物对生殖的毒性，需要环境流行病学、动物生殖与发育毒性试验及临床研究三方面的资料。体外筛选试验可为发育毒性提供初筛和补充。但是在一些新型外源化学物的开发应用初期，由于缺乏流行病学方面资料，也不能直接对人体做临床研究，主要依靠动物实验来预测它们对人类生殖与发育的危害。

外源化学物对生殖过程作用的评定，主要通过生殖毒性试验（也称为繁殖试验）进行。生殖毒性试验能全面反映外源化学物对性腺功能、发情周期、交配行为、受孕、妊娠过程、分娩、授乳及幼仔断奶后生长发育可能产生的影响。评定的主要依据为：交配后母体受孕情况（受孕率）、妊娠过程情况（正常妊娠率）、子代动物分娩出生情况（出生存活率）、授乳哺育情况（哺育成活率）及断奶后发育情况等。此外，还可同时观察出生幼仔是否有畸形出现，但畸形观察主要在发育毒性评定中进行。

管理毒理学要求动物生殖发育毒性试验方案主要有三段生殖毒性试验和一代或多代生殖毒性试验。三段生殖毒性试验主要用于评价药物的生殖发育毒性；一代或多代生殖毒性试验由美国环境保护局（EPA）提出，主要用于评价食品添加剂、农药以及其他化学物。目前，我国评价人体可能长期接触的食品添加剂及食品相关成分的生殖发育毒性时，是根据现行的GB 15193 系列标准食品安全性毒理学评价程序和方法中的相应方法进行检测的。

1. 动物选择

选择以哺乳动物为对象，必须符合国家标准和有关规定。原则上，实验动物对受试物的毒代动力学、毒效动力学及其他相关参数应与人类最接近。但实际研究中，没有任何一个物种可通用于精确模拟人类的生殖毒性研究。在毒理学评价程序中，如果借助毒动学、药理学和毒理学的资料，能证明所选物种是人类的生殖毒性试验的恰当模型，则用一种动物即可。选择已有资料证明对受试物敏感的动物物种和品系，一般啮齿类动物首选大鼠，避免选用生殖率低或发育缺陷发生率高的品系。为了正确地评价受试物对动物生殖和发育能力的影响，两种性别的动物都应使用。在胚体-胎体毒性研究中，传统上要求用第二种哺乳动物进行试验。家兔有较广泛的背景资料，相比大鼠，更接近人类的代谢类型，作为"非啮齿类"优选使用。如果家兔不适合，可根据具体情况，选择另一种可替代的非啮齿类动物或第二种啮齿类动物。

2. 计量、分组及染毒途径选择

（1）**剂量及分组的选择**：剂量选择应依据所有已进行的毒理学、急性和慢性毒性及毒动学研究中得到的资料。在研究中，动物按体重随机分组，对所观察到的效应进行剂量-反应关系分析时，试验至少设三个受试物剂量组和一个对照组。高剂量，应该在母体中产生轻度的毒性，例如体重增长或减少、特异的靶器官毒性、毒理学反应增强、阴道出血、流产等。低剂量应不引起机体的任何毒性反应。中剂量组应在高、低剂量之间按等比级差设置，且应引起最小的毒性作用（LOAEL）。如果对结果有怀疑，应增加第四个剂量组，以免剂量间隔过大。试验结果应能提供 NOAEL 剂量，否则应对该受试物重新进行研究。多数情况下，最高限量剂量为 1000 mg/(kg·d)，假如该剂量仍未引起实验动物血浆和组织浓度增加，可略微增加染毒剂量。在测试低毒性外源化学物时，假如剂量达到 1000 mg/(kg·d) 仍不产生胚胎毒性或致畸作用，则无须进行其他剂量水平的研究。假如在进行高剂量的初步研究中，有明显的母体毒性的证据而未显示对胚胎的有害作用，则无须进行其他剂量水平的研究。

（2）**接触途径和频率**：动物接触受试物的途径和频率应与人相同。如果采用其他接触途径，必须依据动力学的资料；接触频率一般是每日一次，每日在相同时间染毒，并按体重调整染毒剂量。

对照组的给药途径、频率应与受试物组的相同，如果受试物使用溶剂，对照组应给予溶剂的最大使用量。如果受试物引起动物食物摄入量和利用率下降时，那么对照组动物需要与试验组动物配对喂饲。某些受试物的高剂量受试物组设计应考虑其对营养素平衡的影响，对于非营养成分受试物剂量不应超过饲料的 5％。此外，根据具体情况考虑是否设阳性对照组。

3. 三段生殖毒性试验

不可能只使用一组试验用于研究全部生殖毒性的终点。因此，在决定适当的策略和选择研究设计时，需要考虑该受试物及其类似物质所有能获得的药理学、毒物动力学和毒理学资料，特别是在生殖毒性方面的信息。对于多数外源化学物，最常选用的试验方案是三段生殖毒性试验方案，因为它能够识别有可能发生损害的生殖发育阶段。但根据具体染毒情况的不同，也可选择其他能够充分反映受试物生殖毒性的试验方案。无论采用何种试验方案，关键因素是各个生殖阶段之间不得有间隔，即在三个有关联的阶段接触受试物的时期至少有一天的重叠，并能直接或间接评价生殖过程的所有阶段。三段生殖毒性试验由生育力和早期胚胎发育毒性试验（一般生殖毒性试验）、胚体-胎体毒性试验（致畸试验）以及出生前后发育毒性试验（围产期毒性试验）三部分组成。三段的划分是按有害作用诱发的时期，而不考虑检测的时间，如图 7-1 所示。

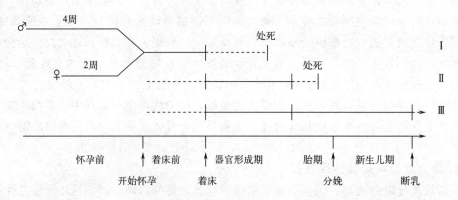

Ⅰ代表生育力和早期胚胎发育毒性试验；Ⅱ代表胚体-胎体毒性试验（致畸试验）；
Ⅲ代表出生前后发育毒性试验；实线代表染毒期
图 7-1 三段生殖毒性试验图解

在采用分段试验设计时，应注意在实验动物成年期和从受孕到幼仔性成熟的发育各阶段染毒。为检测染毒所致的毒性作用是速发或迟发效应，观察应持续一个完整的生命周期，即从某一代的受孕到其下一代受孕的时间周期。分阶段试验设计，可限定在相应的动物生殖阶段染毒，有助于更好地提示外源化学物在人体的暴露情况，以便精确地确定在哪一生殖阶段存在危险。三段试验设计是目前进行生殖毒性试验采用的主要试验方案，但在实际操作中，可根据适应证和受试物的特点，对于啮齿类动物采用单一（全程）试验设计和两段试验设计方案。

4. 三代生殖毒性试验

食品添加剂、农药以及环境污染物等外源化学物是人类反复接触的，与仅在患病期间使用的药品不同，欲查明其对生殖的影响，仅做三段生殖毒性试验是不够的，应进行多代生殖试验。一、二或三代研究的定义是按直接与受试物接触的成年动物的代数规定的。

三代生殖毒性试验的试验程序如图 7-2 所示。F_0 代雄性于交配前 4 周接触受试物，雌性于交配前 2 周接触受试物并持续至哺乳期，以便 F_1A 代经胎盘转运和经乳汁接触受试物。F_1A 代在断乳时处死、解剖尸体并检查出现的异常与畸形。断乳后的 2 周，仍然接触受试物的 F_0 代雌鼠再繁殖产生第 2 窝 F_1B 代。F_1B 代断乳后，随机选出部分 F_1B 用于进一步的生殖毒性研究。即 F_1B 代在同一周龄接受相同剂量受试物，繁殖并开始下一个周期，产生 F_2A 代。F_2A 代断乳时处死，检查。F_1B 代再繁殖，产生第二窝 F_2B 代。按此试验程序，可不断提供接触受试物的子代并开始下一代 F_3A 和 F_3B。

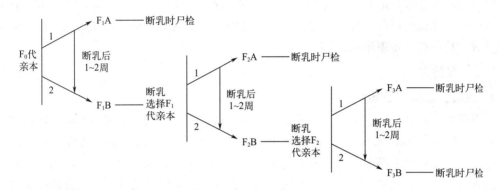

图 7-2　三代生殖毒性试验程序图解

试验结果的评定：依据观察到的外源化学物毒效应、尸检和镜检的结果对生殖毒性研究的结果进行评价。评价应包含受试物的剂量与包括实验动物的生育力、体征、体重改变、死亡数和其他毒效应在内的异常情况是否存在，以及受试物剂量与生育毒性的严重性之间的关系。要想生殖毒性试验进行得适当，应提供 NOAEL 的良好估计值和对生殖、分娩、哺乳与出生后生长等的相关知识。

二、 发育毒性、致畸性及其评价

（一）发育毒性

1. 发育毒性定义

发育毒性（developmental toxicity）是指个体在出生前暴露于受试物、发育成为成体之前（包括胚期、胎期以及出生后）出现的有害作用，包括在胚期和胎期诱发或显示的影响，以及在出生后诱发和显示的影响。不同的外源化学物作用于不同发育阶段，而且过早或过迟接触都可能产生有害效应。

2. 发育毒性的作用特点及表现

发育毒性的作用特点及主要表现为发育生物体的结构异常、生长改变、功能缺陷和死亡。

（1）**结构异常**（structural abnormality）：结构异常指胎儿形态结构异常，即畸形（malformation）。畸形是外源化学物干扰正常生育繁殖过程的一种表现，又称为致畸作用（teratogenesis）。

（2）**生长改变**（altered growth）：生长改变指生长迟缓（growth retardation）。能够引起胚胎死亡和畸形的化学毒物多数能引起生长迟缓。一般认为，如果胎儿的生长发育指标比正常对照的均值低 2 个标准差，即可认定为生长迟缓。生长迟缓造成的局部发育不全可视为畸形。

（3）**功能缺陷**（functional deficiency）：功能缺陷包括器官、系统、生化、免疫等功能的变化。功能缺陷往往要在出生后经过相当长时间才能被诊断出。

（4）**发育生物体死亡**（death of the developing organism）：指受精卵未发育即死亡，或胚泡未着床即死亡，或着床后生长发育到一定阶段死亡。早期死亡被吸收或从子宫排出（即自然流产），晚期死亡成为死胎。

以上四种发育毒性的具体表现并不一定是在一种外源化学物作用下同时出现的，有时只出现其中的一种或一部分。此外，有些外源化学物通过胎盘与发育中的胚胎或胎仔接触，还可以导致子代肿瘤发生率增高。

（二）致畸性

1. 畸形、畸胎和致畸物

在毒理学评定方法中，发育毒性试验多以致畸试验为主。畸形、畸胎和致畸物是非常重要的概念。畸形（malformation）是指器官形态的异常。畸胎（terate）是指具有畸形的胚胎或胎仔。致畸物或致畸原（teratogen）是指在一定剂量下，能通过母体对胚胎或胎儿正常发育过程造成干扰，使子代出生后具有畸形的化合物。致畸性和致畸作用是指妊娠期（出生前）接触外源性理化因素引起后代结构畸形的特性或作用。胚胎毒性作用（embryotoxicity）是指外源化学物引起的胎仔生长发育迟缓和功能缺陷的损害作用，其中不包括致畸和胚胎致死作用。母体毒性作用（maternal toxicity）是指外源化学物在一定剂量下，对受孕母体产生的损害作用，具体表现包括体重减轻、出现某些临床症状直至死亡。母体毒性作用可分为轻度和严重母体中毒。轻度母体中毒的表现应限于母体体重下降，正常增长受到抑制，抑制程度不超过不接触受试物对照组动物的 10%，肝重可略有增加，但生殖功能正常。严重母体中毒可出现体重增长大幅度受抑制、持久性呕吐、过度安静或活动过度、呼吸困难、生育功能明显受损及其他中毒症状，甚至死亡。如果诱发的畸形是在无明显母体毒性的剂量下出现的，那么该物质就是一种真正的或选择性致畸物。致畸试验是评定外源化学物是否具有致畸作用的试验。畸形是胚胎或胎儿的某些细胞在生长发育的最敏感阶段受损的结果。致畸作用是外源化学物毒性作用的一种表现。

先天性畸形并非一定具有遗传性，大多数先天畸形并不具有遗传性，只有少数先天性畸形具有遗传性，可传给后代。由于外源化学物损伤生殖细胞所引起的先天性缺陷或异常，具有遗传性，可由亲代动物遗传给子代。如果此种损害仅涉及体细胞，与生殖无关，则其所引起的先天性畸形不具有遗传性。

2. 致畸作用的毒理学特点

（1）**器官发生期的胚胎对致畸物最为敏感**：具有发育毒性的外源化学物与发育中的胚胎或胎仔接触，可因胚胎或胎仔所处的发育阶段不同而呈现不同的敏感性。在致畸作用中，对致畸物最敏感的阶段是器官发生期，称为危险期或关键期。在常用实验动物中，自受精日计算，大鼠器官发生期为 9～17 天，小鼠器官发生期为 7.5～16 天，家兔器官发生期为 11～20 天。在器官发生期中，致畸物与胚胎接触可能造成形态结构异常，但如在着床前的胚泡形成阶段接触致畸物，则往往出现胚胎死亡，畸形极少。大鼠着床前的胚泡形成期，自受精日计算，为 3～4 天，开始着床日为 5.5～6 天；小鼠分别为 3～4 天和 4.5～5 天；家兔分别为 3～4 天和 7 天。

（2）**剂量与效应关系较为复杂**：致畸试验主要观察指标为活产胎仔出生时存在的畸形，所以如果胚胎或胎仔大量死亡，则影响对致畸作用的观察，即使受试物有致畸作用，亦将被掩盖，无法被观察到。一般认为机体接触低于致畸阈剂量的致畸物时，先天畸形、胚胎致死和生长迟缓发生率的自然本底值并不增高，表明这一剂量即为最大无作用剂量。但也有人认为致畸作用中的最大无作用剂量问题并未解决，主要是目前对于低剂量致畸物的作用与畸形自然发生率的本底值尚不能明确区分。掌握致畸作用中剂量与效应关系的规律，对外源化学物致畸试验中确定适当的剂量具有重要意义。剂量过低不足以显示确实存在的致畸作用，会得出错误的结论；剂量过高可使大量胚胎死亡或对母体毒性作用过强，都可影响结果的正确性。另外，评定一种致畸物对人体的危害时，应充分考虑人体可能实际接触的剂量。

（3）**物种差异以及个体差异在致畸作用中较为明显**：任何外源化学物的损害作用都存在物种以及个体差异，且在致畸作用中更突出。同一致畸物在不同动物并不一定都具有致畸作用，且引起畸形的类型可能也不一致。例如，杀虫剂西维因对豚鼠具有致畸作用，而对家兔和仓鼠并不致畸。农药二嗪农和除草剂草完隆对豚鼠与家兔致畸，但对仓鼠未见致畸作用。种间差异即同一物种中不同品系之间存在的差异，在致畸作用中也极为明显。同一物种动物的不同品系对同一种致畸物敏感性的差别很大。例如，脱氢皮质酮和生物染料锥虫蓝以及反应停都有这种现象。物种及种间差异，一方面是因为同一致畸物在不同物种和同一物种的不同品系动物体内的代谢过程有差异；另一方面是因为致畸物主要通过母体胎盘作用于胚胎或胎仔，而不同物种动物胎盘构造不同。以上差异的根本原因可能是遗传因素，即基因型差异。

（三）发育毒性的评价

致畸作用是发育毒性中最重要的一种表现，所以外源化学物发育毒性的评定，主要通过致畸试验进行。传统常规致畸试验是评定外源化学物是否具有致畸作用的标准方法，多年来很多国家和机构都采用和推荐这一方法。我国《食品安全国家标准　食品安全性毒理学评价程序》也推荐这一基本方法。

1. 传统致畸试验

（1）**动物选择**：致畸试验的动物选择以哺乳动物为主，必须符合国家标准和有关规定。除参照毒性试验中选择动物的一般原则，即食性和对受试物代谢过程与人类接近，体型小，驯服，容易饲养和繁殖及价廉外，还应特别注意妊娠过程较短、每窝产仔数较多和胎盘构造及厚度与人类接近等特点。

致畸试验可选用两种哺乳动物，啮齿类首选大鼠，非啮齿类首选家兔。若选用其他物种应给出理由。大鼠受孕率高，每窝产仔 8～10 只，易于得到足够标本数；而且实验证明，大鼠对大多数外源化学物代谢过程，基本与人类近似，故首先考虑。但大鼠对一般外源化学物代谢速度往往高于小鼠和家兔，以致对化学致畸物耐受性强、易感性低，有时出现假阴性。大鼠在器官发生期初期，其胎盘具有卵黄囊，称为卵黄囊胎盘，在器官发生期后期，将转变为绒膜尿囊胎盘，有些外源化学物，例如锥虫蓝可以通过卵黄囊胎盘干扰胚胎的正常营养过程，并因此致畸，出现阳性结果；而人类胎盘不具有卵黄囊胎盘阶段，不存在同样问题，所以有时此种结果对人类为假阳性。

小鼠自然畸形发生率较大鼠高，但低于家兔，对诱发腭裂的致畸物更加敏感。家兔为食草动物，与人类代谢功能差异较大，妊娠期不够恒定，有时延长至 36 天，自然畸形发生率也较高。

（2）**剂量与分组选择**：由于致畸作用的剂量-效应（反应）关系曲线较为陡峭，斜率较大，最大无作用剂量与引起胚胎大量死亡以及母体中毒死亡的剂量极为接近，因此在确定剂量时，一方面需找出最大无作用剂量以及致畸阈剂量，同时还要保持母体生育能力，不致大批流产、过多胚胎死亡和较多母体死亡。

应先进行预试验，找出引起母体中毒的致畸阈剂量。根据预试验结果确定正式试验剂量。最少设 3 个剂量组，另设对照组。原则上，最高剂量组不超过 LD_{50} 的 $1/5 \sim 1/3$，可引起母体轻度中毒，即进食量减少、体重减轻、死亡率不超过 10%；最低剂量组可为 LD_{50} 的 $1/100 \sim 1/30$，不应观察到任何中毒症状；中间剂量组可以允许母体出现某些极轻微中毒症状。其剂量与高剂量和低剂量成等比级数关系。

如已掌握或能估计人体实际接触量，也可将实际接触量作为低剂量，并以其 10 倍左右为最高剂量。凡急性毒性较强的受试物，所采用剂量应稍低，反之可较高。也有人以亚慢性毒性试验的最大无作用剂量为高剂量，并以其 1/30 为低剂量，可供参考。

每组动物大鼠或小鼠为 $12 \sim 20$ 只，家兔 $8 \sim 12$ 只，狗等大动物 $3 \sim 4$ 只。在一般常规试验中，除设有 3 个剂量组和一个对照组外，如受试物溶于某种溶剂或介质中给予动物，则另设溶剂对照组。有时为了更好地验证试验结果，会另设阳性对照组，常用维生素 A、敌枯双、五氯酚钠等。

（3）**动物交配处理及受孕动物的检查**：将性成熟雌性和雄性动物按 1∶1 或 2∶1 比例同笼交配。对于大鼠，雌、雄性动物同笼后，每日早晨对雌鼠检查阴栓或进行阴道涂片检查是否有精子，查出阴栓或精子，认为该动物已交配，当日作为"受孕"零天。对于家兔，雌兔和雄兔合笼后阴道涂片检查到精子当日作为"受孕"零天。准确确定受孕日对精确掌握动物接触受试物时间、最后处死动物及确定检查的日期非常重要。

（4）**受试物的给予及母体观察**：接触受试物的方式与途径应与人体实际接触情况一致，通常经口灌胃给予，若选用其他途径应说明理由。在器官形成期（大鼠孕期的第 $6 \sim 15$ 天，兔孕期的第 $6 \sim 18$ 天）给予受试物。灌胃给予受试物时，要将受试物溶解或悬浮于合适的溶剂中，受试物应新鲜配制，有资料表明其溶液或混悬液储存稳定者除外。应每日在同一时间灌胃 1 次，试验期间每天称量母鼠体重，根据体重调整灌胃受试物的剂量。每日对动物进行临床观察，包括皮肤、被毛、眼睛、黏膜、呼吸、神经行为、四肢活动等情况，及时记录各种中毒体征，包括发生时间、表现程度和持续时间，发现虚弱或濒死的动物应进行隔离或处死，母体有流产或早产征兆时应及时剖检。

在受孕第 0 天、给予受试物第 1 天、给予受试物期间每 3 天及处死当日称母体体重。若通过饮水途径给予受试物，还应记录饮水量。

（5）**胎仔检查**：分娩前 1 天（一般大鼠为孕第 20 天、家兔为孕第 28 天）处死母体，剖腹检查亲代受孕情况和胎体发育。迅速取出子宫，称子宫连胎重，得到妊娠动物的净增重。记录早期死胎数、晚期死胎数、活胎数及着床数等。

活产胎仔取出后，逐一记录胎仔性别、体重、体长，检查胎仔外观有无异常。然后，主要从下列几方面进行畸形检查。

① 肉眼检查胎仔外观畸形（包括头部、躯干部和四肢）：例如露脑、胸骨裂、多趾等；

② 肉眼检查内脏畸形：例如无脑症、内脏移位等；

③ 显微镜检查骨骼畸形：例如颅顶骨缺损、分叉肋等。

畸形检查只限活产胎仔。以上检查只能检出结构与形态异常的畸形，不能检出可能发生的生化功能或神经行为缺陷。因此有人主张将试验雌鼠保留 1/4 左右，待其自然分娩，并饲养观察出生幼仔，至少到断奶，以便检查可能存在的先天性缺陷和生理功能异常。

（6）**结果评定**：致畸试验结果的评定，需用合理的统计学方法对下述指标进行统计分析：母体体重、体重增重（处死时母体体重－孕 6 天体重）、子宫连胎重、体重净增重（处死时母体体重－子宫连胎重－孕 6 天体重）、着床数、黄体数、吸收胎数、活胎数、死胎数及百分率、胎仔的体重及体长、有畸形的胎仔数（包括外观、骨骼和内脏畸形），有畸形胎仔的窝数及百分率，计算动物总畸胎率和某单项畸胎率。对胎仔的相关指标统计应以窝为单位。主要计算畸胎总数和畸形总数。计算畸胎总数时，每一活产幼仔出现一种或一种以上畸形均作为一个畸胎。计算畸形总数时，在同一幼仔每出现一种畸形，即作为一个畸形；如出现两种或两个畸形，则作为两个畸形计，并依此类推。还要对剂量-效应（反应）关系加以分析。

根据观察到的效应和产生效应的剂量水平评价受试物是否具有致畸性，及畸形的类型。给出致畸作用、其他发育毒性终点及母体毒性的最低可见不良作用水平（LOAEL）和无可见不良作用水平（NOAEL）。

致畸试验检验动物孕期经口重复暴露于受试物产生的子代致畸性和发育毒性。试验结果应结合亚慢性、繁殖毒性、毒物代谢动力学及其他试验结果综合解释。由于动物和人存在物种差异，故试验结果外推到人存在一定的局限性。

2. 发育毒性的替代试验

用动物实验来检测、研究化学毒物的发育毒性，费钱又费时。研究者一直在寻求简单、快速的体内、外试验方法，用来评价化学毒物的发育毒性和（或）探讨其作用机制。

（1）**体内预筛试验（C. K. 试验）**：C. K. 试验是在 1982 年由 Chernoff 和 Kavlock 改进的，其基本原理是：大多数生物出生前受到的损害将在出生后表现为存活力（存活率）下降和（或）生长迟缓。因此对妊娠动物在主要的器官形成期以接近母体毒性的有限数量的剂量水平染毒，待自然分娩后，通过观察出生后 3 天内的新生仔外观畸形、胚胎致死、生长迟缓等发育毒性表现，对新生子代进行外部畸形、生长和生存能力的评估，而不进行传统常规试验中内脏和骨骼的检查，就可达到预筛试验的目的。该试验方法的优点在于：可提供常规致畸试验所不能获得的新生动物存活、生长和功能不全的资料；终点易于观察，不像常规试验需要专门技术。

（2）**体外预筛试验**：发育毒物的体外筛选试验，方法比较简单，能严格控制试验条件，试验结果与无母体毒性的整体动物致畸试验有较好的相关性。利用体外预筛试验，可预测外源化合物对整体动物的致畸性。常见的主要有以下几种试验。

① 体外全胚胎培养：体外全胚胎培养（whole embryo culture，WEC）试验的研究对象是正处于器官形成期的胚胎，而此期的胚胎对外源化学物质极为敏感，因此该方法一经推出便备受推崇，并被广泛地引入毒理/药理学、畸胎学和生理学等领域，为体外动态观察胚胎的正常生长发育和探索研究外源化学物质的致畸性、致突变性、胚胎毒性等提供了一种有效的和特殊的研究手段。

取孕第 9.5 日龄大鼠胚胎，剥去 Reichert's 膜，放入培养液中加入受试物，在含 O_2、CO_2、N_2 环境中旋转培养 48 h，观察胚胎发育情况。记录胚胎存活情况，检测胚芽、卵黄囊直径、体节和体长等。以胚胎的心跳和血液循环是否存在作为胚胎存活的指标，以卵黄囊直径、顶臀长和头长、体节数和胚胎重作为胚胎生长发育的指标，最终根据 Brown's 系统评分标准对受试物可能影响器官形态分化的程度作出评价。

② 器官培养（organ culture）：利用胚胎肢芽、腭板、后肾、肺、肝、正常发育的牙齿和其他器官进行。以肢芽为例，取孕第 12 日龄小鼠胚胎，在体视显微镜下选用 52～55 体节数的胚胎，取下前肢，置于含受试物的培养液中，连续通气浸没旋转培养 3 天，Bouin's 固定液固定，阿利新蓝染色，制作肢体压片，检查肢体中软骨原基的发育与分化情况。

③ 胚胎细胞微团培养（micromass culture）试验：是一项介于单细胞培养和器官培养之间的体外试验技术，其因花费少、周期短、操作简单、准确性高等优点而被广泛应用于筛检化学物质的致畸性。其原理主要是根据培养细胞集落数目减少程度，定性及定量评价化学物质的致畸作用，便于从细胞水平揭示外源化学物的致畸作用机理。

胚胎细胞微团培养是从孕第 11 日龄的大鼠胚胎中取得代表中枢神经系统（central nervous system，CNS）的原代中脑区、肢芽区或其他区的细胞微团在培养瓶中体外培养，同时分别加入不同浓度的受试物共同培养 5 天；用中性红染色判断细胞存活情况，用阿利新蓝染色判断肢芽软骨细胞分化数量，用苏木素染色判断 CNS 细胞分化数量。分别求出影响各细胞分化终点的 IC_{50}，并将受试物组与对照组数据进行比较，评价受试物可能的发育毒性作用。

第二节　致突变试验及其评价

一、概述

地球上的生物通过各种繁殖方式来保证其物种以相对稳定的生命形式和状态存在于自然界，这个过程是遗传（heredity）。然而，生物遗传的稳定性是相对的，在自然环境中生存繁殖可能使得物种的亲子之间或子代个体之间出现不同程度的差异，通常称为变异（variation）。根据现代基因遗传理论，只有起源于基因和染色体的变异才能遗传，这种可遗传的变异称为突变（mutation）。突变的发生及其过程就是致突变作用。突变是一种遗传状态，是可以通过 DNA 复制而遗传的 DNA 结构的永久性改变。突变依其发生的方式可分为自发突变和诱发突变。自发突变（spontaneous mutation）是指在自然条件下发生的突变，各种生物的自发突变频率极低，与物种的进化有密切关系。诱发突变（induced mutation）是指由物理、化学、生物等因素诱发产生的突变，其发生率高，可以导致物种性状的改变。已有大量研究资料表明，肿瘤发生与诱发突变有关；某些先天性出生缺陷、自发流产、死亡、动脉粥样硬化、糖尿病及衰老等，都可能与遗传物质 DNA 分子改变和染色体畸变有联系。

凡能引起生物体遗传物质发生改变的物质或环境因子称之为致突变物。按致突变的作用方式，可分为直接致突变物（direct-acting mutagen）和间接致突变物（indirect-acting mutagen），前者有很高的化学活性，其原形就可引起生物体突变；后者本身不能引起突变，必须在体内经过代谢活化，才具有致突变性。

遗传毒理学主要研究化学性和放射性物质的致突变作用及其机制，以及人类接触致突变物可能引起的健康效应，应用检测系统发现和探究致突变物，并提出评价致突变物健康危害的方法。

由于致突变性的测试较致癌性容易，所以常通过测试致突变性来预估物质的致癌性。对于可以扩散到生殖系统的生殖细胞中的毒物，其致突变性如果不会导致生殖细胞直接丧失功能，则表现为致畸性。

二、致突变作用的类型

致突变作用是指外来因素（特别是理化因子）引起遗传物质发生改变的能力，而且此种改变可随同细胞的分裂过程而传递。突变是致突变作用的后果。根据 DNA 改变所引起的遗传损伤范围将突变划分为基因突变、染色体畸变和染色体数目异常（基因组突变）。染色体畸变和染色体数目改变统称为染色体突变。

基因突变和染色体畸变的本质是相同的，区别在于受损程度不同：前者的染色体损伤小于 0.2 μm，光学显微镜下观察不到，需要依据生物体的生长发育、生化、形态等表型变化来判断；后者的染色体损伤大于或等于 0.2 μm，光学显微镜下能观察到。

（一）基因突变

基因突变（gene mutation）是指基因在结构上发生了碱基对组成和排列顺序的改变。基因突变只发生在 DNA 特定的部位，因此也称为点突变。基因突变是分子水平上的改变，在光学显微镜下无法看见，一般是以表型的改变为基础进行检测，也可通过核酸杂交技术、DNA 单链构象多态性（SSCP）分析及 DNA 测序等方法检测 DNA 序列的改变来确定。基因突变可分为碱基置换、移码突变、整码突变及片段突变 4 种基本的类型。

1. 碱基置换

碱基置换（base substitution）是指当 DNA 链上某一碱基由于致突变物作用而脱落后被另一碱基所取代，在 DNA 复制过程中该 DNA 互补链上的相应位点进而配上一个错误的碱基，即错配（mispairing）。这一错配的碱基在下一次正常 DNA 复制时，原来的碱基对被错误碱基对所置换。在碱基置换中又可以分为两类，一类是转换（transition），即一个嘌呤被另一个嘌呤所取代，或者一个嘧啶被另一个嘧啶所取代；一类是颠换（transversion），即一个嘌呤被另一个嘧啶所取代或一个嘧啶被另一个嘌呤所替代。

转换和颠换都只涉及一对碱基，是典型的点突变，其结果可造成一个三联密码子的改变，可能出现错义密码子、同义密码子和无义密码子（终止密码子）。转换和颠换对生物造成的损害取决于其在蛋白质合成过程中的错义密码子和无义密码子的多少。错义密码子的产生使得一个氨基酸变成另一种氨基酸，可能产生无活性的基因产物，这种突变对蛋白质功能是否产生影响，取决于替代的特定氨基酸及其在蛋白质结构中所处的位置。如突变后出现无义密码子，蛋白质的合成被终止，基因产物是不完全或无功能的。这种突变可以通过阻止转录或 RNA 的正常拼接防止形成具有功能的基因产物。

按照 DNA 碱基序列改变的数目可分为点突变（single-point mutation or point mutation）和多点突变（multiple point mutation or multiple mutation）。点突变指只有一个碱基对发生改变；多点突变指两个或两个以上的碱基对发生改变。

2. 移码突变

移码突变（frameshift mutation）是指 DNA 中增加或减少了一对或几对不等于 3 的倍

数的碱基对所造成的突变，以致从受损点开始碱基序列完全改变，从而形成错误的密码子，并转译成不正常的氨基酸。在移码突变中，如果所形成的错误密码子中包含有终止密码子，则肽链还会缩短。发生移码突变后由于基因所编码的蛋白质活性改变较大，较易引起致死性突变。

碱基置换和移码突变见图 7-3。

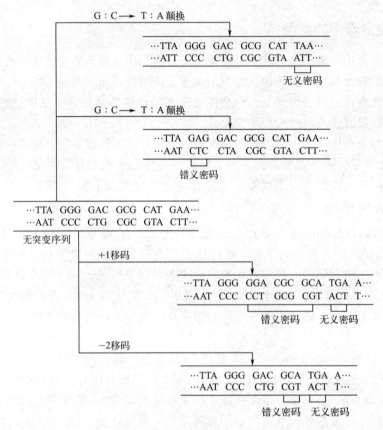

图 7-3 碱基置换和移码突变示意图

3. 整码突变

整码突变（inframe mutation）是指在一条 DNA 链上的 3 个（或 3 的倍数）相邻碱基间缺失或者插入 1 至多个密码子，引起合成的肽链减少或者增加了一至多个氨基酸，作用部位前后的氨基酸顺序不发生变化，也称为密码子插入（insertion）或缺失（deletion）。

4. 片段突变

片段突变（fragment mutation）也称 DNA 重排，是指 DNA 链上有较长的一段核苷酸序列的重排，包括大段（一个甚至数千个）碱基的插入、缺失、取代、放大、复制和倒位。这类损伤有时可波及两个基因甚至数个基因。按严格的定义，基因突变是一个基因范围的损伤导致的改变。当损伤足够大，例如超过 10^4 个碱基对以上，就介于基因突变与染色体畸变之间的不明确的过渡范围。

目前发现引起遗传的 DNA 重排，以缺失最为常见。由于光学显微镜的分辨能力极限为 0.2 μm，染色体在这一长度范围内约含 4.7×10^6 个碱基对，因此在这一长度以内的改变不能在光学显微镜下看到。因缺失的片段远远小于光学显微镜所见的染色体缺失，故又称为小缺失（small deletion）。它往往是 DNA 链断裂后重接的结果，有时在减数分裂过程中发生错误联会和不等交换也可造成小缺失。

（二）染色体畸变

染色体畸变（chromosome aberration）是指染色体或染色单体断裂，造成染色体或染色单体缺失，或引起各种重排，从而出现染色体结构异常。染色体畸变牵涉的遗传物质改变的范围较大，一般可在光学显微镜下通过观察细胞有丝分裂中期相来进行检测。当畸变涉及复制体中两条染色单体中的一条，称为染色单体型畸变（chromatid type aberration）；而涉及两条染色单体，称为染色体型畸变（chromosome-type aberration）。例如，电离辐射在 DNA 复制前施加，可诱导染色体型畸变；在 DNA 复制后，诱导染色单体型畸变。

能够引起染色体畸变的外源化学物称为断裂剂（clastogen）。多数外源化学断裂剂诱发 DNA 单链断裂，经过 S 期复制后，在中期相细胞表现为染色单体型畸变。但也有少数化学断裂剂可引起 DNA 双链断裂，如细胞在 G_1 期或 G_0 期受这类断裂剂作用，经 S 期复制到中期可表现为染色体型畸变；但如断裂剂作用于 S 期复制后及 G_2 期，在中期相则出现染色单体型畸变。所以，此类外源化学物被称为拟放射性断裂剂（radiomimetic clastogen）。染色单体型的畸变在经过一次细胞分裂后，会转变为染色体型畸变。

染色体畸变的类型，主要有以下几种。

1. 缺失

缺失（deletion）是指染色体上断裂出一个游离片段。染色体发生一次或多次断裂而未能重接，且这些断裂的片段远远分开，出现一个有缺损的有着丝点的异常染色体和一个或多个无着丝点的断片。细胞再次分裂时无着丝点的染色体片段会形成微核或微小体。染色体缺失的结果常导致死亡，但缺失的片段较小、缺失的基因不是生命必需或另一个同源染色体等位基因未缺失，则可生存或遗传突变。例如，人类的猫叫综合征（cri du chat syndrome，或 cat cry syndrome），因患儿的哭声似猫叫，故得此名。它是由于 5 号染色体短臂缺失（5P⁻）所致，因而又称之为 5P⁻ 综合征，发病率约为 1/50000，且女性多于男性，并伴有生长和智能发育不全。

2. 插入和重复

当一个染色体发生三处断裂，带有两断端的断片插入到另一臂的断裂处或另一染色体的断裂处重接称为插入（insertion），若缺失的染色体和插入的染色体是同源染色体，且各有一处断裂发生于同一位点，即出现两段相同节段，称为重复（duplication）。

3. 倒位

倒位（inversion）是指当染色体发生两次不同部位断裂时，中间节段倒转 180°再重接。臂间倒位指带有着丝点的中间节段被颠倒。臂内倒位指被颠倒的节段仅涉及长臂或短臂的某一节段。

4. 易位

易位（translocation）是指从某个染色体断下的节段连接到另一个染色体上。两个染色体各发生一次断裂，仅一个染色体的节段连接到另一个染色体上称为单方易位，其节段相互交换重接形成两个结构重排的染色体称为相互易位。三个或三个以上染色体发生断裂，其节段交换重接而形成的结构重排的染色体称为复杂易位。相互易位最常见。

（三）基因组突变

基因组突变（genomic mutation）是指基因组中染色体数目的改变，也称为染色体数目畸变（numerical aberration）。每一种属，其机体中各种体细胞所具有的染色体数目都是一致的，具有两套完整的染色体组，称为二倍体（diploid）。生殖细胞在减数分裂后，染色体数目减半，仅具有一套完整的染色体组，称为单倍体（haploid）。在细胞分裂过程中，如果染色体出现复制异常或分离障碍，就会导致细胞染色体数目的异常。染色体数目的异常可分为整倍体改变和非整倍体改变。

整倍体（euploid）指染色体数目的异常是以染色体组为单位的增减，如形成三倍体（triploid）、四倍体（tetraploid）等。非整倍体（aneuploid）指细胞丢失或增加一条或几条染色体。如缺失一条染色体时称为单体（monosome），增加一条染色体时称为三体（trisome）。

例如，唐氏综合征（先天愚型综合征）是由人体的 21 号染色体三体（trisomy 21）所致，患者体细胞内有三条 21 号染色体，染色体数目为 47 条。Turner 综合征（特纳综合征）又称先天性卵巢发育不全，是女性最常见的性染色体异常疾病，由两条 X 染色体之一的部分或完全缺失引起。这种病的患者为女性外表，但表现为身材矮小、性发育不全、蹼状颈和肘外翻综合征。

三、致突变作用的机制及后果

基因突变是直接和间接因素共同作用的结果。一些化学、物理和生物致突变剂可直接导致 DNA 损伤、染色体畸形；而间接诱发突变作用，是通过干扰 DNA 复制和转录而增加 DNA 合成的错误率，或阻碍 DNA 或染色体损伤的修复，或破坏或干扰纺锤体功能等方式导致突变。上述致突变作用归纳为 "DNA 损伤—修复—突变模式"。任何 DNA 损伤，只要修复无误，就不会发生突变；如果未修复或修复错误，DNA 损伤或改变就会固定下来，发生突变。许多诱变剂的致突变作用具有一定的特异性，可能与其攻击的细胞靶部位、靶分子（甚至分子的特定部位）或干扰的功能有关。基因突变和染色体畸变的靶分子主要为 DNA、核蛋白；基因组突变的诱变剂的靶点常为有丝分裂相关的物质，如纺锤丝。此外，攻击或干扰 DNA 合成和修复有关的酶系统也可导致突变。常见的化学致突变剂（chemical mutagen）或称化学诱变剂有烷化剂、过氧化物、自由基、核酸碱基类似物及真菌毒素等。

目前致突变作用的分子机理有两种：一是以 DNA 为靶点的直接诱变，引起基因突变和染色体畸变；二是不以 DNA 为靶点的间接诱变，作用于有丝分裂或减数分裂器，如纺锤体等，引起染色体数目的整倍性或非整倍性畸变，即基因组突变。外源化学物引起 DNA 损伤、诱发突变的机理很复杂。目前，仅对少数化学物以 DNA 为靶点的直接诱变机理比较清楚，表现为以 DNA 为靶点的诱变，如碱基类似物的取代，DNA 加合物的形成、交联以及碱基结构的改变等，还可能表现为 DNA 损伤修复。

（一）DNA 损伤

DNA 损伤（DNA damage）是直接作用于 DNA 的致突变作用，包括碱基序列的错误和 DNA 二级与三级结构的破坏。目前的研究主要集中于对碱基的损伤和 DNA 序列改变。根据致突变物的不同以及引起 DNA 结构变化位置的不同，可以将致突变的类型分为以下几个方面。

1. 碱基损伤

（1）碱基错配

① 烷基化（alkylation）作用：是常见的碱基错配机制。烷化剂（alkylating agents）是一类化学性质很活泼的化合物。它们含有活泼的烷化基团，可提供甲基或乙基等烷基，能与细胞中 DNA 共价结合，从而使 DNA 链断裂，在下一次复制时又可使碱基错配，造成 DNA 甲基化或乙基化而诱发突变。

烷化剂所致碱基损伤可表现为错配，例如乙基亚硝基脲上的乙基可与 DNA 共价结合。烷化的碱基可表现出像正常碱基一样的或不同的配对特性，这主要取决于烷化的位置。通常在鸟嘌呤 7 位氮（N^7）上的烷化有正常配对特性，而在鸟嘌呤 6 位氧（O^6）上的烷化极易与胸苷错配，由原来的 G∶C 转换为 A∶T，并常诱发肿瘤。

② 碱基的脱氨基作用（deamination）：有些化学诱变剂，如亚硝酸，能使腺嘌呤（A）氧化脱氨变成次黄嘌呤（H），使胞嘧啶（C）变为尿嘧啶（U），使鸟嘌呤（G）变为黄嘌呤（X），导致 H 代替 A 与 U 配对，而不是原来的 A 与 T 配对；U 代替 C 与 A 配对，而不是原来的 C 与 G 配对。虽然细胞 DNA 酶系统对碱基的脱氨和错配有一定的纠错和修复能力，但外来因素导致持续较高频率的脱氨基作用在 DNA 复制时会增加碱基错配概率，增加突变风险。

③ 其他机制：碱基错配还有其他机制，例如 DNA 聚合酶对 dTTP 和 dUTP 分辨率不高，聚合酶异常；碱基的异构体互变导致错误碱基配对，例如氨基与亚氨基互变、酮基与烯醇基的互变。自然条件下 DNA 的错配率较低，加上 DNA 酶系统有纠错和修复功能，碱基错配的自然发生率极低。

（2）平面大分子嵌入 DNA 链：有些化合物的致突变作用属于非共价结合，并非共价结合、增加或脱去基团所致。例如苯并［a］芘、原黄素、吖啶橙等都是化学结构扁平的分子，易于在 DNA 复制时插入，使 DNA 链出现歪斜，造成排列不齐，不能实现同源基因的对等交换；也可能造成典型的移码突变。

另有些化合物既可插入 DNA 链又可与 DNA 发生共价结合，如吖啶类化合物 ICR-191。这样的化学物要比单一插入 DNA 的致突变剂更具有潜在的致突变性。

（3）碱基类似物取代：碱基类似物（base analogue）是结构与 DNA 碱基非常相似的物质。在细胞周期的 DNA 合成期（S 期），此类化合物能与正常碱基竞争，取代其位置，造成错配。例如，5-溴脱氧尿嘧啶核苷取代胸腺嘧啶，2-氨基嘌呤（2-AP）取代鸟嘌呤。

（4）碱基化学结构的改变：某些致突变物对碱基产生氧化作用，破坏碱基的化学结构，甚至引起 DNA 链断裂。例如，腺嘌呤、鸟嘌呤和胞嘧啶都可以在亚硝酸盐的作用下氧化脱氨（deamination），使氨基变为酮基，从而改变碱基配对能力或性质，造成碱基转换突变。

2. DNA 链损伤

（1）二聚体的形成：当细胞或机体受到紫外线、电离辐射及自由基刺激时，主要产生相邻碱基的二聚体。例如，紫外线照射下 DNA 发生光化学变化，产生环丁烷嘧啶二聚体和（6，4）光产物［（6，4）photoproduct］，能阻止 DNA 的复制，引起细胞的死亡。

辐射的致突变机制有以下几个方面：使碱基对之间的氢键断裂；DNA 分子的糖-磷酸骨架断裂；DNA 同一条链上相邻的嘧啶形成二聚体；水的电离产生自由基，也可引起突变。此外辐射可造成 DNA 双链断裂或单链断裂，从而引起缺失、倒位、易位和碱基破坏等。

（2）DNA 加合物和交联物形成：有些化学诱变剂是亲电子剂，化学性质活泼，极易与核酸或蛋白质等大分子物质中亲核基团（如—SH、—OH、—N＝等）发生共价结合，形成 DNA-DNA 交联或 DNA-蛋白质交联，使得 DNA 在复制中不能解链，形成局部螺旋，导致 DNA 复制和转录完全停止，细胞死亡。

此外，DNA 加合物的形成可活化癌基因，影响调节基因和抑癌基因的表达。加合物或交联分子，很难用一般的化学或生物学方法使其解离。

3. DNA 损伤的修复

DNA 损伤对细胞具有一定的危害，但细胞有一系列 DNA 修复（DNA repairing）机制，它们构成对 DNA 损伤危害的防卫机制，这些机制的获得性或遗传性缺陷使细胞基因突变和恶化转化率升高。各种类型的 DNA 修复系统在细菌至人类细胞都存在，其机制在很大程度上都是相同的。DNA 的损伤和修复是 DNA 复制过程中同时存在的两个过程。尽管细胞核容易与亲电子自由基发生反应，但 DNA 是相对稳定的，遗传信息能长期保持高保真度（fidelity），这是由于 DNA 有多种修复自身损伤的功能。DNA 修复是针对已发生缺陷的 DNA 实施的补救机制，主要有光修复（light repair）、切除修复（excision repair）、重组修复（recombination repair）和 SOS 修复（SOS repair）等。

（1）**光修复**：光修复指通过光修复酶（photolyase）催化，来修复紫外线损伤所产生的胸腺嘧啶二聚体。光修复酶仅需 300～600 nm 波长的辐射即可活化，普遍存在于各种生物体中，人体细胞中也有发现。通过此酶作用可使嘧啶二聚体分解为原来的分离状态，使 DNA 完全恢复正常。

（2）**切除修复**：切除修复是细胞内最重要的修复机制，主要由 DNA 聚合酶 1 和 DNA 连接酶进行修复。至于如何去除 DNA 损伤部位，原核生物和真核生物需要不同的酶系统。原核生物 DNA 损伤的研究，早期以紫外线照射来建立损伤模型，并因此发现了与紫外线损伤及修复有关的一些基因，称为 *uvr A*、*uvr B* 和 *uvr C*，现已清楚其产物。uvr A、uvr B 是辨认及结合 DNA 损伤部位的蛋白；uvr C 有切除作用，可能还需要有解旋酶的协助，才能把损伤部位切除。

在人类中，早就发现一种称着色性干皮病（xeroderma pigmentosum，XP）的遗传性疾病，其发病机制与 DNA 损伤修复后存在缺陷有关。现也发现一套与 XP 有关的基因，分别命名为 *xpA*、*xpB*、*xpC*、*xpF*、*xpG* 等，这些基因表达的产物具有结合损伤 DNA、解旋酶、核酸酶的功能。从这些蛋白质氨基酸序列分析来看，与原核生物的 *uvr* 类蛋白有相当多的同源序列。目前认为，XP 类蛋白在切除修复 DNA 过程中共同参与，起辨认和切除损伤 DNA 部位的作用。切除后留下的空隙则由 DNA-polδ（DNA 聚合酶 δ）及 DNA-polε（DNA 聚合酶 ε）加以修复。XP 患者正是因为 XP 类基因有缺陷，在接触紫外线后，由于 DNA 损伤修复过程的缺陷而致病，这类患者发生皮肤癌的概率要比正常人高得多。

（3）**重组修复**：当 DNA 损伤面积较大，还来不及修复完善就进行复制时，损伤部位因无模板引导，复制出来的新子链就会出现缺口，这时就靠重组蛋白 RecA 的核酸酶活性将另一股健康的母链与缺口部分进行交换，以填补缺口。*recA* 是 *E.coli* 中与重组有关的一系列基因之一。重组基因除 *recA* 外，还有 *recB*、*recC* 等。所谓健康母链，是指同一细胞内已完成复制的链，或来自亲代的一股 DNA 链。损伤链移到已完成复制的链上，如果损伤只发生在双链 DNA 的一股单链上，则下一轮的复制损伤就只占到 DNA 的 1/4，不断复制后，其比例就越来越低，称为"把损伤链'稀释'掉"。

（4）**SOS 修复**：细胞采取 SOS 这一修复方式是由于 DNA 损伤广泛以致难以继续复制，

由此诱发一系列复杂反应。参与这一反应的除了前述的切除修复基因 *uvr* 类、重组修复基因 *rec* 类的产物外，还有调控蛋白 LexA 等。如，*E.coli* 的 DNA 聚合酶Ⅱ就是参与这一修复反应的。所有这些基因，组成一个称为调节子（regulon）的网络式调控系统。这一网络引起的反应特异性低，对碱基识别、选择能力差。通过 SOS 修复，复制如能继续进行，细胞是可以存活的。然而，DNA 保留的错误会较多，引起较广泛、长期的突变。SOS 修复网络下辖的基因，一般情况下都是不活跃、不表达的，只有在紧急情况下才被整体地动员。细菌研究还证实，不少能诱发 SOS 修复机制的化学药物，都是哺乳动物的致癌剂。SOS 修复与突变、癌症的关系，是肿瘤学上研究的热点课题之一。

（二）染色体数目畸变

染色体数目的改变直接原因是细胞有丝分裂过程受到干扰或破坏，使染色体的分离出现各种异常，导致整倍体（多倍体）和非整倍体的形成，具体涉及细胞分裂相关细胞器的合成或分裂过程中的功能异常，如纺锤体和微管蛋白的合成与聚合、微管结合蛋白的合成与功能发挥、着丝点有关蛋白质的作用、极体的复制与分离、同源染色体的配对与分离等。

整倍体与非整倍体产生的机制是相似的，但程度上不同。例如，对纺锤丝形成的干扰，如完全阻止即形成多倍体，如部分阻止则形成非整倍体。对纺锤体结构或功能的干扰有以下机制。

1. 与微管蛋白二聚体结合

微管蛋白二聚体是构成纺锤体的基本成分。如该蛋白的某一特定位置被干扰物质结合，将妨碍微管的正确组装，细胞分裂将被抑制。例如秋水仙碱和微管蛋白二聚体复合物加到微管的正负两端，可阻止其他微管蛋白二聚体的加入或使其丢失。

2. 与微管上的巯基结合

微管蛋白带有巯基，易与某些化学物、药物和金属结合，这种结合具有明显的化学结构特异性，影响微管的作用。不同化学结构物质，与微管蛋白不同部位的巯基结合。例如苯基汞易与着丝粒微管（即染色体纤维）结合；而甲基汞易与极间微管结合，结合后将造成多种后果，但多数情况下细胞分裂不至于被完全抑制。

3. 破坏已组装好的微管

在正常细胞中，微管处于游离二聚体聚合和解聚的动态平衡状态。微管结合蛋白（MAP）可使二聚体聚合，维持微管的结构及功能的发挥。致突变物有多种方式破坏微管，例如，秋水仙碱、灰黄霉素、长春碱均能与 MAP 结合，虽结合点和作用方式不同，但均可导致已组装好的微管解聚。毛地黄皂苷能通过非特异的蛋白质变性作用而破坏微管。氨基甲酸酯类化合物能使微管失去定向能力。

4. 中心粒移动受阻

如秋水仙碱能妨碍有丝分裂早期两对中心粒的分离和向两极的移动，但机制还不明确。N_2O 也可产生与秋水仙碱作用相同的后果，导致组装好的微管被破坏、中心粒位置不正常等，其作用机制也未明确。

（三）损伤 DNA 修复系统作用而引起的突变

环境因素可引起各种类型的 DNA 损伤，但并不是所有损伤都会表现为突变。这是因为细胞 DNA 执行高保真复制，对复制时的错误能及时纠正；机体有多种机制在亲代或子代对 DNA 损伤进行纠正和修复；对无法修复的细胞启动凋亡，使突变不能威胁下一代。

DNA 的高保真复制需要多种酶类参与，其过程中的任何一个环节受到干扰或者损伤，都将影响 DNA 复制的准确性，从而引起突变。例如，亲电子诱变剂除可与 DNA 分子形成加合物外，也可与 DNA 结构支持蛋白、DNA 合成和修复酶蛋白质形成加合物，从而导致复制错误和 DNA 损伤不能修复；某些氨基酸类似物可使 DNA 合成有关的酶受破坏而诱发突变；烷化剂、碱基类似物、羟化和脱氨等作用均可影响 DNA 复制的准确率；此外，有些化合物虽然不损伤 DNA 分子，但可作用于染色体或染色质组蛋白或非组蛋白成分，造成突变。

如果 DNA 损伤能被正确无误地修复，那么，对生物体而言，这种损伤不会引起突变。如果损伤不能被修复或在修复中出现了错误，一般需经过 2 次或多次细胞周期才有可能固定下来，并传递到后代的细胞或个体，引起突变。

（四）突变的后果

突变的后果因化学毒物所作用的靶细胞不同而不同，见图 7-4。大多数真核生物由体细胞和生殖细胞组成，这两类细胞基因突变的后果及对种群的影响力不同。体细胞受外源毒物的作用，其遗传损伤不会遗传给子代，仅在直接接触该物质的个体身上表现后果。而生殖细胞的染色体受外源毒物作用发生的突变可遗传给子代。根据生殖细胞突变基因在同源染色体中的可表达特性，又可分为显性突变和隐性突变。显性突变无论是纯合子还是杂合子均会出现表型异常；而隐性突变若为纯合子，将出现表型异常，若为杂合子，则表现为表型正常的携带者。

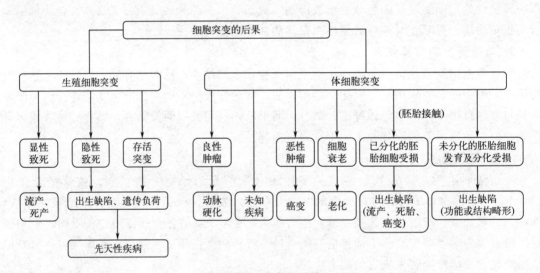

图 7-4 突变的后果

1. 体细胞突变的后果

体细胞突变的后果有动脉粥样硬化、衰老、免疫异常、致畸、肿瘤等，最受关注的是肿瘤。突变与肿瘤的关系有些间接证据，例如，外源化学物的致突变性与致癌性一致。机体对 DNA 损伤和染色体畸形的修复和纠正能力与肿瘤风险是相关的。机体免疫系统对突变细胞与肿瘤细胞的识别和消除也影响突变的后果。

研究发现机体细胞内存在原癌基因、癌基因，同时也存在抑癌基因。原癌基因可经点突变和染色体畸变转变为活化的癌基因，癌基因促进正常细胞转化成肿瘤细胞，抑癌基因的突变、失活或缺失可能导致原癌基因启动。

胎儿和婴儿畸形多数与母体妊娠期间胚胎体细胞受诱变剂作用有关；妊娠早期叶酸和维生素 B_{12} 的缺乏或不足会引起神经管畸形，这与 DNA 合成和复制过程对叶酸敏感有关。

2. 生殖细胞突变的后果

生殖细胞突变的后果可分为致死性和非致死性。对于致死性突变，可能是显性致死或隐性致死。显性致死使精子不能受精，或合子在着床前或着床后早期胚胎死亡，引起孕妇流产、早产、死胎等。隐性致死要纯合子或半合子才能出现死亡，如果是杂合子则不出现死亡。对于非致死性突变，多数符合孟德尔遗传定律，可能出现显性或隐性遗传病，包括先天性畸形。例如，苯丙酮尿症（phenylketonuria）是一种典型的隐性遗传疾病，只有当父母双方均有该病突变基因，在子代形成纯合子，才会表现出该病，而如果只有一方的基因突变，后代则是表型正常的携带者。致死性与非致死性突变所致后果，对人类健康的意义是不同的，致死性突变将导致死胎，它影响后代的数量而非质量，非致死性突变则主要影响后代的质量。

目前发现的遗传病中约有 1.3% 为常染色体显性遗传，常染色体隐性遗传病占 0.25%，性连锁遗传病占 0.05%。非致死性突变疾病，几乎一半的突变是碱基置换，另一半中，大多数是小缺失。

生殖细胞的基因突变除了引起遗传疾病外，隐性突变还会增加下一代基因库的遗传负荷（genetic load）。基因库（gene pool）是指一个物种能将遗传信息传至下一代处于生育年龄的群体的基因总和。遗传负荷是指一个物种的群体中每个个体携带的遗传变异的总和，包括有害基因和其他类型的遗传变异。例如，有 3%～6% 的婴儿受到先天性畸形的影响；而较晚年龄才会发生的多病因疾病（如心脏病、高血压、糖尿病等）受遗传因素影响的比例更高。

染色体异常是导致遗传性疾病的一个主要原因，其中最常见的是非整倍体，多倍体次之，结构异常约占 5%。与基因突变不同，染色体异常多是由亲代遗传而来，约有 85% 的染色体异常可在新生儿中检出。大约有千分之四的婴儿患染色体畸形相关的综合征。在受检的双亲中染色体异常的约占 5%，在死亡的婴儿中约占 6%，在自然流产和死亡胚胎中约占 30%。

胎儿的致畸作用可能既与生殖细胞的基因突变有关，也与体细胞的基因突变有关。母体妊娠期间化学致突变剂或辐射对胎儿作用导致的畸形占多数。生殖细胞突变除了引起遗传病外还可造成生殖毒性，表现为胚胎死亡、各类畸胎、胚胎功能不全及生长迟缓。生殖毒性可由亲代生殖细胞突变所致，或由胚胎细胞突变所致。

四、致突变作用的评价

致突变试验（mutagenicity testing）的主要目的是研究外源化学物引起人体的突变并通过生殖细胞传递给后代的可能性；基于对体细胞突变与肿瘤发生关系的认识，也可用于预测化学物潜在的致癌性。由于突变是癌变、畸变的基础，故在化学物遗传毒性的快速初筛试验中，致突变检测尤为重要。但对致癌性的评价，致突变试验有一定的局限性，对某些化学物质可能出现假阳性或假阴性，因此致突变与致癌评价都应该用多个试验结果综合分析判断。许多致突变试验所观察到的现象并不能反映基因突变和染色体畸变，反映的是诱发突变过程中的其他现象。因此，常将致突变试验的观察终点称为遗传学终点（genetic endpoint）。国际环境致突变物致癌物防护委员会（ICPEMC）于 1983 年将致突变试验的遗传学终点分为 5

类：DNA 完整性的改变、DNA 重排或交换、DNA 碱基序列改变、染色体完整性改变、染色体分离改变。前三个遗传终点涉及基因损伤，后两个涉及染色体损伤。依据检测的遗传学终点不同，可将致突变试验分为四类：基因突变试验、染色体损伤试验、非整倍体试验及其他反映 DNA 损伤的试验。

致突变试验的原理和方法很多，目前已有 200 多种基因突变、染色体畸变及其他突变相关作用的检测试验，所用的指示生物既包括病毒、细菌、霉菌、植物和动物，也包括人类细胞和组织，既有体外试验也有体内试验。2015 年经济合作与发展组织（OECD，全球化学品毒理学检验技术标准的领航机构之一）更新和推荐的遗传毒理学试验方法共有 13 种。我国最新食品安全性毒理学评价程序（GB 15193.1—2014，2015 年 5 月 1 日实施）则规定了 10 种常用和备选遗传毒理学试验方法。

（一）观察项目的选择

1. 观察的效应终点类型

遗传毒理学试验旨在观察基因突变、染色体形态畸变和染色体数目异常，但在不同的基因突变试验中不一定都能直接检验或观测基因突变或染色体畸变，某个试验反映的可能是致突变过程，及突变相关的事件。没有哪一种方法能全面评价外源化学物质的遗传毒性，因此需要不同遗传学终点试验的组合，用成套试验来评价受试物的遗传毒性，更科学、更经济、更高效和国际统一的评价体系在逐步发展形成。表 7-1 列举了四大类检测遗传学终点的一些试验方法。每一大类中有很多功能相同的方法，但本着科学、高效和动物保护的原则，一些方法不再被 OECD 推荐使用。

表 7-1　致突变试验的主要方法

所检测的遗传学终点	试验或分析系统
Ⅰ 基因突变	
A 微生物	
营养缺陷突变的回复突变	沙门菌/哺乳动物微粒体酶回复突变试验（Ames 试验）
	沙门菌特异的碱基对替代试验（Ames-Ⅱ试验）
	大肠埃希菌 WP2 色氨酸回复突变试验
	大肠埃希菌 LacZ 特异回复突变试验
	构巢曲霉或酵母菌的营养缺陷突变的回复突变试验
正向突变和小片段缺失	大肠埃希菌 Lac 突变试验
	构巢曲霉或酵母菌腺嘌呤突变子分析
B 哺乳动物细胞	
正向突变	小鼠淋巴瘤或人类细胞 TK 突变试验
	中国仓鼠或人类细胞 HGPRT 突变试验
	中国仓鼠 AS52 细胞 XPRT 突变试验
C 果蝇	
生殖细胞基因突变和小片段缺失	伴性隐性致死突变（SLRL）试验

续表

所检测的遗传学终点	试验或分析系统
D 哺乳动物	
生殖细胞基因突变和缺失	小鼠可见标记的特异位点试验
	小鼠生化特异位点试验
	引起小鼠骨骼或晶状体缺陷的显性突变试验
体细胞基因突变	小鼠斑点试验（体细胞特异位点测试）
	啮齿类动物淋巴细胞 *HGPRT* 突变检测
转基因小鼠基因突变	小鼠、大鼠中 *LacI* 突变试验
	小鼠 *LacZ* 突变试验
	LacI 或 *LacZ* 转基因小鼠中噬菌体 *c*Ⅱ 基因突变试验
E 植物分析	
花、花粉、种子突变	鸭跖草雄蕊颜色、玉米 *waxy* 位点和不同植物的叶绿体基因突变分析
Ⅱ 染色体畸变	
A 哺乳动物细胞	
染色体结构畸变	中国仓鼠或人淋巴细胞中期相分析
人类淋巴细胞染色体断裂	细胞质分裂阻断微核测定法
异常细胞分裂	着丝粒和染色体分别染色分析有丝分裂器异常
有丝分裂非整倍体	计数染色体检测超倍体
	在具有完整细胞质的细胞中计数染色体的获得与丢失
着丝粒丢失	利用着丝点标记或荧光原位杂交（FISH）检测着丝粒
B 果蝇	
染色体结构畸变	可遗传易位试验
性染色体非整倍体	性染色体丢失测试
C 哺乳动物	
体细胞染色体损伤	啮齿类骨髓或淋巴细胞中期相分析
	嗜多染红细胞微核试验
生殖细胞染色体损伤	卵母细胞、精原细胞、精母细胞细胞遗传学分析
生殖细胞染色体损伤（间接）	小鼠或大鼠显性致死试验
	小鼠精细胞微核试验
生殖细胞可遗传的染色体畸变	小鼠可遗传易位试验
有丝分裂非整倍体	骨髓细胞超倍体分析
	利用着丝点标记或 FISH 检测小鼠骨髓微核着丝粒
生殖细胞染色体不分离	染色体计数检测超倍体

续表

所检测的遗传学终点	试验或分析系统
D 真菌	
有丝分裂非整倍体	酵母菌染色体得失的遗传学检测
减数分裂染色体不分离	酵母菌或构巢曲霉双体子囊孢子分析
E 植物	
染色体畸变和微核	有丝分裂细胞和减数分裂细胞的细胞遗传学分析
非整倍体	单倍体小麦分析
Ⅲ DNA 损伤等其他遗传损伤的检测	
A 微生物	
DNA 损伤修复	枯草芽孢杆菌修复缺陷与野生型差别杀死分析
SOS 诱发	大肠埃希菌 DNA 损伤诱发的 SOS 效应
重组事件	酵母菌有丝分裂重组和基因转换分析
B 哺乳动物细胞	
DNA 损伤修复	大鼠肝细胞期外 DNA 合成（UDS）试验
DNA 链断裂	碱洗脱，彗星试验（comet assay），脉冲场凝胶电泳
SCE 诱发	人类或中国仓鼠细胞 SCE 试验
DNA 加合物	人类或啮齿类动物细胞 DNA 加合物检测
C 果蝇	
重组事件	眼或翅有丝分裂重组诱导试验
生殖细胞 DNA 损伤	根据 DNA 加合物进行的分子剂量分析
D 哺乳动物	
SCE 诱发	啮齿类动物骨髓细胞 SCE 试验
DNA 损伤修复	啮齿类动物肝细胞 UDS 试验
生殖细胞 DNA 损伤	根据 DNA 加合物进行的分子剂量分析
	啮齿类动物生殖细胞 UDS 试验
	啮齿类动物睾丸碱洗脱分析 DNA 链断裂
Ⅳ 检测 DNA 顺序改变的分子生物学技术	PCR——单链构象多态性分析
	变性梯度凝胶电泳
	双链构象多态分析法
	变性高压液相色谱分析
	特异性等位基因扩增
	化学裂解错配碱基法
	酶错配切割法

续表

所检测的遗传学终点	试验或分析系统
Ⅳ检测 DNA 顺序改变的分子生物学技术	限制性酶切片段长度多态性分析
	限制性酶切位点突变分析
	连接酶链式反应
	微卫星 DNA 分析
	单核苷酸多态性分析
	DNA 直接测序法
	单细胞凝胶电泳
	DNA 芯片

2. 试验项目和成套方法的组合

目前外源化学物质的遗传毒性试验方法很多，要根据被检验化学物质的特性、研究资料以及评价的目的，合理组合一组致突变试验。因此遗传毒理学评价程序通常为一组体内、外遗传毒理学试验。因为：①化学毒物的种类和结构多种多样，其致突变的机制不尽相同，作用的靶细胞可能是体细胞，或生殖细胞，或两者兼而有之，故在成套观察项目中既要用体细胞又要用生殖细胞检测；既要从分子水平还要从细胞水平来检测化学毒物的遗传毒性。②少数致突变物具有直接致突变作用，大多数具有间接致突变作用，即需要在体内代谢活化后，才具有致突变作用。体内试验对象具有完整的活化系统，而体外试验则通过加入模拟代谢系统，如 S9（大鼠肝组织匀浆的上清液）来弥补缺乏活化系统的不足。这是体内试验与体外试验的主要差别。③化学毒物的致突变性有强弱区别；某些化学物质在某一检测系统中是强致突变物，而在另一系统中可能是弱的致突变物。弱致突变物在某些系统中比较容易漏检，即出现假阴性。

总之，成套的试验既要全面，又要经济适用，设计遗传毒理学成套试验的原则如下：

① 一种可靠的试验系统应包括每一类型的遗传学终点。

② 通常的实验材料有病毒、细菌、真菌、培养的哺乳动物细胞、植物、昆虫及哺乳动物等。一般认为配套试验应包括多种进化程度不同的物种，如原核细胞、低等和高等真核细胞，这样的观察更具说服力。

③ 体内试验与体外试验配合进行，以便取长补短，综合考虑。体内试验接近实际情况，但由于毒物代谢动力学或其他原因，有时会漏检致突变物，且花费的时间、经费、人力和物力均比体外试验大。而体外试验的不足，主要表现在生物转化及解毒等方面与体内不同。

④ 应包括体细胞和生殖细胞。

⑤ 试验设计要科学、高效，遵循伦理原则和动物福利精神，每一大项目中性质和功能完全相同的试验方法要择优录用组合。

遵循上述原则，我国食品安全性毒理学评价程序中推荐了 2 种遗传毒性试验组合。

组合一：细菌回复突变试验、哺乳动物红细胞微核试验或哺乳动物骨髓细胞染色体畸变试验、小鼠精原细胞或精母细胞染色体畸变试验或啮齿类动物显性致死试验。

组合二：细菌回复突变试验、哺乳动物红细胞微核试验或哺乳动物骨髓细胞染色体畸变试验、体外哺乳类动物细胞染色体畸变试验或体外哺乳类动物细胞 *TK* 基因突变试验。

其他备选遗传毒性试验：果蝇伴性隐性致死试验、体外哺乳类动物细胞 DNA 损伤修复（非程序性 DNA 合成）试验、体外哺乳类动物细胞 *HPRT* 基因突变试验。

上述两个组合做到了"原核细胞与真核细胞、体内试验与体外试验相结合"的原则。

（二）主要的致突变试验

1. 细菌回复突变试验

细菌回复突变试验是以营养缺陷型的突变体菌株为指示生物检测基因突变的体外试验。常用的菌株有组氨酸营养缺陷型鼠伤寒沙门菌和色氨酸营养缺陷型的大肠埃希菌。

鼠伤寒沙门菌回复突变试验又称 Ames 试验。鼠伤寒沙门菌的组氨酸营养缺陷型菌株在某个调控组氨酸合成的基因发生了点突变，丧失了合成组氨酸的能力。突变型菌株可被各种诱变因素诱导，回复突变为原养型，即恢复合成组氨酸的能力，在不含组氨酸的选择培养基上生长成可见的菌落。如果选择培养基上回变菌落数显著地超过自发回变数，即可判定受试物为鼠伤寒沙门菌的致突变物。如图 7-5 所示，计数诱发的恢复菌落数即可判断化学毒物的致突变性。

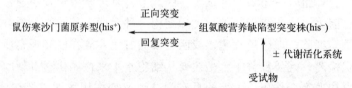

图 7-5　Ames 试验原理示意图

2. 哺乳动物细胞基因突变试验

哺乳动物细胞基因突变试验（mammalian cell gene mutation assay）是体外培养细胞的基因正向突变试验。常用的试验方法有三种：小鼠淋巴瘤（L5178Y）细胞胸苷激酶基因（*TK*）突变检测、中国仓鼠卵巢（CHO）细胞及中国仓鼠肺（V79）细胞次黄嘌呤-鸟嘌呤磷酸核糖基转移酶基因（*HGPRT*）突变检测和中国仓鼠卵巢细胞的 AS52 细胞株黄嘌呤-鸟嘌呤磷酸核糖基转移酶基因（*GPT*）突变检测。其原理是：在加入和不加入代谢活化系统的条件下，使细胞暴露于受试物一定时间，然后将细胞传代培养，突变细胞在含有 6-硫代鸟嘌呤（6-thioguanine，6-TG）或三氟胸苷（trifluorothymidine，TFT）的选择性培养液中能继续分裂并形成集落。基于突变细胞集落数，计算突变频率以评价受试物的致突变性。突变频率（mutant frequency）是指观察到的突变细胞数与存活细胞数的比值。

3. 染色体畸变试验

染色体畸变试验（chromosome aberration test）也称为细胞遗传学试验（cytogenetic assay）。染色体畸变试验有体外试验和体内试验两种，包括对体细胞和生殖细胞的分析。体外染色体畸变试验（in vitro chromosome aberration test）常用的分析细胞为中国仓鼠卵巢细胞、中国仓鼠肺细胞及外周血淋巴细胞等。染色体结构异常主要可观察到裂隙、断裂、断片、缺失、微小体、无着丝粒等。染色体数目异常包括多倍体及非整倍体。在染色体标本制备过程中，由于受各种因素影响，可人为地导致少数细胞中期分裂相出现染色体数目的变化，往往很难判断是否为由受试物引起的非整倍体。但有丝分裂指数升高，多倍体细胞比例增加可提示有可能引起非整倍体，此时应进行进一步的研究。体内染色体畸变试验（in vivo chromosome aberration test）主要有啮齿类动物骨髓细胞染色体畸变试验和啮齿类动物睾丸细胞染色体畸变试验。在啮齿类动物睾丸细胞染色体畸变试验中，常用精原细胞及初级精母细胞染色体畸变两种试验。多数外源化学物引起 DNA 的单链断裂，必须经过 S 期复制才能表现出染色单体畸变。精子发生从有丝分裂进入减数分裂过程中，DNA 合成在前减数分裂期已完成，以后的减数分裂过程不再有 DNA 复制。只有诱变剂作用于仅占少数的处于前细线期的细胞，才可能在初级精母细胞观察到畸变。因此，初级精母细胞染色体畸变试验检测诱变剂的敏感性低于精原细胞染色体畸变试验。对于初级精母细胞的染色体畸变分析，除了体细胞染色体畸变试验中的分析内容，还应分析染色体相互易位、性染色体和常染色体的单价体。

4. 微核试验

微核（micronucleus）是染色体的断片或者整条染色体在细胞分裂过程中未按正常程序进入细胞核而滞留在细胞质中的染色质小体。微核通常作为染色体结构损伤以及染色体分离异常的标志。在细胞质中的微核来源有二：一是断片或无着丝粒染色体环在细胞分裂后期不能定向移动，遗留在细胞质中；二是有丝分裂的作用使个别染色体或带着丝粒的染色体环和断片在细胞分裂后期被留在细胞质中。

微核试验（micronucleus test，MNT）是检测染色体或有丝分裂器损伤的一种遗传毒性试验方法，通过观察有微核的细胞比例（‰），检测断裂剂及非整倍体诱发剂。可用于微核检测的细胞很多，如植物细胞、哺乳类动物细胞、非哺乳类动物细胞。

传统的微核试验是体内试验，目前在常规检测中应用最多的是啮齿类动物骨髓多染红细胞微核试验（micronucleus assay in bone marrow polychromatic erythrocytes）。当成红细胞发展为红细胞时，主核排出，成为多染红细胞（polychromatic erythrocytes，PCE），这些细胞保持其嗜碱性约 24 h，然后成为正染红细胞（nomochromatic erythrocytes，NCE），并进入外周血。在主核排出时，微核可留在胞质中（见图 7-6）。

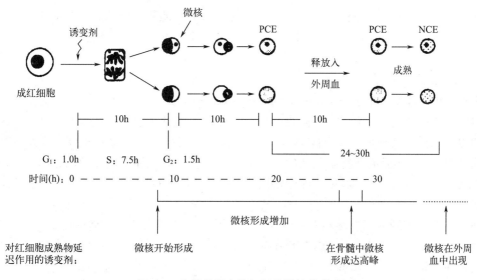

图 7-6　小鼠骨髓多染红细胞微核的形成

体外微核试验可以在人类外周血淋巴细胞和现有的哺乳动物细胞株如 CHL、CHO 及

V79 中进行，这类方法通常需要在细胞染毒的培养后期添加适量的细胞质分裂阻断剂——细胞松弛素 B（cytochalasin B），使细胞胞质分裂受阻，但不影响细胞核的分裂，形成双核细胞，仅选择双核细胞进行微核计数。淋巴细胞最为常用，但也可用其他哺乳动物细胞。

5. 显性致死试验

显性致死（dominant lethal）指发育中的精子或卵子细胞发生遗传学损伤，此种损伤不影响受精，但导致受精卵或发育中的胚胎死亡。一般认为显性致死主要是染色体损伤（包括结构及数目异常）的结果。显性致死试验（dominant lethal test，DLT）以胚胎死亡为观察终点，用于检测受试物对动物性细胞的染色体损伤作用。

由于卵子对诱变物的敏感性相对较低，且受试物可能作用于母体动物，产生不利于胚胎发育的各种干扰因素，影响试验结果的准确性，因此，一般仅对雄性动物染毒，与未处理的雌性动物交配，观察胚胎死亡情况。但也有些化学物在雄性生殖细胞显性致死试验中呈阴性，但在雌性生殖细胞可诱发显性致死。

显性致死试验常用动物为大鼠和小鼠，应选用成年性成熟的动物。不同化学物能在精子发育的不同时期发挥其毒作用。为检测化学物对精子发育全过程的影响，并检出精子受遗传毒物作用时的发育阶段，在试验时，需要每周更换一批新的雌鼠与染毒雄鼠交配，小鼠持续 6~8 周，大鼠 8~10 周。根据在不同周次交配的雌鼠发生胚胎显性致死的情况，可判断受试物遗传毒性作用于精子的发育阶段。

6. 期外 DNA 合成试验

正常细胞在有丝分裂过程中，仅在 S 期进行 DNA 复制合成。当 DNA 受损后，DNA 的修复合成可发生在 S 期以外的其他时期，称为期外 DNA 合成（unscheduled DNA synthesis，UDS）。用同步培养将细胞阻断于 G_1 期，并将正常的 DNA 半保留复制阻断，再用受试物处理细胞，并在加有 ^3H-胸腺嘧啶核苷的培养液中进行培养。如果受试物引起 DNA 损伤，并启动 DNA 损伤修复机制，培养液中的 ^3H-胸腺嘧啶核苷会掺入 DNA 链中。利用放射自显影法或液体闪烁计数法，测定掺入 DNA 的放射活性，检测 DNA 修复合成，从而间接反映 DNA 的损伤程度。许多哺乳动物及人类细胞可用于 UDS 的检测。常用细胞为大鼠原代培养肝细胞、外周血淋巴细胞、人成纤维细胞、HeLa 细胞及人羊膜细胞 FL 株等。

7. 姐妹染色单体交换试验

姐妹染色单体交换试验（sister chromatid exchange assay，SCE）是检测复制期染色体两条姐妹染色单体间 DNA 相互交换的试验。SCE 代表姐妹染色单体同源位点上 DNA 复制产物的相互交换。其交换过程可能与 DNA 断裂和重连有关。姐妹染色单体交换这一现象最初是通过用 ^3H-胸苷标记染色体发现的，后来建立了简易可行的姐妹染色单体差示染色法，使得 SCE 能作为致突变试验的一个观察指标，并利于试验推广。这种差示染色法的基本原理如下。

细胞在含 5-溴脱氧尿嘧啶核苷（5-BrdU）的培养液中生长两个周期。由于 5-BrdU 是嘧啶类似物，可在合成期中掺入 DNA 互补链，所以在下一个中期染色体姐妹染色单体之间各有一条互补链掺入了 5-BrdU，于是 5-BrdU 对两姐妹染色单体造成同等的干扰，其染色并无区别。但到了第二个周期中期相，每个染色体中只有一条染色单体保留了原来不带 5-BrdU 的模板链，而另一条染色单体则是上一周期带 5-BrdU 的互补链成为模板链。于是经两个周期的 5-BrdU 掺入互补链可使两姐妹染色单体所含 5-BrdU 量不相等，从而出现染色差别。

如果 5-BrdU 仅在第 1 周期掺入，第 2 周期不掺入，则第 2 周期的中期可见姐妹染色单体染色有差别。如果 DNA 单链发生了断裂，而且在修复过程中发生重排，则在第 2 周期可见姐妹染色单体同位节段的相互交换。经差别染色后，可观察到两条明暗不同的染色单体。若两条染色单体间发生等位交换，可根据每条染色单体内出现的深浅不同的染色片段进行识别和计数。

8. 小鼠可遗传易位试验

小鼠可遗传易位试验（heritable translocation test，HTT）指对雄性小鼠染毒，使之与未染毒的雌鼠交配，检查 F₁ 代雄性小鼠生殖细胞染色体相互易位的情况。在相互易位过程中并无遗传物质丢失，胚胎也不至死亡，成为易位的携带者。对于非同源染色体的相互易位，可观察初级精母细胞以检出单倍体、三倍体或四倍体。当两个以上染色体发生相互易位时，还可检出六倍体、八倍体和十倍体。由于易位杂合体的携带者可能出现不育或半不育，因而可以在观察前先将 F₁ 代雄性小鼠与正常生育的雌性小鼠交配，以选出可疑的易位携带者来进行染色体分析，从而减少染色体分析的工作量。

9. 转基因动物突变试验

在多种致突变作用检测方法中，离体的体外试验系统不能精确模拟外源化学物在活体内的 ADME 过程，及其他与突变发生有关的生理过程，试验结果不能准确反映外源化学物是否具有致突变作用；而体内试验系统尽管能精确反映外源化学物在体内的代谢过程，但哺乳动物体内基因突变率很低，且缺乏高效识别和分离突变基因的技术，大规模的基因突变分析难以进行。

转基因动物致突变检测模型为研究哺乳动物体内基因突变提供了有效的手段，可以在动物个体水平研究突变的器官、组织特异性，也能较容易地从动物基因组中重新回收导入的基因，进行进一步的序列分析。

常见的用于致突变试验的转基因动物，主要是 Big Blue 小鼠和 Muta Mouse 小鼠。其中 BigBlue 以大肠埃希菌的 *LacI* 为靶基因，MutaMouse 则以大肠埃希菌 *LacZ* 为靶基因。

在进行转基因动物致突变试验时，在染毒后先抽提不同器官或组织的基因组 DNA，然后把纯化的基因组 DNA 与噬菌体体外包装抽提物混合，再将导入的基因载体包装进噬菌体中，用这些噬菌体感染大肠埃希菌，可形成噬菌斑。根据噬菌斑的颜色变化，进行突变的判断并获得突变子，从而计算受试动物不同组织的突变频率。

五、致突变试验结果在毒理学安全性评价中的作用

各种致突变试验都有其特定的遗传学终点，但试验结束后都面临一个共同的问题，即所取得的数据表示阳性结果或表示阴性结果。在评定阳性或阴性之前，应首先检查试验的质量控制情况。阳性结果应具有剂量-反应关系，即剂量越高，致突变效果越明显，并在观察值与阴性对照之间有显著差异。阴性结果的判定条件是：①最高剂量应包括受试物溶解度许可或灌胃量许可的最大剂量。如该剂量毒性很大，则体内试验和细菌试验应为最大耐受量，使用哺乳动物细胞进行体外试验，常选 LD₅₀ 或 LD₈₀ 为最大剂量。溶解度大，毒性低的外源化学物，在细菌试验中往往以 5000 μg/皿作为最高剂量。②各剂量的组间差距不应过大，以防漏检仅在非常狭窄范围内才有致突变作用的某些外源化学物。

致突变试验用于评定外源化学物对生殖细胞及体细胞的致突变性，对遗传危害的潜在可能作出初步评价，还可用于环境遗传毒物污染的监测及评价。通常在检出任一遗传学终点的

生物学试验中呈现阳性反应的物质，即可确定其具有致突变性。如果一种物质经过几个测试系统证明是有致突变性的，除非有令人信服的证据证明其对人是非致突变物，否则就应考虑其对人也是致突变物。而要确定某化学物为非致突变物，则需在检测五种遗传学终点的一系列试验中，经充分试验的结果均为阴性。

我国食品安全性毒理学评价程序中，遗传毒性试验结果判读原则：

① 遗传毒性试验组合中两项或两项以上试验阳性，则表示该受试物很可能具有遗传毒性和致癌作用，一般应放弃将该受试物应用于食品。

② 遗传毒性试验组合中一项试验为阳性，则再选两项备选试验（至少一项为体内试验），如再选的试验结果均为阴性，则可根据其他毒理学试验结果判定受试物是否可用于食品；如其中有一项试验阳性，则应放弃将该受试物应用于食品。

③ 如三项试验均为阴性，则可判断遗传学毒性风险极低，如受试物其他毒理学评价，如急性毒性、慢性毒性、生殖发育毒性和致癌性等，均为安全，则可以应用于食品。

对食品污染物，加工、烹调和贮藏中产生的遗传毒物则需要进一步评价其暴露程度和风险级别，制定残留限量，提出控制方案。当然这还涉及环境及食物污染度的评价，以及流行病学研究。

第三节　外源化学物的致癌作用及其评价

一、概述

癌症是一种可怕的疾病，它不仅给患者和家人带来巨大的痛苦，还给整个社会和国家的医疗系统带来巨大的负担。世界卫生组织对癌症的定义是，一类由于机体某些细胞的异常增生和不受控制地分裂而引发并侵袭周围组织的疾病。

世界卫生组织国际癌症研究机构的数据显示，癌症在全球范围内是一个严峻的挑战。仅在 2020 年全球新发癌症病例就约为 2000 万例。数据显示，中国的癌症发病病例占全球发病病例的 23.7%，死亡率更是高达 30.7%。这些令人震惊的数字揭示了癌症在中国的严峻形势。

首先，中国庞大的人口基数使得癌症问题更为突出。根据统计，截至 2019 年底，中国的人口已经超过了 14 亿，这意味着即使癌症发病率相对稳定，每年中国也会有数百万人被这个可怕的疾病夺去生命。这样的规模不仅给社会带来了沉重的经济负担，也对家庭造成了巨大的精神压力和心理困扰。

其次，现代生活方式的改变也成为癌症问题日益严重的原因之一。随着经济的快速发展和城市化进程的加速，中国人的饮食习惯、生活方式以及环境条件都发生了巨大的变化。高盐、高糖、高脂肪的饮食习惯，缺乏运动以及空气污染等因素成为了癌症的重要诱因。此外，压力大、生活节奏快以及长时间工作也增加了患癌症的风险。

另外，医疗资源不平衡也导致了癌症问题的恶化。尽管中国在医疗卫生领域取得了显著进步，但是城乡差距和地域差异却使得当前的医疗资源并不均衡。大城市医院拥有先进的设备和更好的专家资源，癌症的早期筛查和治疗水平较高，而农村地区的医疗条件相对较差，诊断和治疗相对滞后。

统计数据显示，环境因素被证明是引发癌症的一个重要因素。因此，深入了解化学致癌作用并对其进行判别和评价具有至关重要的意义。

了解化学致癌作用可以更好地预防和控制癌症的发生。环境中存在着许多化学物质，其中一些具有致癌作用。通过深入研究这些化学物质的致癌作用机制，可以更好地评估其对人体的潜在危害。这样的评估可以帮助决策者制定相关的法律法规，控制和减少人们接触到的致癌物质，从而降低癌症的发生率。

对致癌性的判别和评价对于早期诊断和治疗癌症至关重要。通过了解一个物质是否致癌，可以更好地选择治疗方案并提供更准确的预后判断。例如，如果一个化学物质被证实具有强烈的致癌性，可能会建议相关职业岗位的人们采取更严格的防护措施，从而减少患癌症的风险。此外，还可以通过了解致癌物质的作用机制，寻找新的癌症治疗方法和药物。

除了对个体的影响，了解化学致癌作用和评价对于公共卫生同样具有重要意义。根据国际机构的数据，环境污染和暴露于致癌物质是癌症发生的重要风险因素。因此，通过评价环境中化学物质的致癌性，公共卫生部门可以采取必要的措施来减少人们的暴露和降低癌症发生的风险。这可能涉及改善工作环境，加强空气和水质监测，以及推广健康教育等措施。

二、化学致癌物的分类

化学致癌物是指能够引发癌症的化学物质。根据其性质和作用机制的不同，化学致癌物可以分为几个主要的种类。

（一）根据毒性分类

1. 直接致癌物

具有直接的致癌作用，可以直接损害细胞的 DNA，并导致细胞突变和癌症的发生。例如，苯，一种常见的化学溶剂，已被证实是一种直接致癌物。暴露在苯中的人们可能面临着患白血病和其他类型癌症的风险。

2. 间接致癌物

本身可能并不具有致癌作用，但在体内代谢过程中会产生致癌物质。例如，烟草烟雾中的某些成分被认为是间接致癌物。当人们吸烟时，这些成分在体内被代谢成致癌物质，对肺部和其他器官造成损害，从而增加了患癌症的风险。

（二）按照结构分类

1. 无机致癌物

无机致癌物是由无机化合物构成的化学物质，在一定条件下能够引发人体细胞的突变和癌症的发生。常见的无机致癌物包括重金属、矿物纤维和某些化学合成物。

（1）**重金属**：是一类最常见的无机致癌物。常见的重金属如铅、镉、汞等，它们不仅在自然环境中广泛存在，而且也被广泛应用于工业生产。长期暴露在重金属中，重金属可通过空气中的污染物或水、食物的摄入进入人体，并累积在组织中，损害 DNA 并破坏细胞的正常功能，导致慢性中毒甚至致癌。例如，砷和镉被世界卫生组织列为一级致癌物质，其长时间暴露与白血病和其他恶性肿瘤有关。

（2）**矿物纤维**：也是一类常见的无机致癌物，主要包括石棉和人工矿物纤维。石棉是一种天然矿物质，常被用于建筑和工业的制造过程中。然而，长期接触石棉纤维会导致严重的健康问题，包括肺癌、支气管癌和间皮瘤等。人工矿物纤维如玻璃纤维和陶瓷纤维也被广泛使用，同样存在着致癌的潜在风险。

2. 有机致癌物

有机致癌物是由有机化合物构成的化学物质，通常包含碳、氢和其他元素，在人体内的代谢过程中，可以与细胞内的 DNA 发生化学反应，导致 DNA 突变并最终引发癌症。常见的有机致癌物包括多环芳烃、芳香胺和某些农药。

（1）**多环芳烃**：是一类常见的有机致癌物。其中的苯并［a］芘和苯并［a］蒽广泛存在于汽车尾气、煤烟以及燃烧废物中。汽车尾气是城市中的主要污染源之一，其中含有大量的多环芳烃。当人们长期暴露于汽车尾气中时，身体暴露于大量的有机致癌物之中，患癌症的风险增加。此外，煤烟和燃烧废物中也含有苯并［a］芘和苯并［a］蒽，如处理不得当，会对环境和健康造成严重影响。

（2）**芳香胺**：是另一类常见的有机致癌物，包括二甲基苯胺和苯胺等化合物，在染料、橡胶和塑料的生产过程中被广泛使用。这些化合物通常被用作染料的成分，以赋予不同物品丰富的颜色。然而，这些染料中所含的芳香胺可能会渗入人体，长期暴露于这些物质会增加患癌症的风险。

（3）**某些农药**：也被归类为有机致癌物。农药在农业生产中被广泛使用，以保护作物免受害虫侵害。然而，一些农药中含有致癌物质，如果没有得到正确使用和处理，可能会导致农民和消费者长期暴露于有机致癌物之中。因此，在农药的使用和管理方面，必须引入科学、严格的标准，以减少致癌物对人体的潜在危害。

（三）根据致癌物的来源和应用领域分类

根据致癌物的来源和应用领域，化学致癌物可以分为工业致癌物和环境致癌物。

1. 工业致癌物

工业致癌物指在工业生产过程中产生的致癌物质。工业生产过程中涉及各种化学物质的制备、加工和应用，其中一些化学物质可能具有致癌的性质。举例来说，一些有机溶剂、重金属化合物、染料、塑料添加剂等都被发现具有致癌的潜力。这些物质会通过工业废水、废气、固体废物等渠道进入环境中，对工厂周围的居民造成潜在的健康风险。

2. 环境致癌物

环境致癌物指存在于自然环境中的致癌物质。这些物质可能是自然界中存在的，也可能是由人类活动导致的。比如，一些有害化学物质通过大气和水循环进入环境，如汽车尾气中的有害气体、化工厂排放的污染物、在农田中使用的农药和化肥等。这些物质会在环境中长期存在，并积累在土壤、水源和食物链中，给人类和其他生物体带来潜在的致癌风险。

（四）依据国际癌症研究机构（IARC）分类

致癌性物质分类是国际癌症研究机构（IARC）广泛研究的一个重要领域。IARC 通过对各种物质进行评估，确定它们对人类是否具有致癌作用。在 IARC 的致癌物质分类中，物质被分为五个不同的等级：1 类致癌物质（人类致癌物），2A 类致癌物质、2B 类致癌物质（可能的人类致癌物），3 类致癌物质（不充分证据表明是人类致癌物）和 4 类致癌物质（不被认为是人类致癌物）。这样的分类对于评估物质对人类健康的潜在危害具有重要意义，可更好地了解和应对潜在的致癌风险。

1. 1 类致癌物质

1 类致癌物质被归类为确凿的人类致癌物。这些物质在接触生物体后，会引发细胞的异常增长和分裂,最终导致肿瘤的形成。此类常见的致癌物质包括烟草中的尼古丁、污染空气中的PM2.5颗粒物以及含有亚硝酸盐的食物等。这些物质的致癌性毋庸置疑,对人体的健康造成直接威胁。这一类物质的存在需要引起人们的高度警惕,必须采取切实有效的措施来减少其暴露和使用。

2. 2A类致癌物质

2A类致癌物质被归类为可能的人类致癌物。这些物质的致癌性在动物实验中已经得到了充分的证据支持,但对于人类的致癌作用还需要更多的研究来确认。在面对这类物质时,我们应当保持警惕,并采取预防措施以减少其接触和风险。

3. 2B类致癌物质

2B类致癌物质是潜在的人类致癌物。虽然目前其致癌性的证据尚不充分,但动物实验结果显示该类物质具有一定的致癌潜能。因此,我们不能忽视这些物质可能对人类健康造成的潜在风险,需要进行更多的研究来全面评估其危害程度。

4. 3类致癌物质

3类致癌物质是目前不存在充分的证据证明其对人类致癌。尽管如此,我们不能因此忽略这些物质的潜在风险,因为对于许多化学物质而言,他们的致癌性可能需要长期暴露才能显现出来。因此,对于这些物质的使用和接触应保持谨慎,需要加强监测和研究。

5. 4类致癌物质

4类致癌物质被认为不会对人类产生致癌作用。这些物质在当前的科学研究中被判断为安全的,人们可以在使用和接触时放心。

三、化学物的致癌机制

(一)多阶段学说

多阶段学说是关于癌症发展过程中的不同阶段的一个理论。根据这一理论,癌症的发展可以分为癌前阶段、肿瘤发生阶段和肿瘤发展阶段三个不同的阶段。

1. 癌前阶段

在癌前阶段,细胞经历了突变后,可能会出现DNA修复机制的故障,导致突变的细胞不能被修复或消除掉,从而积累下来。同时,突变的细胞也会开始不受正常细胞生长调控机制的控制,导致细胞开始不受限制地分裂和增殖。

除了细胞的突变和无限增殖,恶性肿瘤的形成还需要其他一些关键的因素。例如,细胞的突变往往需要一定时间的积累,这个过程可能需要几年甚至几十年。在这个过程中,细胞可能会受到一些促癌因子的作用,如慢性炎症、长期暴露在辐射或致癌物质中等。这些因素可以进一步加速细胞突变和恶性肿瘤的形成。

此外,免疫系统在恶性肿瘤形成过程中也起着重要的作用。正常情况下,免疫系统可以监视和抑制异常细胞的生长,并将其清除掉。然而,在某些情况下,免疫系统可能会受到抑制或失活,使得突变细胞可以逃避免疫系统的监测和清除作用,从而进一步发展成恶性肿瘤。

另外,细胞在恶性肿瘤形成过程中还需要获得生长和侵袭的能力。这通常涉及一系列的基因和信号通路的改变,使得细胞可以逃避凋亡(细胞自我死亡)和生长停滞信号,并获得侵袭周围组织和转移的能力。

总的来说，癌前阶段是细胞发生突变的过程，细胞受到外界因素的影响，导致 DNA 变化。然而，这并不意味着细胞必然会发展成恶性肿瘤。癌前阶段的持续时间不确定，但人们可以通过积极的生活方式和防护措施来降低癌前阶段的发生风险。了解和关注癌前阶段的发展具有重要的意义。

2. 肿瘤发生阶段

在这个阶段，突变细胞开始在人体内不受正常细胞生长机制的控制而迅速增殖，逐渐形成肿瘤。肿瘤的发展过程是一个复杂而不可逆转的过程，涉及许多关键因素和细胞生物学过程。

首先，肿瘤发生阶段往往是一个潜伏期，患者并未意识到身体内的异常细胞正在不受控制地增长。这是因为肿瘤细胞在此阶段并没有形成明显的肿块，因此很难察觉到它们的存在。这对于早期发现和治疗肿瘤构成了一定的挑战。

随着时间的推移，肿瘤细胞逐渐累积，其生长速度显著加快。这是由于突变细胞在肿瘤发生阶段失去了正常细胞的凋亡机制，即细胞自我毁灭的能力。与正常细胞不同，癌细胞不会受到身体内环境的调控，它们继续通过无限制地分裂和增殖来壮大肿瘤。

此外，肿瘤发生阶段还经历了血管新生的过程，也被称为肿瘤血管化。由于肿瘤细胞的持续增殖，肿瘤所需的越来越多的营养和氧气无法通过现有血管系统供应。为了满足其需求，肿瘤细胞会释放信号分子，吸引周围的血管内皮细胞向肿瘤区域移动并形成新的血管，从而为肿瘤提供更多的营养和氧气。

在肿瘤发生阶段，随着肿瘤的不断增大，体内也会出现一系列的症状。这些症状可能由于肿瘤的类型和位置而有所不同，常见的包括疼痛、疲劳、消瘦、贫血和压迫周围器官造成的功能障碍等。这些症状的出现往往是肿瘤发展到一定程度的体现，这时通常需要采取进一步的检查和治疗措施。

总之，肿瘤发生阶段是癌症发展过程中至关重要的阶段。了解和研究肿瘤的发生机制，对于早期识别和治疗癌症具有重要意义。

3. 肿瘤发展阶段

这个阶段是肿瘤继续生长和扩散的过程。

最初，肿瘤细胞会经历一系列突变，使其变得不受正常调控，开始不受限制地增殖和扩散。随着时间的推移，这些突变会积累起来，使肿瘤细胞的恶性程度进一步加强。

在肿瘤发展的早期阶段，肿瘤细胞主要局限于原发部位，只影响周围的组织和器官。这时，如果肿瘤能够被及时发现并切除，患者的治愈率会相对提高。

但是，随着肿瘤的不断生长和突变，存在一定的概率发生转移。转移性肿瘤是指肿瘤细胞逃离原发部位，通过血液循环或淋巴系统进入其他部位，并在那里重新生长和扩散。这种转移过程是肿瘤发展过程中的一个重要转折点，也是患者病情恶化的标志之一。

一旦肿瘤转移到其他部位，就会给患者带来更严重的后果。转移性肿瘤可影响到身体中的多个器官和系统，给患者的生活质量和预后都带来极大的负面影响。例如，如果肺癌转移到了脑部，可能导致神经功能损害和认知障碍；如果乳腺癌转移到了骨骼，可能导致骨质疏松和骨折风险增加。

因此，对于肿瘤患者来说，早期发现和治疗是至关重要的。定期体检、早期筛查以及遵循医生建议进行治疗和随访，有助于早期发现肿瘤并进行有效干预，避免肿瘤进一步恶化和转移，提高患者的生活质量并改善预后。

（二）原癌基因学说

基因是控制细胞正常生长和分裂的重要调控因子，但当存在异常变化时，这些基因会失去控制，导致细胞生长失调和无限增殖。原癌基因学说就是通过研究癌基因的异常变化，揭示癌症的致癌机制。在原癌基因学说中，两类基因扮演了重要角色：癌基因和抑癌基因。

癌基因是正常细胞的基因突变后变得具有致癌潜能的基因。这些基因的突变可能是通过染色体重排等方式引起的，通常会促进细胞的增殖和生存能力，抑制细胞凋亡，并改变细胞的分化状态。

与癌基因相对的是抑癌基因，它是正常细胞中抑制癌症发生的关键基因。抑癌基因通过抑制癌基因的活性，控制细胞的生长和分裂过程，从而维持细胞的正常状态。然而，当抑癌基因发生突变或缺失时，癌基因的活性会得到增强，导致细胞异常增殖，最终形成肿瘤。

研究人员通过对癌基因和抑癌基因进行深入的研究，已经发现了许多与肿瘤发生有关的具体基因。例如，$BRCA1$ 和 $BRCA2$ 基因是涉及乳腺癌和卵巢癌风险的重要基因。突变的 $BRCA1$ 和 $BRCA2$ 基因会增加个体罹患乳腺癌和卵巢癌的可能性。另外，$p53$ 基因是一个重要的抑癌基因，它可以监测和修复 DNA 损伤，防止癌细胞的形成。

了解癌基因和抑癌基因对于癌症的预防、诊断和治疗具有重要意义。基于对这些基因的研究，发展出了许多针对特定癌基因突变的靶向治疗方法。通过抑制特定癌基因活性或恢复抑癌基因功能，可以阻断肿瘤的发展，提高患者的生存率。

此外，对癌基因和抑癌基因的研究也为癌症的早期诊断提供了新的途径。通过检测特定癌基因突变或抑癌基因的缺失，可以及早发现患者是否存在癌症风险，并采取合适的治疗和干预措施。

总之，癌基因和抑癌基因在肿瘤的发展过程中发挥着重要的作用。加深对这些基因及其功能的了解，将有助于加深我们对癌症防治的认识，并为研发新的治疗手段和方法提供理论依据。

（三）亲核电子学说

亲核电子学说是关于原子核和电子之间相互作用的理论。在研究亲核电子学说的同时，人们也逐渐了解到亲核电子学说在癌症发生机制中的重要作用。根据该理论，亲核电子会寻找并结合到细胞的 DNA 分子上，结合的方式不仅仅是物理上的相互作用，还涉及化学反应，从而可能引发 DNA 链内和链间的错误连接，导致碱基对的重排和突变，最终破坏 DNA 的正常结构和功能，细胞的正常分裂和增殖机制受到干扰，这可能导致细胞失控地分裂和扩散，进而形成癌症。此外，亲核电子还能促进氧化应激和 DNA 甲基化的发生，这些改变也与癌症的发生密切相关。

（四）体细胞突变学说

体细胞突变学说是研究癌症形成的一种被广泛接受的科学理论。该学说指出，癌症起源于正常细胞在各种致癌因素的影响下发生的突变。这些致癌因素可以是环境污染、辐射、化学物质、病毒感染等。当细胞遭受到这些致癌因素的侵袭时，细胞内的正常调控机制可能会失效，从而使细胞不受控制地增殖和分裂。这种失控的细胞增殖和分裂形成了肿瘤。

根据体细胞突变学说的观点，癌症是一个多步骤的过程，其中每个步骤都涉及细胞的突变和异常增殖。除了致癌因素的影响，遗传也在癌症的形成中扮演着重要的角色。遗传突变可以通过遗传给后代的方式传递，并增加患癌症的风险。这也解释了为什么某些家族中癌症的发病率较高。

体细胞突变学说为我们理解癌症预防和治疗提供了重要指导。一方面，通过减少或避免接触致癌因素，可以降低癌症的发生风险。世界各地的环境保护措施正致力于减少人们对致癌因素的暴露。另一方面，基于体细胞突变学说，科学家正在研究开发针对癌细胞的靶向治疗方法，以恢复细胞的正常功能或抑制异常增殖。

（五）干细胞学说

干细胞学说是一种研究干细胞在致癌过程中的作用机制的学说。干细胞是具有自我更新和多向分化能力的细胞，具有重要的生物学功能和临床应用前景。然而，近年来越来越多的研究表明，在某些情况下，干细胞也可能涉及致癌过程。

干细胞学说认为，正常的干细胞在受到一系列的突变因素的影响时，可能会失去自我调控的能力，进而发生异常增殖和分化，最终形成肿瘤组织。这一学说为解释一些难以解释的肿瘤现象提供了新的视角。

研究发现，干细胞中的一些关键基因可能会发生突变，导致干细胞的功能异常。这些突变可能来自于遗传因素或环境诱导因素，如化学物质、辐射等。这些肿瘤干细胞具有无穷的自我更新能力和多向分化能力，能够持续不断地产生肿瘤细胞，从而使肿瘤不断生长和发展。与普通细胞不同，肿瘤干细胞具有更强的抵抗治疗的能力，是肿瘤复发和转移的主要原因之一。

四、化学致癌物的检测及评价

化学致癌物的毒理学检测方法包括体内和体外试验，以及分子生物学和遗传学方法，能够从不同角度揭示化学物质的毒性作用、致癌机制和致癌风险。综合应用各种检测方法，可以更全面地评估化学致癌物的毒理学特性，为人类健康和环境保护提供科学依据。然而，各种方法都有其局限性，因此在进行毒理学风险评估时，需要结合多种方法进行综合分析，以确保评估结果的可靠性和准确性。

（一）体内试验

通过动物模型（例如小鼠、大鼠和斑马鱼等）来研究化学致癌物的毒效应，将致癌物质注入实验动物体内，观察其引起的病理变化和致癌潜能。这种试验方法可以模拟真实环境下的暴露情况，并对化学物质对生物体的影响进行评估。通过大量的动物实验，可以得到更全面和可靠的毒性数据，从而为进一步的风险评估和预防提供依据。常用的体内试验方法包括急性毒性试验、肿瘤诱导试验、长期暴露试验。

1. 急性毒性试验

通常以动物（包括小鼠、大鼠和兔子等）为研究对象，根据物质的化学性质和应用情况，选择合适的给药途径（口服给药、皮肤接触或吸入给药等）来模拟真实的接触方式，通过监测其行为、生理指标和组织病变等因素来评估物质的毒性程度。

值得注意的是，急性毒性试验仅能提供物质在短期内对生物的毒性信息，而无法考虑到长期暴露或累积效应。因此，为了更全面地评估物质的毒性，还需要采用慢性毒性试验和其他相关的安全评估方法。

2. 肿瘤诱导试验

一般而言，肿瘤诱导试验的研究过程非常仔细和严谨。首先，选择一种已知易致癌的化学物质，例如某些致癌物或潜在致癌物。然后，将小鼠或大鼠暴露于该化学物质中，并持续观察一段时间。在实验过程中，密切监测动物的生长情况、整体健康状况以及肿瘤的形成情况。通过这种试验，可以获得关于特定化学物质对肿瘤形成的影响的重要信息，可以进一步了解化学物质与癌症之间的潜在联系，更好地预防、诊断和治疗癌症。此外，肿瘤诱导试验还有助于评估化学物质的癌症诱导能力和致癌机制。比较受重视的肿瘤诱发试验主要包括下面四种。

（1）**小鼠皮肤肿瘤诱发试验**：通过在小鼠皮肤上注射肿瘤细胞或化学物质，来模拟人类皮肤肿瘤的形成过程，从而深入了解肿瘤的病理生理过程。

在小鼠皮肤肿瘤诱发试验中，首先需要选择合适的小鼠品系，以确保实验结果的可靠性和可比性。接着，注射肿瘤细胞或化学物质到小鼠的皮肤表层，这种操作需精确而细致，以确保肿瘤诱发的成功。接下来，密切观察和记录小鼠的生理变化，包括肿瘤的生长速度、体重变化、行为表现等。这些观察数据有助于评估肿瘤诱发的效果以及实验中可能出现的其他不良反应。

（2）**小鼠肺肿瘤诱发试验**：通过将小鼠体内的肺组织暴露于各种致癌物质，如化学物质、毒素或射线，促使肺细胞发生异常变化和肿瘤形成。

在试验中，首先选择一群健康的小鼠，并将其随机分成实验组和对照组。然后，实验组的小鼠会接受致癌物质的注射，而对照组的小鼠则接受安慰剂或正常食物。这样设计可以比较实验组和对照组之间的肺肿瘤发生率差异，以评估致癌物质对小鼠肺肿瘤形成的影响。随着时间的推移，观察和记录小鼠的生长情况和健康状况，定期进行体重测量和肿瘤检查，以监测肺肿瘤的发展进程。此外，收集小鼠的组织和血液样本进行进一步的分析，例如检测肿瘤标志物的水平或研究基因表达的变化。这些数据有助于了解肺肿瘤的发展机制，并可能为肺癌的早期诊断和治疗提供新的线索。

（3）**大鼠肝转化灶诱发试验**：使用大鼠作为模型动物，通过各种处理手段诱导其肝脏发生肿瘤转化，用于研究肝癌的发生机制和评估潜在抗肿瘤药物的疗效。

在试验中，首先选择适当的大鼠品系，并确保其健康状况良好。接下来，通过注射、灌胃或腹腔注射等不同的途径，利用化学物质、病毒感染或放射线等方式诱发肝脏中的转化灶形成。通过观察和分析转化灶的形态、大小、数量和组织学结构，得出关于肝癌的病理学特征和生物学行为的重要信息。

（4）**雌性大鼠乳腺癌诱发试验**：通过给雌性大鼠注射激素或特定的致癌物质来诱导乳腺癌的形成，以模拟人类乳腺癌的发展过程。

在试验中，通常会选择健康的雌性大鼠作为实验对象，并通过注射或植入体内的方式引入特定的癌症诱导物质（可能是已知的致癌物质，或者是有潜在致癌能力的物质），如致癌物、激素等，从而改变大鼠内分泌系统和细胞环境，最终导致乳腺组织发生癌变。在试验过程中，定期观察大鼠的体重变化、乳腺肿瘤生长情况和其他相关指标，以了解乳腺癌的进展和可能的影响因素。

上述四个试验属于哺乳动物短期致癌试验（又称为有限体内试验），不是成组试验，可依据受试物的特点选择使用。当进行试验时，除了特定的要求外，还应该遵循长期动物致癌试验的一般要求。就任何试验得到的阳性结果而言，它们的意义与长期动物致癌试验的结果相当。然而，由于试验的周期相对较短，并且未对其他器官和系统进行检查，特别是对皮肤肿瘤和乳腺癌的诱发试验仅适用于特定类型的化学物质，因此当哺乳动物在短期试验中呈现阴性结果时，并不能完全排除受试物的致癌性。因此，阴性结果的意义较差。

3. 长期暴露试验

在这种试验中，小鼠或大鼠被长期暴露于不同剂量和浓度的化学物质，有时甚至是接触某一种特定的物质。其间，观察鼠类的生长、生活习性、免疫系统、器官功能等情况，以了解化学物质对其体内的作用和影响。通过长期暴露试验，可以鉴定化学物质在长期暴露下的致癌风险。研究结果会显示化学物质可能引发的细胞变异、肿瘤形成以及对身体系统的不良影响，同时，还可以评估化学物质对细胞 DNA 的损伤程度和突变率影响，以及潜在的致癌机制。

目前公认的确证动物致癌物的经典方法是进行哺乳动物长期致癌试验。这种方法在评定化学物致癌性方面具有许多优点。由于化学致癌的一个主要特点是潜伏期长，所以进行 1～2 年的啮齿动物致癌试验相当于人类大半生的时间。相比之下，如果采用流行病学调查方法来确定一种新化学物是否为致癌物，通常需要在人类接触受试物 20 年后才能进行。此外，动物致癌试验能够严格控制试验条件，而流行病学调查很难排除混杂因素的影响。

(1) **动物选择**：在致癌试验中，选择动物最重要的因素是对诱发肿瘤的易感性。除考虑物种、品系、年龄和性别、自发肿瘤率外，选择具有特定靶器官的物种尤为重要；小鼠对肝肿瘤的易感性与大鼠相近，但肝癌自发率较高，易患各种肝脏疾病。新生动物比年龄稍大者对致癌和一般毒性敏感，但易患其他感染性疾病，死亡率较高。实际工作中多使用断乳或断乳不久的动物，一般是雌雄各半。只有已证明与该受试物结构近似的致癌物有易感性性别差异，才选择易感的性别。

(2) **动物数量**：由于致癌作用对健康有严重损害，因此在试验中应尽量避免出现假阴性结果，为此，每组动物的数量应比一般毒性试验多。当对照组的肿瘤自发率越高，而染毒组的肿瘤发生率越低时，就需要更多的动物来进行试验。

(3) **剂量设计**：一般来说，为了观察剂量与反应之间的关系，至少需要使用两个剂量，通常使用三个剂量。较低剂量应为前一级较高剂量的 1/3 至 1/4，而最低剂量最好与人类实际可能接触的剂量相当或更低。最高剂量应尽量增大，但不能致死，以避免漏检致癌物。美国国家癌症研究所建议的最高剂量应该是最大耐受剂量（MTD）。理想的 MTD 不仅不能致死，也不应缩短寿命，并且与对照组相比，体重减少不应超过 10%。因此，需要通过预试验来设计一个可以估计的最大耐受量（EMTD）。根据急性试验的 LD_{50} 或 LD_{01}，设计 14 天的亚急性试验来确定亚急性 MTD；然后再设计 90 天的亚慢性试验来确定亚慢性 MTD，最后选择稍低的剂量作为终生试验的 EMTD。

(4) **试验期限与染毒时间**：通常情况下，试验期限要求长期或终生，当然，由于不同物种的寿命长短有所不同，所需观察的时间也有所不同。一般而言，小鼠至少需要观察 1.5 年，大鼠需要观察 2 年；在某些情况下，这些观察时间可能会延长至 2 年和 2.5 年。一般建议持续染毒直到试验结束。

(5) **结果的观察、分析和评定**：在试验过程中，每天需要对动物密切观察 2～3 次，以便及时发现濒死动物并进行病理学解剖。以发现第一例肿瘤时存活的动物数为基数，作为试验终结时的有效动物数，并且所有的分析指标都会以此为基准进行计算。当然，有效动物必须符合试验设计的要求。对动物的体表和体内各组织器官进行肉眼观察，找出可疑的肿块，并进行组织病理学检查。主要分析指标如下：

① 肿瘤发生率：肿瘤发生率是衡量某种疾病严重程度的重要指标，需要计算总发生率、

恶性肿瘤发生率、各个器官或组织肿瘤发生率以及各种类型的肿瘤发生率。

②多发性：多发性是指一个动物出现多个肿瘤或一个器官出现多个肿瘤。通常会计算每组肿瘤的平均数。有时也可以计算每组中出现2个、3个或更多肿瘤的动物数量或比例。化学致癌的一个特征就是引起肿瘤的多发性。

③潜伏期：从接触致癌物到该组出现第一个肿瘤的时间作为该组的潜伏期。这种办法只适用于能在体表观察的肿瘤，如皮肤肿瘤或乳腺肿瘤。对于内脏肿瘤的潜伏期，则需分批剖杀，计算平均潜伏期。

在分析以上三种指标时，首先需要关注是否存在剂量-反应关系。应对染毒组和对照组进行显著性检验（单侧），以确定是否存在剂量-反应关系以及与对照组的差异是否显著。如果存在剂量-反应关系且与对照组有显著差异，则可以判定为阳性结果。此外，如果染毒组发生的肿瘤类型在对照组中未出现，也可以作为阳性结果，但此时对照组需要有相关的历史对照资料作为参考。

对于阳性结果的评定，应该非常慎重。相比于只有在较高剂量与对照组之间才出现显著差异，在较低剂量下或在人类实际接触的剂量下出现显著差异的意义更加重要。

要使长期动物致癌试验的阴性结果得到承认，通常需要满足以下试验设计的最低要求：使用两个物种、两种性别、至少三个剂量水平，其中一个接近最大耐受剂量（MTD），每组有效动物至少50只。如果每组动物增加到100只，那么假阴性的概率会降低；进一步增加每组动物的数量，可以进一步降低假阴性的概率。因此，即使满足最低要求并得到阴性结果，特别是当存在一定的剂量-反应关系时，阴性结果并不一定意味着该受试物不会导致癌症。它仅表示在该特定染毒剂量下，该受试物的肿瘤发生率没有超过染毒组的肿瘤净增率。

长期暴露试验的优势在于相较于其他试验方法能够提供更加准确和可靠的评估，长期暴露试验可以模拟人体长期接触化学物质的情况，更接近真实环境中的暴露情况，因此能够更全面地了解化学物质的潜在致癌性和不良效应。然而，长期暴露试验也存在一些限制和伦理问题。首先，试验时间较长，需要耗费大量的时间和资源。此外，将动物暴露于高浓度的化学物质可能引发严重的健康问题，并涉及对动物的伦理关怀问题。

综上，化学致癌物体内试验不仅能够提供与人类相关的数据，通过在动物体内进行试验，可以更好地理解和评估潜在的致癌物质对人体的影响，能确定物质的毒性和安全剂量，以便制定控制和预防措施。同时也可以提供可靠的结果。由于在试验中可以更好地控制动物和环境条件，能更准确地收集数据并进行统计分析。这有助于建立可靠的因果关系，并为进一步的研究提供坚实的基础。然而，化学致癌物体内试验也存在一些不容忽视的缺点。首先，这种试验通常需要较长的时间来进行，从动物实验开始到结果得出可能需要数年甚至更长时间。这不仅会增加研究的时间和成本，还会延缓对新化学物质的评估和使用。其次，试验通常需要大量的动物参与，对动物造成一定的伤害或引起死亡。这与伦理和动物保护的观点相冲突。此外，由于动物模型与人类存在一定的差异，结果并不能完全预测化学物质在人类身上的效应。

（二）体外试验

体外试验也称为"体外毒性评估"，以细胞为基础来研究化学致癌物的效应。在这些试验中，致癌物被暴露给特定类型的细胞，然后通过测量细胞的生长、生存能力和DNA损伤等指标，来评估致癌物的毒性。在前期筛选致癌物和评估其潜在危害方面应用广泛。常用的体外试验方法如下。

1. 红细胞溶解试验

红细胞溶解试验通过观察化学物质与血液中红细胞的相互作用，可以提供初步的毒性评估。红细胞是人体血液中的重要组成部分，承担着输送氧气和养分的关键任务。然而，某些化学致癌物质可能会干扰红细胞的正常功能，甚至导致其溶解。

在红细胞溶解试验中，选择一定数量的红细胞样本，并使其与待测试化学物质接触一段时间。通过测量溶解红细胞的数量和速度，判断该化学物质的毒性程度。如果溶解红细胞的数量明显增加，或者溶解速度加快，那么就表明该化学物质具有潜在的致癌风险。红细胞溶解试验不仅在癌症研究中有着重要的应用价值，也可以用于评估与其他疾病和病症相关的化学物质的毒性。

2. 细胞毒性评估

细胞毒性评估用于测定化学物质对细胞的影响程度。通过评估细胞的存活率、增殖能力和细胞死亡率等因素，可以确定化学物质的剂量-反应关系，确定化学物质对于细胞的毒性程度，有助于筛选潜在的致癌物质，以便采取相应的控制和预防措施。

3. 染色体畸变试验

用于检测某种化学物质是否使细胞的遗传物质DNA产生改变。通常使用动物细胞或人类细胞作为实验材料，暴露于待测的化学物质中一定时间后，通过染色体的形态、结构和数量的变化来判断该物质对细胞的影响。通过染色体畸变试验，可以观察到染色体数目的改变、染色体结构的变异以及染色体断裂和移位等现象。这些变化可能导致细胞遗传信息的错误传递，进而引发细胞的突变和癌症的发生。因此，染色体畸变试验被广泛应用于化学品安全评估。

总之，化学致癌物体外试验是在实验室环境中进行的，能够更好地控制变量，降低其他因素对结果的干扰，可以更准确地评估化学物质的致癌潜力。其次，试验通常可以在较短的时间内完成，相比于动物实验或人体试验，节省了时间和资源。此外，这种方法还可以避免对动物进行试验，减少了动物的使用和可能造成的伦理纠纷。同时化学致癌物体外试验的不足是一个备受关注的问题，主要表现在化学物质通常被直接暴露于细胞培养的人工环境中，不能反映真实的人体内环境，其中包括复杂的生物过程和相互作用。因此，这种试验结果的有效性和可靠性可能受到质疑。其次，试验通常无法考虑到化学物质在体内的代谢过程，限制了对化学物质的完整评估。此外，试验缺乏对体内动态环境的重现，例如血液循环、组织相互作用等。这些动态因素对于了解化学物质在人体中的行为和毒性至关重要。因此，单靠体外试验无法提供全面和准确的毒性评估。

（三）分子生物学方法

分子生物学方法通过研究化学物质对基因表达和蛋白质活性的影响，来了解其毒理学作用和致癌机制。常用的分子生物学方法包括基因表达分析、蛋白质组学分析。

1. 基因表达分析

通过基因芯片、实时定量PCR等技术，研究化学物质对基因表达的调控作用，从而深入了解其对细胞功能和信号转导途径的影响，进而研究其毒理学机制。通过比较不同条件下的基因表达水平，可以识别出被化学物质调控的关键基因，进而推断其对细胞功能、生物过程以及疾病发生发展的影响。

（1）**基因芯片**：是一种高通量技术，通过将数以万计的基因序列固定在芯片上，再将待测样本中的 mRNA 转录成 cDNA，并标记上荧光物质，最后将这些 cDNA 与基因芯片上的基因序列进行杂交反应，检测荧光信号强度来分析基因的表达水平。这种技术能够同时检测成千上万个基因的表达情况，为研究化学物质对基因表达的调控提供了高效、全面的手段。这种方法可以发现某些化学物质可能与特定疾病相关的信号通路，以及对细胞功能的影响。

（2）**实时定量 PCR**：是一种常用的定量分析方法，可以准确测量目标基因的表达水平。通过该技术，可以观察到在化学物质作用下，特定基因的表达是否受到抑制或促进。此外，通过实时定量 PCR 的结果，还可以进一步探究化学物质对信号转导途径的影响，以及相关细胞过程的调控机制。

2. 蛋白质组学分析

通过使用蛋白质组学技术，如双向凝胶电泳和液相色谱-质谱，可以深入研究化学物质对蛋白质表达和修饰的影响，可揭示化学物质对细胞蛋白质组的影响，为进一步了解其致癌机制提供关键线索。

双向凝胶电泳技术可以将蛋白质按照其等电点和分子量进行分离，可以鉴定出化学物质对蛋白质表达的影响，进而发现潜在的致癌相关因子。液相色谱-质谱则可以用于鉴定化学物质对蛋白质修饰的影响，例如磷酸化、乙酰化等修饰方式的变化。

许多化学物质被发现具有致癌性，但其具体的作用机制尚不清楚。通过蛋白质组学技术，可以发现化学物质对蛋白质表达水平产生的影响，进而推断出这些化学物质可能是如何诱导癌症的。此外，蛋白质组学还能够揭示化学物质对蛋白质修饰的影响，比如磷酸化、甲基化等，这些修饰可能与癌症的发生和发展密切相关。

综上所述，分子生物学方法的一大优点是能够揭示化学致癌物的作用机制。通过分析化学致癌物与细胞之间的相互作用，可以了解这些物质如何引发细胞的突变、基因的改变甚至肿瘤的形成。这些机制的深入探索对于寻找癌症的早期标志物和治疗靶点具有重要意义，能够帮助科学家们发展更精确的肿瘤诊断方法和有效的靶向治疗策略。

分子生物学方法在研究中存在着一定的局限性。虽然这种方法在理解生物体内分子层面的变化方面非常有效，但它主要关注的是单个分子或少数几种分子的作用，这意味着它可能无法全面考虑复杂的分子相互作用网络，限制了对整体生物系统的全面理解。其次，分子生物学方法需要较长的实验周期。相比于化学致癌物的直接应用，分子生物学研究需要进行一系列的实验，包括样本采集、DNA 或 RNA 提取、PCR 扩增等，这些步骤通常需要耗费大量的时间和精力，限制了研究的快速进展。此外，分子生物学方法在研究过程中也面临样本数量的限制。由于样本来源有限，特别是对于人类体内组织的获取，难以进行大规模的研究。因此，分子生物学方法的研究结果往往只能通过严格的统计分析得出一般性结论，限制了研究的准确性和推广。

（四）遗传学方法

遗传学方法是通过对基因组的研究来探索人类癌症的遗传学基础，利用 DNA 测序、群体遗传学分析和基因表达等技术，揭示致癌基因的突变，识别致癌突变对细胞功能和信号传导的影响，并最终了解癌症的发生机制。常用的遗传学方法如下。

1. 突变频率分析

突变频率分析是一种评估化学物质致突变性的方法，通过检测化学物质对细胞突变频率的影响，了解化学物质对基因组稳定性的影响程度。在突变频率分析中，常用的方法包括突变筛选试验和微核（micronucleus）试验。

（1）**突变筛选试验**：通过将细胞或生物体暴露于特定的化学物质，观察其对细胞遗传物质的突变影响。这项试验的结果可以帮助科学家确定化学物质是否具有致突变性，并评估其在细胞中引起的突变频率。

（2）**微核试验**：通过观察细胞中的微核来评估化学物质对细胞染色体的影响。微核是一种小型细胞核，通常由染色体片段或整个染色体构成。当细胞发生突变或染色体损伤时，会形成微核。通过测量细胞中的微核数量和形态，可以确定化学物质对细胞染色体的致突变性。

2. DNA 损伤检测

DNA 损伤检测，用于评估化学物质对 DNA 的损伤程度，并推断其是否具有致癌作用。在这个领域中，单细胞凝胶电泳试验和 DNA 匀染试验是两种常用的方法。

单细胞凝胶电泳试验（SCGE）通过将暴露于化学物质的细胞包裹在凝胶中，并在电场中进行电泳分离，来检测 DNA 的断裂和碱基损伤。通过对 DNA 断裂的程度和碱基损伤的扩散距离进行分析，可以判断某个物质对细胞 DNA 的损伤情况。这种方法的优点在于它对于损伤的 DNA 碱基种类不具有特异性，可以广泛用于不同化学物质的损伤评估。

与此相比，DNA 匀染试验则着重于检测特定化学物质对 DNA 的单一碱基的损伤。这种方法使用 DNA 作为目标分子，化学物质与 DNA 发生反应，导致特定碱基的损伤。随后，可以利用特异性的染色剂或酶来标记和分析这些损伤，从而评估其致癌潜力。相较于单细胞凝胶电泳试验，DNA 匀染试验在某种程度上更加精确，因为它可以针对特定化学物质的致损位点进行评估。

除了单细胞凝胶电泳试验和 DNA 匀染试验，还有许多其他的 DNA 损伤检测方法，如 23 种差异凝胶电泳试验、DNA 微核试验、DNA 断裂试验等。

DNA 损伤检测的发展对于人类健康具有重要意义。通过及早发现和评估化学物质对 DNA 的损伤，可以更好地保护人类免受致癌物质的侵害。此外，DNA 损伤检测也有助于深入理解 DNA 修复机制以及致癌过程中的关键事件。

随着科技的不断进步，DNA 损伤检测方法也在不断完善和创新。例如，近年来，基因测序技术的发展为 DNA 损伤检测提供了更精准和高通量的手段。此外，纳米技术和生物传感器的应用也为 DNA 损伤检测带来新的可能性，使得检测过程更加简便和快速。

第四节　免疫毒性及其评价

一、免疫毒性概述

1. 人体免疫系统的基本知识

"免疫"是指机体在识别"自己"，排除"非己"的过程中所产生的生物学效应的总和，是维持内环境稳定的一种生理性防御功能。免疫的作用是维持机体免于罹患感染性疾病的稳态环境，其特征包括许多特异性的指令系统、高度特异的效应器、复杂的调节机制和到达全身的能力。

人体的免疫功能是由免疫系统完成的。人体的免疫系统由免疫器官、免疫细胞和免疫分子组成，构成天然免疫系统和获得性免疫系统。人体免疫系统、神经系统和内分泌系统通过相互联系、相互作用和相互调节，共同构成维持机体自身稳态的复杂网络，它们可以抵御细菌、病毒和其他病原微生物对人体的侵袭。

人体的免疫器官可分成两类：一类是中枢免疫器官（central immune organ），包括胸腺和脊髓。骨髓是造血器官，也是各种免疫细胞发生和分化的场所；胸腺是 T 淋巴细胞分化、发育和成熟的场所。另一类是外周免疫器官（peripheral immune organ），包括淋巴结、脾脏和黏膜淋巴样组织（包括扁桃体和盲肠），是免疫细胞增殖和定居的场所。

参与免疫反应的细胞称为免疫细胞，包括淋巴细胞、单核细胞、中性粒细胞、嗜酸性粒细胞和肥大细胞等。这些细胞的起源是造血干细胞。淋巴细胞的形态和功能较复杂，可分成 T 淋巴细胞、B 淋巴细胞和自然杀伤细胞（NK 细胞）。免疫分子主要包括免疫球蛋白（Ig）、补体和淋巴因子。

机体的免疫反应功能主要表现在三个方面，即防御功能、稳定功能和监视功能。机体的免疫反应过程很复杂，由吞噬细胞系和淋巴细胞系共同完成。

2. 抗原与抗体

免疫系统识别并排除机体不需要或有害的物质都必须依赖抗原和抗体的特异性结合反应，这是免疫学最基本的反应。抗原是指能诱导机体产生抗体和细胞免疫应答，进而在体内外发生特异性反应的物质。机体对抗原的识别、记忆及特异反应性是免疫学的核心问题。抗体又被称为免疫球蛋白（immunoglobulin，Ig），是机体受抗原刺激后产生的，能特异性识别、结合和清除抗原的蛋白质分子。在哺乳动物中，抗体可分为 IgM、IgG、IgA、IgE 和 IgD 五种亚型，它们是机体体液免疫的主要参与者，其主要功能见表 7-2。

表 7-2　各种抗体的主要功能

抗体类型	主要功能
IgM	在感染初期 IgM 型抗体能更有效地固定补体分子〔它有 5 个可结晶片段（Fc）〕。另外，IgM 型抗体也能很好地中和病毒并防止感染病毒入侵
IgG	IgG 型抗体存在 Fc 段，故有固定补体分子和中和感染病毒的功能。NK 细胞表面有能与 IgG3 抗体 Fc 段结合的受体，当 Fc 受体与 NK 细胞结合后，能更有效地刺激后者的杀伤活性。此外，IgG 型抗体独特之处是它可以通过胎盘从母体血液进入胎儿血液
IgA	IgA 型抗体是机体保护自身黏膜表面的主要抗体。IgA 型抗体能通过血液穿过肠壁转运到肠腔，将病原体聚集以黏液的形式排出体外。IgA 型抗体可以覆盖婴儿的肠黏膜表面，防御婴儿摄入的病原体，随母乳进入婴儿体内的抗体是 IgA 型抗体
IgE	IgE 型抗体能与肥大细胞结合，肥大细胞能够有效地抵抗穿过保护屏障的微生物和寄生虫的感染。肥大细胞的作用原理主要是它脱颗粒，以此来杀灭有害物质。而释放出的脱颗粒和组胺过多会导致过敏反应。当释放的量过大时，会导致心肌梗死、呼吸困难和过敏性休克等症状
IgD	IgD 型抗体的功能尚不完全明确，可能与细胞识别有关，对防止免疫耐受性的发生有一定作用，也可能与 B 细胞的分化有关

3. 外源化学物的免疫毒性的类型

免疫毒性是生物异源物与免疫系统相互作用引起的不良反应表现。外源化学物的免疫毒性作用主要有三种类型，即免疫抑制（immunosuppression），自身免疫（autoimmunity）和超敏反应（hypersensitivity reaction）。

（1）**免疫抑制**：外源化学物能直接损伤免疫器官、免疫细胞和免疫分子的形态与功能，也可以通过影响神经内分泌系统的调节功能，以及继发于其他靶器官毒性，降低机体的免疫功能，即产生免疫抑制作用，导致反复、严重或长时间持续的感染以及癌症的发展。

能引起免疫抑制的外源化学物种类繁多，包括食品中一些常见的污染物，见表7-3。

表7-3 食品中常见的具有免疫抑制毒性的外源污染物

种类	常见的具有免疫抑制毒性的外源污染物
多卤代芳烃类	多氯联苯（PCB）、多溴联苯（PBB）、六氯苯（HCB）、2,3,7,8-四氯二苯并呋喃（TCDF）、2,3,7,8-四氯二苯并对二噁英（TCDD）等
多环芳烃类	苯并 [a] 蒽（B[a]A）、7,12-二甲基苯并 [a] 蒽（DMBA）、3-甲基胆蒽（3-MC）、苯并 [a] 芘（B[a]P）等
农药类	DDT、敌百虫、马拉硫磷、甲基对硫磷等
重金属类	铅、镉、砷、汞、铬、镍、锌、铜、甲基汞、有机锡等
真菌毒素类	黄曲霉毒素、赭曲霉毒素A、棒曲霉素、伏马菌素、玉米赤霉烯酮、单端孢霉烯族T-2毒素等

（2）**自身免疫**：正常机体的免疫系统具有区别"自己"和"非己"的能力，对非己抗原能够发生免疫应答，对自身抗原则处于无应答或微弱应答状态，称为免疫耐受（immunological tolerance）。在免疫耐受状态下，一定量的自身反应性T细胞（autoreactive T lymphocytes）和自身抗体（autoantibody）普遍存在于所有个体的外周免疫系统中，有利于协助清除衰老变性的自身成分，对维持免疫自稳（immune homeostasis）具有重要的生理学意义，称为自身免疫（autoimmunity）。外源化学物引起自身免疫反应和自身免疫病的基本病理特征为化学物质诱导体内自身抗原，刺激机体免疫活性细胞，特别是辅助T淋巴细胞，进而激活B淋巴细胞，产生一种或多种自身抗体，抗原与抗体结合形成免疫复合物，随血液循环到某些部位沉积下来，干扰相应器官的正常生理功能，并通过激活补体使炎症细胞浸润，造成组织损伤。

食品中常见的污染物重金属汞、镉已被证实会引起循环免疫复合物性肾炎，酒石酸可能会引起系统性红斑狼疮，掺假的菜籽油可能会引起全身性硬皮病等。

（3）**超敏反应**：超敏反应又称变态反应（allergy）或过敏反应（anaphylaxis），是指机体受同一抗原再次刺激后产生的一种以机体生理功能紊乱或组织细胞损伤为主的病理性免疫反应。超敏反应与免疫反应本质上都是机体对某些抗原物质的特异性免疫应答，但超敏反应主要表现为组织损伤和（或）生理功能紊乱，免疫反应则主要表现为生理性防御效应。与食物成分有关的超敏反应，即食物过敏。

二、超敏反应的类型和特点

1. 速发型超敏反应（Ⅰ型）

该型超敏反应的主要表现有哮喘、鼻炎、胃肠道反应、荨麻疹和过敏性休克等，主要参与反应的分子和细胞包括IgE、肥大细胞和嗜碱性粒细胞，局部组织学特征为抗原与抗体结合，促使肥大细胞和嗜碱性粒细胞释放血管活性物质，增强毛细血管通透性，引起腺体分泌增加、平滑肌收缩等改变。

2. 细胞毒型超敏反应 （Ⅱ型）

该型超敏反应的主要表现有溶血性贫血、粒细胞减少、血小板减少性紫癜、输血反应等，主要参与反应的分子与细胞有 IgG 或 IgM、补体、巨噬细胞、NK 细胞等，局部的组织学特征为 IgG 或 IgM 与靶细胞（血液中的细胞）结合，活化的补体、巨噬细胞、中性粒细胞和 NK 细胞通过抗体依赖性细胞介导的细胞毒作用（ADCC）破坏靶细胞。

3. 免疫复合物型超敏反应 （Ⅲ型）

该型超敏反应的主要表现有慢性肾小球肾炎、超敏性肺炎等，主要参与反应的分子与细胞有 IgG、IgM 或 IgA、补体、巨噬细胞、NK 细胞和中性粒细胞等，局部的组织学特征是 IgG、IgM 或 IgA 的抗原抗体复合物沉积在肾小球毛细血管壁或者肺毛细血管壁，活化的补体、巨噬细胞、中性粒细胞和 NK 细胞在攻击破坏抗原抗体复合物时，血管内皮细胞同时受到损害。

4. 迟发型超敏反应 （Ⅳ型）

该型超敏反应主要表现为接触性皮炎、湿疹、移植排斥反应等，主要参与的细胞与分子有 Th1 细胞、抗原呈递细胞、细胞毒性 T 细胞（CD8$^+$）、巨噬细胞、中性粒细胞、嗜酸性粒细胞等，局部的组织学特征是抗原呈递细胞激活 Th1 细胞，释放各种细胞因子、趋化因子，诱导各种类型的细胞在抗原接触局部进行聚集，消灭抗原。

三、食物过敏原的来源与食品过敏的机制

1. 过敏性食物的种类

食物过敏又称食物变态反应，一般是指个体在摄入某一种食物后，由机体免疫调节所引发的不良反应。食物过敏特异性很强，过敏原指食物中所含有的抗原类物质，且同一抗原对不同个体所产生后果也可能不同。在过敏反应中，过敏原多为分子质量在 18000～36000Da 之间的糖蛋白。联合国粮食及农业组织报告表明，90％以上的食物过敏原存在于牛奶、鸡蛋、鱼、甲壳类水产品、花生、大豆、坚果类及小麦八大类食物中。不同食物的致敏性不同，但同类食物往往可能引发类似的过敏反应，植物性食物更为明显，如对花生过敏的人常对其他豆科食物有不同程度的过敏。各国家、各地区的人群致敏的食物不尽相同，如欧美人群对麦麸、芹菜等过敏的较多，在我国则极少见到。

目前，对食物过敏并无有效的治疗手段，最有效且简单可行的办法就是在食品的标签上进行标注，使易过敏者避开含有致敏成分的食物。许多国家已经通过严密的科学调查和立法论证，相继出台和修改规范食品中过敏物质标示的法律法案，对食品标签上过敏成分的标注做出严格规定，这也在一定程度上反映了该国家或地区人群的主要食物过敏原。

目前，已确定的过敏性食物有 170 多种，常见的如表 7-4 所示。

表 7-4 常见致敏食物的种类

种类	常见致敏食物
蛋及奶类	牛奶和蛋类（鸡蛋、鹌鹑蛋、鸭蛋、鹅蛋和鸵鸟蛋等）
海产品及水产品	鱼类、鱿鱼、贝类、蚌类、蟹类、虾类等
坚果类	核桃、开心果、腰果、大杏仁、榛子、松子、扁桃仁、栗子等
谷物类	芝麻、玉米、荞麦、小麦、稻米、燕麦、黑麦、大麦等

续表

种类	常见致敏食物
豆类	花生、黄豆、扁豆等
水果类	桃子、苹果、香蕉、芒果、菠萝、草莓、樱桃、木瓜、葡萄、柑橘、柿子、枣等
蔬菜类	茼蒿、香菜、灰菜、芫荽、菜豆、马铃薯、胡萝卜、芹菜、番茄等
调味料	味精、葱、姜、蒜、芥末油、咖喱粉、孜然粉、胡椒等
其他加工食物	蜂蜜、花粉制成的保健品、咖啡、巧克力、啤酒、果酒、白酒等
食品添加剂	亚硫酸盐、苯甲酸盐等

2. 食品过敏的反应机制

食物过敏多数属于Ⅰ型超敏反应，反应发生迅速，与机体内IgE有关，又称为IgE介导的速发型超敏反应。非过敏体质者的免疫系统对过敏原反应较为轻微，主要是产生低水平的IgG抗体，而过敏体质者初次接触过敏原即诱导B细胞产生大量的特异性IgE抗体，IgE一旦产生即与肥大细胞结合，机体即呈致敏状态。相应的过敏原再次进入机体时，与致敏细胞表面两个相邻的IgE分子结合，激活一系列酶反应，引起肥大细胞脱颗粒释放各种介质及细胞因子，如组胺、肝素和血小板凝集因子等，具体见图7-7。

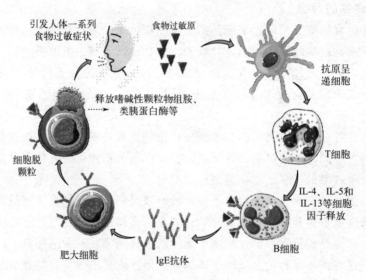

图 7-7　过敏反应机制示意图

食物过敏的反应症状可以从轻微的不适到可危及生命的休克，主要表现为消化系统、皮肤、呼吸道和神经系统的症状，具体见表7-5。

表 7-5　食物过敏的临床表现

侵犯系统	临床表现
消化系统	恶心、呕吐、腹痛、腹胀、上腹不适、消化性溃疡、腹泻、过敏性胃肠炎，少见的有便血及唇口腔黏膜和咽部水肿等胃肠道为主的症状

续表

侵犯系统	临床表现
皮肤	以瘙痒、荨麻疹、湿疹、皮炎、红斑、血管神经性水肿和过敏性紫癜等皮肤症状为主
呼吸系统	鼻炎、咳嗽、哮喘、喉头水肿、分泌性中耳炎、呼吸困难等
心血管系统	心律不齐、高血压、低血压、严重甚至休克等
神经系统	偏头痛、头疼、眩晕、癫痫、遗尿、晕厥和性格改变等
全身性表现	苍白、贫血、疲劳、乏力、营养不良、生长发育延迟、肥胖和消瘦等

根据食物过敏反应引起临床上表现器官的不同，可分为消化系过敏反应、非消化系过敏反应和消化及非消化系混合过敏反应三种。消化系食物过敏反应约占全部食物过敏的 30%，其反应可遍及全部消化系统，上至口唇、舌、口腔，下至肛门。非消化系食物过敏反应约占全部食物过敏的 50%，其中皮肤过敏反应约占此类过敏的 80%。消化系及非消化系混合食物过敏反应约占全部食物过敏的 20%。

食物过敏本质上是机体针对无害抗原产生了错误的应对机制，但究竟是什么因素导致的，目前尚无定论。许多免疫学家支持"免疫偏向"的学说。该学说认为，除遗传因素外，幼年时期的微生物感染（病毒或细菌）有助于建立针对无害抗原的正常免疫应答，这一学说可较好地解释发达国家食物过敏发生率上升而微生物感染（如结核）降低的现象。同时，医学界还认为食物过敏发病率的升高与现代城市化进程所导致的生物多样性的衰退、户外活动减少和食物多样性增加等因素有关。

3. 食物过敏原致敏性的影响因素

（1）**遗传因素**：遗传因素是导致过敏性疾病的主要因素。父母中一方有过敏性疾病，其子女食物过敏患病率为 30%～40%；若父母双方均患有过敏性疾病，其子女食物过敏患病率则高达 60%～80%。食物过敏虽然容易遗传，但过敏原不一定随之进行遗传。有些基因只对一种食物过敏，而另一些基因可能对一种或几种类型的食物都会过敏。如父母对牛奶或是小麦类食物过敏，孩子却未必。

（2）**不同的地域差异**：不同国家、不同地区饮食习惯不同，机体对食物的适应性有差异，致敏的食物种类也有差异。例如，在西方国家，极少的人对羊肉过敏；而在我国，居民食用羊肉的过敏发病率比猪肉的过敏发病率高。在西方国家，对巧克力、草莓、无花果和花生等过敏的人较多，而在我国，对牛奶和海鲜过敏的人较多。

（3）**食物过敏原的交叉反应**：食物中的不同蛋白质可能存在相同的抗原结构，这使得对某种食物过敏的人对另外相似结构的其他食物也会过敏，这就是过敏原的交叉反应。例如，50%左右的牛奶过敏者，对山羊奶也会过敏；对鸡蛋过敏者对其他鸟类的蛋也会过敏。植物过敏原的交叉反应比动物更明显，例如，对大豆过敏者，也可能对扁豆、花生和苜蓿等同科植物过敏；多数对桦树过敏者，也可能对苹果、榛子、桃子、杏子及樱桃等有过敏反应。

（4）**不同的食品加工方式**：避免食用致敏性食物是对敏感个体最有用的管理策略，但是这样会影响人民的生活质量，造成营养不良，而且过敏原存在于许多食物基质中，难以完全排除，因此，降低或消除过敏原的致敏性才能从源头上解决食物过敏问题。研究表明，食品加工方式会对食物过敏原产生影响，即通过物理、化学及生物学的方法去除过敏原，改变过敏原的结构和修饰过敏原，从而消除或降低食物过敏原的致敏性。

① 热加工：食物中的过敏原通常都比较耐热的，但也有某些食物经过加热后致敏性发生改变。例如，牛奶中的酪蛋白非常耐热，其致敏性在 120 ℃加热 30 min 仍不减弱，而甲、乙、丙种球蛋白和血清白蛋白等的致敏性则大大降低。有调查研究显示 73％牛奶过敏者和80％鸡蛋过敏者能够耐受其加热或烘烤之后的形式，说明加热后过敏原致敏性降低。另外，较高的温度能增加花生糖基化产物，从而提高过敏原稳定性和免疫原性，在我国花生米的加工方式以煮或油炸为主，而在美国则是烘烤最为常见，这可能解释了在不同国家和地区花生过敏发病率的差异性。

② 发酵和酶解：发酵和酶解可以使蛋白质的肽链发生断链，生成分子量更小的多肽或氨基酸，而达到降低致敏性的效果。例如，将牛奶中的蛋白质进行酶解，可以降低或除去致敏蛋白，生产低敏奶粉，供给那些对牛奶蛋白质过敏的婴儿。

③ 美拉德反应：美拉德反应是食品热加工过程中，最重要的非酶促化学变化。通过该反应，还原糖能够掩饰或破坏过敏原蛋白分子上的致敏表位，从而改变其致敏性，且不同的糖类对蛋白质的影响各异，造成免疫蛋白结合性的改变不一样。例如：麦芽糖和葡萄糖分别与虾过敏原发生美拉德反应后，麦芽糖能使虾的过敏原免疫活性降低约 60％，而葡萄糖仅能降低约 10％。

④ 辐照消敏技术：辐照消敏技术是一项安全、高效的物理消敏新方法，其利用 ^{60}Co-γ射线或电子束与食物中的过敏原相互作用，产生一系列物理、化学和生物效应，破坏食物过敏原的抗原表位，去除或降低过敏原激发机体免疫应答的能力。目前，国内外主要对牛乳、鸡蛋、虾和鱼类等动物源性食物与花生、大豆、小麦等植物源性食物的过敏原进行了研究报道，结果表明，辐照可破坏食物过敏原的有序结构，使其免疫活性降低甚至消失。但辐照消减食物过敏原机理的研究目前还处于初级阶段，且辐照过敏原的产物安全性研究至今尚未开展，因此，开发建立辐照过敏原产物的检测方法以及进行产物的安全性评价是今后辐照消敏技术在实际应用中必须解决的问题。

⑤ 其他加工方法：超高压、超声处理、研磨和微波等加工方式均能影响生物大分子的结构，改变分子间和分子内的非共价作用力。因此，这些方法能通过改变过敏原物质的结构而降低其致敏性。例如，大豆产品经 300 MPa 高压处理后得到低致敏性产品。另外，用超高压、微波等方法处理的过敏原蛋白，能使其免疫位点暴露或改变蛋白质构象，再进行酶解时，过敏原蛋白的降解效果会更好。

四、食物中过敏原致敏性的评价方法

食物过敏是一个全球性公共卫生问题，检测和评价食物过敏原的致敏性也日益受到重视。食物过敏原致敏性的评价方法可分为体内法、体外法和生物信息学比对法。虽然评价食物过敏原致敏性的方法众多，但是目前还没有一种独立的方法能够完全有效地评价食物过敏原的致敏性。目前，我国对食物过敏原以及加工后食物过敏原致敏性的评价，大多基于提取物和特异性 IgE 的体外检测技术。

1. 体内法

体内法指用微量的食物过敏原刺激机体，根据机体有无过敏反应的症状或测量机体内产生 IgE 的水平来评价食物过敏原的致敏性。体内法主要包括皮肤试验、双盲安慰剂对照的食物激发试验（double-blind, placebo-controlled food challenge，DBPCFC）和动物模型。

（1）**皮肤试验**：皮肤试验借助抗原、抗体在机体皮肤上或皮肤内的反应进行免疫学检测。常见的皮肤试验是皮肤点刺试验（skin prick testing，SPT）和皮内试验（intradermal testing，IDT）。目前，欧美国家极为推崇 SPT，因为 SPT 的安全性、可靠性和灵敏度得到了保障。SPT 一般可选择前臂内侧或后背上健康完整的皮肤，后背比前臂内侧更适宜。不是所有患者都适合 SPT，例如，严重的荨麻疹患者。为了确保试验的最终严谨性，SPT 的试验要结合血清实验分析才更为准确。此外，使用新鲜食物进行 SPT 的可靠性更强，试验结果的可信度超过 90%，甚至可达到 100%。SPT 受试者皮肤上的风团大小，能够反映过敏原的致敏性强弱，风团数量多、直径大则致敏性强，反之则致敏性弱。IDT 不如 SPT 应用广泛，主要是由于 IDT 对受试者存在较大的安全隐患。

（2）**双盲安慰剂对照的食物激发试验（DBPCFC）**：双盲安慰剂对照的食物激发试验（DBPCFC）指用可疑的过敏食物刺激患者，根据患者的症状确定该食物是否具有致敏性，并判断食物致敏性的强弱。DBPCFC 主要根据激发剂量与过敏反应的强弱程度来评价过敏原的致敏性。产生过敏反应需要的激发剂量小、过敏反应强烈，则过敏原的致敏性强，反之则致敏性弱。实验中最关键的是控制双盲、实验剂量和安慰剂。DBPCFC 通常需要在医院或门诊部进行，要有能够处理严重过敏反应的医护人员和设备，由经验丰富的护理人员进行操作检测，以免发生意外。由于 DBPCFC 的试验结果受多种因素的影响，易造成假阳性或假阴性，故该方法还需要进一步标准化。

（3）**动物模型**：该实验方法主要是提供一种动物模型，与其他可靠有用的相关数据联用，来共同做出合理的评价。常用的动物模型有鼠、狗和猪。在选择动物模型时，要明确操作特点、局限性和环境因素等。鼠模型的优点是体积小、繁殖周期短，与人的免疫机制很相似，有丰富的免疫学相关信息；其缺点是过敏反应复杂，很难找到可靠的反应标志物来反映蛋白质的潜在致敏性，因此需要检测相关的血清学指标。狗模型的优点是其内脏的解剖生理学和营养学与人类相似，可以做胃肠道的内镜分析，且 IgE 的反应水平高，血量多，方便检测分析。猪模型的生理特征可以模拟新生婴儿，故主要用于研究黏膜的免疫力。用狗和猪建立动物模型不太常见，主要局限是体积较大，饲养不便且管理费用昂贵。因为不同动物的遗传背景和敏感性不同，决定了它们对致敏蛋白产生的反应也可能不同。目前仍没有完全证实一种动物模型可全面评价蛋白或食物的致敏性，故国际上尚未建立食物致敏原评估的标准动物模型。

2. 体外法

利用体外检测方法来评价食物过敏原的潜在致敏性，比体内试验检测更安全可行。体外法从血清学和细胞学的角度评价食物过敏原的潜在致敏性，主要包括放射过敏原吸附抑制试验、免疫印迹法、酶联免疫吸附试验和组胺释放试验等。

（1）**血清学角度分析**：血清学角度分析指从人体内取出血清（因为血清中含有可以跟过敏原结合的 IgE 抗体），再与要检测的蛋白进行检验，观察两者的结合能力从而评价食物的致敏性。主要检测方法有酶联免疫吸附试验（enzyme linked immunosorbent assay，ELISA）、放射过敏原吸附抑制试验（radio allergosorbent test inhibition，RAST 抑制试验）、免疫印迹法（immunoblotting）和酶标记过敏原吸附抑制试验（enzyme allergosorbent test inhibition，EAST 抑制试验）。ELISA 是 20 世纪 70 年代末期发展起来的一门技术，它特异性好、灵敏度高且操作方便。但 ELISA 仅能确定抗原与抗体特异性结合，并不能判定食物过敏原致敏性的强弱，还需要联合其他方法进一步检测才能确定食物过敏原的致敏性。

根据操作不同，ELISA 主要分为双抗体夹心法、间接法、捕获法和竞争法，其中应用最广泛的是双抗体夹心 ELISA 和竞争 ELISA。ELISA 不仅可以进行定性分析，还可进行定量分析。RAST 抑制试验和 EAST 抑制试验的灵敏度和准确度高，且能解决不同食物过敏原间交叉反应的问题，但对人血清的依赖性强，而血清的一致性难以保证，RAST 抑制试验与 EAST 抑制试验难以标准化；且 RAST 抑制试验操作过程中放射性危害大，有损工作人员的健康，所以 RAST 抑制试验和 EAST 抑制试验的推广范围受到限制。而免疫印迹法具有分析容量大、敏感度高、特异性强等优点，但操作复杂且费时，常与 ELISA 联用来检测过敏食物的致敏性。

(2) **细胞学角度分析**：食物过敏反应中，免疫细胞会发生一系列的变化，包括细胞因子的释放和 T 细胞增殖等，因此，可以通过检测免疫细胞的变化来评价食物过敏原的致敏性。一般而言，细胞因子释放量多，T 细胞增殖剧烈，食物过敏原的致敏性较强，反之致敏性较弱。其中最常见的方法有体外模拟胃液消化反应、T 细胞反应分析和生物传感器等方法。体外模拟胃液消化反应主要是检测蛋白质在人体胃液中的稳定性，以此来评价食物的致敏性。因为许多重要的食物过敏原对胃蛋白酶消化的稳定性较好，故可认为过敏原的消化稳定性越好，其致敏性越强，反之致敏性越弱。T 细胞反应分析是依据在 IgE 介导的食物过敏反应中检测 T 细胞增殖和细胞因子 IL-10、IL-13、IFN-γ 和 TNF-α 的产生来进行分析评价的。通过检测 T 细胞的增殖和细胞因子的释放情况，说明该食物过敏原致敏性的强弱。生物传感器可将传统的免疫检测结果通过传感器转换为可选择的半定量和定量信息，还能实时监测到抗原抗体反应，根据过敏原与特异性抗体的反应的程度来评价食物过敏原的致敏性强弱。生物传感器方法具有省时、方便、数据准确性高和便于计算机收集与处理数据等优点。但是，生物传感器检测食物过敏原时，食物中的基质可能使检测结果呈假阳性。因此，还需要进一步研究，以提高生物传感器的灵敏度和特异性。

(3) **生物信息学比对法**：生物信息学比对法主要用于评价转基因食物中过敏原的致敏性。它不是预测分析，不能判断一种蛋白是否会成为过敏原，但可判断该蛋白是否能与已知过敏原发生交叉反应。若转录的蛋白质氨基酸序列与检测数据库中已知的过敏原序列具有较大的相似性，则其具有致敏性的可能性也较大。此法常用的比对程序为 FASTA（基于文本的序列比对工具）与 BLAST（基于局部比对算法的搜索工具）。一个蛋白与已知过敏原总体序列有大于 70% 的相似度可发生交叉反应，低于 50% 则不会发生 IgE 交叉反应，且在软件中使用 80 个氨基酸滑动窗口检测时，有 35% 的序列相同或者至少有 6 个连续的氨基酸相同，则认为该蛋白有相似的致敏性。"基于调整的过滤长度检测过敏原多肽"（DFLAP）是近年来发展起来的评估蛋白致敏性的新算法，其优点是特异性好和灵敏度高。生物信息学比对法对网络数据库的依赖性较大，若需检测的序列在数据库无相关数据时，该方法就受到了限制。此外，该方法还需要进一步用血清学或细胞学的方法检测目标蛋白是否能够结合特异性 IgE，从而评价其致敏性。尽管如此，生物信息学比对法具有的快速和高效的优点仍使其受到研究者的欢迎。

目前还没有关于食物过敏原致敏性强弱评价的统一标准，还需要更进一步的研究，以建立快速、高效、精准的食物过敏原致敏性的评估方法。

本章小结

本章首先介绍了生殖毒性和发育毒性的基本概念、靶器官及作用特点、机制，并着重强调了致畸作用的概念、影响因素和机制。此外还介绍了已建立的一些有效的评价手段、方法，以及相关的评价判定标准。

其次，介绍了外源化学物致突变作用的类型、机理，重点阐述了致突变作用的后果及评价方法。致突变试验用于评定外源化学物对生殖细胞及体细胞的致突变性，对遗传危害做出评价，还可用于环境遗传毒物污染的监测及评价。近年来，国际和国内的评价标准、方法都有较大的更新和升级。对一种受试物进行遗传毒性评价，要遵循原核细胞与真核细胞、体内试验与体外试验、体细胞与生殖细胞相结合的原则，组合一套合理的评价试验，而且还要注意遗传学观察终点组合的合理性。

再次，介绍了癌症的基本概念、化学致癌过程、化学致癌物的分类及其致癌机制、化学致癌作用的判别和评价方法。重点阐述了体内试验、体外试验，分子生物学和遗传学等化学致癌物的毒理学检测方法，从不同角度揭示化学物质的毒性作用、致癌机制和致癌风险，为人类健康和环境保护提供科学依据。近年来的研究发现，化学物致突变和致癌、致畸是紧密联系的，由于致突变性的较致癌性测试容易，所以常常用致突变性测试来预估或筛选化学物质的致癌性。

本章最后介绍了免疫毒性的相关概念和主要类型，并重点阐述了与食品密切相关的免疫毒性——食物过敏。食物过敏是指人体对食物中的抗原产生的超敏反应，多数属于Ⅰ型超敏反应，其特点是仅危害少数过敏体质的人群，产生的损害没有明显的量效关系，目前最有效的预防措施仍然是避免接触致敏食物，因此许多国家的法律规定必须在食品标签上标注常见的过敏成分。目前，食物过敏原致敏性的评价方法主要包括体内法、体外法和生物信息学比对法，但都存在各自的优势和不足，还需进一步研究和发展。

◆ **思考题** ◆

1. 什么是生殖毒性？什么是发育毒性？
2. 发育毒性作用表现主要有哪几种，各自的作用特点是什么？
3. 致突变作用的后果有哪些？
4. 什么是致畸物？致畸作用的机理有哪些？
5. 为什么遗传毒理学评价程序通常为一组体内、体外遗传毒理学试验？
6. 国际癌症研究机构（IARC）将化学致癌物分为哪五类？
7. 癌症的多阶段学说分为哪几个阶段？
8. 化学致癌物的常见毒理学检测方法有哪些？
9. 食物过敏反应的机理和特点是什么？
10. 容易导致食物过敏的食物主要有哪些？
11. 如何评价食物过敏原的致敏性？

⊛ 参考文献

[1] 高金燕. 食品毒理学 [M]. 北京：科学出版社，2017.

［2］张双庆. 食品毒理学［M］. 北京：中国轻工业出版社，2019.

［3］方士英，张宝勇. 食品毒理学基础［M］. 北京：中国医药科技出版社，2019.

［4］单毓娟. 食品毒理学［M］. 2版. 北京：科学出版社，2019.

［5］孙素群. 食品毒理学［M］. 2版. 武汉：武汉理工大学出版社，2017.

［6］金刚. 食品毒理学基础与实训教程［M］. 北京：中国轻工出版社，2010.

［7］于闯，雍凌，李振兴，等. 从过敏原危害评估食物过敏风险［J］. 中国食品卫生杂志，2021，33（3）：383-391.

［8］严卫星，丁晓雯. 食品毒理学［M］. 北京：中国农业大学出版社，2009.

［9］刘爱红. 食品毒理基础［M］. 北京：化学工业出版社，2008.

［10］王心如. 毒理学基础［M］. 5版. 北京：人民卫生出版社，2007.

［11］李宁，马良. 食品毒理学［M］. 3版. 北京：中国农业大学出版社，2021.

［12］GB 15193.14—2015. 食品安全国家标准　致畸试验.

［13］Stigson M，Kultima K，Jergil M，et al. Molecular targets and early response biomarkers for the prediction of developmental toxicity in vitro［J］. Altern Lab Anim，2007，35（3）：335-342.

［14］Flick B，Klug S. Whole embryo culture：an important tool in developmental toxicology today［J］. Curr Pharm Des，2006，12（12）：1467-1488.

［15］Ahuja Y R，Vijayalakshmi V，Polasa K. Stem cell test：a practical tool in toxicogenomics. Toxicology，2007，231（1）：1-10.

［16］Hill A J，Teraoka H，Heideman W，et al. Zebrafish as a model vertebrate for investigating chemical toxicity. Toxicol Sci，2005，86（1）：6-19.

［17］匡华，高毕远，Yevonne Vissers，等. 热处理对食物致敏性的影响及其体外细胞学评价［J］. 食品与生物技术学报，2013，32（9）：907-913.

［18］高琳，杨安树，高金燕，等. 食物过敏原致敏性评估方法研究进展［J］. 食品科学，2014，35（7）：252-257.

［19］邱毓，周启，陈思懿，等. 美拉德反应调节食物过敏反应的研究进展［J］. 食品安全质量检测学报，2022，13（18）：6066-6073.

［20］罗春萍，冯娟，项缨，等. 辐照技术消减食物过敏原致敏性研究进展［J］. 核农学报，2020，34（6）：1272-1280.

第八章

影响外源化学物毒性作用的因素

 学习要求

掌握：外源化学物进入机体的途径；环境因素对外源化学物毒性的影响；外源化学物联合作用的类型。

了解：影响外源化学物毒性作用的因素；机体因素对外源化学物毒性作用的影响；联合作用的评价方式。

 案例讨论

案例：1956 年，日本水俣湾附近出现了一种奇怪的病。这种病症最初出现在猫身上，被称为"猫舞蹈症"。病猫步态不稳，抽搐、麻痹，甚至跳海死去，被称为"自杀猫"。随后不久，当地也发现了患这种病症的人。许多患者在极度的痛苦中去世，这种怪病被称为"水俣病"。后来，经过一年多的溯源调查发现，一家公司在生产化肥和多种化工产品的过程中将含有大量有毒物质并且未经处理的工业废水直接排放到了水俣湾中，废水中的汞在海里发生一系列的化学反应之后就形成了水俣病的罪魁祸首——甲基汞，该剧毒物质能够通过食物链传递进入鱼类的体内，而渔民捕捞的鱼类则富集了甲基汞，于是所有食用了有毒鱼类的人都陆续出现中毒症状，最终水俣镇受害人数多达 12000 余人，其中确认的水俣病患者为 2955 人。科学试验证实，人体血液中汞的安全浓度为 1 μg/10 mL，当到达 5～10 μg/10 mL 时，就会出现明显中毒症状。如果一个人每天食用 200 g 含汞 0.5 mg/kg 的鱼，人体所摄入的汞量恰好在此安全范围内。然而，经测定水俣湾的海产品汞的含量高达每公斤几十毫克，已大大超标。

问题：1. 水俣病事件对大家有什么启发？

2. 化学物可以通过哪些途径进入人体？

外源化学物对不同的物种、品系、个体，在不同的条件下以及不同的环境中所诱导的毒性是有差异的。外源化学物的有毒或无毒是相对的，任何一种化学物质在一定条件下都可能是有毒的。事实上，几乎所有的化学物质，当它进入生物体内的量超过一定值的时候，都会对生物体产生不良作用。外源化学物的毒性作用，是指在一定条件下，外源化学物与生物（人或动物）机体相互作用，其毒作用的性质和大小受到诸多因素的影响。除了剂量、浓度等因素，其影响因素还包括毒物本身的化学结构和理化性质、机体的因素以及环境因素等。因此，研究外源化学物毒性作用的影响因素对外源化学物的安全评价、毒理学研究等有着重要的现实意义。

第一节　外源化学物因素

一、外源化学物的化学结构

外源化学物的化学结构是决定毒作用的重要因素，外源化学物的结构决定其特有的化学性质和物理性质，而化学性质和物理性质又决定了毒物在体内可能参与和干扰的过程，并因此决定了毒作用的性质和大小。因此，研究化学物的结构与毒性之间的关系，找出化学结构与活性关系的规律，有助于从分子水平甚至量子水平阐明化学毒物的毒性机制；有助于指导新的化学物质或药物的设计和合成；有助于通过比较预测新化学物质的生物活性，推测其毒性及作用机理；有助于依据此规律探讨中毒急救措施，指导解毒药物的筛选，制定有效的防治措施；有助于通过比较来预测新化学物质的生物活性、作用机理和安全限量范围。

化学结构对毒性的影响表现在毒作用性质和大小两个方面，然而化学结构与毒性大小的关系是一个相当复杂的问题，目前，对外源化学物构效关系的研究尚处于发展阶段，仅找到一些相对有限的规律。

1. 同系物碳原子数

烷、醇、酮等碳氢化合物与其同系物相比，碳原子愈多，毒性愈大（甲醇与甲醛除外）。但当碳原子数超过一定限度时（一般为 $7\sim9$ 个碳原子），却又随着碳原子数增加，毒性反而下降。直链饱和烃类化合物为非电解质化合物，这类化合物伴随碳原子数的增加脂溶性增大，水溶性相应减小，这样不利于通过水相转运，在机体内易被阻滞于脂肪组织中，使之不易于穿透生物膜到达靶器官。如戊烷毒性作用<己烷<庚烷，但辛烷毒性迅速降低；丁醇、戊醇的毒性较乙醇大。

2. 官能团

卤代烷烃类物质的毒性随着卤素的增多而增强，当烷烃类的氢被卤素取代时，就会使分子的极化程度增强，更容易与酶系统结合，使毒性增加，且取代基越多，毒性也越强，如氯化甲烷对肝脏的毒性依次为：$CH_4<CH_3Cl<CH_2Cl_2<CHCl_3<CCl_4$，其麻醉作用依次为：$CH_4<CH_3Cl<CH_2Cl_2<CHCl_3$。

烃类物质引入氨基变成胺后便具有了碱性，容易与核酸、蛋白质的酸性基团反应，易与酶发生作用，其毒性增强。胺类化合物的毒性大小为：伯胺>仲胺>叔胺。

芳香族化合物引入羟基（—OH），会使得分子的极性增强，致使化合物的毒性增加，且芳香族化合物引入的羟基越多，化合物的毒性就越大。如苯环中的氢被羟基取代变成苯酚后具有酸性，容易与蛋白质中的碱性基团结合，毒性增大；若苯环中的氢被氨基或者硝基取代，则具有明显形成高铁血红蛋白的作用，且对肝脏具有不同程度的毒性。

在化合物中引入酸性基团，如羧基（—COOH）、磺酸基（—SO_3H），可使化合物的理化特性发生改变，电离度和水溶性增加，脂溶性降低，难以吸收和转运，从而使毒性降低。如苯甲酸毒性小于苯。在化合物中引入带负电荷的功能基团，使该化合物可以与机体中带正电荷的基团相互吸引，从而使毒性增强，如负电荷基团硝基（NO_3^-）、苯基（—C_6H_5）、氰基（—CN）、醛基（—CHO）、酮基（—COR）、酯基（—COOR）、乙烯基（—CH＝CH_2）、乙炔基（—C≡CH）等。

3. 分子空间结构

一般支链的毒性比直链的小，不成环的比成环的毒性小（如正己烷毒性小于环己烷）。

环烃取代基的位置不同毒性也不同，一般来说，间位＜邻位＜对位，分子不对称的＜对称的。如对二硝基芳烃和邻二硝基芳烃的毒性远大于间二硝基芳烃，甚至大于间三硝基芳烃。但是也有例外，如邻硝基苯甲醛的毒性大于其对位异构体。

同分异构体的毒性也存在一定的差异，典型的例子是有机氯农药六六六，它有七种同分异构体。常用的有 α、β、γ 和 δ 等；而 γ-和 δ-六六六急性毒性最强，β-六六六慢性毒性大，α-、γ-六六六对中枢神经系统有很强的兴奋作用；β-、δ-六六六则对中枢神经系统有抑制作用。

由于受体或酶一般只能与一种旋光异构体结合，产生生物效应，故化学物旋光异构体之间的毒性不同。一般左旋（L-）异构体易与酶、受体结合，具有生物活性，而右旋（D-）异构体反之。例如 L-吗啡对机体无作用。但也有例外，如 D-尼古丁的毒性比 L-尼古丁的毒性大 2.5 倍。

4. 有机磷化合物结构与毒性

有机磷农药一般为五价磷化合物，其结构通式如图 8-1 所示。

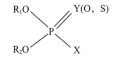

图 8-1　有机磷农药的机构通式

R_1、R_2 为烷基，烷基的碳原子数越多，毒性越强，即甲基＜乙基＜异丙基。Y 为氧原子时较为硫原子时的毒性大。X 为酸根时，强酸根的毒性较弱酸根大。X 为硝基时，其毒性与苯环上的取代基性质有关，毒性按大小依次为：—NO_2、—CN、—Cl、—H、—CH_3、—C_4H_9、—CH_3O、—NH_2。若同为—NO_2，则与取代位置有关，其毒性一般为：间位＜邻位＜对位。

二、外源化学物的理化性质

外源化学物的理化性质如溶解度、电离度、分散度、挥发度等对其毒性都有一定的影响。

1. 脂水分配系数

脂水分配系数是指化合物在脂（油）相和水相中溶解达到平衡时，其在脂相和水相中的浓度之比。一种化合物的脂水分配系数较大，表明它易溶于脂，反之表明易溶于水，分别呈现出化合物的亲脂性或疏脂性。在构效关系研究中，这是化学毒物的一个十分重要的物理参数，它直接影响毒物的吸收、分布、转运、代谢和排泄，从而影响其毒物毒性。脂溶性化学物易通过细胞膜的脂质双分子层进入细胞内而被细胞吸收，而水溶性物质的吸收则较差，难溶于胃肠消化液的化学物不易接触黏膜表面，因此不容易被吸收，如金属汞在胃肠内基本不溶解，故经口摄入相对无毒。

外源化学物的毒性除与其在脂、水中的相对溶解度有关外，还与其绝对溶解度有关。一般而言，在水中的溶解度直接影响毒性的大小，水中溶解度越大，特别是在体液中的溶解度越大，毒性越强。如 As_2O_3（砒霜）在水中的溶解度比 As_4S_4（雄黄）大 3 万倍，其毒性远大于后者。铅化物的毒性次序与其在体液中的溶解度次序相一致，一氧化铅＞金属铅＞硫酸铅＞碳酸铅。气态化合物的水溶性不但影响其毒性大小，还会影响其作用的部位，如氯气、二氧化硫、氟化氢、氨气等易溶于水的刺激性气体，能迅速对上呼吸道产生刺激作用，而不易溶于水的 NO_2 水溶性较低，不易引起上呼吸道病变，需要经过一定潜伏期才能深入到肺泡，引起肺水肿。

2. 电离度

电离度即化合物的 pK_a 值，对于弱酸性或弱碱性的有机化合物，在体内环境正常 pH 条件下，其电离度越低，非离子型比例越高，越易被吸收，发挥毒效应作用越强；反之，离子型的比例越高，虽易溶于水，但难被吸收，且易随尿排出。

3. 分散度

以气溶胶形式存在于环境空气中的一些化学物质，如粉尘、烟、雾等，其毒性与分散度有关。分散度以微粒的粒径大小来表示，通常，微粒越小，其分散度越大，比表面积越大，生物活性也越强。分散度越高的化合物，其在空气中飘浮的时间越长，通过呼吸道进入体内的机会也越多，危害性也越大。毒物颗粒的大小可影响其进入呼吸道的深度和溶解度，从而可影响毒性。直径大于 10 μm 的颗粒，几乎全部在呼吸道上部被阻留；直径小于 5 μm 的微粒才能进入呼吸道深部；微粒越小，到达支气管分支越深；直径小于 0.5 μm 的微粒容易经呼吸道再排出；但是直径小于 0.1 μm 的颗粒，会因为弥散作用而易于沉积在肺泡壁。由口摄入的固态化学物质，其分散度也影响其被消化道吸收的吸收率，从而影响毒性。

4. 挥发度

液态毒物在常温下容易挥发，容易产生较大蒸气压，可通过呼吸道和皮肤吸收进入机体。如二硫化碳、四氯化碳、汽油等容易挥发的物质，可经空气传播对机体产生危害。有些液态毒物的绝对毒性（LC_{50}）相似，但由于各自的挥发度不同，所以形成的实际毒性危害或危险性就有很大的差异，例如，苯和苯乙烯 LC_{50} 均为 45 mg/L，绝对毒性相同，但苯很容易挥发，而苯乙烯的挥发度仅为苯的 1/11，所以苯乙烯经呼吸道吸入的实际危害性就远比苯小。将外源化学物的挥发度估计在内的毒性称为相对毒性。对于经呼吸道吸收的有机溶剂，可以采用相对毒性指数来表示毒性大小，这样更能够反映其对机体的危害程度。

三、外源化学物的纯度

通常，谈到某个外源化学物的毒性，都是指该外源化学物纯品的毒性。毒物的纯度不同，它的毒性也不同。然而，在实际受检物中往往含有一定数量的不纯物，如工业品中含有杂质、副产物，在商品中含有溶剂、稳定剂和着色剂等。这些不纯物的毒性可能比原有化合物的毒性高，若不加注意，可能就会影响对一些毒物毒性的正确评价。因此，对于待研究的毒物，应该首先了解它的纯度、含有的杂质成分与比例，以便与前人或不同时期的毒理学资料进行比较，以得到被检毒物的正确评价。例如早期对除草剂 2,4,5-三氯苯氧乙酸（2,4,5-T）进行研究时，样本中夹杂有相当量的剧毒物四氯二苯并对二噁英（TCDD，30 mg/kg），该物质的毒性非常大，雌性大鼠经口急性 LD_{50} 仅为 2,4,5-T 的雌性大鼠经口 LD_{50} 的四百万分之一。即使 2,4,5-T 中杂质含量非常低（小于 0.5 mg/kg），仍然具有较大的毒性。

四、外源化学物进入机体的途径

外源化学物进入机体的途径即为接触途径。由于接触途径不同，机体对外源化学物的吸收速度、吸收量和代谢过程也各不相同，因而对毒性具有较大影响。化学毒物可通过许多种途径进入到机体内，如消化道、呼吸道和皮肤等。动物机体接触外源化学物的途径不同，则外源化学物吸收入血液的速度和生物利用率也各不相同。经呼吸道吸收的外源化学物，先通过肺循环，再进入体循环，在体循环过程中经由肝脏代谢；经口摄入，胃肠道吸收后先经肝脏代谢，再进入体循环；经皮肤吸收是外源化学物由外界进入皮肤并经血管和淋巴管进入血液和淋巴液的过程。

在毒理学的动物实验中，有时也采用静脉注射、腹腔注射、皮下注射和肌内注射等途径将毒物注入机体，静脉注射使毒物直接进入血液，免除了吸收过程；腹腔注射后毒物吸收较快，这是由于腹腔的血液供应丰富且具有相对较大的表面积，并且腹腔注射药物需要先经过肝脏后再分布到其他组织；皮下和肌内注射毒物吸收速率较慢，但都能直接进入一般循环。一般而言，同种动物接触外源化学物的吸收速度和毒性大小顺序是：静脉注射＞腹腔注射＞皮下注射＞肌内注射＞经口＞经皮，吸入染毒近似于静脉注射。例如青霉素给人静脉注射瞬间血浆中即达到峰值，其 $t_{1/2}$ 为 0.1 h，肌内注射相同剂量时达到峰值需 0.75 h，并且仅能吸收 80％；口服只能吸收 3％，达到峰值时间为 3.0 h，而 $t_{1/2}$ 则长达 7.5 h。又如，吸入己烷饱和蒸气 1～3 min 就会丧失意识，而口服几十毫升则无任何明显影响，这是因为口服己烷，经胃肠道吸收时，有害物质经肝门静脉系统首先到达肝脏而被解毒；经呼吸道吸收则可在短时间内分布于全身并进入中枢神经系统从而产生麻醉效果。但也有例外，如农药久效磷的小鼠腹腔注射毒性与经口吸入的毒性十分相似，其 LD_{50} 分别为 5.37 mg/kg 和 5.46 mg/kg，这表明久效磷经口吸入后具有较快的吸收率，从而导致腹腔注射效果与经口吸入效果接近；此外，氨基腈对大鼠经口吸收的 LD_{50} 为 210 mg/kg，而经皮吸收的 LD_{50} 则为 84 mg/kg，这是由于氨基腈在胃酸的作用下，会迅速转化为尿素，毒性降低，到达肝脏后被迅速降解，毒性更低。

一定剂量的外源化学物，在一次全部给药时会引起实验动物严重中毒；如果分成几次给药，可能只会引起轻微的毒作用，甚至还可能不产生毒性作用。任何重复染毒，其毒效应主要依赖于染毒频率和毒物剂量，而不是染毒的持续时间。当外源化学物与机体的接触频率间隔短于其生物半衰期，就会使有毒化学物在机体内蓄积，有可能会引起慢性毒效应。而且，对于许多外源化学物，一次性大剂量染毒与较长时间低剂量重复染毒所产生的毒性表现也不尽相同。通常情况下，前者一般会引起速发毒性或迟发毒性，而后者则很可能产生慢性的、低水平的、长期的效应。如，苯的急性毒性表现为中枢神经系统抑制，但是重复慢性染毒则可能会造成骨髓毒性，导致再生障碍性贫血和白血病等。

在进行毒理学评价时，受试物常常需要先用溶剂或助溶剂进行溶解或稀释，而使用的溶剂或助溶剂有可能会改变有毒物质自身的理化性质和生物活性，甚至于有的溶剂还可能会加速或减缓有毒物质的吸收、排泄，进而影响毒物的毒性。例如，农药滴滴涕（DDT）的油溶液对大鼠经口吸收的 LD_{50} 为 150 mg/kg，其水溶液的 LD_{50} 则为 500 mg/kg，这是由于油作为溶剂促进了 DDT 在机体内的吸收。然而，有些溶剂能够与受试物发生化学反应，从而改变受试物的化学结构，影响其毒性。例如，当敌敌畏和二溴磷分别用吐温-80 和丙二醇作溶剂时，得到的结果有显著差异，其中后者的毒性比前者高。有些溶剂本身也具有一定的毒性，如用黄米的乙醇浸出液 0.5 mL 给小鼠进行皮下注射，小鼠全部死亡，而对照组用 0.5 mL 的纯乙醇进行皮下注射后，小鼠也全部死亡。因此，在毒理学评价中所选用的溶剂或助溶剂应是无毒的，与受试物不发生反应，不会影响受试毒物的吸收和排泄，并且受试毒物在溶液中应该具有较好的稳定性。

第二节　机体因素

外源化学物必须到达机体内，并与相应的靶分子相互作用，才能引起毒效应。因此，机体对外源化学物的耐受性和感受性，与其种属、品系、年龄、性别、营养和健康状况等密切相关。

一、种属和品系

外源化学物的毒性在不同种属动物间存在着较大差异。如苯可以引起兔白细胞减少，对于狗则会引起白细胞升高；β-萘胺能引起狗和人膀胱癌，但对大鼠、豚鼠却没有此毒作用；反应停对人和兔有致畸作用，对其他哺乳动物则基本不能。另有报道，对 300 个化合物的考察发现，动物种属不同，毒性差异在 10～100 倍之间。可见种属不同，其对毒物的反应、毒物的作用性质和毒性大小存在着明显差异。

不同的物种在解剖、生理、遗传、代谢过程方面都存在着差异性，具体表现为以下几个方面：①寿命周期不同，如大鼠为 2～3 年，兔为 4～9 年，狗为 10～20 年；②性成熟期不同，如大鼠为 2～3 月龄，兔为 5～8 月龄，狗为 8～10 月龄；③解剖学特征不同，如大鼠的肝脏为 6 叶，兔为 5 叶，狗为 7 叶；此外，大鼠无胆囊，并且不同物种的胎盘屏障细胞层数也不同；④生理学特征不同，如狗有非常敏感的听觉和嗅觉，大鼠、小鼠无呕吐反应等。这些差异决定了不同物种在生理和生化功能上的差异，使得毒物在不同物种体内的吸收、分布、排泄及代谢等过程也存在差异。如大鼠的心输出量为 0.26 L/(kg·min)，而狗的心输出量仅为 0.12 L/(kg·min)，因此毒物在大鼠体内的转运速度较狗快。如磺胺嘧啶在血浆中总浓度为 100 μg/mL 时，人的血浆蛋白质结合率为 33%，小鼠为 7%，狗为 17%。

不同种属和品系的动物对同一毒物存在敏感性的差异，其原因很多：①不同种属和品系的动物之间的代谢差异；②种属间蛋白质对于各种外源化学毒物的辨认、结合有高度的特异性与敏感性；③种属间生物转运能力存在差异；④修复功能的个体差异；⑤种属间的解剖结构与形态、食性等存在差异；⑥种属间其他生理功能的差异。

代谢差异，即机体对毒物的活化能力或解毒能力的差异，包括量和质的差异。它是引起不同种属和品系的动物对同一毒物敏感性不同的主要原因。代谢酶量的差异意味着占有优势的代谢途径不同，导致的毒性反应也就不同。如小鼠每克肝脏的细胞色素氧化酶活性为 141 活性单位，大鼠为 84，兔为 22；苯胺在狗、猪体内会转化成毒性较强的邻氨基苯酚，而在兔体内则会生成毒性较低的对氨基苯酚。代谢酶还存在着质的差异。如黄曲霉毒素 B_1 对小鼠和大鼠的致癌作用存在差异，小鼠能抵抗黄曲霉毒素 B_1 的致肝癌作用，这归功于小鼠体内含有的一种谷胱甘肽 S-转移酶的同功异构酶，该酶对黄曲霉毒素 B_1 的致癌性环氧化物具有高度亲和力，可对黄曲霉毒素进行解毒，而大鼠的这种解毒能力较弱，即使摄入很少量的黄曲霉毒素也会诱发肝脏肿瘤；2-乙酰氨基芴（2-AAF）对许多动物都具有致癌性，如在大鼠体内经 N-羟化后，会形成致癌物 3-OH-2-AAF，但是 2-AAF 对猴、豚鼠则不致癌，由于代谢的不同，其在猴的体内经芳香族羟化后，会生成不致癌的 7-OH-2-AAF；又如猫缺乏能够催化酚与葡萄糖醛酸结合的同工酶，因而猫对苯酚的毒性反应比其他能通过葡萄糖醛酸结合解毒的动物敏感。因此在进行毒物毒性试验时，应该用多种动物，一般至少用两种，其中一种应为非啮齿类动物。同时，在进行动物实验时应尽可能选择条件一致的动物，以减少个体差异。

种属间蛋白质对于各种外源化学毒物的辨认、结合有高度的特异性与敏感性，会影响到外源化学毒物的生物活性。在高等生物体内存在着一类十分重要的蛋白质——受体蛋白，它是毒作用的靶分子，不同毒物作用在不同的受体上。受体本身能够产生变异，它在细胞表面分布的数量在不同个体、不同的生理状态下均存在差异。

由于不同种属间的生物转运能力存在某些方面的差异，因此种属间对同一毒物也存在易感性的差异。如皮肤对有机磷农药的最大吸收速率 $[\mu g/(cm^2 \cdot min)]$ 依次是：兔与大鼠 9.3，豚鼠 6.0，猫与山羊 4.4，猴 4.2，狗 2.7，猪 0.3。铅从血浆排至胆汁的速度：兔为大鼠的 1/2，而狗只有大鼠的 1/50。

机体内所有的大分子在其损伤后都会出现相应的修复系统，其作用是将受损伤的部位除去，再将空出的部分按原样合成一个新的部分予以填补，使原有的结构和功能得以恢复。这些过程由具有不同功能的酶参与，各种修复酶也可能会出现多态性，使修复功能出现明显的个体差异。

不同物种、种属和品系的动物在解剖、生理方面存在着差异。如果将人的心脏每分输出量占总血量的比值设为 1，则小鼠的比值为 20，因而外源化学物从血浆中清除的半衰期人比小鼠长，相同剂量的外源化学物对人体的作用时间也比小鼠长，这也就部分解释了人对毒物比小鼠更敏感的原因。如安替比林在人体内的生物半衰期为 600 min，而在大鼠体内则为 140 min。

同一种属的不同品系之间，在遗传特征、免疫应答、生化酶系等方面存在不同，对毒物的反应往往也存在差异。例如小鼠吸入羰基镍的 LC_{50} 为 20.78 mg/m^3，而大鼠吸入羰基镍的 LC_{50} 为 176.8 mg/m^3，其毒性比为 1:8；又如有人观察了 10 种小鼠品系吸入同一浓度氯仿的致死情况，结果 DBA/2 系死亡率为 75%，DBA 系为 51%，C3H 系为 32%，BALB/c 系为 10%，其余 6 种品系为 0%。

同种属同品系的个体之间对同一毒物的易感性不同，在量的差异上有时可能会相差 100 倍。某些毒物在相同剂量、相同接触条件下作用于人群，个体之间的反应会存在很大的差异。以吸烟的损害为例，吸入的烟可对呼吸道产生不同程度的刺激作用，甚至引发肺癌。据统计，出现肺癌的人数约为吸烟总人数的 10%。这些人被看作是吸烟引致肺癌的高危个体。因此，在预防工作中，如果能够及早发现这些敏感者，针对性地给予适当的保护措施，可能会更节省人力、物力，而且还可能会取得更好的效果。

二、个体及遗传因素

同一物种同一品系的不同个体在相同条件下接触同一毒物，因年龄、性别、健康及营养状况、遗传因素不同，也会产生不同的毒效应。

1. 年龄

不同年龄的动物，某些组织器官和酶系功能的发育情况不尽相同，因而其各种代谢能力和生理学功能也有所不同，从而影响对外源化学物的敏感性。婴幼儿和未成熟动物机体各系统与酶系均未发育完全，因此一些需要经过酶系统代谢失活的化学物质，在年幼的动物身上所表现的毒性会更大；反之，凡是经过酶系统转化后才能发挥毒效应的化学物质，对年幼动物的毒性则会更低。如八甲磷的甲基需经羟化后才具有毒性，新生鼠缺乏此酶，因此毒性反应较小，成年鼠则毒性反应大，死亡率也高。又如婴幼儿的膜通透性较大（包括血脑屏障），因此对甲基汞等脂溶性神经毒物反应较大；吗啡对新生大鼠的毒性为成年大鼠的 3～30 倍，铅对新生大鼠的神经毒性也较成年大鼠高。

动物进入老年后，其代谢功能逐渐衰退，生物膜通透性高，肾清除功能低，免疫功能也下降。老年人肾小球的滤过作用和肾小管分泌都降低，因此，身体内清除外源化学物的能力降低，延长了毒物与机体的接触时间，容易导致蓄积毒性的增加。如抗关节炎药物苯恶洛芬能对某些老年患者产生严重的毒性，已经被禁止使用。

通常，毒物的母体化合物毒性大于其代谢物毒性时，其对幼年动物和老年动物的毒性表现比成年动物敏感；而当毒物的毒性经代谢转化增加时，则对成年动物毒性较大。

2. 性别

性别对化学物毒性的影响主要见于成年动物。一般情况下成年雌性动物比雄性动物对化学品的毒性更加敏感，已发现苯、二硝基酚、对硫磷、艾氏剂等对雌性动物毒性较大，但也有些化学品如铅、乙醇、马拉硫磷对雄性大鼠毒性较大。性别差异主要与性激素有关。雄激素能促进细胞色素 P450 的活力，故外源化学物在雄性体内易于代谢和降解。雄性大鼠将 DDT 转化为 DDE 的能力较雌性强。雄性大鼠的葡萄糖醛酸结合反应能力也较雌性更高。

3. 健康状况

动物的疾病因素也与毒性有关系。肝脏是外源化学物在体内转化的主要场所，而肾脏是多种外源化学物的排泄途径，患有肝脏、肾脏疾病对于外源化学物的吸收、分布、代谢与排泄会产生不同程度的影响，通常能降低肝脏生物转化能力，微粒体和非微粒体酶系及 II 相反应会受到干扰，肾脏功能下降或衰竭，会影响毒物的排泄，导致毒物储留。如严重肝炎与脑硬化患者可见肝细胞 P450 含量下降 50%，急性化学性肝损伤患者血浆内苯巴比妥、安替比林的半衰期会延长一倍。因此，肝脏、肾脏功能不良者接触外源化学物时，这两个脏器容易受到损伤，或因造成外源化学物在体内蓄积而易发生中毒。免疫状态对于某些毒作用的反应性质和程度有直接影响，过低或过高的免疫反应水平都可能带来不良的后果。

4. 营养状况

动物的营养状况对化学物的代谢、分布和毒效应有重要影响，合理营养、均衡膳食对提高机体对外源性毒物和内源性有害物质的抵抗力，以及通过生物转化降低化学品毒性具有显著作用。营养不足，如在膳食中缺乏必需脂肪酸、磷脂、蛋白质、维生素及微量元素等，将对一系列功能酶的生物合成或活性以及正常的细胞结构和生理功能产生影响，从而改变化合物在体内的代谢转化和机体对其的防御功能。如食品中缺乏亚油酸或胆碱可增加黄曲霉毒素 B 的致癌作用；膳食中蛋白质的不足致使细胞色素 P450 及 NADPH/细胞色素 P450 还原酶活性降低，从而使苯并[a]芘、苯胺、六六六、对硫磷等化合物毒性增强。脂肪酸的缺乏降低微粒体酶的水平和活性，可使乙基吗啡、环己巴比妥、苯胺代谢减少，从而增加它们对机体的毒性。此外，饥饿或者饮食改变也可能影响机体对化学物的毒效应，如短期食物的缺乏将增加二甲亚硝胺的脱烷基化作用，从而增加肝毒性；动物整夜禁食，可因谷胱甘肽的不正常消耗，而增加对乙酰氨基酚和溴苯对机体的肝毒性。

5. 遗传因素

遗传因素是导致种属、品系和个体间毒物易感性差异的根本原因。遗传因素决定了参与机体构成和具有一定功能的核酸、酶、生化产物，以及它们所调节的核酸转录、翻译、代谢、过敏反应、组织相容性等差异，在很大程度上影响了外源和内源性毒物的活化、转化与降解、排泄的过程，以及体内有害产物的掩蔽、拮抗和损伤修复，在维持机体健康或引起病理生理变化上起重要作用。

许多关于遗传因素影响人体对毒物反应的研究主要集中在先天性代谢疾病和不明原因的特殊体质，可对某些化学物质产生异常反应。如部分特殊体质人群食用虾和螃蟹后，产生过敏反应的毒理效应。又如，患有葡萄糖-6-磷酸脱氢酶（G6PD）缺乏症人群，对芳香族化合物如苯、苯肼、乙酰苯胺等较为敏感，接触后容易产生溶血现象。

此外，遗传因素的不同导致个体间存在酶的多态性差异，酶的多态性导致代谢多态性，而代谢多态性又是导致机体致癌易感性和某些疾病的内在因素。

第三节　环境因素

环境因素改变机体的生理功能，继而影响机体对毒物的反应。影响毒物毒性的环境因素很多，包括温度、湿度、气压、气流、季节和昼夜节律，以及其他物理因素（如噪声）、化学因素（联合作用）等。

一、气象因素

1. 温度

化学品及其代谢产物的吸收、转化、排泄等过程和化学品及其代谢产物的毒性会受到环境温度的影响。环境温度的改变可引起不同程度的生理、生化和内环境稳定系统的改变。在高温环境下，化学品对机体毒性增强，这与化学品的吸收速度较快、代谢速度较快存在关联。在高温环境下，皮肤的毛细血管扩张，血液循环和呼吸频率加快，这就使毒素经皮肤和呼吸道的吸收速度加快；胃液分泌减少，且胃酸降低，也影响化学物经消化道吸收的速度和量。同时，在高温环境下机体排汗增加，随汗液排出体外的氯化钠等物质增多，而尿量减少，使毒物排出较为困难，增加了毒物在体内的存留时间。有研究者比较了 58 种化合物在 8 ℃、26 ℃和 36 ℃不同温度下对大鼠 LD_{50} 的影响，结果表明有 55 种化合物在 36 ℃高温环境下毒性最大，26 ℃环境下毒性最小。

由此可见，环境温度对毒性的影响比较复杂，不仅是通过改变吸收与排泄，还与代谢作用的改变有关。因此，在进行毒性试验时维持一定的环境温度具有重要的意义。

2. 湿度

高湿度，尤其是伴随高气温时，化学品经皮肤吸收速度加快，并且在此环境下化学品易黏附于皮肤表面而延长接触时间，增加机体对化学品的吸收，从而使毒性增加。在高湿环境下，某些毒物如 HCl、HF 和 H_2S 的刺激作用增大，某些毒物还可在高湿条件下改变其形态，如 SO_2 与水反应可生成 SO_3 和 H_2SO_4，从而使毒性增加。

3. 气压

高气压或者低气压会影响化学物的毒性作用。如在高原（低气压）条件下，由于缺氧，洋地黄、士的宁的毒性降低，而氨基丙苯的毒性增强；一些代谢兴奋剂，如二硝基酚等，在低气压条件下对大鼠的毒性增高。研究表明，过高的气压可表现为氮的麻醉作用，导致机体心脏活动增强、血压升高及血流速度加快，并引起免疫抑制。氧分压过高会引起体内氧自由基生成过多，产生毒性作用，同时也会使得相应药物的毒性增强。

4. 气流

气流对以气态或气溶胶形态存在的化学物质的毒作用效果影响较大。不利的气象条件，如无风、风速过小（<1 m/s）、风向不利或不定时，使用气态毒剂就会受到很大限制；但风速过大（如超过 6 m/s）时毒剂云团很快被吹散，不易形成有害浓度。

二、季节和昼夜节律

生物节律包括季节和昼夜节律，是生命进化过程中长期形成的基本特征。季节和昼夜节律变化，如温度、光照、进食、睡眠等因素的变化会使生物体的许多功能活动发生周期性波动，对毒物的反应也存在差异。如苯巴比妥在下午 2 时给药，小鼠的睡眠时间最长，而清晨 2 时给药小鼠的睡眠时间仅为前者的 $40\% \sim 60\%$。人排出某些药物的速度也呈现昼夜节律，如在早上 8 时口服水杨酸，其排除速度慢，在体内停留时间最长，而晚上 8 时口服，排除速度快，在体内停留时间最短。此外，巴比妥钠对大鼠睡眠的作用也呈季节变化，在春季给药睡眠时间最长，而秋季则最短，仅为前者的 40%。

三、饲养方式

动物笼的形式、每笼装的动物数、垫笼的草和其他因素也能够影响某些化学物质的毒性。例如，异丙肾上腺素对单独笼养 3 周以上的大鼠的急性毒性明显高于群养的大鼠。吗啡等物质对养于四壁和底为薄铁板的"密闭"笼内的群鼠的急性毒性较养于铁丝"开放"笼中的大鼠低。

第四节　外源化学物的联合作用

人们在生活和工作环境中经常会同时或先后接触多种化学物质，如空气、食物、水等。多种有毒物质共同在机体内产生的毒性作用与各种有毒物质单独产生的毒性作用，并不是完全相同的。在毒理学中，研究多种化学物质对机体的综合毒性作用，比鉴定单一外源化学物的毒性作用更为复杂，但更有实际意义。在毒理学上，把两种或两种以上的毒物同时或前后相继作用于机体而产生的交互毒性作用称为毒物的联合作用，包括相加作用、协同作用、增强作用、拮抗作用和独立作用。因此，对化学毒物的联合作用进行研究，有助于探讨其毒性作用，并制定出对毒物的防治对策。

一、联合作用的类型

根据化学毒物作用于机体所产生的毒效应，可将毒物联合作用分为以下几种类型。

1. 相加作用

相加作用是指两种或两种以上的毒物联合作用对机体产生的毒性总效应等于各个毒物单独作用的效应总和。通常，能够产生这种联合作用的各化学物在化学结构上相似，或为同系物，或其毒性作用的靶器官相同，作用机理也相似。如，有机磷化合物甲拌磷与乙酰甲胺磷，不管以何种剂量配比，对大鼠与小鼠的作用均呈现出毒性相加作用。大部分刺激性气体的刺激作用往往为相加作用；具有麻醉作用的毒物在麻醉方面的作用也常常表现为相加作用。然而，并不是所有的有机磷化合物之间均为相加作用，谷硫磷与苯硫磷为相加作用，但是谷硫磷与敌百虫联合作用会使毒性增大 1.5 倍，而苯硫磷与对硫磷联合作用会使毒性增大近 10 倍。因此，同系衍生物，甚至主要的靶酶完全相同也不一定都是相加作用。另外，两种化学物质配比不同，联合作用的结果也可能不相同。例如，使用赛拉嗪与氯胺酮给小鼠进行肌内注射时，当两种药物以重量 1∶1 进行配比时，对小鼠的毒性呈现出相加作用，而以 3∶1 配比时则毒性增强。

2. 协同作用

协同作用是指各化学毒物联合作用时对机体的毒性作用大于各化学毒物单独作用的毒效应的总和。例如，亚硝酸盐与某些胺类化合物在胃部能够发生反应生成亚硝胺，毒性增大，且可能成为致癌物。而苯硫磷与马拉硫磷联合作用时，由于苯硫磷可以抑制肝脏分解马拉硫磷的酯酶，导致对大鼠的毒性增加了 10 倍，对狗的毒性增加了 50 倍。此外，致癌化学物质与促癌剂之间的关系也可认为是一种协同作用。

3. 增强作用

增强作用是指一种化学物质本身无毒，但是当它与另一种有毒物质同时存在时可以使这一有毒物质的毒性增加。例如，异丙醇对于肝脏并无毒性作用，但当它与四氯化碳一起进入机体时，可以使四氯化碳对肝脏的毒性作用明显增强。

4. 拮抗作用

拮抗作用是指两种或两种以上的毒物作用于机体时，各毒物产生的联合毒效应低于各毒物单独作用的毒效应的总和。根据作用机制的不同，拮抗作用可分为化学拮抗作用、功能拮抗作用、配置拮抗作用和受体拮抗作用。化学拮抗作用是指两种化学物质发生化学反应并形成一个低毒产物，例如，二巯丙醇可与汞、砷、铅等离子络合，降低这些离子的毒性作用。功能拮抗作用是指两种化学物质作用于同一生理功能却产生相反的效应，使毒作用相互消减，例如，当巴比妥中毒时给予去甲肾上腺素或者间羟胺等血管加压药物，即可有效地拮抗巴比妥造成的血压下降。配置拮抗作用是指一种化学物干扰另一种化学物在机体内的吸收、分布、排泄和生物转化的过程，使化学物质在机体靶器官内的物质浓度或者持续时间减少，进而降低毒性。例如，使用活性炭可以阻止机体对有毒物质的吸收，服用渗透性利尿药物或者改变尿液的 pH 值可以有效促进化学物质的排泄。受体拮抗作用是指两种化学物质同时与同一受体进行结合时，会产生竞争性结合，或者一种化学物质拮抗另一种化学物质的效应，从而降低毒性。例如，纳洛酮可与吗啡竞争性结合同一受体，从而拮抗吗啡的呼吸抑制作用。

5. 独立作用

独立作用是指有毒物质各自对机体产生不同的效应，其机理是由于各种化学物质对机体作用的部位、靶器官、受体、酶等不同，因而彼此间互无影响。例如，氯乙烯与乙醇联合作用于大鼠，会引起肝细胞脂质产生过氧化效应，呈现出相加作用。但事实上，乙醇能够引起肝细胞线粒体的脂质过氧化，而氯乙烯则会引起微粒体脂质过氧化，乙醇和氯乙烯的作用表现为独立作用。

二、联合作用的评价

在不同的时期和不同的学科领域，联合作用具有不同的含义。对于同一组资料采用不同的分析方法会得出不同的结论。因而，就某组特定的混合物而言，很可能采用一种方法计算的结论是相互协同，但采用另一种方法计算的结果却是相互拮抗。目前，对于联合作用的评价主要有以下方式。

1. 等效线图法

在联合作用研究中，效应和方法曾被许多学者应用。在这种试验设计中一般仅考察一个剂量水平，其基本思路是：假定两个化合物 A、B 分别在剂量 D_A 和 D_B 有效应 E_A 和 E_B，试验考察 D_A 剂量的 A 和 D_B 剂量的 B 化合物在联合作用时，其实际效应 E_{A+B} 与期望效应 $E_A + E_B$ 的大小。事实上，效应和仅在剂量-反应曲线为直线的情况下才成立，而这在毒理学上极少出现。

等效线图法直观地表达了化合物联合作用等效应时的剂量，已被证明可有效地应用于化合物的联合毒作用的研究。典型的等效线图如图 8-2 所示。

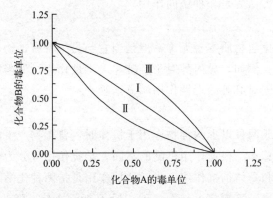

Ⅰ—浓度加和曲线；Ⅱ—典型的协同作用曲线；Ⅲ—典型的拮抗作用曲线。

图 8-2　两个化合物联合作用的等效线图

应用浓度加和有其适用条件，例如，要求各种化合物有单调的剂量-反应曲线，曲线（一般为 S 型曲线）上下两条渐近线所代表的生物学意义相同。而在现实中，存在着很多与之相悖的情况，比如不同化合物对酶有不同的最大诱导量，剂量-反应曲线通常为"U"型，且一般浓度加和以点估计，即以某效应水平［如半数效应浓度（EC_{50}）］的联合作用特征来确定整个作用区域。另外，浓度加和要求单个化合物的等效应剂量要准确测定，只有部分数据可以利用，统计分析时比较困难。

2. 等概率和曲线法

有时，合并用药可利用独立事件相加概率公式，根据混合物中各化学物质的剂量-死亡概率回归曲线求出预期死亡概率，再对概率求和推算死亡率。在实验室中多采用 LD_{50} 或有效中量（ED_{50}）作为指标，统计量 Q_{50} 计算：$Q_{50} = 0.5/(P_A + P_B - P_A P_B)$。两个以上药物可先从两个主药着手，然后将合并效果作为单一效果，再与其他药物合并估算。该方法既适合基础理论研究，又适合联合用药临床疗效和副作用的估计。等概率和曲线法能给出合并用药的全貌，省去运算时间，有一定理论基础。

3. 方差分析法

近年来，许多毒理学科研人员在研究中采用析因设计的方差分析来判断外源化学物联合作用特征。将单因素的剂量-反应曲线和联合作用的剂量-反应曲线进行重复设计的方差分析，以确定各因素之间有无交互作用。如 2×2 析因试验是用于两个因素（两个药物或两种处理方法），每个因素有两个水平（用与不用或剂量的不同）的情况。如交互作用不显著，两条量效曲线互相平行，则说明两因素之间具有相加作用。如交互作用显著，两曲线随剂量增大而远离，则两因素之间具有协同作用。反之，如果两曲线随剂量增大而靠近或交叉，则两因素之间具有拮抗作用。该方法是一种比较经典的统计方法，它可以直接利用连续的测定结果进行计算，从而充分利用了试验数据中所含的信息。

4. 合并用药的定量分析法

在评价合并用药的效果时，可以采用如下公式：

$$q_A = E_{A+B} V_s E_A \tag{1}$$

$$q_B = E_{A+B} V_s E_B \tag{2}$$

$$q_C = E_{A+B} V_s E_{A+Ab} (E_{B+Ba}) \tag{3}$$

（1）式中，q_A 表示用 A、B 合用的效应 E_{A+B} 与 A 药单用效应 E_A 比较的结果。（2）式与（1）式类似，但代表的是 A 药对 B 药的作用。（3）式 q_C 表示将 A、B 合并为一药 A+Ab(B+Ba)，再将其实测效应 $E_{A+Ab}(E_{B+Ba})$ 进行比较得到的结果。V_s 表示将前后效应比较，进行统计学处理（显著性检验）。（1）式中若 E_{A+B} 大于（或小于）E_A，且 q_A 的 P 值 > 0.05，则定义为 B 药对 A 药无作用；$P < 0.05$ 则认为 A 药与 B 药协同（拮抗）。（2）式亦然。

上述方法对联合作用进行定性或定量评价时，均有各自的使用范围和优缺点。联合作用特征又可随观察指标，如 ED_{50}、死亡率、麻醉以及生理、生化等指标的不同而有差别，实验的结果不宜任意向外延展，在具体应用时，还必须严格根据条件选择合适方法。

三、联合作用机制

人们在生活和工作中经常会同时或相继接触数种毒物，数种毒物在机体内产生的毒性作用与一种毒物所产生的毒性作用并不是完全相同的。目前，对于联合作用机制的了解尚不够充分，但大致可分为生物转化的改变、受体作用、物质间化学反应、功能叠加或拮抗等几种机制。

1. 生物转化的改变

联合作用的一个重要机制是一种化学物质可以改变另一种化学物质的生物转化，这通常是通过酶活性的改变而造成的。常见的微粒体和非微粒体酶系的诱导剂有苯巴比妥、3-甲基胆蒽、DDT 和 B[a]P，这些诱导剂可以通过对化学物的解毒作用或者活化作用，减弱或增加其他化学物的毒性作用。

2. 受体作用

两种化学物与机体的统一受体结合，其中一种化学物可以将与另一种化学物生物学效应有关的受体进行阻断，从而导致不能呈现后者单独与机体接触时的生物学效应。

3. 化学物质间的化学反应

一些物质可在体内与毒物发生化学反应，例如，硫代硫酸钠可与氰根发生化学反应，使氰根转变为无毒的硫氰根；又如一些重金属螯合剂可与重金属毒物（如铅、汞）发生螯合作用，使之成为螯合物而失去毒性作用。

4. 功能叠加或拮抗

当外源物质侵入生物体时，会引起两种效应，一方面可以激活（或抑制）某种功能酶，另一方面可以激活（或封闭）受体或底物。当这两种效应同时存在时，则可能会出现损害作用增强或减弱。

5. 其他

机体的吸收、排泄等生理功能可能会受到一些化学物质的作用，从而使另一种毒物吸收或排泄的速度发生改变，进而影响其毒性。

 本章小结

本章介绍了影响化学物质毒性作用的因素；介绍了化学物质进入机体的途径；介绍了机体因素，如种属、品系等与化学物质毒性的关系；介绍了环境因素，如温度、湿度、气压等与化学物质毒性作用的关系；介绍了外源化学物的联合作用及其评价方式。

◆ 思考题 ◆

1. 简述影响化学物毒性作用的因素。
2. 简述化学物质进入机体的途径。
3. 简述化学物质联合作用的类型及评价方式。

➔ 参考文献

[1] 李宁，马良. 食品毒理学 [M]. 3版. 北京：中国农业大学出版社，2021.
[2] 单毓娟. 食品毒理学 [M]. 2版. 北京：科学出版社，2019.
[3] 孙震. 简明食品毒理学 [M]. 北京：化学工业出版社，2009.
[4] 刘宁，沈明浩. 食品毒理学 [M]. 北京：中国轻工业出版社，2007.

第九章
食品安全性毒理学评价程序和方法

学习要求

掌握：食品中有害成分的毒理学评价方法。

了解：食品安全性毒理学评价的程序和方法；安全性评价中需要注意的问题；毒理学安全性评价程序的选用原则；毒理学安全性评价发展的进程；毒理学安全性评价的意义。

案例讨论

案例：1937年，美国一家公司的化学家瓦特金斯为了方便儿童服药，用二甘醇代替乙醇作溶剂研制出了一种抗菌药品，名为磺胺酏剂。但是，为了使药品能够快速上市，并没有通过动物实验进行该药物的毒性验证便将其投入市场。不久之后，在服药人群中陆续出现了肾功能衰竭、昏迷等情况，并最终导致107人死亡（大多数为儿童）。虽然二甘醇的毒性机理尚不清楚，但通过动物实验能观察到其具有很强的肾毒性。二甘醇进入人体后分布于各器官，而最主要聚集在肾脏中。大部分的二甘醇以原形随尿液排出，然而一部分的二甘醇却能在酶的作用下最终氧化为2-羟基乙氧基乙酸。正是这种物质导致了肾衰竭、肝损害以及中枢神经系统损害等严重问题，当发生急性肾衰竭时，就容易导致死亡。"磺胺酏剂事件"是20世纪影响最大的药害事件之一，它促使美国国会通过《联邦食品、药品和化妆品法案》，赋予了FDA（美国食品药品管理局）检查新型药品食品的权力，对西方药学产生了重大影响。

问题：1. 磺胺酏剂事件对大家有何启发？

2. 毒理学安全性评价有哪些重要意义？

3. 如何避免类似的事件发生？

第一节　毒理学安全性评价概述

一、毒理学安全性评价的概念

食品安全问题已远远超出传统的食品卫生或食品污染的范畴而成为人类赖以生存和健康发展的整个食物链的管理与保护问题。广义的食品安全包括两方面：一是食物保障问题，即是否有足够的食物供给；二是食品中有毒有害物质对人体健康影响的公共卫生问题。狭义的食品安全，即食物对人体健康的影响，有两个层次的含义：绝对安全和相对安全。绝对安全是指不因食用某种食品而危及健康或造成损害，也就是食品绝对没有风险。相对安全是指一种食品或成分在食用方式合理和正常食量的情况下不会导致健康损害的实际确定性。要保证食品的绝对安全几乎是不可能的。

从科学角度提出的食品安全性是指在一定条件下（如一定摄入量、摄入途径和期限等）食品摄入不产生有害效应。食品安全是相对的，绝对安全是不存在的。维持人类正常生理活动所必需的营养素，如各种维生素、必需微量元素，甚至脂肪、蛋白质和碳水化合物过量摄取也可以引发某些毒副作用，尤其是一些微量元素和维生素，如锌、硒，维生素 A、维生素 D 等。食品中有害物质引起的不良反应包括一般毒性和特异性毒性，也包括由于偶然摄入所导致的急性毒性和长期微量摄入所导致的慢性毒性。一般而言，将对人体健康产生危害的各类物质控制在可接受范围的食品是安全的。

毒理学安全性评价是通过动物实验和对人群的观察，阐明食品中的某些物质（含食品固有成分、外来添加物质或污染物质等）的毒性及潜在的危害，决定其能否进入市场或阐明其安全使用的条件，以达到最大限度地减小其危害作用，保护人们身体健康的目的。它是在了解物质的毒性及危害性的基础上，结合社会实际情况，全面权衡其利弊，对该物质能否食用做出判断或确定人类安全接触条件的过程。

二、安全性评价程序的概况

目前，有机物、无机物共有 3000 多万种，每年进入市场的新化学物质近 1000 种，我国发布的《中国现有化学物质名录》（2013 年版）共收录 45612 种化学物质。这些化学物质为人类创造了大量的财富，提高了我们的生活质量，同时这些外源性化学物质也对人类的健康带来了许多负面影响。

尽管世界各国由于政治、经济、历史、文化传统的差异，所寻求的安全性和对毒理学安全性评价的要求会有所不同，各国根据各自不同时期的任务和存在的问题来制定相应的卫生法律法规进行管理，但对化学毒物进行安全性评价却是各国相应的卫生法律法规中共同的基本要求。

世界各国对化学物质进行毒理学安全性评价均以人类使用相对安全为前提，绝对的安全是不可能存在的，评价的依据是人类或社会能够接受的安全性。我国对不同物质进行毒理学安全性评价时，对安全性的要求是指中华人民共和国法律法规允许下的安全，指我国社会发展到现今阶段所能接受的危险度水平。

我国对化学物质的毒理学评价开始于 20 世纪 50 年代，在五六十年代对食品、药品等曾作过初步的法律规定，但此后一段时间进展缓慢甚至停滞不前，直到 80 年代以后才有了迅速的发展。20世纪80年代以来，我国有关部门陆续发布了一些化学物质的毒性鉴定程序和方法，这些文件均具有法规性质和效力，并且我国也陆续颁布了有关的法律，以加强对外来化学物质的管理。目前，我国在毒理学评价方面的法律法规体系已逐步形成并不断完善，各级卫生行政部门依法执法，管理具有强制性和实效性，成效显著，对保护环境和保障人民身体健康发挥着重要的作用。

《食品安全性毒理学评价程序》的实施为制定食品卫生标准及对新产品上市前的安全性评价提供了科学依据。为了保障广大消费者的健康，对于直接和间接用于食品的化学物质需进行安全性评价。根据我国的具体情况，制定一个统一的食品安全性毒理学评价程序，将有利于推动此项工作的开展，也便于将彼此的结果进行比较。随着科学技术的发展，此程序也将不断修改完善，为制定食品添加剂的使用限量标准和食品中污染物及其他有害物质的限量标准等提供毒理学依据。

通常，在研究食品毒理学问题时，还会与环境毒理学、工业毒理学、药物毒理学、管理毒理学有所交叉。我国除了食品的安全性毒理学评价程序外，不同的管理部门还陆续制定、颁布了一系列对不同类型的外源性化学物质进行安全性毒理学评价的程序和规范，如《农药登记毒理学试验方法》《化妆品安全性评价程序和方法》《化妆品卫生规范》《消毒技术规范》《化学品测试导则》《化学品毒性鉴定管理规范》等。

三、毒理学安全性评价程序的适用范围和内容

1. 评价程序的适用范围

我国《食品安全国家标准　食品安全性毒理学评价程序》（GB 15193.1—2014）规定，该程序适用于评价食品生产、加工、保藏、运输和销售过程中所涉及的可能对健康造成危害的化学、生物和物理因素的安全性，检验对象包括食品及其原料、食品添加剂、新食品原料、辐照食品、食品相关产品（用于食品的包装材料、容器、洗涤剂、消毒剂和用于食品生产经营的工具、设备）以及食品污染物。

2. 评价程序的内容

（1）**急性经口毒性试验**：急性经口毒性试验是检测和评价受试物毒性作用最基本的一项试验，经口一次性给予或24 h内多次给予受试物后，观察动物在短时间内所产生的毒性反应，包括中毒体征和死亡。致死剂量通常用半数致死剂量LD_{50}来表示，一般以14 d为观察期限。常用的急性毒性试验可提供在短期内经口接触受试物所产生的健康危害信息，常用的方法有：霍恩氏法、限量法、上-下法、寇氏法、概率单位-对数图解法。

（2）**遗传毒性试验**：试验内容包括细菌回复突变试验、哺乳动物红细胞微核试验、哺乳动物骨髓细胞染色体畸变试验、小鼠精原细胞或精母细胞染色体畸变试验、体外哺乳动物细胞HGPRT基因突变试验、体外哺乳动物细胞TK基因突变试验、体外哺乳动物细胞染色体畸变试验、啮齿类动物显性致死试验、体外哺乳动物细胞DNA损伤修复（非程序性DNA合成）试验、果蝇伴性隐性致死试验。

（3）**28天经口毒性试验**：28天经口毒性试验是为了在急性毒性试验的基础上，进一步了解受试物毒作用性质、剂量-反应关系和可能的靶器官，确定28天经口NOAEL，初步评价受试物经口的安全性，并为下一步较长期毒性试验和慢性毒性试验的试验剂量、观察指标、毒性终点的选择提供依据。对只需要进行急性毒性、遗传毒性和28天经口毒性试验的受试物，若试验未发现有明显毒性作用，综合其他各项试验结果可做出初步评价；若试验中

265

发现有明显毒性作用，尤其是有剂量-反应关系时，则考虑进行进一步的毒性试验。

（4）**90 天经口毒性试验**：该试验是为了观察受试物以不同剂量水平经较长期喂养对实验动物的毒作用性质、剂量-反应关系和靶器官，得到 90 天经口 NOAEL，为慢性毒性试验剂量选择和初步制定人群安全接触限量标准提供科学依据。90 天经口毒性试验根据所得到的 NOAEL 进行评价，当 NOAEL 小于或等于人的推荐（可能）摄入量的 100 倍时表示毒性较强，应放弃将该受试物用于食品；NOAEL 大于 100 倍而小于 300 倍者，应进行慢性毒性试验；NOAEL 大于或等于 300 倍者不必进行慢性毒性试验，可进行安全性评价。

（5）**致畸试验**：母体在孕期受到可通过胎盘屏障的某种有害物质作用，会影响胚胎的器官分化与发育，导致结构异常，出现胎仔畸形。因此，在受孕动物胚胎的器官形成期给予受试物，可检出该物质对胎仔的致畸作用。致畸试验的目的是了解受试物是否具有致畸作用和发育毒性，并可得到致畸作用和发育毒性的 NOAEL，根据试验结果评价受试物是不是实验动物的致畸物。若致畸试验结果阳性，则不再继续进行生殖毒性试验和生殖发育毒性试验。在致畸试验中观察到的其他发育毒性，应结合 28 天和（或）90 天经口毒性试验结果进行评价。

（6）**生殖毒性试验和生殖发育毒性试验**：生殖毒性试验和生殖发育毒性试验是为了了解受试物对实验动物繁殖（如性腺功能、发情周期、交配行为、妊娠、分娩、哺乳和断乳）及对子代发育的毒性。通过试验得到受试物的 NOAEL，为初步制定人群安全接触限量标准提供科学依据。根据试验所得的 NOAEL 进行评价，当 NOAEL 小于或等于人的推荐（可能）数量的 100 倍时表示毒性较强，应放弃将该受试物用于食品；NOAEL 大于 100 倍而小于 300 倍者，应进行慢性毒性试验；NOAEL 大于或等于 300 倍者，则不必进行慢性毒性试验，可进行安全性评价。

（7）**毒物代谢动力学试验**：毒物代谢动力学试验通过给予受试物后测定动物体液、脏器、组织、排泄物中受试物和（或）其代谢产物的量或浓度的动态变化，了解毒物的组织蓄积性、可能的靶器官、代谢产物的形成情况，测定主要代谢产物的化学结构及其毒性，推测受试物在体内的代谢途径。通过毒物动力学试验可以了解受试物在动物体内的吸收、分布、生物转化和排泄过程的动态特征，为选择慢性毒性试验的合适动物、观测值表等提供依据。该试验主要适用于化学物质，如农药、食品添加剂、包装材料等。

（8）**慢性毒性试验**：确定实验动物长期经口重复给予受试物引起的慢性毒效应，了解受试物剂量-反应关系和毒性作用靶器官，确定无可见不良作用水平（NOAEL）和最低可见不良作用水平（LOAEL），为预测人群接触该受试物的慢性毒性作用及确定健康指导值提供依据。当 NOAEL 小于或等于人的推荐（可能）摄入量的 50 倍时，表示毒性较强，应放弃将该受试物用于食品；NOAEL 大于 50 倍而小于 100 倍者，经安全性评价后，决定该受试物可否用于食品；NOAEL 大于或等于 100 倍者，则可考虑允许其用于食品。

（9）**致癌试验**：确定实验动物经口重复给予受试物引起的致癌效应，了解肿瘤发生率、靶器官、肿瘤性质、肿瘤发生时间和每只动物肿瘤发生数，为预测人群接触该受试物的致癌作用以及最终评定该受试物能否应用于食品提供依据。

（10）**慢性毒性和致癌合并试验**：确定实验动物经口重复给予受试物引起的慢性毒性和致癌效应，了解受试物慢性毒性剂量-反应关系、肿瘤发生率、靶器官、肿瘤性质、肿瘤发生时间和每只动物肿瘤发生数，确定慢性毒性的 NOAEL 和 LOAEL，为预测人群接触该受试物的慢性毒性和致癌作用，以及最终评定该受试物能否应用于食品提供依据。

四、安全性评价中需注意的问题

1. 试验指标的统计学意义和生物学意义

在分析对照组与试验组指标在统计学上的差异是否具有显著性时，应根据其有无剂量-反应关系、同类指标横向比较及与本实验室的历史性对照值范围比较等原则来综合考虑指标差异有无生物学意义。此外，如在受试物组发现某种肿瘤发生率增高，即使在统计学上与对照组比较差异无统计学意义，仍要给予关注。

2. 生理学表现与受试物毒性

人的推荐摄入量较大的受试物，应充分考虑给予受试物量过大时，可能影响营养素摄入量及其生物利用率，从而导致动物产生某些毒理学表现的情况，而这些毒理学表现并非受试物本身的毒性作用所致。对于试验中某些指标的异常改变，在结果分析评价时要注意区分是生理学表现还是受试物的毒性作用。

3. 时间-效应关系

对由受试物引起的毒效应进行分析评价时，要考虑在同一剂量水平下毒效应随时间的变化情况。

4. 特殊人群和敏感人群

对于特殊人群和敏感人群，如儿童、孕妇或乳母食用的食品，应特别注意其胚胎毒性或生殖发育毒性、神经毒性和免疫毒性等。

5. 人群资料

由于存在动物与人之间的物种差异，在评价食品的安全性时，应尽可能收集人群接触（如职业性接触和意外事故接触等）受试物后的反应的资料。在确保安全的条件下，可以考虑遵照有关规定进行人体试食试验，志愿受试者的体内代谢资料对于将动物实验结果推论到人具有很重要的意义。

6. 动物毒性试验和体外试验资料

毒理学评价程序中所列的各项动物毒性试验和体外试验系统虽然还有待进一步完善，但却是目前水平下能够获得的最重要的资料，同时也是进行毒理学评价的主要依据，在试验得到阳性结果，而且结果的判定涉及受试物能否应用于食品时，需要考虑结果的可重复性和剂量-反应关系。

7. 安全系数

将动物毒性试验的结果推论到人时，由于动物与人的种属和个体之间存在生物学差异，通常采用安全系数的方式以确保对人的安全性。安全系数通常为100倍，但可根据受试物的原料来源、理化性质、代谢特点、毒性大小、蓄积性、接触的人群范围、食品中的使用量和人的可能摄入量、使用范围及功能等因素来综合考虑调整安全系数的大小。

8. 代谢试验的资料

代谢试验是对化学物质进行毒理学评价的一个重要方面，因为化学物质种类、剂量不同，在代谢方面的差别往往对毒性作用有较大影响。在代谢试验中，原则上应尽量使用与人具有相同代谢途径和模式的动物种系来进行试验。研究受试物在实验动物和人体内吸收、分布、排泄和生物转化方面的差别，对于将动物实验结果比较正确地推论到人，并降低不确定性具有非常重要的意义。

9. 综合评价

在进行综合评价时，应该全面考虑受试物的化学结构、理化性质、毒性大小、代谢特点、蓄积性、接触的人群范围、食品中的使用量与使用范围、人的可能摄入量等因素，对于已在食品中使用了相当长时间的物质，对接触人群进行流行病学调查具有重大意义，但往往难以获得剂量-反应关系方面的可靠资料；对于新的受试物质，则只能依靠动物实验和其他试验研究资料。然而，即使有了完整和详尽的动物实验资料和一部分人类接触者的流行病学研究资料，由于人类的种族和个体差异，也很难做出能保证每个人都安全的评价。所谓的绝对安全实际上是不存在的。在受试物可能对人体健康造成的危害及其可能的有益作用之间进行权衡，以食用安全作为前提，安全性评价的依据不仅是安全性毒理学实验的结果，而且与当时的科学水平、技术条件以及社会经济、文化因素有关。因此，随着时间的推移、社会经济的发展和科学技术的进步，有必要对已通过评价的物质进行重新评价，从而得出新的结论。

第二节　食品中有害成分的毒理学评价

一、毒理学安全性评价程序的选用原则

凡属我国首创的物质，特别是化学结构提示有潜在慢性毒性、遗传毒性或致癌性或产量大、使用范围广、人体摄入量大的物质，应进行系统的毒性试验，包括急性经口毒性试验、遗传毒性试验、90天经口毒性试验、致畸试验、生殖发育毒性试验、毒物代谢动力学试验、慢性毒性试验和致癌试验（或慢性毒性和致癌合并试验）。

凡属与已知物质（指经过安全性评价并允许使用者）的化学结构基本相同的衍生物或类似物，或在部分国家和地区有安全食用历史的物质，则可先进行急性经口毒性试验、遗传毒性试验、90天经口毒性试验和致畸试验，根据试验结果判定是否需进行毒物代谢动力学试验、生殖毒性试验、慢性毒性试验和致癌试验等。

凡属已知的或在多个国家有食用历史的物质，同时申请单位又有资料证明申报受试物的质量规格与国外产品一致，则可先进行急性经口毒性试验、遗传毒性试验和28天经口毒性试验，根据试验结果判断是否进行进一步的毒性试验。

食品添加剂、新食品原料、食品相关产品、农药残留和兽药残留的安全性毒理学评价试验的选择如下。

1. 食品添加剂

（1）香料：凡属世界卫生组织（WHO）已建议批准使用或已制定每日允许摄入者，以及香料生产者协会（FEMA）、欧洲理事会（COE）和国际香料工业组织（IOFI）四个国际组织中的两个或两个以上允许使用的，一般不需要进行试验。凡属资料不全或只有一个国际组织批准的，先进行急性毒性试验和遗传毒性试验组合中的一项，经初步评价后，再决定是否需进行进一步试验。凡属尚无资料可查、国际组织未允许使用的，先进行急性毒性试验、遗传毒性试验和28天经口毒性试验，经初步评价后，决定是否进行进一步试验。凡属用动植物可食用部分提取的单一高纯度天然香料，其化学结构及有关资料并未提示具有不安全性的，一般不要求进行毒性试验。

（2）**酶制剂**：由具有长期安全食用历史的传统动物和植物可食用部分生产的酶制剂，WHO已公布每日允许摄入量或不需规定每日允许摄入量者或多个国家批准使用的，在提供相关证明材料的基础上，一般不要求进行毒理学试验。对于其他来源的酶制剂，凡属毒理学资料比较完整，WHO已公布每日允许摄入量或不需规定每日允许摄入量者或多个国家批准使用，如果质量规格与国际质量规格标准一致，则要求进行急性经口毒性试验和遗传毒性试验。如果质量规格与国际质量规格标准不一致，则需增加28天经口毒性试验，根据试验结果考虑是否进行其他相关毒理学试验。对于其他来源的酶制剂，凡属新品种的，需要先进行急性经口毒性试验、遗传毒性试验、90天经口毒性试验和致畸试验。经初步评价后，决定是否需进行进一步试验。凡属一个国家批准使用，WHO未公布每日允许摄入量或资料不完整的，进行急性经口毒性试验、遗传毒性试验和28天经口毒性试验，根据试验结果判定是否需要进行进一步的试验。通过转基因方法生产的酶制剂按照国家对转基因管理的有关规定执行。

（3）**其他食品添加剂**：凡属毒理学资料比较完整，WHO已公布每日允许摄入量或不需规定每日允许摄入量者或多个国家批准使用，且质量规格与国际质量规格标准一致，则要求进行急性经口毒性试验和遗传毒性试验。如果质量规格标准不一致，则需增加28天经口毒性试验，根据试验结果考虑是否进行其他相关毒理学试验。凡属一个国家批准使用，WHO未公布每日允许摄入量或资料不完整的，则可进行急性经口毒性试验、遗传毒性试验、28天经口毒性试验和致畸试验，根据试验结果判定是否需要进一步试验。对于由动植物或微生物制取的单一组分、高纯度的食品添加剂，凡属新品种的，需要先进行急性经口毒性试验、遗传毒性试验、90天经口毒性试验和致畸试验，经初步评价后，决定是否需进行进一步试验。凡属国外有一个国际组织或国家已批准使用的，则进行急性经口毒性试验、遗传毒性试验和28天经口毒性试验，经初步评价，决定是否需进行进一步试验。

2. 新食品原料

新食品原料应当具有食品原料的特性，符合应当有的营养要求，且无毒、无害，对人体健康不造成任何急性、亚急性、慢性或者其他潜在性危害。符合上述要求且在我国无传统食用习惯的以下物品属于新食品原料的申报和受理范围：动物、植物和微生物；从动物、植物和微生物中分离的成分；原有结构发生改变的食品成分；其他新研制的食品原料。新食品原料的毒理学评价按照《新食品原料申报与受理规定》（国卫食品发〔2013〕23号）进行评价。国内外均无传统食用习惯的（不包括微生物类），原则上应当进行急性经口毒性试验、三项遗传毒性试验、90天经口毒性试验、致畸试验和生殖毒性试验、慢性毒性和致癌试验及代谢试验。仅在国外个别国家或国内局部地区有食用习惯的（不包括微生物类），原则上进行急性经口毒性试验、三项遗传毒性试验、90天经口毒性试验、致畸试验和生殖毒性试验；若有关文献材料及成分分析未发现有毒性作用且有人群长期食用历史而未发现有害作用的新食品原料，可以先评价急性经口毒性试验、三项遗传毒性试验、90天经口毒性试验和致畸试验。已在多个国家批准广泛使用的（不包括微生物类），在提供安全性评价材料的基础上，原则上进行急性经口毒性试验、三项遗传毒性试验、28天经口毒性试验。国内外均无食用习惯的微生物，应当进行急性经口毒性试验/致病性试验、三项遗传毒性试验、90天经口毒性试验、致畸试验和生殖毒性试验。仅在国外个别国家或国内局部地区有食用习惯的微生物类，应当进行急性经口毒性试验/致病性试验、三项遗传毒性试验、90天经口毒性试验；已在多个国家批准食用的微生物类，可进行急性经口毒性试验/致病性试验、二项遗传毒性试验。大型真菌的毒理学试验按照植物类新食品原料进行。根据新食品原料可能的潜在危害，选择必要的其他敏感试验或敏感指标进行毒理学试验，或者根据专家评审委员会的评审意见，验证或补充毒理学试验。

3. 食品相关产品

按照《食品相关产品新品种申报与受理规定》（卫监督发〔2011〕49 号）进行评价。食品相关产品新品种（食品用消毒剂、洗涤剂新原料除外）应当依据其迁移量进行毒理学评价：迁移量小于等于 0.01 mg/kg 的，应当对其结构的活性进行分析，并通过文献资料分析其安全性；迁移量为 0.01～0.05 mg/kg（含 0.05 mg/kg），应当进行三项致突变试验（Ames 试验、骨髓细胞微核试验、体外哺乳动物细胞染色体畸变试验或体外哺乳动物细胞基因突变试验）；迁移量为 0.05～5.0 mg/kg（含 5.0 mg/kg），应当进行三项致突变试验、大鼠 90 天经口亚慢性毒性试验；迁移量为 5.0～60 mg/kg，应当进行急性经口毒性，三项致突变试验，大鼠 90 天经口亚慢性毒性试验，繁殖发育毒性试验（两代繁殖和致畸试验），慢性经口毒性和致癌试验；高分子聚合物（平均分子质量大于 1000Da）应当提供各单体的毒理学安全性评估资料。食品用洗涤剂和消毒剂新原料，则应当按照《食品安全国家标准 食品安全性毒理学评价程序》（GB 15193.1—2014）进行毒理学评价。

4. 农药残留

按照 GB/T 15670—2017《农药登记毒理学试验方法》进行评价。

5. 兽药残留

按照《兽药临床前毒理学评价试验指导原则》（中华人民共和国农业部公告第 1247 号）进行评价。

二、试验前的准备工作

人们经常接触的化学物质包括环境污染物、工业污染物、食品（包括食品添加剂、食品化学污染物）、化妆品、药物和农药等，无论对哪类化学物质进行毒理学毒性鉴定，都必须提前做好充分的准备工作。试验前应了解化学物质的基本数据，如化学物质名称、化学结构式、分子质量；理化性质如熔点或沸点、蒸气压、溶解度、pH 值、纯度、杂质等理化数据和有关的参数；也应了解受检样品的成分、规格、用途、使用范围、使用方式，以了解人类可能接触的途径和剂量、过度接触以及滥用或误用的可能性等，以便于预测毒性和进行合理的试验设计。

1. 收集化学物质有关的基本资料

（1）**化学结构**：根据化学结构式有时可以预测一些化学物质的毒性大小和致癌活性。例如，国内外的学者运用量子力学原理，提出几种致癌活性与化学结构关系的理论，有助于推算多环芳烃的致癌活性。

（2）**理化性质**：主要了解其外观、相对密度、水溶性或脂溶性、熔点、沸点、蒸气压、在常见溶剂中的溶解度、乳化性或混悬性、储存稳定性等。

（3）**组成成分和杂质**：化学物质中存在杂质，有时可能导致错误的评价，特别是对于低毒化学物质，在动物试验中可因其中所含的杂质而毒性增加。有时候，还需要了解在配制、储存时组成成分及性质是否有变化，或在环境中可能会形成哪些转化产物等。

（4）**化学物的定量分析方法**：这些资料可通过向有关部门了解或查阅有关文献资料获得，必要时需要由实验室测定而获得。

（5）原料和中间体：了解化学物质生产流程、生产过程所用的原料和中间体，可以帮助估测化学物质的毒性。

2. 了解化学物质的使用情况

包括使用方式及人体接触途径、用途及使用范围、使用剂量，化学物质所产生的社会效益、经济效益和人群健康效益等，这些将为毒性试验的设计和对试验结果进行综合评价等提供参考。例如，对于农药应掌握施用剂量和在食品中的可能残留量；对于食品添加剂应掌握其加入食品中的量；对于环境污染物，则应了解其在水、空气或土壤中的含量；而工业毒物则应考虑其在空气中的最大浓度。因此，在进行毒理学评价时，应对相关物质通过各种途径进入人体的实际接触最大剂量作出估计。

3. 选用人类实际接触和应用的产品形式进行试验

一般来说，用于毒理学安全性评价的受试物应该采用工业品或者市售商品，而不是纯化学品，以反映人体实际接触的情况。需要注意的是，在整个试验过程中所使用的受试物必须是规格、纯度完全一致的产品。当需要确定该化学品的毒性来源于化学物质还是所含杂质时，通常采用纯品和应用品分别试验，将其结果进行比较。例如，我国农药登记条例规定急性毒性试验（包括经口、经皮和经呼吸道）的受试农药应包括原药和制剂。

4. 选择实验动物的要求

动物种类对受试化学物的代谢方式应尽可能与人类相近。进行毒理学评价时，优先考虑哺乳类的杂食动物。例如，大鼠是杂食动物，其食性以及代谢过程与人类较为接近，对于许多化学物质的毒作用较为敏感，并且还具有体形小、自然寿命不太长、价格便宜、易于饲养等特点，因此在毒理学实验中，除特殊情况以外，通常多采用大鼠。此外，仓鼠（地鼠）、豚鼠、小鼠、家兔、狗或猴也可供使用。对于种属相同但品系不同的动物，同一种化学物质有时可以引发程度不同甚至性质完全不同的反应。所以，为了减少同种动物不同品系造成的差异，最好采用纯品系动物（指来自同一祖先，经同窝近亲交配繁殖至少 20 代的动物）或内部杂交动物（指来源于同一种属同一品系经多代繁殖所得的动物）和第一代杂交动物（指两种纯品系动物杂交后所得的第一代杂交动物）进行试验。这些动物具有稳定的遗传特性，动物生理常数、营养需要和应激反应都比较稳定，所以对于外源化学物的反应也较为一致，并且个体差异小，重复性好。

三、不同阶段安全性评价的毒理学项目

安全性评价首先要对化学物质进行毒性鉴定，通过一系列的毒理学实验测试该化学物质对实验动物的毒性作用和其他特殊毒性作用，从而评价和预测对人体可能造成的危害。通常，毒理学安全性评价要求分阶段进行，不同阶段安全性评价的毒理学项目也不尽相同。

1. 第一阶段：急性毒性试验

试验项目： 经口急性毒性，包括 LD_{50}、联合急性毒性、最大耐受剂量试验。

试验目的： 测定 LD_{50}，了解受试物的毒性强度、性质和可能的靶器官，为进一步选择毒性试验的剂量和毒性观察指标提供依据，并根据 LD_{50} 进行毒性分级。

结果判定： 如果该受试物的 LD_{50} 剂量小于人的可能摄入量的 10 倍，则不能用于食品，应对该物质作弃用处理，不再进行下一步的试验；如果大于 10 倍，则需要进行下一步的试验；在 10 倍左右时，应进行重复试验，或用另一种方法进行验证。

2. 第二阶段：遗传毒性试验

试验内容包括遗传毒性试验、传统致畸试验和 30 天喂养试验。

（1）遗传毒性试验

试验项目： 遗传毒性试验的组合应该考虑原核细胞与真核细胞、体内试验与体外试验相结合的原则。从 Ames 试验或 V79 细胞 *HGPRT* 基因突变试验（Ames 试验首选，必要时可另选其他试验）、骨髓细胞微核试验或哺乳动物骨髓细胞染色体畸变试验、*TK* 基因突变试验或小鼠精子畸形分析或生殖细胞染色体畸变试验中分别各选一项。其他备选试验：显性致死试验、果蝇伴性隐性致死试验、非程序性 DNA 合成试验。

试验目的： 对受试物的遗传毒性以及是否具有潜在致癌作用进行筛选。

结果判定： ①如三项试验（Ames 试验或 V79 细胞 *HGPRT* 基因突变试验，骨髓细胞微核试验或哺乳动物骨髓细胞染色体畸变试验，*TK* 基因突变试验或小鼠精子畸形分析或生殖细胞染色体畸变试验中的任意一项）中，体外或体内有一项或以上试验阳性，则表示该受试物很可能具有遗传毒性和致癌作用，一般应放弃将该受试物用于食品；②如三项试验中有一项体内试验为阳性或两项体外试验为阳性，则再选两项备选试验（至少一项为体内试验），如再选的试验均为阴性，则可继续进行下一步的毒性试验；如其中有一项试验为阳性，则结合其他试验结果，经专家讨论决定，再做其他备选试验或进入下一步的毒性试验；③如三项试验均为阴性，则可继续进行下一步的毒性试验。

（2）传统致畸试验

试验目的： 了解受试物是否具有致畸作用。

结果判定： 以 LD_{50} 或 30 天喂养试验的无可见不良作用水平设计的受试物各剂量组，如果在任何一个剂量组观察到受试物的致畸作用，则应放弃将该受试物用于食品，如果观察到有胚胎毒性作用，则应进行进一步的繁殖试验。

（3）30 天喂养试验

试验目的： 对只需进行第一、第二阶段毒性试验的受试物，在急性毒性试验的基础上，通过 30 天喂养试验，进一步了解其毒性作用，观察其对生长发育的影响，并可初步估计无可见不良作用水平。

结果判定： 对只要求进行第一、第二阶段毒性试验的受试物，若短期喂养试验没有发现具有明显的毒性作用，则综合其他各项试验的结果作出初步评价；若试验中发现有明显毒性作用，尤其是具有剂量-反应关系时，则考虑进行进一步的毒性试验。

3. 第三阶段：亚慢性毒性试验和代谢试验

（1）亚慢性毒性试验

试验项目： 90 天喂养试验，繁殖试验，致畸试验。

试验目的： 观察以不同剂量水平受试物较长期喂养动物，确定对动物的毒性作用性质和靶器官，并初步确定最大无作用剂量；了解受试物对动物繁殖及对子代发育的毒性，观察对生长发育的影响，并初步确定无可见不良作用水平和致癌的可能性；为慢性毒性和致癌试验的剂量选择提供依据；为评价受试物能否应用于食品提供依据。

结果判定： 对以上三项试验中任何一项的最敏感指标的无可见不良作用水平进行评价，小于或等于人体可能摄入量的 100 倍者，毒性较强，应予以放弃，大于 100 倍而小于 300 倍者，可进行慢性毒性试验；大于或等于 300 倍者，不必进行慢性试验，可进行评价。

（2）代谢试验

试验目的：了解受试物在体内的吸收、分布和排泄速度以及蓄积性，寻找可能的靶器官；为选择慢性毒性试验合适的动物种、品系提供依据；了解代谢产物的形成情况。

结果判定：根据吸收速率、组织分布及排泄情况，估计受试物在体内的代谢速率及蓄积性；并根据主要代谢产物的结构及性质，推断受试物在体内的可能代谢途径以及有无毒性代谢物产生。

4. 第四阶段：慢性毒性试验和致癌试验

试验项目：本阶段包括慢性毒性试验和致癌试验，这些试验所需时间周期长，可以考虑二者结合进行。

试验目的：了解经长期接触受试物后出现的毒性作用以及致癌作用，阐明外源化学物慢性毒性作用的性质、靶器官和中毒机制，最后确定最大无作用剂量，为制定化学物质的人类接触安全限量标准，如最高容许浓度和每日允许摄入量，以及进行危险度评定提供毒理学依据，为受试物能否应用于食品的最终评价提供依据。

结果判定：根据慢性毒性试验所得的无可见不良作用水平进行评价，如慢性毒性试验所得的 MNL［以 mg/(kg·bw) 计］小于或等于人的可能摄入量的 50 倍者，毒性较强，应予以放弃；大于 50 倍小于 100 倍者，应由有关专家共同评议；大于或等于 100 倍者，则可考虑允许应用于食品，并制定每日允许摄入量（ADI）。根据致癌试验所得的肿瘤发生率、潜伏期和多发性进行致癌试验结果的判定：如在任何一个剂量组发现有致癌作用，且有剂量-反应关系，则需由有关专家共同评议做出评价。

四、安全性评价中需要注意的问题

能够影响安全性评价和毒性鉴定的因素有很多，在进行安全性评价时需要考虑和消除多方面因素的干扰，尽可能做到科学、公正地作出评价结论。

1. 实验设计的科学性

安全性评价将毒理学知识应用于卫生科学，是一项科学性很强的工作，因此不能简单以模式化对待，必须根据受试化学物质的具体情况，充分利用国内外现有的相关研究资料，讲求实效地进行科学的实验设计。

2. 熟悉毒理学实验方法的特点

对于毒理学实验，不仅应该了解每项实验所能说明的问题，还需要了解实验的局限性或者难以说明的问题，以便为安全性评价作出较为恰当的结论。

3. 实验方法的标准化

毒理学实验方法和操作技术的标准化是实现国际规范与实验室间数据比较的基础。安全性评价结果是否可靠，取决于毒理学实验的科学性，它决定了对实验数据的科学分析和判断。进行毒理学科学的测试与研究，要求有严格规范的规定与评价标准。这些规范与基准必须既符合毒理学的原理，又是良好的毒理与卫生科学研究实践的总结。因此，毒理学评价中的各项实验方法都力求标准化、规范化，并且应有质量控制。现行有代表性的实验设计与操作规程是良好实验室规范（GLP）和标准操作程序（standard operation procedure，SOP）。

4. 评价结论的高度综合性

在考虑安全性评价的结论时，对于受试化学物质的取舍或者是否同意使用，不仅要根据毒理学实验的数据和结果，还需要同时进行社会效益和经济效益的分析，并且考虑其对环境质量和自然资源的影响，充分权衡利弊后，再作出合理的评价，同时提出禁用、限用或安全接触和使用的条件以及预防对策的建议，从而为政府管理部门的最终决策提供科学的依据。

第三节　毒理学安全性评价发展进程与意义

一、毒理学安全性评价的发展进程

毒理学安全性评价是通过动物实验和对人群的观察，研究某种物质的毒性及其潜在的危害，从而对该物质能否进入市场做出取舍的决定，或者提出能够保障人类安全的接触条件，即对人类使用该物质的安全性做出科学评价的研究过程。因此，毒理学安全性评价实际上是在了解某种物质的毒性以及危害性的基础上，全面权衡其利弊和实际应用的可能性，从确保该物质的最大效益、对生态环境和人类健康产生最小危害的角度，对该物质能否生产和使用做出合理判断或者寻求人类的安全接触条件的过程。

为了保证人类的健康、生态系统的平衡和良好的环境质量，人类早在几千年前就懂得采用法律手段来维护公共卫生以及人类的健康与安全。在公元前 18 世纪，古巴比伦王国第六代国主汉谟拉比就颁布了著名的《汉谟拉比法典》，该法典中有不少关于水源、食品清洁、空气污染等方面的条文。从 20 世纪初以来，美国、德国、法国等一些国家也开始了医疗卫生方面的立法，并陆续制定和颁布了关于有毒化学品的管理法规。在第二次世界大战后，随着社会经济的发展以及科学技术的进步，卫生立法得到了世界各国的重视，许多国家和组织先后制订了有毒化学品的管理法，从那时起，管理毒理学就进入了实质发展的阶段。管理毒理学是将毒理学的知识技术、潜在化学毒物的测试及研究结果应用于毒物管理，从而防治人类的中毒性健康危害并保护环境。它涉及毒理学科及管理部门立法、执法两个方面的内容。例如，美国 FDA 在 1938 年颁布了《联邦食品、药品和化妆品法案》，以便于对各种化学物质进行管理；经济合作与发展组织在 1981 年通过了"化学品评价数据相互认可多边协议"，提出了一整套毒理学实验指南、良好实验室规范和化学品投放市场前申报毒性资料的最低限度，并对新化学品实行统一的管理办法。

卫生行政执法和处罚以法律法规为准绳，而毒理学安全性评价则是裁决的基础。在 1999 年，比利时、荷兰、法国和德国发生了二噁英污染乳制品和畜禽类食品的事件，包括我国在内的许多国家都做出了拒绝进口来自上述国家可疑污染食品的决定，即是以毒理学安全性评价资料为依据而做出的裁决。尽管世界各国由于政治、历史、文化传统、经济等方面的差异，对于寻求的安全性和对毒理学安全性评价的要求也会有所不同，各个国家会根据各自不同时期的任务及存在的问题来制定相应的卫生法律法规进行管理，然而对化学毒物进行安全性评价却是各国相应的卫生法律法规中共同的基本要求。每个国家对于化学物质的毒理学安全性评价均是以人类使用相对安全为首要前提，因为绝对的安全是不可能存在的，因此评价的依据是人类或社会能够接受的安全性。

在我国，从 20 世纪 50 年代就开始对化学物质进行毒性鉴定及毒理学实验。在二十世纪五六十年代我国曾对食品、药品等作过初步的法律规定，但此后一段时间进展缓慢甚至停滞不前，直到 20 世纪 80 年代以后才有了快速的发展。虽然我国的卫生立法起步较晚，但随着改革开放、国民经济以及社会的发展，化学物质安全性评价体系的制定和立法管理均取得了突破性发展。自 20 世纪 80 年代以来，我国有关部门陆续发布了一些化学物质的毒性鉴定程序和方法，这些文件具有法规性质和效力。而且，国家也陆续颁布了有关的法律，加强了对外源化学物的管理。目前，我国在这些方面的法律法规体系已逐步形成并不断完善，各级卫生行政部门依法执法，管理具有强制性和实效性，成效显著，对保护环境和保障人民身体健康发挥着重要的作用。

目前在我国实施的主要法律法规如下。

① 1983 年，卫生部公布了《食品安全性毒理学评价程序（试行）》，并在 1985 年进行了修订，正式公布为"（85）卫防字第 78 号文件"在全国范围内实施。1994 年 8 月 10 日，卫生部批准通过中华人民共和国国家标准《食品安全性毒理学评价程序》（GB 15193.1—1994）并予以实施。2003 年由中国疾病预防控制中心营养与食品安全所起草，对 1994 年版的《食品安全性毒理学评价程序》进行修订，颁布了《食品安全性毒理学评价程序》（GB 15193.1—2003），并予以实施，同时废止了 GB 15193.1—1994。2014 年，国家卫生和计划生育委员会发布了《食品安全国家标准　食品安全性毒理学评价程序》（GB 15193.1—2014），代替了 GB 15193.1—2003。

② 1991 年 12 月，卫生部和农业部颁发了《农药安全性毒理学评价程序》，此评价程序规定了农药安全性毒理学评价的原则、项目及要求，适合于在我国申请登记及需要进行安全性评价的各类农药。为配合做好农药登记，国家技术监督局于 1995 年 8 月 17 日发布了中华人民共和国国家标准《农药登记毒理学试验方法》（GB 15670—1995），该标准规定了农药登记毒理学试验的方法、条件的基本要求，并从 1996 年 1 月 1 日起实施。2017 年 7 月 12 日，中华人民共和国国家质量监督检验检疫总局、中国国家标准化管理委员会发布了《农药登记毒理学试验方法》（GB/T 15670—2017），用以代替 GB 15670—1995。修订后的标准（GB/T 15670—2017）以试验项目为单位，分成相对独立的 29 个部分，并于 2018 年 2 月 1 日予以实施。

③ 1984 年 9 月 20 日，在第六届全国人民代表大会常务委员会第七次会议上通过了《中华人民共和国药品管理法》，于 1985 年 7 月 1 日起施行。与此相对应的是，1985 年 7 月 1 日卫生部颁布并实施的《新药审批办法》对药物的毒理学评价做出了具体规定。随后 1988 年卫生部颁布的《新药（西药）毒理学研究指导原则》对毒理研究的技术提出明确要求。2022 年 1 月 7 日，国家药品监督管理局药品审评中心发布了《中药新药毒理研究用样品研究技术指导原则（试行）》，该指导原则明确了中药新药毒理研究用样品的制备/配制、质量控制、稳定性、档案以及毒理研究过程中样品管理的一般要求，为毒理研究结果的可靠性提供了保障。

④ 1987 年 5 月 28 日，卫生部发布了国家标准《化妆品安全性评价程序和方法》（GB 7919—1987），并于 1987 年 10 月 1 日起实施。该标准适用于在我国生产和销售的一切化妆品原料和化妆品产品，具体规定了对化妆品原料和产品的安全性评价程序和有关毒性试验方法。

⑤ 1996 年 7 月 18 日，卫生部食品卫生监督检验所发布了《保健食品功能学评价程序和检验方法》，该程序和检验方法规定了评价食品保健作用的统一程序和检验方法，为保健食品的管理提供科学依据；1998 年 5 月 26 日，卫生部颁布了修订后的《保健食品功能学评价程序和检验方法》。

⑥1987 年，国务院发布《化学危险物品安全管理条例》，对各种易爆、易燃物质，有

毒、有腐蚀性的化学品加强管理，其中有规定化学危险物品生产企业应向审批部门提交包括化学品的毒性资料在内的一批文件。2011 年，国务院第 144 次常务会议对《危险化学品安全管理条例》修订通过。

二、毒理学安全性评价的意义

20 世纪以来，随着现代工业特别是化学工业的迅猛发展，人类在日常生活和生产中接触及使用新化学品的机会逐渐增多。但是，在目前已知的人类可能接触或销售的 500 万种化学物质中，进行了化学品毒性登记的只有 10 万余种，其中人类经常使用或接触的化学品种类已逾 7 万种；此外，还有许多新化学品正以每年 1000 种的速度不断涌现。据不完全统计，我国生产的化学品约为 4000 多种。这些化学物质在影响生态环境的同时，对人类的健康也造成了严重的威胁。人类长期直接或间接地接触这些化学物质所引起的毒性以及致畸、致突变和致癌作用，越来越受到人们共同的重视与关注。因此，为了防止外源化学物质对人体可能带来的有害影响，对各种已投入或即将投入生产和使用的化学物质进行毒性试验研究，据此对其做出安全性评价并提供毒理学方面的科学依据，就成为了一项极为重要的任务。

从各类国家标准、规定或管理法中可知，我国和其他国家一样，对药品、食品（食品添加剂、食品污染物等）、农药、工业化学品、化妆品等人们在日常生活和生产中广泛接触的化学物质要求必须经过安全性评价，才能被允许投产、进入市场或者进出口贸易。可以预料的是，在不久的将来，列入毒理学安全性的物质范围并不仅限于化学毒物，它将大大拓宽，涉及各种与人类生活、生产有关的新物质，如基因工程产品、新的生物物质。因此，在对上述物质进行毒理学安全性评价时必须严格遵照最新的法律法规来进行评价和管理。

 本章小结

本章介绍了食品毒理学安全性评价的程序和方法；介绍了安全性评价中需注意的问题；重点介绍了食品中有害成分的毒理学评价方法；介绍了毒理学安全性评价程序的选用原则；介绍了毒理学安全性评价发展的进程以及毒理学安全性评价的意义。

◆ **思考题** ◆

1. 简述毒理学安全性评价程序的内容。
2. 简述毒理学安全性评价的注意事项。
3. 简述毒理学安全性评价程序的选用原则。
4. 简述毒理学安全性评价的意义。

参考文献

[1] 李宁，马良. 食品毒理学 [M]. 3 版. 北京：中国农业大学出版社，2021.
[2] 单毓娟. 食品毒理学 [M]. 2 版. 北京：科学出版社，2019.
[3] 孙震. 简明食品毒理学 [M]. 北京：化学工业出版社，2009.
[4] 刘宁，沈明浩. 食品毒理学 [M]. 北京：中国轻工业出版社，2007.

第十章
特殊食品的安全性评价

学习要求

掌握：保健食品安全性评价的主要项目及实验结果判定；转基因食品安全性评价的主要内容；营养素过量的不良健康效应评价；营养素可耐受最高摄入量的制定的原理和步骤。

熟悉：对转基因食品进行安全性评价的原则；营养素的体内稳态与营养素过量的不良健康效应资料来源和评价。

了解：保健食品的安全性问题；转基因食品的定义和分类、转基因食品的安全性问题、我国与转基因食品相关的法律法规以及我国转基因植物及其产品食用安全性评价的有关文件；保健食品的安全性问题；能量与营养素过量的不良健康效应。

案例讨论

转基因食品的安全性

案例：2012 年 8 月 30 日绿色和平组织发布消息称，美国一家科研机构选取湖南衡阳某小学学生做转基因"黄金大米"的人体试验。具体事件是美国塔夫茨大学联合湖南省疾病预防控制中心以及中国疾病预防控制中心营养与食品安全所的研究人员发表的《"黄金大米"中的 β-胡萝卜素与油胶囊中的 β-胡萝卜素对儿童补充维生素 A 同样有效》一文。为此中国相关部门对该事件展开详细的调查，调查结果：湖南省衡阳某小学 25 名学生于 2008 年 6 月 2 日随午餐每人食用了 60 g "黄金大米"，该米饭是由美国塔夫茨大学研究人员在美国烹制后，未经有关部门申报，于 2008 年 5 月 29 日携带入境。该研究违反了国务院农业转基因生物安全管理的有关规定，存在学术不端的行为，涉事的相关人员均受到了处罚。

案例分析：参与实验的儿童及其家长并未被明确告知食用的大米为转基因大米，因此试验的过程是违反学术道德的。中国疾病预防控制中心等机构很快发布通报称，此项转基因试验违反相关规定、科研伦理和科研诚信，中方相关责任人被撤职。相关论文最终因违反伦理而撤稿，该事件曾被反转人士拿来炒作，但科学界明确指出，相关事件与转基因食品的安全性无关联。

案例评价：目前转基因的安全性一直存在很大的争议，转基因生物安全性争论的实质已并非纯粹是科学问题，其中还涉及国际经济和国际贸易的技术专利的问题。一种成熟的转基因作物需要经过大量的试验、推演才能真正走向市场，我们要相信严谨的科学一定会造福人类。

你的观点：简述你的观点。

发现问题：转基因"黄金大米"的安全性及试验合法性为什么受到质疑？

分析原因：转基因食品的生产及食用需要达到哪些条件？

解决办法：转基因食品的安全性评价的程序、原则与主要内容是什么？

第一节　保健食品的安全性评价

一、概述

保健食品，又称作功能性食品，是指具有特定保健功能或者以补充维生素、矿物质为目的的食品，适宜特定人群食用，具有调节机体的功能，不以治疗疾病为目的，并且对人体不产生任何急性、亚急性或者慢性危害的食品。特定人群通常指正常成人以外的人群，包括婴幼儿、孕妇、乳母、青少年、中老年、特殊工种的工作者及常见病患者，这些人群因膳食结构或营养素需求的不同对于营养保健有特殊的需要。

保健食品首先必须是食品，应无毒无害，具有一般食品的营养功能和感官功能（色、香、味、形）；其次，保健食品具有一般食品不具有或不强调的调节人体生理活动的功能，即第三功能；再次，保健食品与药品有严格的区分，不能治疗疾病和取代药物对患者的治疗作用。保健食品根据出现时间和具体要求可分为三代产品。

第一代保健产品是通过食品的营养要素和其他有效成分的功能来推断该保健食品的功能的，由于这些功能没有经过任何毒理、药理等试验的验证，在《保健食品管理办法》实施后，此类保健食品已经被归入普通食品来管理。另外，以补充维生素、矿物质，而不以提供能量为目的的"营养素补充剂"也属于保健食品的范畴，其作用是补充膳食营养供给的不足，预防营养缺乏和降低发生某些慢性退行性疾病的危险性，例如，补充钙、镁、碘、铁、锌、硒、维生素 A、维生素 C、维生素 D、维生素 E、B 族维生素、β-胡萝卜素、叶酸、氨基酸、膳食纤维等营养物质的保健食品。

第二代保健产品必须经过动物和人体试验，证明具有某项生理调节功能。目前经审批合格的保健食品中这类产品在市场上占绝大多数。

第三代保健产品是指产品不仅需要经过动物实验和人体临床试验来证明其具有某项生理调节功能，还需要进一步明确是何种成分或功能因子具有该项保健功能，明确该因子的化学结构、含量、作用机制和在食品中的稳定形态。我国目前此类产品较少，欧美、日本等都在大力开发第三代保健产品。目前，我国大多数保健食品属于第一代或第二代产品，第三代保健产品仅占不到 10%。

二、保健食品的安全性问题

保健食品不是药品,它通过缓慢调节机体生理功能,促进机体内有毒有害物质分解代谢和排泄,改善各种营养素平衡,从而帮助机体恢复正常状态,增强机体对应急状态的适应能力。因此,保健食品需要长期服用,且不能取代药品。不同功能类型的保健食品有特定受众,主要针对亚健康人群,比如免疫力低下、高血糖、高血脂、高血压、失眠等类型的人群,服用后效果可能会比正常人群服用效果好;而体内维生素不缺乏的人群,在服用维生素强化剂后,反而有可能导致脂溶性维生素中毒。所以保健食品不是所有人都能服用,也不是服用后都会有很好的效果。具有良好生活饮食作息习惯的亚健康人群,服用后,效果会更好。但"三高"(高血压、高血糖、高血脂)患者、酗酒者、消化功能紊乱者、肥胖者等人群,如果平时不注意饮食,一如既往地暴饮暴食,即使吃再多的保健食品,效果也显现不出来。

至于保健食品长期服用后的效果判定,在自身生活饮食作息习惯以及身体生理功能无重大变化的前提下,服用者可以通过自身客观感觉,或者通过仪器的检测,对部分功能性指标进行长期的监测,例如血糖血脂值、肝功能指标、免疫球蛋白指标等,这样也能对保健食品的有效性作出一个客观公正的判定。

但是,关于保健食品的问题媒体常有报道,其有效性和安全性常受到大众的质疑,保健食品遭遇前所未有的信任危机,目前我国保健食品在安全性方面存在的问题主要表现在以下几个方面。

(一)由于技术限制和管理漏洞所造成的保健食品本身的安全性问题

保健食品的安全性评价是一个需要逐渐完善的领域,目前我国在保健食品的安全性评价及监管方面都有很多局限性,甚至因为在保健食品申报注册过程中存在利益链,由此很可能造成一些被批准的保健食品事实上存在安全隐患的现象。

1. 保健食品的内源性毒性

保健食品中有很多产品含有中药组分,使用原料广泛,来源复杂,原料的品种也缺乏严格的质量标准,且相当一部分中草药含有毒性物质,相对而言中草药提取物纯度越高、功效越明显,其毒性就越大。理论上看,中药治疗是讲究辨证的,很多中药只适合特定人群服用,比如很多通便排毒类保健食品中会含有番泻叶这个成分,番泻叶为苦寒中药,可清热通便,适用于实热型便秘,而不适用于老年人虚证便秘、习惯性便秘。如果滥用保健食品,可能会产生比病症本身更严重的副作用。

2. 保健食品的外源性污染

保健食品外源性污染主要包括农药、化肥等的污染,例如:蜂蜜、蜂王浆中的抗生素问题;水产品中的汞、铅等重金属超标;禽蛋中的激素问题;生产、加工、储运过程中受到的污染,如微生物超标、添加剂不合格等。

3. 市售产品质量缺乏监管

由于市售产品质量缺乏监管,企业用于报批的送检产品与最终市场销售的定型产品可能不一致,造成产品营养素或功效成分含量不稳定,很可能导致实际产品功效低下或毒性过大等安全问题。

4. 新技术、新工艺、新资源加工与保健食品的安全性

新技术、新工艺、新资源在保健食品加工或原料生产中的应用越来越多,传统的安全性

评价方法难以全面检测其安全性，目前急需寻找新的评价方法，以确保保健食品的安全性。因此新技术、新工艺、新资源食品的安全性对消费者的接受程度有一定影响。

（二）由于保健食品生产经营企业行为失范尤其是夸大宣传所造成的安全性问题

一些保健食品生产或经营企业行为失范，甚至违法乱纪，尤其是在市场销售方面的违法宣传，以及在生产中的违法添加行为，给我国保健食品市场造成了很大的安全隐患。

1. 保健食品不实宣传问题十分严重

例如夸大保健食品功能；虚假宣传，夸大疗效；扩大适宜人群；使用绝对化语言；利用专家和消费者形象为产品功效作证明等。

2. 非法添加违禁用品时有发生

一些不法生产厂商，为了牟取暴利，在保健食品中添加一些化学药物以增加其功效，减肥类保健食品中此类现象尤为严重，减肥类保健食品中经常可以检出非法添加芬氟拉明、麻黄碱、依他尼酸、西布曲明等违法违禁药物。其余的非法添加案例还包括抗疲劳产品中添加枸橼酸西地那非（万艾可）、他达拉非（希爱力）；改善睡眠产品中添加地西泮（安定）、三唑仑；降糖产品中添加格列本脲（优降糖）、苯乙双胍（降糖灵）；等等。这些处方药的加入，使消费者在不知情的情况下容易摄入过量，不但不能保健身体，反而会危害健康。另外保健食品中的药食两用成分与非法添加的西药共同服用，也可能会引起不良反应。

3. 非法生产经营保健食品屡禁不止

例如盗用保健食品批文；冒用保健食品标志；普通食品按保健食品宣传；销售伪劣保健食品；擅自生产保健食品等。

三、保健食品的安全性评价内容

（一）安全性评价依据

1996年3月，卫生部《保健食品管理办法》规定了保健食品的标准、功能评价、审批程序和监督管理办法。1996年7月，卫生部发布的《保健食品功能学评价程序和检验方法》仅包含了12项功能检验及评价方法。2003年，卫生部《保健食品检验与评价技术规范》将功能学、毒理学、功效成分及卫生指标检验评价方法三者合一。2020年，根据《中华人民共和国食品安全法》，经与国家卫生健康委协商一致，市场监管总局又制定了《保健食品及其原料安全性毒理学检验与评价技术指导原则（2020年版）》等文件以规范保健食品管理。

（二）毒理学实验的主要项目

依据《食品安全国家标准 食品安全性毒理学评价程序》（现为GB 15193.1—2014）及《保健食品及其原料安全性毒理学检验与评价技术指导原则（2020年版）》等的相关评价程序和方法开展下列试验。

1. 急性经口毒性试验

了解受试物的急性毒性强度、性质和可能的靶器官，测定LD_{50}，为进一步进行毒性试验的剂量和毒性观察指标的选择提供依据，并根据LD_{50}进行急性毒性剂量分级。

2. 遗传毒性试验

了解受试物的遗传毒性以及筛查受试物的潜在致癌作用和致突变性。试验内容包括细菌回复突变试验、哺乳动物红细胞微核试验、哺乳动物骨髓细胞染色体畸变试验、小鼠精原细胞或精母细胞染色体畸变试验、体外哺乳动物细胞 *HGPRT* 基因突变试验、体外哺乳动物细胞 *TK* 基因突变试验、体外哺乳动物细胞染色体畸变试验、啮齿类动物显性致死试验、体外哺乳动物细胞 DNA 损伤修复（非程序性 DNA 合成）试验、果蝇伴性隐性致死试验。试验组合一般应遵循原核细胞与真核细胞、体内试验与体外试验相结合的原则，并包括不同的终点（诱导基因突变、染色体结构和数量变化），推荐下列遗传毒性试验组合。

组合一：细菌回复突变试验；哺乳动物红细胞微核试验或哺乳动物骨髓细胞染色体畸变试验；小鼠精原细胞或精母细胞染色体畸变试验或啮齿类动物显性致死试验。

组合二：细菌回复突变试验；哺乳动物红细胞微核试验或哺乳动物骨髓细胞染色体畸变试验；体外哺乳动物细胞染色体畸变试验或体外哺乳动物细胞 *TK* 基因突变试验。

根据受试物的特点也可用其他体外或体内测试替代推荐组合中的一个或多个体外或体内测试。

3. 28 天经口毒性试验

在急性毒性试验的基础上，进一步了解受试物毒作用性质、剂量-反应关系和可能的靶器官，得到 28 天经口无可见不良作用水平，初步评价受试物的安全性，并为下一步较长期毒性和慢性毒性试验剂量、观察指标、毒性终点的选择提供依据。

4. 90 天经口毒性试验

观察受试物以不同剂量水平经较长期喂养后对实验动物的毒作用性质、剂量-反应关系和靶器官，得到 90 天经口无可见不良作用水平，为慢性毒性试验剂量选择和初步制定人群安全接触限量标准提供科学依据。

5. 致畸试验

了解受试物是否具有致畸作用和发育毒性，并可得到致畸作用和发育毒性的无可见不良作用水平。

6. 生殖毒性试验和生殖发育毒性试验

了解受试物对实验动物繁殖（如性腺功能、发情周期、交配行为、妊娠、分娩、哺乳和断乳）及对子代发育的毒性。得到受试物的无可见不良作用水平，为初步制定人群安全接触限量标准提供科学依据。

7. 毒物代谢动力学试验

了解受试物在体内的吸收、分布和排泄速度等相关信息；为选择慢性毒性试验的合适实验动物种系提供依据；了解代谢产物的形成情况。

8. 慢性毒性试验

确定实验动物长期经口重复给予受试物引起的慢性毒效应，了解受试物剂量-反应关系和毒性作用靶器官，确定无可见不良作用水平和最低可见不良作用水平，为预测人群接触该受试物的慢性毒性作用及确定健康指导值提供依据。

9. 致癌试验

确定实验动物经口重复给予受试物引起的致癌效应，了解肿瘤发生率，靶器官、肿瘤性质、肿瘤发生时间和每只动物肿瘤发生数，为预测人群接触该受试物的致癌作用以及最终评定该受试物能否应用于食品提供依据。

10. 慢性毒性和致癌合并试验

了解经长期接触受试物后出现的毒性作用以及致癌作用；确定无可见不良作用水平，为受试物能否应用于食品的最终评价和制定健康指导值提供依据。

（三）毒性试验的选择

1. 保健食品原料

需要开展安全性毒理学检验与评价的保健食品原料，其试验的选择应参照新食品原料毒理学评价有关要求进行。

2. 保健食品

① 保健食品一般应进行急性经口毒性试验、三项遗传毒性试验和28天经口毒性试验。根据试验结果和目标人群决定是否增加90天经口毒性试验、致畸试验和生殖毒性试验、慢性毒性和致癌试验及毒物代谢动力学试验。

② 以普通食品为原料，仅采用物理粉碎或水提法等传统工艺生产，食用方法与传统食用方法相同，且原料推荐食用量为常规用量或符合国家相关食品用量规定的保健食品，原则上可不开展毒性试验。

③ 采用导致物质基础发生重大改变的非传统工艺生产的保健食品，应进行急性经口毒性试验、三项遗传毒性试验、90天经口毒性试验和致畸试验，必要时开展其他毒性试验。

（四）特定产品的毒理学设计要求

① 针对产品配方中含有人体必需营养素或已知存在安全问题的物质〔如某一过量摄入易产生安全问题的人体必需营养素（如维生素A、硒等）或已知存在安全问题的物质（如咖啡因等）〕的产品，在按其推荐量设计试验剂量时，如该物质的剂量达到已知的毒性作用剂量，在原有剂量设计的基础上，应考虑增设去除该物质或降低该物质剂量（如降至无可见不良作用水平）的受试物剂量组，以便对受试物中其他成分的毒性作用及该物质与其他成分的联合毒性作用做出评价。

② 推荐量较大的含乙醇的受试物，在按其推荐量设计试验剂量时，如超过动物最大灌胃容量，可以进行浓缩。乙醇浓度低于15%（V/V）的受试物，浓缩后应将乙醇恢复至受试物定型产品原来的浓度。乙醇浓度高于15%的受试物，浓缩后将乙醇浓度调整至15%，并将各剂量组的乙醇浓度调整到一致。不需要浓缩的受试物，其乙醇浓度高于15%时，应将各剂量组的乙醇浓度调整至15%。在调整受试物的乙醇浓度时，原则上应使用生产该受试物的酒基。

③ 针对适宜人群包括孕妇、乳母或儿童的产品，应特别关注是否存在生殖毒性和发育毒性，必要时还需检测某些神经毒性和免疫毒性指标。

④ 有特殊规定的保健食品，应按相关规定增加相应的试验，如含有益生菌、真菌等，应当按照《保健食品原料用菌种安全性检验与评价技术指导原则（2020年版）》开展相关试验。

（五）试验结果的判定与应用

1. 急性毒性试验

（1）原料：如LD_{50}小于人的推荐（可能）摄入量的100倍，一般应放弃将该受试物作为保健食品原料，不再继续进行其他毒理学试验。

（2）保健食品

① 如LD_{50}小于人的可能摄入量的100倍，则放弃将该受试物作为保健食品。如LD_{50}大于或等于100倍，则可考虑进入下一阶段毒理学试验。

② 如动物未出现死亡的剂量大于或等于10 g/（kg·bw）（涵盖人体推荐量的100倍），

则可进入下一阶段毒理学试验。

③ 对于人的可能摄入量较大和其他特殊原料的保健食品，如按最大耐受量法给予最大剂量后动物未出现死亡，也可进入下一阶段毒理学试验。

2. 遗传毒性试验

① 如三项试验均为阴性，则可继续进行下一步的毒性试验。

② 如遗传毒性试验组合中两项或以上试验阳性，则表示该受试物很可能具有遗传毒性和致癌作用，一般应放弃将该受试物应用于保健食品。

③ 如遗传毒性试验组合中一项试验为阳性，根据其遗传毒性终点，结合受试物的结构分析、化学反应性、生物利用度、代谢动力学、靶器官等资料综合分析，再选两项备选试验（至少一项为体内试验）。如再选的试验均为阴性，则可继续进行下一步的毒性试验；如其中有一项试验阳性，则应放弃将该受试物应用于保健食品。

3. 28 天经口毒性试验

对只需要进行急性毒性、遗传毒性和 28 天经口毒性试验的受试物，若试验未发现有明显毒性作用，综合其他各项试验结果可做出初步评价；若试验发现有明显毒性作用，尤其是存在剂量-反应关系时，应放弃将该受试物用于保健食品。

4. 90 天经口毒性试验

根据试验所得的无可见不良作用水平进行评价，原则是：①无可见不良作用水平小于或等于人的推荐（可能）摄入量的 100 倍者，毒性较强，应放弃将该受试物用于保健食品；②无可见不良作用水平大于 100 倍而小于 300 倍者，应进行慢性毒性试验；③无可见不良作用水平大于或等于 300 倍者则不必进行慢性毒性试验，可进行安全性评价。

5. 致畸试验

根据试验结果评价受试物是否为该实验动物的致畸物。若致畸试验结果阳性则不再继续进行生殖毒性试验和生殖发育毒性试验。在致畸试验中观察到的其他发育毒性，应结合 28 天和（或）90 天经口毒性试验结果进行评价，必要时进行生殖毒性试验和生殖发育毒性试验。

6. 生殖毒性试验和生殖发育毒性试验

根据试验所得的无可见不良作用水平进行评价，原则是：①无可见不良作用水平小于或等于人的推荐（可能）摄入量的 100 倍者毒性较强，应放弃将该受试物用于保健食品；②无可见不良作用水平大于 100 倍而小于 300 倍者，应进行慢性毒性试验；③无可见不良作用水平大于或等于 300 倍者，不必进行慢性毒性试验，可进行安全性评价。

7. 慢性毒性和致癌试验

根据慢性毒性试验所得的无可见不良作用水平进行评价的原则是：①无可见不良作用水平小于或等于人的推荐（可能）摄入量的 50 倍者，毒性较强，应放弃将该受试物用于保健食品；②无可见不良作用水平大于 50 倍而小于 100 倍者，经安全性评价后，决定该受试物可否用于保健食品；③无可见不良作用水平大于或等于 100 倍者，则可考虑允许应用于保健食品。

根据致癌试验所得的肿瘤发生率、潜伏期和多发性等进行致癌试验结果判定的原则是（凡符合下列情况之一，可认为致癌试验结果阳性。若存在剂量-反应关系，则判断阳性更可靠）：①肿瘤只发生在试验组动物，对照组中无肿瘤发生；②试验组与对照组动物均发生肿瘤，但试验组发生率高；③试验组动物中多发性肿瘤明显，对照组中无多发性肿瘤，或只是少数动物有多发性肿瘤；④试验组与对照组动物肿瘤发生率虽无明显差异，但试验组中发生时间较早。

致癌试验结果阳性者应放弃将该受试物用于保健食品。

（六）安全性综合评价时需要考虑的因素

1. 试验指标的统计学意义、生物学意义和毒理学意义

对于试验中某些指标的异常改变，应根据试验组与对照组指标是否有统计学差异、是否存在剂量-反应关系、同类指标结果的一致性、不同性别结果的一致性、与受试物声称的保健功能的关联以及本实验室的历史性对照值范围等，综合考虑指标差异有无生物学意义，并进一步判断是否具有毒理学意义。此外，如在受试物组发现某种在对照组没有发生的肿瘤，即使与对照组比较无统计学意义，仍要给予关注。

2. 人体推荐（可能）摄入量较大的受试物

一方面，若受试物掺入饲料的最大加入量（原则上最高不超过饲料的10%）或液体受试物经浓缩后仍达不到无可见不良作用水平为人体推荐（可能）摄入量的规定倍数时，综合其他毒性试验结果和实际人体食用或饮用量进行安全性评价。另一方面，应考虑给予受试物量过大时，可能通过影响营养素摄入量及其生物利用率，从而导致某些与受试物无关的毒理学表现。

3. 时间-效应关系

对由受试物引起的毒效应进行分析评价时，要考虑在同一剂量水平下毒效应随时间的变化情况。

4. 人群资料

由于存在着动物与人之间的物种差异，在评价保健食品及其原料的安全性时，应尽可能收集人群接触受试物后的反应资料。人体的毒物代谢动力学资料对于将动物实验结果推论到人体具有很重要的参考意义。

5. 动物毒性试验和体外试验资料

毒理学评价程序所列的各项动物毒性试验和体外试验系统是根据目前管理（法规）毒理学规定得到的重要资料，也是进行安全性评价的主要依据。结合其他来源于计算毒理学、体外试验或体内试验的相关资料，有助于更加全面地解释试验结果，做出科学的评价。

6. 不确定系数

不确定系数即安全系数。将动物毒性试验结果外推到人时，鉴于动物与人的物种和个体之间的生物学差异，不确定系数通常为100，但可根据受试物的原料来源、理化性质、毒性大小、代谢特点、蓄积性、接触的人群范围、保健食品及其原料中的使用量和人的可能摄入量、使用范围及功能等因素来综合确定其安全系数的大小。

7. 毒物代谢动力学试验的资料

毒物代谢动力学试验是对化学物质进行毒理学评价的一个重要方面，因为化学物质种类及剂量大小不同，在毒物代谢动力学方面的物种差别往往对毒性作用影响很大。在毒性试验中，原则上应尽量使用与人具有相同毒物代谢动力学或代谢模式的动物品系来进行试验。研究受试物在实验动物和人体内吸收、分布、排泄和生物转化方面的差别，对于将动物实验结果外推到人和降低不确定性具有重要意义。

（七）保健食品安全性的重新评价

由于保健食品不必在医生指导下食用，因此其安全性评价非常重要，是确保人群食用安全的前提。每一种保健食品必须有明确的配方和原料的质量要求，有明确的保健功能，还要有功效成分的含量以及功效成分的稳定性实验数据等，以保证食用产品安全性。对保健食品的安全性评价应严格按照《食品安全国家标准　食品安全性毒理学评价程序》进行。

安全性评价的依据不仅仅是安全性毒理学试验的结果，而且与当时的科学水平、技术条件以及社会经济、文化因素有关。因此，随着时间的推移，社会经济的发展和科学技术的进步，当对原料或产品的安全性研究有新的科学认识时，应结合产品上市后人群食用过程中发现的安全问题以及管理机构采取的与安全有关的管理措施，对产品的安全性进行重新评价。例如枸杞子、茯苓、香菇、桑椹、党参、猴头菇等传统中草药具有免疫调节功能，宁德山等人将以上常见的中草药作为原料经过不同的组方配比筛选出复方保健食品保健保本草菁萃，并根据保健食品检验与评价技术规范的有关要求，对其的安全性和增强免疫的功能进行了研究，以确保该保健食品使用的安全性；另有张悦等人对增加骨密度鹿骨片保健食品、冷京京等人对马鹿骨胶囊的安全性评价研究。

第二节　转基因食品的安全性评价

一、概述

（一）转基因食品的定义

转基因食品（genetically modified food，GMF）是指利用基因工程技术获得转基因生物品系，并以该转基因生物为直接食品或为原料加工生产的食品，即通过利用现代分子生物学技术将某些生物的基因转移到其他物种中去，改造它们的遗传物质，使动物、植物或微生物具备或增强某种特性，使其在性状、营养品质、消费品质等方面向人们所需要的目标转变，以达到降低生产成本、增加食品或食品原料产量或价值的目的，这种以改良动物、植物和微生物为食物或为原料加工生产的食品就是转基因食品。

（二）转基因食品的分类

1. 按受体生物或转基因食品来源分类

（1）**植物类转基因食品**：植物类转基因食品是指转基因植物产生的食物或利用转基因植物为原料生产的食品或食品添加剂。当前转基因食品以植物类转基因食品为主，占比达95％以上。同时，目前被批准上市的转基因食品也基本为植物类转基因食品，因此现阶段所说的转基因食品主要指的是植物类转基因食品。

国内外已研究开发并商品化生产的转基因植物品种主要有大豆、玉米、棉花、油菜、马铃薯、番茄、番木瓜、甜瓜、西葫芦、向日葵、胡萝卜、甜菜、甜椒、辣椒、芹菜、黄瓜、莴苣、豇豆等。

（2）**动物类转基因食品**：动物类转基因食品是指由转基因动物产生的食物或利用转基因动物为原料生产的食品或食品添加剂。转基因动物主要应用在医学治疗、疾病模型的构建、器官移植等方面，而用于食用的转基因动物主要是转生长素基因动物。食用转基因动物很难拿到安全批文，一方面是因为生长素的问题，另一方面是可能存在潜在的生态风险。如果转基因动物不慎逃逸到野外，与野生动物争夺食物和交配，不但会污染该物种的基因库，还可能导致非转基因野生动物类群的灭绝。2015 年，美国 FDA 批准了 AquaBounty 公司快速生长的转基因大西洋三文鱼的市场化运作，这是全球首例上市的转基因动物食品。普通三文鱼需要 30 个月才能成熟，转基因三文鱼只需 16～18 个月就可上餐桌，而且这些鱼全部是不育的雌性三倍体，从而有效避免了转基因三文鱼污染野生鱼基因的问题。开发这种转基因鱼的 AquaBounty 公司在 1995 年就向美国 FDA 提交了上市申请，但直到 2009 年才满足了 FDA 提出的所有要求，2010 年 FDA 给予其安全证书，2015 年才获批上市。

目前已开发的转基因动物包括高不饱和脂肪酸猪、快速生长的转基因鱼、高乳铁蛋白奶牛等，但就目前而言，动物类转基因食品的产业化应用还有待时日。

（3）**微生物类转基因食品**：微生物类转基因食品是指由转基因微生物产生的食物或利用转基因微生物生产的食品或食品添加剂。

目前国内外已研究开发并商品化生产的微生物类转基因食品主要是基因改造的食用菌和食品工程菌以及用这些微生物生产的酶制剂等食品添加剂。例如，生产奶酪的凝乳酶，以往只能从杀死的小牛的胃中才能取出，现在利用转基因微生物已能够使凝乳酶在体外大量产生，避免了小牛的无辜死亡，也降低了生产成本，据估计美国超过 2/3 的奶酪在生产过程中使用了这种凝乳酶。除此之外，由这类转基因微生物加工而成的面包、酒精饮料等均属于微生物类转基因食品。

（4）**特殊转基因食品**：转基因食品能否提供人类特殊的营养或辅助治疗人类的疾病是科学界关注的一个重要领域，许多科学家在开展这方面的研究，如科学家利用生物工程，将普通的蔬菜、水果、粮食等农作物的细胞作为载体，通过食用其果实或其他成分而启动保护性免疫反应，变成能预防疾病的神奇"疫苗食品"，即转基因植物疫苗，使人们在品尝鲜果美味的同时，达到防病的目的。科学家培育出了一种能预防霍乱的苜蓿植物，用这种苜蓿来喂养小白鼠，可使小白鼠的抗病能力大大增强，而且这种霍乱抗原能经受胃酸的腐蚀而不被破坏，并能激发机体对霍乱的免疫能力。

除了"疫苗食品"以外，利用转基因动植物作为生物反应器生产的药用蛋白也属于此类特殊的转基因食品。目前，利用动物反应器生产的人血红蛋白、胰蛋白酶抑制因子、人乳蛋白等药用蛋白在疾病的治疗方面发挥了巨大的作用。

2. 按产品功能分类

（1）**环境适应类转基因食品**：环境适应类转基因食品是指通过基因工程技术改造获得的具有耐除草剂、抗虫、抗真菌、抗重金属、抗病毒或致病菌、抗旱、抗盐碱或抗霜冻等特性的农业生物产品及以该产品为原料加工生产的食品或食品添加剂。这类产品又称第一代转基因食品，目前绝大多数转基因食品都属此类，其中耐除草剂和抗虫产品所占的比例最大，例如转 5-烯醇丙酮酰莽草酸-3-磷酸合酶（EPSPS）基因抗除草剂大豆和转 *Bt* 基因的抗虫玉米。

（2）**复合性状转基因食品**：复合性状转基因食品是指在一种生物中转化了两个或两个以上目的基因并获得各自生物学性状的农业生物产品及以该产品为原料加工生产的食品或食品添加剂，如抗虫耐除草剂玉米、抗虫抗病大豆等。目前这类转基因产品的市场份额在逐年增加，该类转基因食品又被称为第二代转基因食品。

（3）**品质改良类转基因食品**：品质改良类转基因食品是指通过基因工程技术改造获得的具有改变营养成分种类、含量及配比，抗腐败，改善风味、外观或增加保健功能等特性的农业生物产品及以该产品为原料加工生产的食品或食品添加剂，该类转基因食品又称第三代转基因食品，如富含胡萝卜素的"黄金大米"、高赖氨酸玉米、防褐变的马铃薯、延熟保鲜的番茄等。

二、转基因食品的安全性

自然界存在的物种是经过亿万年的进化和优胜劣汰的自然选择而存留下来的。转基因技术打破了物种间基因转移的天然屏障，打破了自然遗传法则，因而其安全问题争议不断，随着转基因作物种类和种植面积的增加，关于其安全性的争议越来越激烈。

转基因食品主要有三个方面的安全问题。

（一）环境安全性

外来生物入侵，这是一个传统的生态危害问题。转基因生物环境安全性评价的核心问题是转基因生物是否会将所转基因再转移到其他生物中（即基因漂移），影响生物的遗传多样性，打破原有生物种群的动态平衡，破坏生态环境；其次是对靶标生物物种进化的影响。

1. 生物入侵的可能性

转基因作物作为外来物种，对新环境来说是一种入侵，会使生物多样性受到威胁，引起生物数量的剧减，甚至会导致原有物种灭绝，致使生物多样性的丧失。例如1997年抗虫的转基因棉花在中国的商业化种植，成功化解了棉铃虫危机，但如今盘桓不去的是盲蝽蟓，一种肉眼几乎看不到的、全身闪耀着绿色金属光泽的小虫子，它会用口器吸取棉花幼苗的汁液，如不加以防治，收成损失将高达30%～50%。研究人员花了12年追踪观察我国华北地区商业化种植的Bt棉花（转 Bt 基因抗虫棉），研究结果表明，Bt棉花的大面积种植有效遏止了棉铃虫的蔓延传播，使化学农药使用量显著降低，但却给盲蝽蟓的种群增长提供了温床，致其暴发成灾，而同样受盲蝽蟓虫害冲击的，还有梨、枣等多种作物。

2. 转基因作物对非目标生物的危害

如果转基因作物的外源基因向野生亲缘种转移，就会污染到整个种子资源基因库，对生态系统及生态过程产生影响。例如1997年人们在玉米的原产地——墨西哥山区的野生玉米内检测到转基因成分，但转基因玉米的栽培地却是在离山区几百里之遥的美国境内；较著名的还有美国的星联玉米（Starlink corn）事件，该种玉米是1998年美国环保局批准商业化生产的，当时是批准可用于动物性饲料，而非用于人食用，因为其对人体有致敏性，食用可能会产生皮疹、腹泻等症状，但是在2000年时，在市场上30多种玉米食品中发现了这种玉米的成分，因此美国政府下令把所有的这种转基因玉米回收。

3. 抗生素抗性基因的水平转移可能产生耐药菌株

抗生素抗性基因是目前转基因植物中常用的标记基因，与插入的目的基因一起转入目标作物中，用于帮助植物遗传转化筛选和鉴定转化的细胞、组织与再生植株。抗生素抗性基因有向微生物水平转移的可能，从而使有害微生物获得抗生素抗性。例如：2002年英国进行了转基因食品DNA的人体残留试验，7名做过大肠组织切除手术的志愿者食用了转基因大豆做的汉堡包以后，在他们的小肠肠道细菌里面检测到了转入的DNA基因残留。由于在转基因的时候是用抗生素抗性基因做标记的，所以有观点认为如果吃了含有这种标记基因的食物，可能会使肠道细菌或口腔细菌产生抗生素抗性，从而降低抗生素在临床治疗中的有效性。2009年2～3月，国际环保组织绿色和平分别在北京、上海、广州和深圳的易初莲花、华润万家和沃尔玛超市购买了木瓜样品，并送往独立的国际权威检测机构进行转基因成分检测。结果显示，各大超市所销售的国产木瓜无一例外，都是转基因木瓜，而且其中含有抗生素抗性基因，如卡那霉素抗性基因（*npt II*）和四环素抗性基因（*TetR*），它们分别对卡那霉素和四环素具有抗性。如果消费者长期食用这些木瓜，将对某些抗生素产生耐药性，从而使抗生素失效。抗生素抗性菌株的产生，可能导致抗生素无效而影响对人类感染性疾病的治疗。

4. 转基因作物本身成为杂草的可能性

由于导入了新的外源基因，转基因作物增强了生存竞争能力和繁殖能力，使其在生长势、越冬性、耐受性和种子产量等方面都强于亲本或野生种。若被推广种植，这些转基因作物被释放到自然环境中的可能性特别大，因其又具有野生植物没有的各种抗性，这些作物将会迅速成为新的优势种群，进而可能演变成农田杂草。例如美国和加拿大商业化种植了具有抗除草剂特性的转基因油菜，仅几年后，当地农田便发现了对多种除草剂（包括草甘膦、固杀草和保幼酮等）具有抗性的杂草化油菜植株。

5. 转基因作物野生亲缘种成为杂草或超级杂草的可能性

在自然生态条件下，有些转基因作物可能会以花粉、种子及营养器官为媒介将自身的外源基因转移到周围生长的非转基因作物及其野生亲缘种中，发生转基因逃逸，进而可能会对社会和生态环境产生难以预测的影响。转基因逃逸到非转基因植物中会产生转基因混杂，从而导致贸易争端。而具有自然选择优势的转基因（如抗除草剂和抗虫），一旦逃逸到野生植物群体中则可能增加其入侵性，导致无法预知的生态后果。例如，具有抗除草剂性状的转基因逃逸到作物的同种杂草植物中，可能会产生具有抗除草剂性状的杂草，变得难以控制，给农业生产造成严重威胁；如果传入的是强抗病虫害水平和抗旱水平的基因，就会出现抗病水平强、蔓生速度快的超级杂草，扰乱生态系统的平衡，而且这种污染不同于化学污染，它在合适的环境条件下能够扩增并永远存有。

6. 转基因作物可能产生新的病毒或疾病

用含有病毒颗粒的植物工程体提升作物抗性的技术，很可能会导致环境中出现新的病毒，而表达药物或杀虫剂的植物遗传工程体也可能会对其他非目标生物产生危害。如果毒蛋白能在蜜源植物中表达，则也许会引起蜜蜂等传粉昆虫和植物群落的崩溃，甚至有可能危及其他动物以及人畜的栖居环境和身体健康。

7. 其他一些不可预计的风险

例如 2015 年 7 月，美国麻省理工学院的系统生物学家 V. A. Shiva Ayyadurai 在《农业科学》发表的一项新的研究显示致癌物甲醛在转基因大豆中积蓄，同时发现细胞解毒所必需的抗氧化剂谷胱甘肽在转基因大豆中耗竭。随着时间的推移和技术的进步，还可能逐渐暴露或发现转基因作物存在的目前未知的风险。

（二）转基因食品的食用安全性

转基因食品的食用安全性问题就是外源基因的表达产物是否安全，主要包括表达蛋白的致敏性、毒性及抗生素抗性基因的安全性。

1. 产生过敏反应

在自然条件下存在许多过敏原。转基因作物通常插入特定的基因片段以表达特定的蛋白，而所表达的蛋白若是已知过敏原，则有可能引起过敏人群的不良反应。例如，为增加大豆含硫氨基酸的含量，1996 年有人尝试将巴西坚果中的 2S 清蛋白基因转入大豆中，而 2S 清蛋白具有致敏性，这导致原本没有致敏性的大豆使某些人群产生了过敏反应，最终该转基因大豆被禁止商品化生产。

2. 可能具有毒性

一些研究学者认为，对于基因的人工提炼和添加，可能在达到人们想达到的某些效果的同时，也增加和积聚了食物中原有的微量毒素。此外，抗虫作物残留的毒素和蛋白酶活性抑制剂可能对人畜健康有害，因为抗虫作物含有毒素和蛋白酶活性抑制剂的叶片、果实和种子等，既然能使咬食其叶片的昆虫的消化系统功能受到损害，就有对人畜产生类似伤害的可能性。外源基因可能使转基因生物体毒素增多，或者带来新的毒素，引起急性或慢性中毒。众所周知，不少传统食用植物含有少量的毒素，如芥酸、棉酚、茄碱、氢氰酸等，这些原有毒素的量在转基因食品中不应该增加，更不应该产生新的毒素，但这是难以预知的。

3. 营养成分可能发生变化

转基因食品营养成分的变化，可能导致人类的营养结构失衡。"第二代"转基因作物主要着眼于使食物更具营养价值或改变其营养特性。例如，几十年前研究人员已培育出以改善营养价值为目的的植物，产生了几乎不含有毒脂肪酸（芥酸）的油菜籽，这种油菜籽生产的油被称为无芥酸菜籽油。现在发达国家无芥酸菜籽油占食用油的比例很大。随着对食物功能和人体代谢了解的加深，现有的转基因技术将为更快速、精确地生产这类食品提供机会，但营养成分的变化是否会造成人类营养成分的失衡，需要长期观察并进行系统评价。

4. 抗营养因子

抗营养因子（antinutritional factors，ANF）是指对营养物质的消化、吸收和利用产生不利影响以及使人和动物产生不良反应的物质。从某种意义上讲，这些抗营养因子的存在是植物的一种自我保护机制，它在防止自身组织降解、生长调控、抗虫害等方面起着重要的调控保护作用，如大豆中就存在两类抗营养因子：①热不稳定性抗营养因子，如胰蛋白酶抑制因子、大豆凝集素、寡糖、脲酶以及抗维生素因子；②热稳定性抗营养因子，如大豆球蛋白、β-伴大豆球蛋白、异黄酮、单宁、植酸、皂苷等。而转基因食品的抗营养因子应该与其亲本一致。

三、我国对转基因食品的监管

世界卫生组织认为："目前尚未显示转基因食品批准国的广大民众食用转基因食品后对人体健康产生了任何影响。"经济合作与发展组织（OECD）、世界卫生组织（WHO）、联合国粮农组织（FAO）召开专家研讨会，得出"目前上市的所有转基因食品都是安全的"的结论。欧盟委员会历时 25 年，组织 500 多个独立科学团体参与了 130 多个科研项目，得到的结论表明："生物技术，特别是转基因技术，并不比传统育种技术危险。"

2014 年 6 月 30 日，中国农业部（现为中国农业农村部）官方网站发布信息，认为国际上关于转基因食品的安全性是有权威结论的，即通过安全评价、获得安全证书的转基因生物及其产品都是安全的；我国转基因生物安全管理法规遵循国际通行指南，并注重我国国情，能够保障人体健康和动植物、微生物安全以及生态环境安全。我国政府认为，提高食物产量，开发新的食物品种有着极为重要的政治意义和经济意义，对转基因作物予以积极支持和推广。

有些国家将转基因食品作为新资源食品严格管理，必须进行安全评价、登记、标签标示管理等。世界卫生组织（WHO）、联合国粮农组织（FAO）以及国际食品法典委员会（CAC）等有关国际组织十分关注转基因食品的使用安全问题，提出了供各国参照的管理措施。

我国政府十分重视农业转基因生物安全管理工作，坚持立法先行、有法可依、执法保障，已经形成了一整套适合我国国情并与国际惯例相衔接的法律法规、技术规程和管理体系，依法实施安全管理并取得显著成效：建立了转基因生物安全管理技术支撑体系；设立国家农业转基因生物安全委员会，负责转基因生物安全评价和开展转基因生物安全咨询工作；农业农村部负责制定农业转基因生物安全评价标准和技术规范，认定农业转基因生物技术检测机构；建立了转基因生物安全监管体系，国务院建立了由农业、科技、环保、卫生、食品药品、检验检疫等12个部门组成的农业转基因生物安全管理部际联席会议制度，负责研究和协调农业转基因生物安全管理工作中的重大问题，农业部（现中国农业农村部）设立了农业转基因生物安全管理办公室负责农业转基因生物安全评价管理工作，县级以上地方各级人民政府农业行政主管部门负责本行政区域内的农业转基因生物安全的监督管理工作，县级以上各级人民政府有关部门依照《食品安全法》的有关规定，负责转基因食品安全的监督管理工作。

（一）现行法律法规

2015年10月1日起施行的《食品安全法》为当前食品领域效力最高的法律。该法第151条规定："转基因食品和食盐的食品安全管理，本法未作规定的，适用其他法律、行政法规的规定。"《食品安全法》中涉及转基因的条款分别为第69条、第125条，对转基因的标识进行了规定，其余再无涉及条款。因此，针对转基因食品的专门监管有待其他法律法规的补充。

2001年5月，《农业转基因生物安全管理条例》公布施行，该条例是第一部专门的转基因生物安全监管法规，奠定了我国转基因食品安全监管的基础，是当前转基因食品安全监管的根本法律。该条例从研究、试验、生产、加工、经营和进口、出口活动等角度对转基因食品的相关活动进行了规定，明确了农业转基因生物安全管理部际联席会议制度，标志着我国对转基因食品的监管力度逐渐加大。2002年1月，农业部连续颁布了《农业转基因生物安全评价管理办法》《农业转基因生物进口安全管理办法》和《农业转基因生物标识管理办法》三个配套规章，标志着我国对农业转基因生物主要环节安全管理的法律体系基本建立。其对安全评价的范围和涉及对象进行了界定，规定必须从科学的角度出发，开展安全评价，实行分级分阶段管理。将转基因生物分为三大类，分别用于研究试验、生产和用作加工原料，对他们分别进行管理，并且对转基因食品的标识和罚则进行了规定。时至今日，《农业转基因生物安全管理条例》和三个配套规章仍是我国农业转基因生物领域的重要法规，和具有较高位阶的各个部门法以及其他相关的规定一起，构成了我国现行的转基因生物的基本管理制度。

2006年7月，《农业转基因生物加工审批办法》开始施行。该办法主要针对转基因生物的加工审批管理，即以具有活性的农业转基因生物为原料，生产农业转基因生物产品的活动；明确省级人民政府农业行政主管部门为《农业转基因生物加工许可证》的审核主管单位；对转基因生物的仓储和建档立案制度进行了规定。

2006年12月，卫生部颁布了《新资源食品管理办法》。该法第二条第四项规定：本办法规定的新资源食品包括因采用新工艺生产导致原有成分或者结构发生改变的食品原料。可见，转基因食品正是新资源食品。该法确定了转基因食品的安全性评价和审批制度，即采用危险性评估、实质等同等原则。但是对转基因的标识并没有过多的规定，因此涉及转基因食品的标识管理仍以《食品安全法》为准。

（二）我国转基因植物及其产品食用安全性评价的有关文件

我国与转基因产品食用安全性有关的文件有 NY/T 1101—2006《转基因植物及其产品食用安全性评价导则》《转基因植物安全评价指南》等，评价方法参考了国际上通用的评价原则。

《转基因植物及其产品食用安全性评价导则》是原农业部发布的行业标准，该标准规定了基因受体植物、基因供体生物、基因操作的安全性评价和转基因植物及其产品的毒理学评价、关键成分分析和营养学评价、外源化学物蓄积性评价、耐药性评价。转基因植物及其产品食用安全性评价原则：转基因植物及其产品的食用安全性评价应与传统对照物比较，其安全性可接受水平应与传统对照物一致；转基因植物及其产品的食用安全性评价采用危险性分析、实质等同和个案处理原则；随着科学技术发展和对转基因植物及其产品食用安全性认识的不断提高，应不断对转基因植物及其产品食用安全性进行重新评价和审核，包括受体植物的安全性评价、基因供体生物的安全性评价、基因操作的安全性评价、转基因植物及其产品的毒理学评价。

《转基因植物安全评价指南》按照个案分析原则，评价转基因植物与非转基因植物的相对安全性。传统非转基因对照物选择应遵循：无性繁殖的转基因植物，以非转基因植物亲本为对照物；有性繁殖的转基因植物，以遗传背景与转基因植物有可比性的非转基因植物为对照物。对照物与转基因植物的种植环境（时间和地点）应具有可比性。

四、转基因食品的安全性评价原则与内容

（一）对转基因食品进行安全性评价的原则

1991 年世界卫生组织（WHO）和粮农组织（FAO）联合召开了有关评价用生物技术生产的食品的安全性的专家咨询会议，会议一致认为：①这些新食品的安全性不次于现有用传统方法生产的同类食品；②在评价安全性时，应对每个食物作个案处理，并以传统食物作为对照；③尽可能不做长期动物经口毒性试验，而着重于评价新食物的成分及其分子生物学特征。

为了防止转基因作物对环境和人体造成不良影响，许多国家先后建立了符合本国实际的生物安全管理政策和评价体系。然而，各国政府现行的政策和所持的态度，更多地被归属为经济问题，而非科学界和公众所关注的环境生态安全和健康问题。农业转基因生物与传统生物在研究开发、品种培育以及生产技术等方面都有极大的差异，因而必然带来其特殊的食用安全方面的问题。现行的食品卫生标准和传统的食品安全性评价体系对转基因食品的安全性评价缺乏足够的针对性、特异性和敏感度，且各国缺乏对该问题的统一标准，但国际上对转基因食品的安全性评价基本遵循实质等同、逐步评价、个案评估、科学评价和重新评价等原则。

1. 逐步评价原则

转基因食品的安全性评价要遵循一个逐步的过程，这一过程涉及以下相关因素：新品种的描述、宿主植物及其被用于食品的描述、供体的描述、遗传修饰的描述和遗传修饰的特性。

转基因食品的研发和生产大国对转基因的管理都是分阶段审批的，在不同的阶段要解决的安全问题不同；其次转基因食品的不同转入目的基因可能存在的安全风险是分不同方面的，如表达蛋白质的毒性、致敏性、标记基因的毒性、抗营养因子或天然毒素等，就是某一

毒性的安全性评价也需要分步骤进行。安全性评价分阶段性地进行可以提高筛选效率，在最短的时间内发现可能存在的风险。

2. 个案评估原则

传统的毒理学实验和危险性评价步骤很难应用到所有转基因食物中，因此每例转基因食品都应该具体问题进行具体分析，包括重组 DNA 植物在内的食用植物的安全性评价均需要一个更加有针对性的方案。个案原则不是特别针对转基因食品的，但是转基因食品的安全性评价必须遵守个案分析的原则。因为转基因食品的研发是通过不同的技术路线，选择不同的供体、受体转入不同的目的基因，在相同的供体和受体中也会采用不同来源的目的基因，所以用个案原则分析和评价食品安全性可以最大限度地发现安全隐患，保障食品安全。此外，在按个案处理的基础上还需对引入物质的毒性经体内、体外研究加以评价。

3. 实质等同原则（转基因食品安全性评价的基本原则）

目前普遍公认的食用安全性评价的原则是经济合作与发展组织（OECD）1993 年提出的"实质等同性"（substantial equivalence）原则，本质上是运用实质等同性概念来形成一个涉及多学科的能用于安全性评价的方法，并考虑可能产生的预期和非预期变化。

实质等同性概念是转基因食品安全性评价过程中的关键，但实质等同本身并不是安全性评价，而是构建新食品相对于其传统对应物的安全性评价这一框架的起点。它为进一步的科学研究提供了一个有效的框架，在这一框架之下，任何安全评估都要求通过对已预想到的或未预想到的效果进行全面的分析，才能判断各种转基因食品和它们所对应的传统食品是否一样安全。但应当注意的是，通过这种方式进行的安全性评价并不意味着新产品的绝对安全。

实质等同的主要内容包含对转基因食品中的各种主要营养成分、主要的抗营养因子、毒性物质及致敏性成分等物质的种类与含量进行分析测定，并与对应的传统食品进行比较，若两者之间无差异，则认为转基因食品与传统食品在食用安全性方面具有实质等同性。如果转基因食物与其相对应的食品间有着特定性状的差异，则应该在传统食品长期安全食用的经验基础上考察这些特定性状的差异，并针对这些差异进行营养学、毒理学及免疫学的实验，但转基因食品与对应的传统食品不存在实质等同性并不意味着它就是不安全的。

以前没有食用过的食品中的蛋白质与食用过的食品中的蛋白质无相似性的情况下，可进行适宜的经口试验，应表明所表达的特性与可能对人体健康产生危害的供体的任何特性无关，要提供确保供体中编码已知毒素或抗营养素的基因不被转入到在正常情况下并不表达这些毒素或抗营养素的重组 DNA 植物中的信息，这在重组 DNA 植物与供体的加工方式不同时显得尤为重要，因为对供体生物的传统加工技术可能使毒素或抗营养素失活。

根据"实质等同性"原则，转基因食品安全性分成 3 个等级：Ⅰ级，转基因食品成分、营养价值、体内代谢途径及杂质水平与传统食品相同，或变异在已知的范围内，这类食品无须做进一步的分析评价；Ⅱ级，与传统食品极其相似，但产生或缺少某个成分或特性，对不同成分或特性应做进一步的分析评价；Ⅲ级，与传统食品既不相同也不相似，需要做广泛的营养学和毒理学评价。

安全性评价的目标可归结为新食品和与之比较的对应的传统食品同样安全，且营养价值也不低于该传统食品。然而，新的科学信息可能质疑最初的安全性评价，因此应该根据新的科学信息对安全性评价进行回顾。

实质等同性的概念目前已被许多国家所采用，并已经演化为一系列的决策系统，以指导监管当局对转基因食品在不同的评估阶段得出合理的结论。即便如此，这一概念还是没有得到所有人士的公认。例如 1999 年在《Nature》杂志发表的一篇文章就列举了实质等同性概念的种种局限，文章的核心观点是：转基因食品在化学上与传统食品相似并不能提供足够的证据表明其安全。实质等同性概念有利于转基因食品的生产厂商而并不有利于消费者，各国监管当局对实质等同性概念的态度已经成为转基因食品安全性评估程序进一步发展的障碍。转基因食品的安全性评估，最好是进行全面的生物学、毒理学、免疫学实验，而不仅仅是进行化学实验。

但目前还没有比实质等同性更好的评估体系。从实质等同性概念的提出到目前被欧美各国转基因食品监管当局采用，已经过去了几十年时间，在这段时间里，已经有众多产品经过了以实质等同性为原则的安全评估。中国每年进口数千万吨转基因大豆，目前还没有发现其对健康有副作用的证据。但麻省理工学院 V. A. Shiva Ayyadurai 博士发现的致癌物甲醛在转基因大豆中积蓄和谷胱甘肽在转基因大豆中耗竭，使"实质等同"原则遭质疑，转基因食品安全性评价标准陷入问题。

4. 科学评价原则

应当对生物技术本身带来的安全问题有正确、科学的认识，所有的试验都应有科学的试验设计，并且获得的数据应准确可靠。以科学的数据为评价依据，能够经得起历史的考验，这也是安全性评价必须遵守的基本原则。一个产品被批准上市一般需经 6～7 年的评估，各国政府和生物安全委员会正是本着这个原则，对转基因植物及其食品对人体健康和生态环境的安全性做出了实事求是的科学评价。总之，应及时完善评价的科学体系，这有助于转基因食品的安全性评价。

5. 重新评价原则

食品安全是一个相对的和动态的概念，随着整体科学技术的发展，现代医学、预防医学和现代食品工业技术的进步，消费者健康意识的不断提升，转基因食品的安全性评价也会随之发生变化，会对当时的一些认识和技术方法提出新的看法。今天认为安全的食品，明天也可能发现有不安全的因素。同样，今天认为不安全的食品成分，明天也可能会采用新的技术将其不安全成分剔除或可将其变为安全的成分。当对转基因食品食用安全性和营养质量的科学认识发生改变，或者转基因食品食用安全性和营养质量受到质疑，或有其他必要的原因时，都应当进行重新评估。

（二）转基因食品安全性评价的主要内容

转基因技术在遗传性状表达上似乎是成功的，但由于这项技术不具有排他性，同时可能存在一些未知的长远影响，包括导致食品营养品质的改变、产生潜在的毒素或过敏原、引入抗生素抗性、对农业可持续发展和环境的影响等。正因为转基因食品可能具有多种潜在的健康风险，所以必须对其进行严格的安全性评价。

转基因食品安全性评价是一项复杂、精细的综合性工作，包括转基因食品与传统对应物的比较，主要集中于异同点的测定。对整个转基因食品的安全性评价，既要考虑期望效应，又要考虑非期望效应，如果确定出与营养或安全问题相关的变化，应对这些变化进行进一步研究，以确定对人类健康的影响。评价的内容包括营养学评价、传统毒理学试验、致敏性试验、抗生素抗性基因评价、非期望效应评价等方面。

转基因食品安全性评价的内容包括以下几个方面。

1. 营养成分和抗营养因子

营养成分和抗营养因子是转基因食品安全性评价的重要组成部分。对转基因食品营养成分的评价主要针对蛋白质、碳水化合物、脂肪、纤维素、矿物质、维生素、水分等与人类健康密切相关的物质。除此之外，在评价时还应根据植物的特点选择抗营养因子进行检测与分析，因为机体摄入抗营养因子超过一定量时会影响对其他营养成分的吸收，甚至造成食物中毒。常见的抗营养因子主要包括植酸、蛋白酶抑制剂、棉酚、芥酸、硫代葡萄糖苷、凝集素、单宁等。

2. 毒性物质

对转基因食品的毒性评价主要包括对外源基因表达产物的毒性评价和对整个转基因食品的毒理学评价，二者通常结合进行。检测依据主要参照《食品安全国家标准　食品安全性毒理学评价程序》（GB 15193.1—2014）。

3. 过敏原

转基因食品的致敏性是一个突出的问题。转基因食品中含有新基因所表达的新蛋白，有些可能是致敏原，有些经胃肠道消化后的产物可能具有致敏性，因此转基因食品的致敏性评价研究日益受到人们的重视。转基因食品致敏性评价的主要内容包括：亲本作物和基因来源的历史；新引入蛋白质与已知致敏原的氨基酸序列的同源性；新引入蛋白质的免疫反应性；pH 或消化的作用；对热和加工的稳定性；引入蛋白质的表达水平的重要性。国内外对转基因食品致敏性评价方法的研究仍在进行，目前尚无权威的评价方法和程序。

4. 抗生素抗性基因

在安全性评价中要考虑抗生素抗性基因在人和动物肠道中转移以及在土壤中向微生物的潜在水平转移及后果。抗生素抗性基因安全性评价需要考虑的问题有：是否为人类治疗疾病的重要抗生素；使用的频率；是否口服；在治疗中是否不可替代；在细菌菌群中所呈现的对抗生素的抗性水平；存在选择压力时是否会发生变化；对人体的直接效应；抗生素抗性基因水平转入肠道上皮细胞或肠道微生物的潜在可能性；抗生素抗性基因水平转入环境微生物的潜在可能性；未预料的基因多效性。

5. 非期望效应

非期望效应指转基因食品可能产生的超过预期效应之外的变化，包括食品本身营养成分中出现的非期望效应和食用了转基因食品后的动物生理上的非期望变化。理论上，受体基因组的内源基因的结构和功能可能会因为受到外源基因的整合而发生突变，进而导致发生遗传或者表型特征的变化，包括转基因食品营养成分的改变、毒素的增多或者产生新的毒素、外源基因的插入产生新的致敏蛋白等。由于非期望效应的存在，单一地从某一个或某一类指标上评价转基因食品的安全性显然是不够客观的。通过非定向的检测方法，如功能基因组学、代谢组学等技术可以检测到转基因食品给动物在生理生化、代谢、免疫、毒理等综合指标上造成的非预期影响。尽管全球对转基因食品毒理学评价的研究日益成熟和完善，但在非期望效应评价上还存在不足。不确定的非期望效应对转基因食品的发展产生了一定的阻碍，大力推动功能基因组学、代谢组学和蛋白质组学等技术的发展并开发新的研究方法是大势所趋，对非期望效应的评价的完善必将进一步推动转基因食品的发展。

（三）转基因食品安全性评价的步骤

转基因食品安全性评价的步骤见图 10-1。

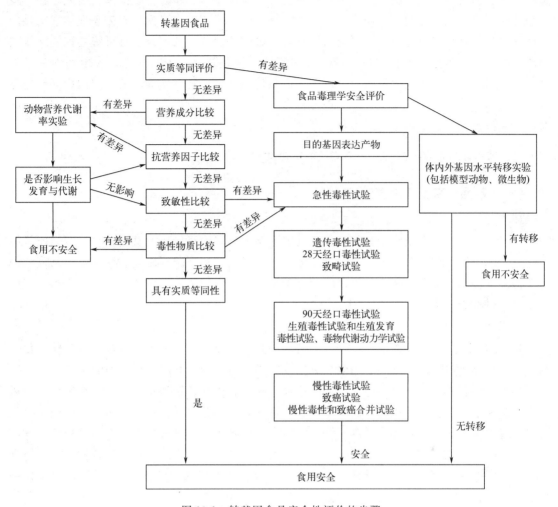

图 10-1　转基因食品安全性评价的步骤

第三节　能量与营养素过量的不良健康效应及其评价

一、概述

随着当今食物生产和供给能力不断增强，食物多样性和大众消费水平显著提升，同时由于膳食补充剂、营养强化食品和保健食品的消费增加，人群发生营养素过量的风险也显著上升。有研究显示，能量与营养素摄入过量可能与急、慢性中毒和多种慢性病（如癌症、心血管疾病、糖尿病等）的发生有密切关系。近年来，能量与营养素过量可能导致的不良健康效应得到了社会各界的广泛重视。

不良健康效应通常指生物机体出现形态、生理、生化、生长发育、生殖能力或寿命的改变，导致机体功能受损、对额外应激的代偿能力降低，且对其他损害的易感性增加的现象。营养素过量摄入可导致机体依次出现以下健康效应：①尚在稳态范围内、不产生不良效应的生化改变；②超出稳态范围、不产生不良效应的生化改变；③超出稳态范围、引起潜在不良作用的生化改变；④可观察到微小、可逆的不良效应；⑤明显、可逆的临床表现；⑥明显的临床表现、器官损害可逆；⑦不可逆的器官损害的临床表现。并不是所有可观察到的结构或功能上的改变都可作为不良健康效应，某些改变轻微且具有一定自限性，故生物学意义不大，一般来说④～⑦内发生的效应即可纳入风险评估之中，且一些营养素之间的相互作用是否可作为不良健康效应需要结合个例进行科学的判断。但需要注意的是，在④之前产生的改变也可能作为关键效应的生物标志物。

二、能量与营养素过量的不良健康效应

（一）能量和宏量营养素过量

1. 能量

碳水化合物、蛋白质和脂肪三大供能营养素摄入过多均可导致能量摄入增加。当能量摄入超过人体所需时便会转化为脂肪贮存在体内，造成超重和肥胖。研究证据显示，超重和肥胖使血液中甘油三酯和低密度脂蛋白胆固醇水平升高，增加了心脑血管疾病、癌症和 2 型糖尿病等疾病的患病风险。

2. 碳水化合物

对机体健康和慢性病的发展过程影响最大的是碳水化合物的种类和质量。简单碳水化合物包括在食品中添加的单糖和双糖以及天然存在于蜂蜜、糖浆和浓缩果汁中的单、双糖（不包含奶类中的乳糖）等，过量摄入会增加龋齿、超重和肥胖、2 型糖尿病等慢性疾病患病风险。复合碳水化合物包括淀粉和纤维素，谷物富含碳水化合物，在谷物精制加工过程中，仅淀粉没有发生变化，而大部分膳食纤维、维生素、矿物质等能显著改善谷类中淀粉所引发的生理反应的成分大多被去除，故目前一般推荐食用未经精制的含复合碳水化合物的全谷类食物。已证实适量食用全谷类食物可以降低冠心病及 2 型糖尿病的发病风险，并有利于控制体重。

3. 蛋白质

蛋白质含量高的食物（例如肉类）通常脂肪含量也不低，蛋白质摄入过多的同时往往也会导致动物脂肪或胆固醇的摄入较多，从而导致相应慢性病患病风险的增加。其次，蛋白质经胃肠道消化吸收后，通常在肝脏中进行转化，产生氨、尿素、肌苷等含氮物质并经肾脏排泄，蛋白质摄入过多会增加肝、肾负担，对人体产生不利影响，特别是患有糖尿病、肾炎、肾功能不全等疾病的人群，其肾脏受损的程度可能更为严重。此外，蛋白质摄入与钙、磷和骨代谢有关，蛋白质摄入不足或过量都可能破坏钙平衡并对骨组织中钙含量起负性调节作用。研究证据表明，高蛋白膳食可致尿钙排泄增加，可能使骨质疏松的风险增加。

4. 脂肪与脂肪酸

膳食脂肪酸包括饱和脂肪酸、单不饱和脂肪酸、多不饱和脂肪酸。目前用于预防慢性非传染性疾病的脂肪适宜摄入范围占总能量摄入的 20%～30%，其中饱和脂肪酸摄入过多是高脂血症、高胆固醇血症、动脉粥样硬化的风险因素，饱和脂肪酸的摄入比例应不超过总能量摄入的 10%，各类不饱和脂肪酸的比例也应保持在适宜范围。膳食脂肪酸在组成体内类二十烷酸类物质中起重要作用。有部分案例表明在大量食用富含 ω-3 脂肪酸的海产品后出血时间延长，初步证实是类二十烷酸类物质的抗凝作用所致。目前研究肯定了 ω-3 脂肪酸治疗

关节炎、预防冠心病等心血管疾病的作用，但不能排除随着脂肪酸不饱和程度的增加，机体过氧化状态随之增强而产生的安全问题。过量 ω-6 多不饱和脂肪酸（亚油酸）的摄入可能导致过氧化，会对炎症和免疫产生影响。且在不同脂肪酸的平衡方面，研究表明 ω-3、ω-6 脂肪酸在体内具有竞争性去饱和作用，如膳食中缺乏 α-亚麻酸或膳食中亚油酸过量，可致二十碳五烯酸（eicosapentaenoic acid，EPA）的产量增加，但很少或没有二十二碳六烯酸（docosahexaenoic acid，DHA）产生。反式脂肪酸是所有含有反式双键的不饱和脂肪酸的总称，来自氢化植物油的反式脂肪酸摄入过量可导致心血管疾病的发病率升高。

（二）脂溶性维生素过量

脂溶性维生素的短期大量摄入可能导致急性中毒，而由于其具有蓄积性，长期超量摄入可在体内蓄积导致相应的慢性中毒。在脂溶性维生素中，目前动物和人群研究均未发现膳食或补充剂来源的维生素 K 会导致机体的不良效应。

1. 维生素 A

视黄醇类物质在体内可长期蓄积，故过量维生素 A 可对机体产生毒性。成人一次或多次连续摄入其推荐摄入量（recommended nutrient intake，RNI）的 100 倍，或儿童摄入高于其 RNI 的 20 倍，即可能出现急性中毒症状，如腹痛、恶心、呕吐、眩晕、视物模糊、易激惹、头痛等症状，新生儿和婴儿可能出现严重皮疹、囟门突起、头痛、昏迷、死亡等。某些遗传因素可导致维生素 A 的严重不耐受，但具体的代谢缺陷机制尚未阐明。动物实验表明，维生素 A 急性摄入过多可引起大鼠、仓鼠、小鼠和犬的厌食、体重减轻、贫血甚至死亡。

目前已证实维生素 A 过量可导致出生缺陷，一般认为摄入维生素 A 超过 1 万 IU 即可致畸，最敏感的时期为器官形成期（早孕期）。维生素 A 过量引起的出生缺陷主要有颅面部畸形、中枢神经系统畸形、甲状腺和心脏畸形等。动物实验中观察到维生素 A 对大鼠、猴和兔的最低致畸剂量分别为 35000、6000 和 2500 μg RE（视黄醇当量）/(kg·d)。

动物实验发现自发性骨折是摄入含大剂量维生素 A 饲料的动物的普遍现象，即维生素 A 过量可导致骨矿物质丢失。有流行病学研究表明，当膳食视黄醇的摄入量大于 1500 μg/d 时，绝经后妇女髋骨骨折的发病率比膳食视黄醇摄入量为 500 μg/d 的群体增加一倍，也有研究提示慢性维生素 A 中毒可导致高钙血症。但也有大量研究未发现血液视黄醇浓度、维生素 A 摄入量增加或服用维生素 A 补充剂与骨矿物质丢失增加和骨质疏松性骨折的风险升高的相关性。故目前已有的人群横断面调查和病例对照研究资料尚不能得出一致的结论。但维生素 A 摄入量与骨骼健康之间可能具有潜在联系，应当密切关注。

另外，维生素 A 主要贮藏在肝脏中，维生素 A 过量还可能导致肝功能异常、肝脏纤维化、肝硬化等。有流行病学研究提示维生素 A 过量可能会增加心血管疾病的发病风险（队列研究中高血清视黄醇水平与心血管疾病风险升高相关）。

2. 维生素 D

维生素 D 中毒通常是由长期摄入维生素 D 补充剂或强化剂导致的。一般而言，儿童每天服用维生素 D 2 万～5 万 IU，连续数周或数月即可致中毒。维生素 D 过量可导致恶心、呕吐、腹泻、头痛、多尿、烦渴等症状。严重时血清钙、磷升高，并可造成动脉、心肌、肺、肾等软组织钙化，弥漫性骨矿物质丢失，定向能力障碍和肾结石等。如不及时治疗，严重维生素 D 中毒可导致死亡。在一些中毒病例中发现，维生素 D 中毒程度与机体钙营养状况有关。

3. 维生素 E

在脂溶性维生素中，维生素 E 的毒性较低。摄入高剂量维生素 E 的主要效应是抑制维生素 K 的吸收、提高抗血凝素的活性而干扰血液的正常凝固过程，导致出血倾向，故对于抗凝治疗的患者或维生素 K 缺乏的人群，不宜使用维生素 E 补充剂，如使用，需要监控体内维生素 K 的量以保证其正常的促凝血功能。

动物实验研究发现，大剂量维生素 E 可抑制动物生长、干扰甲状腺功能及在血液凝固过程中使肝中脂质水平增加。有少量临床研究提示摄入维生素 E 补充剂可能与心血管疾病风险升高有一定相关性。研究认为，当维生素 E 摄入剂量过高时可发生促氧化作用，其所造成的氧化应激可能增加了心血管疾病的发病风险。

（三）水溶性维生素过量

人体对水溶性维生素的吸收代谢及排泄有一定的调节机制，超过人体需要量的水溶性维生素可经泌尿系统排出体外，故水溶性维生素摄入过量导致的中毒相对较少。但部分水溶性维生素大剂量服用仍可产生一定的毒效应，在人体中观察到的水溶性维生素导致的不良效应通常与大剂量服用合成补充剂相关。

1. 维生素 C

一般认为，维生素 C 的毒性很小，但过量服用仍能产生一些副作用。主要因为维生素 C 在体内分解代谢的主要产物之一是草酸盐，过量摄取维生素 C 可能导致草酸盐经尿排泄量增加，草酸盐与钙结合可能会引起泌尿系统结石。此外，摄入过多维生素 C 还可能引起渗透性腹泻。

2. 维生素 B_6

维生素 B_6 的毒性相对较低，从食物中摄取大量的维生素 B_6 一般不会产生毒副作用，而长期大量服用维生素 B_6 补充剂则可能会引起不良反应，主要表现为感觉神经异常和光敏反应。也有研究提示，长期过量摄入维生素 B_6 可能引起血小板聚集和血栓形成，可出现恶心、头痛、眩晕、疲劳、视物模糊、月经过多等症状，还可能引起血栓性静脉炎、血清胆固醇升高及骨骼肌无力等。

3. 烟酸

烟酸对人体的毒性作用主要表现为服用烟酸补充剂以及临床上采用大剂量烟酸治疗高脂血症患者时所出现的副反应。口服 $30 \sim 100 \, mg/d$ 烟酸短时间即可产生血管舒张的相关症状，如颜面潮红、头晕眼花、皮肤瘙痒等，而烟酰胺不引起上述反应。长期口服大剂量烟酸（$3 \sim 9 \, g/d$）治疗高脂血症时会损伤肝脏，导致黄疸、血清转氨酶升高等，严重者出现暴发性肝炎、肝性脑病等。大剂量使用烟酰胺治疗高脂血症可能还伴随着胃肠道反应，如消化不良、腹泻、便秘、恶心和呕吐等。但这些不良效应均可随着剂量的降低或停药而缓解。

（四）常量元素过量

1. 钠

钠摄入过量是高血压发病的重要危险因素。钠过量的危害还包括加重肾脏负担、引起体内的钾流失、导致骨质疏松等。急性过量摄入食盐（$40 \, g$ 以上）可能引起急性中毒，表现为血压上升、水肿、血胆固醇升高等。

2. 钙

钙过量通常是由钙强化食品及钙补充剂摄入过多导致的。钙摄入过量致高钙血症，可能发生奶碱综合征；长期过量摄入钙可能增加钙在软组织中的沉积，导致软组织异常钙化，可能增加心血管疾病发生的风险；若钙与草酸、膳食纤维或蛋白质的摄入量均过高，则钙易与相应物质结合，导致泌尿系统结石形成；钙与一些矿物质存在相互作用，高钙可明显抑制铁、镁、磷的吸收利用。

3. 其他常量元素

磷：一般情况下不会由于膳食来源的磷导致磷摄入过量，肾功能异常的患者在临床上接受含磷酸盐的制剂时可能发生高磷血症，继而干扰钙吸收、增加骨质脱钙和骨质疏松以及软组织钙化的风险。

镁：正常人群一般不易发生镁中毒，肾功能不全等疾病患者可能出现高镁血症，急性中毒的症状主要为腹泻、恶心、胃肠痉挛等，继而影响骨骼肌和平滑肌，严重时可发生心脏传导阻滞而死亡。

钾：一般情况下不会由于膳食来源的钾导致钾摄入过量，肾功能不全的患者静脉输注含钾制剂可能导致高钾血症，是临床上常见的电解质紊乱之一，表现为消化系统、神经肌肉系统、心血管系统的不良病症。

氯：通常不会因为膳食摄入而导致氯过量，临床上的高氯血症通常也伴随着高钠。

（五）微量元素过量

1. 铁

人体没有主动将过多的铁排出体外的调节机制，导致铁排出能力有限，即人体铁负荷基本上由吸收来控制。造成铁过量的原因主要有两类：病理性铁过量，包括遗传性血红蛋白沉着症、胃肠道吸收调控受损以及需反复输血而造成过量铁的积累；摄入过多铁而导致的铁过量。

急性铁中毒常见于摄入大剂量治疗铁，或误服大量的铁补充剂的情况，局部症状主要由铁盐直接腐蚀胃黏膜而造成，中毒者可表现为呕吐、腹泻、消化道出血、急性肠坏死、休克甚至死亡等。由于过量铁可参与体内自由基的形成，慢性铁过量可能导致的不良效应包括肝脏病变、神经系统疾病、心血管疾病、糖尿病、免疫功能障碍等，但研究证据尚不确切。

2. 锌

成人一次性摄入 2 g 以上的锌即可能发生急性中毒，中毒症状主要表现为锌对胃肠道的直接刺激作用所导致的恶心、呕吐、腹痛、腹泻等。长期通过补充剂或静脉补充锌可发生慢性中毒，主要表现为贫血、免疫力下降、高密度脂蛋白胆固醇降低等。临床研究表明，长期大量服用硫酸锌，约有 15% 的患者会出现不良反应，表现为不同程度的胃肠道刺激症状，部分患者可出现口唇及四肢麻木，严重者可引起贫血、胃出血甚至胃穿孔；硫酸锌过量还可表现为中枢神经兴奋症状，致使睡眠时间不足或失眠。

另有动物实验发现，锌过量组动物食物利用率降低、生长迟缓、体重减轻，可见毛发变粗、色素不足、肺气肿、腹泻、关节炎、四肢麻木、流产、惊厥以至死亡等中毒表现。动物实验中还观察到锌过量可抑制机体的免疫功能，锌过量组大鼠胸腺、脾脏重量和胸腺指数等均明显低于适量锌对照组。锌过量还可使外周血白细胞数减少，使脾脏、胸腺和骨髓淋巴细胞增殖率下降。有动物实验表明锌过量还可对大鼠产生生殖系统毒性，也有研究提示锌过量可能有致畸效应，妊娠大鼠补充锌过量可导致仔鼠出现体重下降、毛发减少、贫血及骨骼畸形等发育异常。过量锌摄入也可干扰其他微量元素的吸收利用，尤其可影响铜的营养状态及功能发挥。

3. 铜

人体急性铜中毒较罕见，主要由摄入了被含铜容器污染的食物所致。急性中毒症状包括流涎、上腹疼痛、恶心、呕吐和腹泻。有报道显示每日通过饮水摄入剂量范围为 $2\sim32$ mg 的铜离子可导致一般胃肠刺激症状。研究显示，通过饮水摄入铜导致急性胃肠刺激的阈值大约为 4.8 mg/d（根据饮水中铜含量为 3 mg/L 及饮水摄入量为 1.6 L/d 得出）。

慢性铜中毒的主要表现为肝脏中铜蓄积，有报告提示慢性铜暴露可造成急性肝功能衰竭，但尚未得到流行病学研究证实。也有研究表明，慢性饮水铜暴露会导致儿童腹泻，长期摄入含铜自来水可产生胃肠道刺激。慢性铜中毒主要见于肝豆状核变性，肝豆状核变性是一种由于负责铜转运功能的 ATP 酶基因（已确认的超过 100 种）发生不同程度突变而引起的常染色体隐性遗传病，可产生铜蓄积，致使铜在肝脏、大脑和角膜蓄积，血浆铜蓝蛋白的分解、代谢和随胆汁排泄出现障碍，其表现包括肝脏、神经系统和眼部血清铜与铜蓝蛋白浓度降低，尿铜排泄增多。全球肝豆状核变性的发病率为 1/30000，而与其相关的杂合子和无症状的 ATP 酶突变基因携带者比例为 1/90。该病在得不到治疗的情况下，铜在大脑和肝脏蓄积，导致肝炎、溶血，最终发生肝衰竭。

印度儿童肝硬化（Indian childhood cirrhosis，ICC）是一种与肝脏铜过度蓄积相关的疾病。临床上 ICC 与肝豆状核变性不同之处在于其肝脏损伤发生较早，有独特的肝脏组织病理表现，而血清铜浓度正常或升高。ICC 的发生原因归结于使用含铜和黄铜容器煮牛乳并储存牛乳的习惯，而遗传倾向却仍然是许多 ICC 病例的重要因素。儿童铜中毒的风险较高，主要是由于高效吸收和胆汁排泄作用不成熟的协同作用所致。

4. 碘

急性大量摄入碘可引发急性碘中毒，主要表现为胃肠道刺激症状及神经系统症状，如恶心、呕吐和腹痛、腹泻甚至昏迷等。慢性碘过量常见于摄入含碘量高的药物（如胺碘酮等）或补碘不当和环境或食物碘过多的情况，主要慢性毒效应主要表现在甲状腺，碘过量摄入可导致促甲状腺激素和甲状腺激素（T3、T4）水平异常，从而增加甲状腺疾病发病风险。

（1）**甲状腺肿**：水源性高碘是造成高碘性甲状腺肿流行的主要原因之一。实验研究表明小鼠饮用高碘水可引起亲代的高碘性甲状腺肿，还可引起仔鼠的高碘性甲状腺肿。

（2）**甲状腺功能减退**：碘缺乏人群最常见的症状是出现甲状腺功能减退症。近年来国内外研究报道，碘摄入过量导致甲状腺功能减退症的发病率升高。碘摄入过多可抑制甲状腺过氧化物酶 mRNA 的表达，造成甲状腺激素合成降低。

（3）**甲状腺功能亢进（甲亢）**：高碘致甲亢通常与补碘前的碘营养状况有关。流行病学研究表明，碘缺乏地区人群补碘后，甲亢的发病率明显增高。如丹麦阿尔伯格地区属中度碘缺乏地区（尿碘中位数 53 μg/L），丹麦政府实行碘盐政策（碘盐浓度 13 mg/kg）后，甲亢发病率有所上升。对某地 10 万人群的毒性弥漫性甲状腺肿（Graves 病）的流行病学调查结果亦显示，碘摄入量增加为 Graves 病发生的危险因素之一。但应注意的是，碘缺乏人群在补碘后出现的甲亢通常是一过性的，与长期碘缺乏下形成的功能自主性结节相关。

（4）**甲状腺炎/甲状腺癌**：补碘导致的甲状腺炎发病率增加以及高碘地区自身免疫性甲状腺病（autoimmune thyroid disease，AITD）高发的现象屡有报道。动物体内试验显示，高碘饲料可加剧 AITD 动物模型的病变发展。我国一项 5 年前瞻性流行病学调查发现，碘超量和碘过量地区 AITD 的发病率呈不同程度增高；同时还发现高碘地区的甲状腺癌发病率显著高于甲状腺癌的国际平均发病水平，提示高碘摄入可能与甲状腺癌的发生有关。但目前尚无充分的证据证明碘过量与甲状腺癌发生的相关性。

此外，动物实验研究发现，高碘还可导致一定程度的胚胎发育毒性，如活胎平均身长较适宜碘组短、囟门闭合延迟以及张耳和睁眼时间滞后、骨骼畸形等发育异常。动物实验研究还发现，在仔鼠脑发育期，碘的过量摄入可使脑内乙酰胆碱酯酶活性升高，导致学习记忆能力障碍。水迷宫实验中，高碘组仔鼠较适宜碘组仔鼠穿越迷宫的时间延长，错误次数增多。高碘还可诱发豚鼠大脑皮质和海马细胞凋亡。有流行病学研究提示高碘区儿童平均智商明显低于对照区。但高碘引起的发育异常等的流行病学研究证据尚十分有限。

5. 硒

硒对人体的必需剂量和毒性剂量之间的范围很窄，故易因摄入过量而中毒。食物中硒的活性和毒性取决于硒的化学形式。不同价态硒的毒性依次为：天然有机硒＞硒酸盐（Se^{6+}）＞二价硒酸盐（Se^{4+}）＞硒化物（Se^{2-}）＞合成有机硒化合物，而元素硒相对无毒。不同形式硒导致的硒中毒机制可能也不一样，中毒机制可能涉及干扰硫代谢、催化巯基氧化和抑制蛋白质合成等。

动物摄入高剂量硒可产生明显的急性毒性，其症状主要表现为呼吸窘迫、运动失调、呕吐、腹痛、腹泻，甚至死亡。动物长期采食高硒植物或谷物（含量大于 30 mg/kg）可发生亚急性硒中毒，俗称蹒跚病和瞎撞病，主要表现为神经系统症状，最后可因神经麻痹、虚脱和呼吸衰竭而死亡。实验研究提示大鼠口服 0.6 mg/(kg·d) 亚硒酸钠，45 天即可发生白细胞数升高和明显的肝硬化。慢性硒中毒的主要症状为指甲变脆、头发或指甲脱落、胃肠道紊乱、皮疹、呼气有大蒜臭味以及神经系统异常等。实验研究还提示亚硒酸钠和硒酸钠可诱导外周血淋巴细胞染色体畸变，还可导致染色体形态不良和着丝粒早裂。采用体外胚胎培养术观察亚硒酸钠及硒酸钠对大鼠胚胎的毒性，发现两者均具有增加胚胎畸形率并抑制其生长的作用。用含亚硒酸钠的双蒸水饲养大鼠，结果显示高剂量硒可引起明显的胎盘损伤。

6. 氟

除了食物中的氟以外，饮水氟是人体过量摄入氟的重要来源之一。氟中毒主要影响骨骼、牙齿。氟对神经系统也有一定毒性，流行病学研究表明地方性氟中毒地区儿童智力发育水平低于正常对照区的儿童。

（1）**氟斑牙**：由于食物或饮水含氟量过高，氟损害牙釉质发育期牙胚的造釉细胞，影响牙齿的正常矿化过程，如果儿童在牙齿发育钙化期摄入氟过多，则易导致氟斑牙。氟斑牙多发于恒牙，牙面出现不透明斑块、粗糙或牙面呈黄褐色或黑色，还可出现牙缺损、牙釉质脱落等症状。氟斑牙是慢性氟中毒最先出现且较特征性的症状。

（2）**氟骨症**：氟骨症是指长期摄入过量氟化物引起氟中毒并累及骨组织的一种慢性侵袭性全身性骨病。体内过量的氟影响了正常钙、磷的代谢，如氟与钙结合形成氟化钙沉积于骨骼中导致骨硬化，进而导致血钙下降而引发甲状旁腺功能亢进症。氟骨症的临床症状包括腰腿关节疼痛、关节僵直、骨骼变形、骨折、骨硬化、骨软化症以及神经根、脊髓受压迫的症状。

7. 其他微量元素

铬的毒性与其化学价态相关，六价铬毒性最大，三价铬次之，金属铬通常不引起中毒。

食物中的铬均为三价铬。国际癌症研究机构（International Agency for Research on Cancer，IARC）已将六价铬列为"确认的人类致癌物"。

锰中毒通常是职业性吸入过量导致的，通过食物摄入锰而发生中毒的情况少见。长期全肠外营养、肾功能不全、肝功能障碍的临床患者可能出现锰中毒。锰过量主要导致神经系统毒性。

三、营养素过量的不良健康效应评价

营养素过量的不良健康效应是制定营养素可耐受最高摄入量的基础数据，也是营养素风险评估的必要步骤。

（一）营养素的体内稳态

与一般外源化学物不同的是，机体对营养素的缺乏或过量具有一定的稳态调节能力，即营养素在边缘缺乏或边缘过量的情况下，正常机体可发挥一定的调控作用，使各个器官或系统协调动作，维持机体内环境的相对稳定状态（如血钙、血锌等指标并不随着膳食摄入量的改变而明显变化），从而在一定的摄入量变化范围或时间期限内并不表现出营养素缺乏或过量的不良效应。但营养素的体内稳态是有一定程度的，当未采取相应的纠正措施、营养素缺乏或过量进一步发展的情况下，内环境的协调机制无法负荷，营养素稳态被打破，便会产生营养素缺乏或过量导致的不良健康效应的临床症状和体征。

营养素的稳态主要通过营养素的吸收、重吸收、再分布和再利用进行调节，如胃肠道对铁的吸收率随机体内储存铁（转铁蛋白饱和度等）的变化而有所变动，血钙水平可通过小肠吸收、骨沉积及释放、尿钙排泄及维生素 D 的活化来进行调节，水溶性维生素摄入过多则通过增多尿液排出等。体内相应的生物标志物可能对机体内营养素的稳态调节有一定指示作用，也可为营养素缺乏或过量的健康效应评估提供依据。

可用于营养素过量的健康效应评估的生物标志物应该是机体内可定量的生化、生理、行为或其他改变，并应尽可能对已明确的健康效应或疾病具有较明确的指示作用和生物学意义，即超出稳态范围的体内营养素负荷可作为不良健康效应的指示物。但要充分验证营养素不良健康效应的生物标志物的有效性和适用性，须阐明营养素的体内稳态及相应阶段的指示物，明确该生物标志物的作用机制并确定不良健康效应发生的过程及生物标志物在该过程中的变化，明确效应与标志物的因果关系等。此外，生物标志物还应具有一定的特异性和敏感性，且测量结果需稳定可重复。

虽然营养素体内稳态的生物标志物可对营养素过量的不良健康效应起到良好的指示作用，但目前通过验证的、与营养素摄入量具有明确相关性的生物标志物并不多，且应用时须考虑生物标志物对该营养素不同形式或长期短期摄入的不同指示性。

（二）营养素过量的不良健康效应资料来源和评价

营养素过量的不良健康效应评价有其复杂性和特殊性，主要包括以下几方面：①营养素缺乏和过量时均可能导致不良健康效应，即存在两条不同的摄入剂量-反应曲线，且两条曲线相互独立，具有不同的毒效应及作用机制，而外源化学物低于阈值的摄入一般不造成危害；②营养素及生物活性成分之间有相互作用，某营养素的过量摄入可能影响其他营养素的吸收、代谢、排泄和生物利用率等，如草酸盐、磷酸盐的摄入会抑制某些矿物质的吸收、利用，而抗坏血酸可促进它们的生物利用；③各营养素具有特定的、选择性的代谢途径，但可

由于该营养素的不同化学结构、摄入时间及同时摄入其他膳食成分的相互作用而影响其生物利用率，从而对机体表现出不同效应；④营养素缺乏或过量的剂量-反应关系通常难以获得；⑤在不同的年龄或生理状态下（婴儿、老年、妊娠、哺乳等），人体对营养素过量的不良效应的敏感性甚至毒性症状会发生变化；⑥营养素的吸收、利用和排泄能力受个体本体特征及其营养和健康状况的影响，且并非所有营养素都有大量的人群摄入资料，目前居民营养素总摄入量（包括食物、强化食品和营养素补充剂）的资料较为有限。

1. 资料来源及数据质量评价

循证营养学将循证医学的原则和方法应用于营养学研究，其核心仍然是充分利用现有的文献资料，系统收集和评估最佳证据，以利用营养相关政策和指南及营养干预的有效实验。故在制定营养素可耐受最高摄入量（tolerable upper intake level，UL）时，需要采用证据权重的方法来进行营养素过量的不良健康效应的描述。WHO营养素风险评估专家小组推荐系统综述为有效的证据权重方法。文献和资料的收集、评价及使用原则可简述为以下几个步骤：①首先纳入相关的Meta分析和系统综述进行分析，也可根据所收集到的资料用Meta分析和系统综述的方法进行分析；②优先选用设计合理实施良好的人群随机对照试验（randomized controlled trial，RCT）和队列研究；③如果缺乏随机对照试验和队列研究，可酌情采用其他人体（临床）试食研究、观察性研究、病例对照研究；④在所研究效应缺乏相应的人体研究的情况，可以考虑设计合理（阳性及阴性对照、剂量设计合理、数据可信、实验结果包括剂量-反应关系等）的动物实验研究；⑤体外细胞研究和其他动物实验可提供相应的背景信息和作用机制等资料。

采用循证营养学的原则和方法进行营养素的不良健康效应识别是目前最科学的方法，其基本要求和原则包括以下几点：①研究主题明确，以确定系统综述证据收集的标准；②形成因果关系的假设，如果某一营养素过量的危害已知，则研究主题为营养素摄入与该已知危害，如危害未知，则首先应收集范围较广泛的文献以大致锁定危害；③严格遵守循证的原则，在确立纳入标准后，仅分析符合纳入标准的研究，不应考虑与研究主题不符或不符合纳入标准的研究，与研究主题相关但不符合纳入标准的研究可作为背景信息而不作为证据进行分析，如果研究者认为一项不符合纳入标准的研究极为重要应作为证据进行分析，则应相应更改研究主题或文献纳入标准进行文献再搜集和再分析；④符合研究主题和纳入标准的文献具体信息应充分纳入并分析，包括研究设计、研究对象（人群、动物）、研究对象特征、研究方法的质量及质量评价标准、对目标人群的适用性、研究效应量及证据的不确定性；⑤在数据足够的情况下，应进行敏感性分析检验相关效应，并在数据适宜的情况下进行定量分析（亚组Meta分析或Meta回归分析）。

在数据收集整理时，如果所研究营养素过量的不良健康效应已得到各权威组织的公认，则应注意收集近期相关研究进一步对该效应的剂量-反应关系进行确认，并减少其不确定性。如有研究提示新的不良健康效应或有对已明确的不良健康效应的更新的机制研究，则应注意检索查阅其他最新的相关资料。

（1）**人群资料**：就人群研究而言，营养素过量的不良健康效应的复杂性包括以下几方面：①营养素的吸收、代谢及排泄能力受个体生理特征及其营养和健康或疾病状态的影响；②营养素过量的评估须考虑不同人群的差异（年龄、性别、生理特征、膳食习惯等），如孕妇、儿童可能对某些营养素的作用特别敏感；③关于人群营养素总摄入量（包括食物、营养强化食品和营养素补充剂来源）的资料较为有限且难以获得，故目前营养素过量的不良健康効应评价的数据来源常不能只依靠人群研究，还需要结合动物实验。

营养素过量的人群资料通常较难获得。人群研究包括实验性研究（随机对照干预研究、交叉设计干预研究等）和观察性研究（前瞻性队列研究、回顾性队列研究、病例-对照研究以及案例报告等）。各类研究均有其优缺点，就证据等级而言，设计良好实施严谨的随机对照试验和前瞻性队列研究对不良健康效应的评估最为有效。通常对于药物或其他外源化学物，随机双盲安慰剂对照研究被认为是人体研究中证据等级最高的，研究期限较长的随机对照研究可提供较可靠的证据。但就营养素而言，受试物的化学结构、给予形式、给予方式及其膳食摄入等相关因素均须考虑在内，除给予受试物外，背景膳食来源的营养素摄入须重点考虑。但在观察性研究中，营养素的摄入量通常来源于膳食调查，调查结果通常是一个范围而不是一个确切的值，不同的膳食调查方法也会带来相应的不确定性。

在人群研究中用于营养素过量的不良健康效应评估的信息包括以下几个方面：①研究对象的年龄、性别、种族/民族、健康状况或疾病状态、样本量；②营养素的性质、营养素摄入的剂量、营养素摄入期限、膳食及其他来源（膳食补充剂、饮水等）的营养素摄入；③研究中所采用的营养素摄入评价方法；④研究的观察终点（研究期限、疾病发生或生物标志物的变化）、营养素摄入与观察终点的关系，关键不良健康效应；⑤其他，如效应量大小、混杂因素及不确定性的分析等。

根据所提取的人群研究信息评估其研究质量大致可将研究分为三类。第一类研究"偏倚小、结果可信"，即研究设计合理，研究对象、分组及营养素摄入量评估清晰、分析合理，效应终点检测合理，数据分析及结果报告清晰，无明显误差，失访描述清楚，无明显偏倚。第二类研究"有可疑偏倚，但不足以推翻结果"，即不完全符合第一类要求的研究，有一定缺陷但未造成重大偏倚，也可能由于研究缺乏相关信息而无法评价研究的局限性。第三类为"偏倚严重，可能推翻结果"，即在研究设计、数据分析或结果报告中有严重误差或不清晰的研究，包括缺乏大量关键信息的研究及存在人为误差的研究。

就营养素过量的流行病学研究而言，一项较全面的第一类研究的特点应主要包括以下几个方面：①前瞻性研究中进入队列的人员选择无偏倚；②队列的建立和追踪描述清晰；③营养摄入的评估采用经验证的膳食调查方案；④定量分析营养素摄入的种类和数量；⑤应用经验证的方法判定不良健康效应终点；⑥记录了相关药物及膳食补充剂的摄入；⑦失访人数少且属于随机失访；⑧随访期限较长，足够观察到所研究的不良健康效应；⑨数据分析方法（采用多变量校正方法等）有效且结果报告合理。

(2) 动物实验：动物实验结果通常是外源化学物的不良健康效应分析的重要数据来源，但就营养素过量而言，将动物实验研究和体外研究的结果推导到人类，相应的不确定性较外源化学物更大。除了与外源化学物相似的高剂量的动物实验推导到低剂量的人体实际摄入所带来的不确定性外，还应注意营养素在动物和人体代谢及毒性机制可能不一致导致毒性症状的生理学意义不一，且过量引起不良健康效应的营养素剂量极可能会影响其他营养素的吸收代谢，从而产生相应毒性症状。但动物实验研究仍可为营养素过量的不良健康效应提供毒性作用机制、生物标志物、生物相关性及剂量-反应关系等有效信息。动物实验研究的质量评价也相当重要，大部分原则可参照人群研究的质量评价，但应注意所评估毒效应的种间差异、给予动物受试物的方式（人类摄入该营养素方式或所关注的摄入方式）及给予受试物时动物禁食的状态等。体外实验研究对于营养素过量的不良健康效应评估的意义更为有限，但在设计良好的情况下，也可提供关于毒性作用机制、靶器官分子通路等的相关信息。

2. 营养素过量的关键不良健康效应

营养素过量通常会导致一系列不良健康效应，而关键不良健康效应是指引起危害的最低摄入量水平所对应的不良健康效应。需注意的是，不同年龄、性别、生理状态的人群可能具有不同的关键不良健康效应。实际工作中，动物实验和人群研究可能会提示不同的关键不良健康效应，且根据人群研究和动物实验所推导出的具有保护性的最低剂量水平极有可能有所差异，只能根据研究质量及实际情况进行专业的评估和判定。如将动物实验的数据用于关键不良健康效应及可耐受最高摄入量的制定，应着重考虑在动物实验中观察到的不良效应与人类相关不良健康效应的相关性，同时考虑到实验动物的生长阶段和性别。在人群研究中，应注意到流行病学研究的质量等级，并应注重因果关系分析及其不确定性。如近年来流行病学研究提示过量铁摄入与 2 型糖尿病的发生风险有关，但国内外各机构对相关研究证据进行评价后，认为目前流行病学研究结果尚不一致，不能确定过量铁摄入与 2 型糖尿病的关联性，暂时不将该效应作为铁过量的关键不良健康效应，更不能在此效应的基础上制定相关健康指导值。

在某些情况下，文献分析过程中会锁定几个关键不良健康效应（有生物学意义的较低剂量水平），在这种情况下，建议分别分析相应的文献证据，针对有效的数据分别建立阈值，再权重比较各效应的生物学意义和证据强弱，从而最终确定采用的关键不良健康效应及其对应的阈值。在确定关键不良效应时，所参照研究中的营养素在不同食物中的生物利用度与吸收率，不同年龄、性别、生理阶段的人群对该营养素吸收和代谢的差异，由基因或其他因素导致的个体对该营养素反应的差异，以及特殊生命阶段暴露于该营养素的影响等相关文献均应纳入分析。

在确定及对关键不良健康效应进行剂量相关评估时应注意以下几点：不良健康效应的证据应主要建立在人群资料基础上；当所关注效应的真正效应终点（如心血管疾病的发生、发展等）不易直接测定时，研究必须使用经验证的有效生物标志物来评估；目标变量的变化应同时具有统计学意义和生物学意义。

四、营养素可耐受最高摄入量的制定

（一）营养素可耐受最高摄入量概述

营养素可耐受最高摄入量（tolerable upper intake level，UL）是基于该营养素过量可能导致的不良健康效应的评估所制定的可保护大部分人群的参考值。目前各个国家或组织在制定相应营养素推荐摄入量时均将 UL 的制定作为一个重要的部分。UL 的制定主要依据风险评估原则。

我国膳食营养素参考摄入量（dietary reference intakes，DRIs）是在每日膳食推荐营养素供给量（recommended daily allowance，RDA）基础上发展起来的一组每日平均膳食营养素摄入量的参考值，其中包括四项内容：平均需要量（estimated average requirement，EAR）、推荐摄入量（recommended nutrient intake，RNI）、适宜摄入量（adequate intake，AI）和可耐受最高摄入量。营养素的最大安全摄入剂量常使用可耐受最高摄入量（UL）衡量，即只要平均每日摄入量低于 UL，对一般人群中的几乎所有健康个体都不至于产生有害效应。在大多数情况下，UL 值的制定应考虑到膳食、强化食品、补充剂和添加剂等各种来源的营养素的总和。由于某些天然存在于食物中的营养素形式与补充剂中的形式不同，而毒副作用主要与强化食品和补充剂中的营养素含量有关，故其 UL 值应着重考虑这些来源。

我国和美国食品与营养委员会（Food and Nutrition Board，US FNB）采用"可耐受最高摄入量（UL）"这一术语，英国维生素和矿物质专家委员会（Expert Group on Vitamins and Minerals，UK EVM）则对维生素和矿物质采用"最高安全限量（safe upper limit，SUL）"的术语，这两者含义是类似的。国际营养素补充剂学会联盟（The International Aliance of Dietary/Food Supplement Associations，IADSA）强调服用营养素补充剂（而不仅是所有来源的总摄入量）有关的数据及其重要性，并由此推荐了服用营养素补充剂的维生素矿物质最高剂量，用于指导正常膳食的健康成人摄入维生素矿物质补充剂的安全剂量。

对宏量营养素而言，涉及可耐受最高摄入量的还包括宏量营养素可接受范围（acceptable macronutrient distribution range，AMDR）这一概念。AMDR 是为预防产能营养素缺乏，同时降低慢性病风险而提出的三大宏量营养素每日摄入量的下限和上限，即 AMDR 是指脂肪、蛋白质、碳水化合物理想的摄入量范围，该范围可以满足这些必需营养素的需要，并有利于降低慢性病的发生风险。传统上 AMDR 常用占能量摄入量的百分比表示，当摄入量高于推荐的范围，其发生慢性病的风险会相应增加。

RDA 为较早的营养素推荐量指标，主要用于预防典型的营养素缺乏症状和体征的推荐摄入量，即确保正常发挥必需生理功能的营养素需要量。在以往风险评估及营养素过量的研究较缺乏的情况下，部分国家管理机构有时将 RDA 作为制定 UL 值的依据，即用简单数学的方法根据 RDA 的若干倍数来制定 UL 值。但目前营养科学界已达成共识，RDA 和 UL 是基于不同的健康效应和评价指标的，以 RDA 为依据的最高摄入量并不合理，缺乏科学性也无法达到保护作用，不能恰当地解决该维生素的安全性问题，UL 值须根据不同的方法体系来制定。2003 年国际食品法典营养和特殊食品法典委员会（Codex Committee on Nutrition and Foods for Special Dietary Uses，CCNFSDU）不再考虑根据 RDA 制定 UL。目前大多数国家或组织制定的营养素的 UL 值均是依据风险评估的方法与原则。

（二）营养素可耐受最高摄入量制定的风险评估模型

目前国际食品法典营养和特殊食品法典委员会（CCNFSDU）已明确提出营养素风险评估的原则，风险评估已成为制定大多数营养素 UL 方法的依据，虽然美国 FNB、欧盟食品科学委员会（Scientific Committee on Food，SCF）和英国 EVM 等组织推荐的营养素 UL 可能有所不同，但其采用的评估方法都是基于风险评估的原理，只是可能选择的不良健康效应的评估终点不一。值得注意的是，风险评估法不适用于尚未发现有不良健康效应的营养素及现有资料表明导致风险的摄入量水平与对健康有益的摄入量水平有重叠的营养素。

营养素过量风险评估的原则与外源化学物的风险评估方法类似，包括危害识别、危害特征描述（剂量-反应评估）、暴露评估、风险特征描述四个步骤，其中营养素的可耐受最高摄入量的建立主要集中在危害识别及危害特征描述阶段。

营养素 UL 值的制定应基于人体在不同暴露情况下发生不良健康效应的特征的评估结果，即应遵循风险评估中危害识别与危害特征描述的原则和步骤。WHO/FAO 营养物质风险评估技术小组在 2005 年即制定了《营养素及相关物质可耐受最高摄入量模型构建》的指南，建立 UL 值的关键步骤包括：①关键不良健康效应的确定及描述；②NOAEL、LOAEL 及基准摄入量（benchmark intake，BI）的推导；③确定相应的不确定系数；④对相应年龄/性别/生命阶段的人群制定 UL 值；⑤酌情将该 UL 值推导到其他年龄/性别/生命阶段的人群。

关键不良健康效应的剂量-反应关系的评估是建立一定年龄/性别/生命阶段人群 UL 值的关键步骤。营养素的 NOAEL 与 LOAEL 的定义和来源也与食品中外源化学物 NOAEL 及 LOAEL 的定义和推导过程一致。外源化学物的基线剂量（benchmark dose，BMD）是依据动物实验或人群研究中数据模拟相应的剂量-反应关系曲线，利用统计模型获得的可使化学毒物有害效应的发生率稍有升高（通常计量资料为 5%、计数资料为 10%）的剂量；与 BMD 的定义相对应，营养素的基准摄入量（benchmark intake，BI）为导致一定效应发生的具有统计学意义的营养素的阈剂量。BI 法使用数学模型对评估物质的剂量-反应关系曲线进行拟合，充分考虑了实验设计中所有剂量组及剂量-反应关系曲线斜率，弥补了 NOAEL/LOAEL 作为参考剂量的很多缺陷。人群流行病学调查和动物实验通常可获得 NOAEL 或 LOAEL 值，但数据质量要求更为严格的 BI 较难获得。在得到营养素过量的关键不良健康效应的参考剂量后，应结合案例具体分析，给出一个综合不确定系数并与相应的不良健康效应参考剂量（NOAEL、LOAEL 或 BI）相除，从而得出 UL 值。

推导营养素剂量-反应关系关键考虑点包括以下几方面：①获取导致不良健康效应的摄入水平与摄入期限的详细描述；②关注研究人群的样本量、基本特征、营养素摄入的形式/途径/频率、研究人群的膳食史相关信息；③注意观察性研究中营养素摄入量调查和评估的方法；④实验性研究中，尽可能计算总营养素摄入数据而不仅是给予量；⑤在数据适宜情况下，建议进行 Meta 分析。

由于营养素的特殊性，在营养素 UL 值的制定和推荐时应着重说明以下几点：①关键不良健康效应的性质（严重性、可逆性、是否有敏感亚人群）；②不良健康效应是否与营养素的摄入形式相关（如叶酸补充剂较膳食来源的叶酸风险大或已形成的维生素 A 较维生素 A 原风险高等）；③特定年龄/性别/生理状态人群（总膳食摄入或一定形式摄入）是否有同样的毒效应；④其他的风险人群（如营养不良、特殊疾病患者）的性质及其风险。无法建立 UL 值的情况下应解释原因（数据缺乏等），并描述结果的不确定性。

当需将针对某一特定人群制定的 UL 值推导到其他年龄、性别、生理状态的亚人群时，需要在充分理解相应人群的生理特征和代谢及不良健康效应的异同性的基础上进行。当儿童的 UL 值制定资料不足，需要从正常成人的 UL 值进行推导时，由于缺乏成年人与儿童的代谢、稳态、毒代动力学差异的相关数据，目前主要按相应的比例计算，包括按年龄组的体重比、按能量需求比（又称为代谢体重，$BW^{0.75}$）、按体表面积比（可按照体重计算，为 $BW^{0.66}$），比例中的体重均为该年龄性别组的参考体重。

① 按体重相比的公式如下：$UL_{儿童} = UL_{成人} \times (体重_{儿童} / 体重_{成人})$。

② 以体表面积相比的公式如下：$UL_{儿童} = UL_{成人} \times (体重_{儿童} / 体重_{成人})^{0.66}$。

③ 以能量需求相比的公式如下：$UL_{儿童} = UL_{成人} \times (体重_{儿童} / 体重_{成人})^{0.75}$。

在实际应用中，按体重相比的公式并没有考虑到基础代谢率及能量摄入等，仅以体重相比推算出的 UL 值通常较由体表面积或代谢体重推算出来的低，甚至可能低于儿童的营养素需求量，故通常不采用体重比，按体表面积或代谢体重更为合理。如果假设能量与营养素的代谢与利用相平行（如维生素 B_1 和维生素 B_2），则采用能量需求比更为合理，但实际上这种比例的方法仍没有考虑到营养素的稳态及在儿童生长期的需求等。能量需求比 $BW^{0.75}$ 也不适用于孕期妇女（能量代谢率较高）和老年人（体重及基础代谢率较低）。在实际应用时，针对不同的营养素，在推导 UL 时能否采用比例或者说选择哪一种比例均需要有科学的证据支撑。

（三）营养素过量的膳食暴露评估

膳食暴露评估是评估某一特定人群营养素过量风险的必要环节。膳食暴露评估主要任务是收集所关注人群的营养素/食物消费数据（包括日常膳食、营养素补充剂、营养强化食品，甚至饮水等）及食物营养成分含量数据估算出营养素摄入量。营养素的膳食摄入评估的方法与外源化学物暴露评估的方法类似，但需要注意根据评估目的合理选择膳食调查方法，并掌握各地膳食习惯，充分利用各国/地区的食物成分表数据等。营养素摄入评估应获得该地区人群营养素摄入量及其分布、营养素超过 UL 值的比例、导致营养素摄入过量的主要食物或膳食补充剂来源、营养素过量的主要人群等信息。

（四）营养素过量的风险特征描述及不确定性评估

在完成营养素的 UL 值制定和某特定地区某一特定人群的膳食暴露评估后，应对该地区人群的该营养素过量进行风险特征描述。膳食暴露评估和风险特征描述通常具有地区/人群特异性，即其结果不能推广应用于食物供应及/或膳食模式不同的其他地区/人群。

风险特征描述应包括的要点主要有以下几方面。①不良健康效应（尤其是关键不良健康效应）的性质（严重性、可逆性）；剂量-反应关系的性质、参考剂量的制定；与摄入量、数据推导等相关的不确定性并制定不确定系数；UL 值的推导。②营养素摄入量评估的方法；估计超出 UL 值的人群比例、平均膳食摄入及高水平摄入人群比例；确定高风险的亚人群；分析营养素摄入过量的主要来源，提出相应的保证营养素正常摄入的建议和措施。③为保护特定的亚人群，评估可能还需解决以下相关问题，如：如果某种食物中该营养素的强化水平增加，不同亚人群的营养素摄入量分布的变化情况及过量摄入的情况如何？或如果对营养素补充剂的营养素的含量设置限值，低水平摄入或/和敏感亚人群的营养素摄入量能否达到推荐量？

在不确定性评估中，对于外源化学物，从动物实验外推到人体时一般采用比较保守的不确定系数（uncertainty factors，UF），多数选择 100 的 UF（即 10 倍种属差异，10 倍个体变异），但就营养素的 UL 值而言，数据通常来源于人群，且就动物实验而言，这些既定值可能偏大。这些系数的使用可能导致所制定的 UL 低于或接近特定人群的某些营养素（如铁、锌、铜等矿物质）RNI。故目前主要对每种营养素进行个例分析，充分考虑来自研究对象、研究期限与数据质量等多方面的不确定因素选用 UF，如当数据资料质量较高，不良健康效应相对温和且可逆时，UF 可适当降低。一般来说，应考虑以下几种不确定性。①人群变异，即由研究人群推广到总人群的变异或种内变异；如果 NOAEL/LOAEL/BI 值来源于一个相对不敏感的人群，则应设立相应的不确定系数以保护较敏感人群。就外源化学物而言，通常选择 10 作为种内变异的不确定系数，但对某些营养素而言，10 可能偏高（如生育期妇女维生素 A 的 UL 值、儿童维生素 D 的 UL 值等）。②种间差异：由动物实验推导到人的不确定系数，考虑到动物与人的吸收、代谢及排泄等动力学差异及毒效应差异等，可能由代谢体重来推导较外源化学物默认的 10 更为妥当，但仍应根据实际情况（如不良效应的性质）来具体分析。③LOAEL 推导到 NOAEL 值通常是 1～10 之间，这部分不确定系数的确定应考虑到研究中的剂量-反应关系曲线，如有不同的营养素摄入量下导致的关键不良效应的数据，可考虑进行数据拟合以计算 BI 来替代 NOAEL 作为参考剂量。④研究时限：参考剂量来源的研究期限较短，不足以发生所关注的不良健康效应，应增加相应不确定系数，这部分的不确定系数对于有蓄积性的营养素（如脂溶性维生素）尤为重要。⑤研究质量：如人群研究质量较低（如样本量小、代表性不佳、研究终点效应测定误差等），应综合个案分析其研究质量来确定不确定系数。⑥研究对象：在个别情况下，特定年龄/性别/生理状态的人群的 UL 值不适用于该人群中的敏感亚人群，如人群中的特定营养状态人群等，需要在制定 UL 值时予以考虑或说明（如遗传性血红蛋白病患者铁摄入的 UL 值的制定）。⑦不良健康效应：所观察/评价的不良健康效应的生物学意义及效应的可逆性以及该营养素过量导致不良健康效应的机制。⑧营养素膳食摄入数据：研究是否纳入并分析讨论了营养素摄入的全部来源，干预研究也应考虑到除干预措施外是否纳入了膳食或其他来源的背景营养素摄入。⑨营养素不同形式以及在不同的膳食中其生物利用度的差异，包括食物来源与膳食补充剂、营养强化食品来源的营养素产生危害的差异。

（五） HOI/OSL 法

采用风险评估法制定营养素 UL 值的前提是该营养素或相关成分具有已知的不良效应、能得出 LOAEL/ NOAEL/BI 或其他毒性阈值。但有些营养素即使在最高的干预、使用或观察剂量下，都未观察到不良健康作用，如维生素 B_2、维生素 B_{12}、生物素等，但这不表示此类营养素无论多高剂量长期摄入都不会产生健康风险。就这类营养素而言，WHO/FAO 营养物质风险评估技术小组建议采用"观察到的最高摄入量（highest observed intake，HOI）"作为安全摄入的参考值，即现有充分数据表明，人群摄入量达到 HOI 前都未观察到不良健康效应。"观察到的安全水平（observed safe level，OSL）"与 HOI 含义相似，指有足够证据表明安全的最高摄入量。HOL/OSL 法适用于尚未发现有不良健康作用的营养素及"非传统营养素（包括叶黄素、番茄红素等植物化学物）"。需注意的是，HOI 和 OSL 并不意味着待评价物质在任何可能的摄入量水平都安全。HOI/OSL 法已用于维生素 B_2、一些生物活性成分（如肉碱、辅酶 Q_{10}、硫酸软骨素、氨基葡萄糖、肌酸、叶黄素和番茄红素）及牛磺酸、L-谷氨酰胺、L-精氨酸等的风险评估。

 本章小结

本章首先介绍了保健食品的安全性问题和安全性评价，着重介绍了保健食品安全性评价的主要试验项目、设计要求、试验结果的判定与应用及综合性评价时需要考虑的因素等；其次介绍了转基因食品的定义和分类、转基因食品的安全性问题，我国与转基因食品相关的法律法规以及我国转基因植物及其产品食用安全性评价的有关文件，并对转基因食品的安全性评价原则与内容进行了简述；最后介绍了能量与营养素过量的不良健康影响、营养素不良健康效应的评价和关键不良健康效应的选择、营养素可耐受最高摄入量制定的方法等。

◆ 思考题 ◆

1. 保健食品安全性评价的主要项目及试验结果判定。
2. 转基因食品安全性评价的主要内容有哪些？
3. 简述营养素可耐受最高摄入量的制定的原理和步骤。

➡ 参考文献

[1] 李宁，马良 . 食品毒理学 ［M］. 3 版 . 北京：中国农业大学出版社，2021.

［2］刘宁，沈明浩．食品毒理学［M］．北京：中国轻工业出版社，2007．

［3］张双庆．食品毒理学［M］．北京：中国轻工业出版社，2019．

［4］GB 16740—2014．食品安全国家标准　保健食品．

［5］张立实，李宁．食品毒理学［M］．北京：科学出版社，2017．

［6］赵兴绪．转基因食品生物技术及其安全评价［M］．北京：中国轻工业出版社，2009．

［7］NY/T 1101—2006．转基因植物及其产品食用安全性评价导则．

［8］方士英，张宝勇．食品毒理学基础［M］．北京：中国医药科技出版社，2019．

［9］郝梓萌，刘晓晨，孙德胜，等．转基因食品的安全性评价与管理［J］．食品安全导刊，2022（32）：156-158．

［10］宁德山，梁峰，赵宏伟，等．保健保本草菁萃安全性评价及对小鼠免疫功能影响研究［J］．中国现代中药，2022，24（12）：2422-2431．

［11］张悦，李珊珊，孙印石，等．增加骨密度鹿骨片保健食品的功能学和安全性评价［J］．特产研究，2023，45（6）：64-69．

［12］冷京京，涂伟，赵瑶，等．马鹿骨胶囊增加骨密度性能及安全性评价［J］．食品工业科技，2023，44（21）：379-385．

第十一章

新技术在食品毒理学中的应用

学习要求

掌握：定量结构-活性关系（QSAR）研究技术和交叉参照技术的步骤或程序；聚合酶链反应技术（PCR）的基本原理和类型；基因芯片、蛋白质芯片和微缩芯片实验室的原理；毒理基因组学的研究内容和研究方法。

熟悉：计算毒理学在环境化学品研究中的应用；PCR 技术在毒理学中的应用；生物芯片技术的原理和在毒理学中的应用；毒理基因组学在毒理学中的应用。

了解：细胞毒理学技术，肝脏、肾脏、肠道芯片，体外结肠菌群模拟技术以及模式生物和转基因动物在食品毒理学中的发展与应用。

案例讨论

用 AI 方法替代动物研究，以毒理基因组学为例

案例：动物研究是生物医学研究、医药产品开发和监管应用中的一个重要组成部分。毒理基因组学（toxicogenomics，TGx）将新兴的基因组学技术融入传统的动物模型中，在两个领域提供了前所未有的机会：根据单个基因活动推断毒性机制和根据基因表达谱开发安全性生物标志物。虽然体内的 TGx 对毒理学研究很有帮助，但在不同剂量和治疗持续时间的情况下，分析数千种化合物对动物的毒理学影响是不切实际的。全球正在努力实现毒理学和风险评估的现代化，为此开发了替代的毒性和风险评估方法，强调 3R 原则（refine，reduce 和 replace，即改进、减少和替代）。学界正在积极研究开发新的方法，如体外方法和计算方法，以取代或减少毒理学和风险评估中动物的使用。

案例分析：人工智能正在改变生物医学领域的格局。值得注意的是，各种基于深度学习的模型已在两个特定方向应用于毒理学，分别为预测模型和生成模型。毒理学的大部分研究都集中在预测模型上，例如卷积神经网络、深度神经网络、自动编码器等深度学习算法

已被应用于预测不同的毒理学任务（如药物性肝损伤和心脏毒性）。然而，与预测模型相比，生成模型具有独特的优势，可以在不进行动物研究的情况下产生数据。例如在新药发现和单细胞测序中，已经有一些使用生成对抗网络（GAN）等生成模型的工作。一种基于人工智能的方法，能够在不使用动物的情况下，从动物研究数据中生成 TGx 数据。这种 Tox-GAN 方法通过深度生成对抗网络，来生成涉及多种剂量和治疗时间的 TGx 的基因活性和表达图谱。

利用 Open Toxicogenomics Project-Genomics-Assisted Toxicity Evaluation System（Open TG-GATEs）的大鼠肝脏 TGx 数据，研究者发现 Tox-GAN 是一种有效的替代方法，无需使用动物，就可以生成与它们相应的真实基因表达图谱高度相似的转录组图谱。在推断毒性机制时，Tox-GAN 的结果与真实的基因表达数据在基因本体论（gene ontology）方面的一致性超过 96%。在生物标志物的开发中，研究者用一组真实的和生成的基因表达谱的研究，来挑战一个根据真实基因表达数据开发的肝坏死生物标志物。得出的结论是两者之间的预测性能没有区别。此外，研究进一步举例说明了 Tox-GAN 在基于化学结构的交叉参照（read-across）中的潜在效用。

案例评价：该研究使用的 Tox-GAN 模型是第一次尝试在不同的时间和剂量下生成体内转录组图谱，仅需提供化学结构即可完成。总的来说，Tox-GAN 在推断高质量的毒理学特征方面具有很大的前景，即使没有试验药物和动物治疗，也能推进现代化的毒理学范式。但预测性毒理学发展的挑战之一是用于机器学习模型开发的样本量有限。TGx 研究通常只包含几百个化合物，这可能不足以为现实世界的应用开发一个强大的模型。已经有一些初步的努力，探索使用从永生化细胞系产生的转录组图谱的可能性。

你的观点：简述你的观点。

发现问题：未来毒理学和风险评估的发展趋势是怎样的？

分析原因：人工智能应用于毒理学研究两个特定方向指的是什么？

解决办法：怎样解决毒理基因组学研究的困境？

第一节　计算毒理学技术

一、计算毒理学研究内容

计算毒理学是基于生物、化学、物理和计算科学等领域的知识和技术，从化学品的分子结构预测其毒性，并根据已知毒性的类似化合物的性质推断未知化合物毒性风险的新兴学科。相比传统毒理学研究，计算毒理学具有很多优势，包括：节约实验动物，符合伦理精神；在化学物质评价上，节约成本、提高效率；通过大规模的数据筛选，大大提高结果的准确率和可重复性；可以实现跨物种外推。计算毒理学研究主要通过计算模型进行，而计算机芯片是由硅材料（silicon）制成的，因此其通常也被称为"in silico 毒理学"。计算毒理学模型包括基于毒理学数据集开发的模型、研究分子间相互作用的分子建模、应用定量结构-活性关系（the quantitative structure-activity relationship，QSAR）的预测模型和交叉参照法（read-across）毒性预测模型等。

自 1963 年 Corwin Hansch 创立定量结构-活性关系学科以来，计算毒理学处于蓬勃发展状态。欧盟于 2006 年 12 月 18 日起生效的《关于化学品注册、评估、许可和限制规定》是第一个正式接受使用计算方法来评估化学品危害和风险的法规。而自 2014 年以来，随着国际人用药品注册技术协调会（The International Council for Harmonisation of Technical Requirements for Pharmaceuticals for Human Use，ICH）M7 指南的发布，美国食品药品管理局（FDA）、日本医药品医疗器械综合机构（Pharmaceuticals and Medical Devices Agency，PMDA）、欧洲药品管理局（EMA）和我国国家药品监督管理局（National Medical Products Administration，NMPA）等药品监管机构均允许使用计算方法预测 Ames 试验结果来初步评估药物杂质的潜在致突变性。此外，《有毒物质控制法案》（*Toxic Substances Control* Act，TSCA）将统计预测模型和专家审查作为整体毒性评估的一部分。计算毒理学可模拟体外和体内毒性测试，以最大限度地减少实验动物的使用，符合动物实验的替代、减少和改进（3R）原则，同时节省了实验的成本和时间，并完善了现有化合物的毒性预测和安全性评估信息。使用定性（量）结构-活性关系和交叉参照法等计算方法预测遗传毒性正受到各监管机构的支持。

（一）定量结构-活性关系研究技术

据估计，目前有超过 1.97 亿种化学物质被列入化学物质登记册（chemical abstracts service registry，CAS registry），而且这个数字正以每天增加数以千计的新物质的速度在增长，再考虑到它们在代谢或降解过程中产生的各种物质，数量太过庞大，难以用标准实验方法对其进行毒理学研究，因此通过非实验手段来模拟和预测两个或更多个分子间的行为就变得十分重要。定量结构-活性关系（QSAR）是最早被开发和发展的计算毒理学方法，它是一种借助分子的理化性质参数或结构参数，以数学和统计学手段定量研究有机小分子与生物大分子相互作用，有机小分子在生物体内吸收、分布、代谢、排泄等生理活动相关性质的方法。这种方法广泛应用于药物、农药、化学毒剂等生物活性分子的合理设计和食品中的安全性评价，具有计算量小、预测能力好等优点。美国 FDA 将 QSAR 规定为食品安全风险评估的辅助方法，用于进行物质的致癌性、诱变性及生殖发育毒性的预测。

QSAR 的研究程序包括以下四个主要步骤：①选择合适的待试数据资料，要求准确、可信；②从中选择合适的结构参数及欲研究的活性参数；③选择合适的方法建立活性参数与结构参数的定量关系模型；④模型检验，选择更优的分子结构参数或更佳的建模方法，优化模型，给出模型的适用约束和误差范围。

目前建立 QSAR 模型所用到的参数宏观上分为两大类：经验相关参数与理论计算参数。前者包括疏水性参数、电子效应参数与立体参数，后者包括分子的组成、分子拓扑参数及量子化学参数。QSAR 研究中使用了大量实验数据和统计分析方法，因此 QSAR 方法的预测能力很大程度上受到实验数据精度的限制。

（二）交叉参照技术

交叉参照基于化学物质性质的相似性，可以是化学结构相似和/或生物相似，从一种化学品的终点或测试信息（理化、毒理或生态毒理）定性或定量用于预测另一种化学品的同一毒性终点或信息。具有已知毒性终点信息的用于预测的化学物质通常称为"源"化学物质，而需要对其终点进行预测的化学物质称为"目标"化学物质。交叉参照包括类别法（category approach）和类似物法（analogue approach）。类似物法是一个目标化学物质和一个或少数几个源化学物质的交叉参照，而类别法是指根据源化学物质相似性和差异性进行分组的交叉参照。目标化学物质为感兴趣的化学物质，而源化学物质是指与目标化学物质相似的化学物质。相似性包括化学结构相似性和生物相似性等，如：共同的行为或一致的趋势、共同的官能团、共同的成分或化学类别、相似的碳原子数目范围、在整个类别中逐渐增加或恒定的改变、共同的反应起始物和/或分解产物、结构相似化学品等。相似性一般需要专家的科学判断，最常用的是化学结构相似性，也称为构效关系。生物相似性（如毒代动力学、毒效动力学和作用机制）能帮助提高交叉参照的置信度，减少不确定性。

不同组织和机构发表的工作流程中，交叉参照的步骤虽然没有完全相同，但是不管是化学相似性还是生物相似性，其逻辑基本一致。以 Pradeep 等提出的工作流程为例，交叉参照（类别法和类似物法）的步骤一般分为 7 步。①决策背景分析：确定交叉参照评估的具体目的，是用于优先排序、物质筛选，还是法规监管框架下的危害评估或风险评估。②分析缺失数据：确定和收集目标化学品已知的危害特性的信息和数据缺口的类型与数量，从而确定后续步骤的优先顺序。③相似性假设：对目标物质进行初步分析然后建立关于相似性的假设。这里包括了解所观察的效应的种类、靶器官的信息、作用机制的种类或毒代动力学信息，从而确定毒效应是否可能由目标化学物质或其（非生物、生物、代谢）转化的产物导致。④类似物识别：这是搜索目标化学物质的类似物的具体过程，相似性基本原理决定了如何进行搜索。如果是化学结构相似，则可以通过警示结构或化学类别的相似性进行搜索，也称为基于构效关系的交叉参照；如果基于生物相似性，则需要更多考虑作用机制或代谢的结果。⑤类似物评估：搜索了类似物后，关键步骤是评估这些类似物的有效性和相关性，包括结构、组成、物理和化学性质、反应性、代谢以及作用机制的相似性等，进一步评估初始类似物搜索中没有考虑的相似性。该步骤还需要评估源化学物质的实验数据的有效性，并判断它们在不同数据间和效应终点之间的作用的一致性。⑥填补缺失数据。⑦不确定性评估：不确定性评估有 2 种主要方法——专家判断或数据驱动。专家判断的方法依赖于领域科学家评估类似物及其相关数据的相关性，对不确定性的客观评估是提高预测准确性和法规接受度的关键。

（三）分子对接技术

分子对接（molecular docking）技术是分子模拟的重要方法之一，其本质是两个或多个分子之间的识别过程，其过程涉及了分子之间的空间匹配和能量匹配。分子对接方法允许在原子水平上预测小分子与蛋白质之间的结合模式，并使用评分函数来预测相互作用的强度，这使得我们能够表征小分子在靶蛋白结合位点的行为，并阐明其基本的生化过程。

分子对接的目的是使用计算方法预测配体-受体复合物结构。分子对接是将已知三维结构数据库中的分子逐一放在蛋白质的活性位点处，通过不断优化化合物的位置、构象、分子内部可旋转键的二面角和蛋白质的氨基酸残基侧链与骨架，寻找小分子化合物与靶标大分子作用的最佳构象，并预测其结合模式、亲和力和通过评分函数挑选出接近天然构象的与受体亲和力最佳的配体的一种理论模拟分子间作用的方法。对接过程涉及两个基本步骤：预测配体构象以及其在活性位点内的位置、取向及亲和力的评估。

分子对接的方法包括以下 3 种。①刚性对接（刚性配体和刚性受体对接）：在计算过程中，参与对接的分子构象不发生变化，仅改变分子的空间位置与姿态，刚性对接方法的简化程度最高，计算量相对较小，比较适合处理大分子之间的对接，如蛋白质和蛋白质间及蛋白质和核酸等大分子间的对接。②半柔性对接（柔性配体和刚性受体对接）：允许对接过程中小分子构象发生一定程度的变化，但通常会固定大分子的构象。另外小分子构象的调整也可能受到一定程度的限制，如固定某些非关键部位的键长、键角等，适合处理大分子和小分子间的对接。半柔性对接方法兼顾计算量与模型的预测能力，是应用比较广泛的对接方法之一。③柔性对接（柔性配体和柔性受体对接）：在对接过程中允许研究体系的构象发生自由变化，由于变量随着体系原子数的增加呈几何级数增长，因此柔性对接方法的计算量非常大，消耗计算时间很多，适合需要精确考察分子间识别的情况。

（四）分子动力学模拟

分子动力学（molecular dynamics，MD）模拟是一种基于经典牛顿力学方程的分子模拟方法，主要依靠计算机模拟分子、原子在一定时间内的运动状态，从而以动态观点考察系统随时间演化的行为。MD模拟通常用于研究生物系统中发生的复杂动态过程，包括蛋白稳定性、构象变化、蛋白质折叠、分子识别以及生物系统中的离子传输等。

分子动力学模拟的步骤如下。①确定起始构型：一般分子的起始构型主要来自实验数据或量子化学计算。在确定起始构型之后要赋予构成分子的各个原子速度，这一速度是根据玻尔兹曼分布随机生成的，由于速度的分布符合玻尔兹曼统计，因此在这个阶段，体系的温度是恒定的。另外，在随机生成各个原子的运动速度之后须进行调整，使得体系总体在各个方向上的动量之和为零，即保证体系没有平动位移。②进入平衡相：由上一步确定的分子组建平衡相，在构建平衡相的时候会对构型、温度等参数加以监控。③进入生产相：进入生产相之后体系中的分子和分子中的原子开始根据初始速度运动，可以想象其间会发生吸引、排斥乃至碰撞，这时就根据牛顿力学和预先给定的粒子间相互作用势来对各个粒子的运动轨迹进行计算，在这个过程中，体系总能量不变，但分子内部势能和动能不断相互转化，体系的温度从而也不断变化，在整个过程中，体系会遍历势能面上的各个点（理论上，如果模拟时间无限）。计算分析所用样本正是从这个过程中抽取的。④计算结果：用抽样所得体系的各个状态计算当时体系的势能，进而计算构型积分。

二、 计算毒理学在环境化学品中的应用

计算毒理学方法具备成本低、耗时短、可实现高通量分析等优势，使其在化学品、农药、医药、食品和环境的法规监管、科学研究、产品研发等领域得到了广泛的应用。21世纪初，计算毒理学已受到美国和欧盟的高度重视，相继立法，成立专门研究机构，拨专款开展研究。近年来，我国也高度重视计算毒理学，并在环境化合物的毒性预测及相关算法和构效关系模型研究上取得进展。计算毒理学应用先进的计算模型帮助评定化合物的危害和对人类健康与环境的危险性。它整合分子生物学、化学与计算科学，以识别可能被化学品干扰的重要的生物过程，并追踪这些生物学干扰现象或相关剂量以及人体对化学品的暴露情况，整合的信息可以对化学品作出一个优先的排序，以便于针对其干扰的生物过程及潜在的健康风险作深入研究。计算毒理学是一种高效、高通量地进行化学品风险预测管理的技术。

当今应用计算机科学，不但可进行数据分析和数学建模，还可用计算机仿真技术，应用大规模计算模型和方程式来计算构效关系，了解化学物质的毒性，如化学结构与毒性（包括肝毒性、细胞毒性、肾毒性及心血管毒性等）的关系，也可研究基因与致畸的关系。在绿色化学中，毒理学家应参与设计，有些化学物质可避免使用，应用计算机仿真技术对生产过程的模拟对于评估人体暴露情况、废弃物的产生及环境污染程度也有极大帮助。计算毒理学在化学物质的毒性预测及生产环境污染的风险评估上都具有重要意义。例如王佳淇、喻敏等利

用细胞和计算毒理学或计算化学和毒理学研究了新烟碱类污染物的潜在神经毒性及其构效关系，所得结论与前人报道的毒性试验数据相符，具有可靠性。

近年来，国外又发展了计算系统毒理学，与传统的计算毒理学分析相比，具有更多尺度，可完成多水平和多层次的全面分析，可实现对化合物安全性的综合评价。21世纪的毒理学研究把高通量筛选数据与计算方法相结合，以期替代动物体内试验。计算系统毒理学模拟了更高水平的网络体系，计算方法的开发与实验技术的结合是相辅相成的。通过对化学物质暴露实验的数据的挖掘，可得到化合物影响复杂生命体和环境的相关知识库。通过构建毒理学网络模型并用数学方法表示，模拟中间过程，能够全面了解化学物质毒性的中间机制。发展具有预测功能的毒理学综合模型，以期全面定量评估化合物的安全性。强调"毒性通路"系统的计算思路，比传统的计算毒理学更好。

第二节　聚合酶链反应技术

一、概述

1985年，Mullis等利用大肠埃希菌DNA聚合酶Ⅰ的Klenow片段成功地在体外扩增了哺乳动物基因，发明了具有划时代意义的聚合酶链反应（polymerase chain reaction，PCR）技术。PCR技术在体外条件下，可在几个小时内将极微量的目的基因成百万倍地扩增，且可特异性扩增任何目的基因或DNA片段，具有高特异性、高效性、高敏感性、快速简便等突出特点。目前PCR技术已广泛应用于微生物学、医学检验学、分子遗传学、农业、食品成分测定及卫生监督等诸多领域，在越来越多的领域发挥着重要作用。

（一）聚合酶链反应技术的基本原理

PCR技术的基本原理类似于DNA的天然复制过程，即在体外条件下利用DNA分子变性和复性特性与DNA半保留复制的机制，在模板DNA、引物和4种脱氧核苷三磷酸（dNTPs）存在的条件下，依赖DNA聚合酶的酶促合成反应，其特异性依赖于与靶序列两端互补的寡核苷酸引物。

PCR全过程包括变性、退火和延伸三个基本步骤。

① 变性：加热至93℃左右时，模板DNA双链或经PCR扩增形成的双链DNA解离成单链，以便与引物结合。

② 退火：当温度降至25~65℃左右时，引物与模板DNA单链的互补序列配对结合。

③ 延伸：DNA模板-引物结合物在Taq DNA聚合酶的作用下，以4种dNTPs为反应原料、靶序列为模板，按碱基配对与半保留复制原理，合成一条新的与模板DNA链互补的半保留复制链。

重复循环变性、退火和延伸3个反应过程，就可获得更多的"半保留复制链"。每循环一次，目的DNA拷贝数可加倍，经过N次循环后，PCR扩增倍数为 $(1+X)^n$（X 为扩增效率，平均为75%）。经扩增后的DNA产物大多为介于引物与原始DNA相结合的位点之间的片段，而在前几轮循环产生的超过引物结合位点的较长链的DNA比例将随着循环的不断进行稀释至可以忽略的程度。

（二）聚合酶链反应技术的主要类型

1. 反转录 PCR

反转录 PCR（reverse transcription PCR，RT-PCR）是将 RNA 的反转录反应和 PCR 反应联合应用的一种技术。RT-PCR 首先以 RNA 为模板，在反转录酶的作用下合成 cDNA，再以 cDNA 为模板通过 PCR 反应来扩增目的基因。RT-PCR 是目前从组织或细胞中获得目的基因及对已知序列 RNA 进行定性定量分析的最有效方法。

2. 巢式 PCR

巢式 PCR（nested PCR）是一种高特异性和高效率的 PCR 方法，其基本原理是首先使用一对外侧引物扩增含目的基因的大片段，再使用内侧引物为模板扩增获取目的基因。

3. 多重 PCR

多重 PCR（multiplex PCR）是在一次反应中加入多对引物，同时扩增一份 DNA 样品中不同序列目的基因的过程。由于每对引物扩增区域位于模板 DNA 的不同部位，扩增片段长短不同，故可用于检测某些基因片段的突变。

4. 原位 PCR

原位 PCR（in situ PCR）是指在固定组织细胞内的 DNA 或 RNA 为靶序列进行 PCR 的过程，省去了从组织细胞中提取模板 DNA 或 RNA 的步骤，是 PCR 与原位杂交相结合而发展起来的一项新技术。

5. 定量 PCR

定量 PCR（quantitative PCR）指可对扩增产物进行定量分析的 PCR 技术，可用于评估样品中靶基因的数量。定量 PCR 有广义和狭义两种概念。在广义上，定量 PCR 是指以外参或内参为标准，通过对 PCR 终产物的分析或 PCR 过程的检测，进行起始模板的定量。在狭义上，定量 PCR 是指使用外标法检测 PCR 过程精确定量起始模板数，同时以内对照排除假阴性结果。目前最常用的定量 PCR 技术为实时荧光定量 PCR。

6. DDRT-PCR

mRNA 差别显示反转录聚合酶链反应（different display reverse transcription polymerase chain reaction，DDRT-PCR）又称 mRNA 差异显示法，是一种筛选和克隆受机体内外各种因素影响的差异表达基因的方法，目前已成为筛选毒物作用后差异表达基因的常用方法之一。现已用于急、慢性中毒，致突变，致癌和致畸等毒性作用分子机制的研究中。

二、 PCR 技术在毒理学研究中的应用

（一）毒作用机制研究

PCR 技术在外源化学物对 DNA 作用的机制研究中发挥了重要作用，主要包括以下两个方面：①寻找食品中外源化学物毒作用的靶基因；②确定外源化学物对 DNA 的损伤类型和损伤程度。PCR 技术高度敏感，对模板 DNA 的含量要求很低，在进行体外研究时可使用极少的细胞数量获得目的基因片段，有利于 DNA 序列测定等机制分析。PCR 技术与其他分子生物学技术结合还可较大幅度提高致突变性检测的敏感性，如基因芯片技术、单链构象多态性分析等。

（二）在食品微生物检测中的应用

食品微生物的主要检测方法有培养法、免疫学方法和分子生物学方法。微生物培养法检

测过程烦琐、耗时长、工作量大，一般需要 4～7 天才能得到检测结果；免疫学方法检测中常出现假阳性结果，故常需要其他试验进一步确认。常用的分子生物学方法中，PCR 技术具有特异性强、灵敏度高、操作简便等优点，已越来越多地应用于食品中微生物的检测。

使用 PCR 技术可定性或定量检测食品中的细菌、真菌、病毒等微生物。在细菌检测方面，PCR 技术已应用于食品非致病菌或致病菌的检测。例如有学者使用常规 PCR 与套式 PCR 结合的方法检测食品中的沙门菌，灵敏度可达到 3CFU（集落形成单位）。使用多重 PCR 技术还可同时检测食品中的多种病原微生物，例如同时检测食品中的肝炎病毒、肠道致病菌等，具有较好的应用前景。

第三节 生物芯片技术

一、概述

生物芯片技术有多种分类方法。根据探针不同，生物芯片技术可分为基因芯片（genechip）、蛋白质芯片（protein chip）、细胞芯片及组织芯片等；根据原理的不同，又可分为缩微芯片实验室、元件型微阵列芯片、通道型微阵列芯片、生物传感芯片等；根据片基不同，还可分为无机片基和有机合成物片基；以及根据应用的不同可分为表达谱芯片、诊断芯片、检测芯片等。在以上众多生物芯片技术中应用最多、应用范围最广的是基因芯片、蛋白质芯片和缩微芯片实验室三类。

（一）基因芯片

基因芯片，又称 DNA 芯片（DNA chip），是基于基因探针的一项分子生物学技术。基因芯片将大量的探针分子固定在支持物上，并根据碱基互补配对原理，与标记的样品分子杂交，检测杂交信号的强度及分布，可获取样品分子的数量和序列分析信息。

基因芯片利用大规模集成电路的手段控制固相合成大量（成千上万个）靶基因或寡核苷酸探针，并将其有序、高密度地排列在玻璃或硅片等不同载体上。它将生物学中许多不连续的分析过程移植到固相的介质芯片上，达到连续化和微型化检测的目的。一块基因芯片相当于一个集成处理器，其中的每个探针相当于一个探头，能对相关的大量信息实现同时、自动和快速地采集传输、分析和处理，并给出相应的检测、诊断结果。

（二）蛋白质芯片

随着生物技术的发展，以蛋白质为研究对象的蛋白质组学也愈发重要，发展高通量、微型化、自动化的蛋白质检测技术已成必然趋势。

蛋白质组学（proteomics）以组织细胞与体液中动态变化的蛋白质表达情况为基础，通过比较、鉴定与分析手段来识别外源化学物作用于生物系统产生毒效应作用靶点及其可能的毒作用机制。

蛋白质芯片主要利用抗体与抗原结合的特异性，来实现抗原抗体的互检，即蛋白质的检测。蛋白质不能靠扩增的方法达到要求的灵敏度，因此蛋白质之间的特异作用主要是利用抗原与抗体反应，没有序列特异性，只有专一性，所以在检测蛋白质时沿用基因芯片的模式具有一定的局限性。

（三）缩微芯片实验室

缩微芯片实验室也被称为缩微芯片，采用的是类似集成电路制作过程中半导体光刻加工的缩微技术，将样品制备、生化反应和检测分析等复杂、不连续的过程全部集成到芯片上，使其连续化和微型化。

缩微芯片的核心技术是芯片上含有 DNA 样品制备、纯化与检测等微电子制备和检测系统，所需样品量小而且灵敏度高，因而可以快速、精确地完成从样品制备到反应结果显示的全部分析过程，系统稳定性能较佳，能有效克服人工操作产生的实验误差。

二、生物芯片在毒理学研究中的应用

（一）毒性预测和毒作用机制研究

利用生物芯片技术筛选食品中外源化学物的毒作用靶点及相关毒作用机制研究是生物芯片技术在食品毒理学中应用较多的一个方向，也是生物芯片技术应用最为成熟和广泛的领域。在传统食品毒理学的研究中，毒物的整体毒效应和毒物代谢研究具有不可替代的作用，但这需要消耗大量的动物，且费时费力。同时，由于所用的动物模型的种属存在差异，并且动物实验中所使用的毒物剂量也远远大于人的暴露水平，这并不能反映真实的暴露情况，因此得出的结果往往并不适宜外推至人。然而，生物芯片技术却能够同时对成千上万个基因的表达情况进行分析，为研究外源化学物对生物系统的作用提供全新的线索；还可以对化学物质在低剂量条件下单独或联合暴露的毒性进行初步测定，并且可辅助分析推断出该物质有害作用的最低剂量。生物芯片技术可有效弥补传统毒理学技术的不足，较好地满足了现代毒理学对生物检测技术高效、精确的要求。

（二）在食品安全检测中的应用

在食品安全检测领域，生物芯片技术主要用于食品中微生物及其毒素、农药兽药残留、有害化学物质等的检测，可用于迅速确定食源性疾病病原。例如：表面等离子体共振生物芯片可用于棒曲霉素污染的检测；以毛细管固定化酶微反应器和酶联免疫反应阵列为基础的缩微生物芯片系统可用于食品中大肠埃希菌 O157：H7 的检测；青霉素酶生物芯片可用于食品中青霉素 G 的检测等。

生物芯片技术以其高效、高通量、高准确度的特征，有望用于建立食品监督管理的预警和快速反应系统，未来可能会成为食品卫生监督和商品检验检疫中的重要工具。然而，由于需要昂贵的仪器设备、操作复杂费时、成本过高、尚未形成统一标准等原因，目前生物芯片技术尚未常规应用于食品安全监督及检测。

第四节　毒理基因组学技术

一、毒理基因组学研究内容

科学家们将能整体分析特定细胞内成套组分（包括 DNA、RNA、蛋白质等）的技术命名为"组学技术"，包括基因组学、转录组学、蛋白质组学及代谢中间产物组学等，它们为在分子水平上研究细胞代谢的紊乱提供了强有力的工具。当将这些组学技术应用于毒理学研究领域时，便产生了一门新的学科，即"毒理基因组学"。

毒理基因组学（toxicogenomics）是研究生物体整个基因组与环境有害因素（化学因素、物理因素、生物因素）间的交互作用及其方式的一门新兴学科，其研究平台为 DNA 微阵列技术。最初，毒理基因组学是为了将基因组学的理论和技术应用于毒理学领域，研究外源化学物对组织细胞特定基因功能的改变，并预测外源化学物毒性的研究，后研究内容逐渐拓展为在基因组水平的效应，对 RNA 表达、蛋白质表达、代谢谱改变以及遗传多态性的影响等内容。毒理基因组学研究可以在短时间内提供大量的毒理学信息，可以在动物未出现病理变化的情况下预知毒性反应，提供可靠的动物种属外推信息，而这些都是传统毒理学方法难以解决的问题。毒理基因组学可以大大降低动物消耗、研究经费和时间，是一种有效的毒理学机制研究方法。主要研究内容包括：

① 代谢研究，包括毒物的体内过程（吸收、分布、代谢转化、排泄）及机体防御体系对毒作用的影响；

② 机制探讨，研究毒物对机体各种组织细胞、分子，特别是生物大分子作用及损害的机制，阐明毒物分子结构与其毒作用之间的关系。

二、毒理基因组学研究方法

开展毒理基因组学研究需要相关的技术作为支撑。DNA 微阵列（DNA microarray）已经成为研究基因组学的中心平台。毒性基因组序列信息使毒理学家得以构建毒性基因微阵列，能够定量分析毒性基因的转录活性及序列。

（一）DNA 微阵列的原理

DNA 微阵列是将每个 DNA 拷贝（cDNA，长 600～2400 bp，每个拷贝代表一个表达基因的全部或者部分 mRNA）高密度点样于玻片或尼龙膜上。主要用于化合物暴露前后机体组织 mRNA 含量变化的检测。为了实现该目的，需要从处理组和对照组的组织中分离 mRNA，然后使用带有荧光或放射标记的核苷酸逆转录为 cDNA，再将标记的 cDNA 在芯片或微阵列上进行杂交，然后使用特殊的荧光或放射扫描读片，如果基因表达正常的话，各基因在处理组和对照组中的表达强度相同。初步研究表明，表达强度相同的基因常常执行相似的功能。

（二）毒性基因微阵列的种类

毒性基因微阵列主要分为两种。

1. 诱导型微阵列

诱导型微阵列包含大量核苷酸探针，适于寻找新的毒性基因，尤其是毒性作用位点不明确的相关基因或者表达序列标签，并且可以分析多个基因之间的相互联系。但由于表达序列标签功能未知，所以必须收集大量的基因表达谱和毒性终点资料进行相关分析。

2. 演绎型微阵列

演绎型微阵列仅包含数量有限的核苷酸探针，在数据处理及结果分析时较诱导型微阵列容易，还可以根据研究目的灵活设计矩阵。但由于核苷酸探针数量有限，不能发现新基因，进行结果解释时依赖于探针的功能，所以解释范围有限。

三、毒理基因组学在毒理学研究中的应用

（一）毒性预测和毒作用机制研究

传统的毒理学实验比较耗时，且难以确定毒作用机制，而微阵列技术有助于对化合物毒

性进行分类，能够在对化合物作用机制细节不够了解的情况下跳过复杂的毒性反应过程，直接从许多基因作用方式中比较基因表达的"触发"点，从而找出在不同剂量和时间点都表达的共同基因谱，而这可能与某些类型的毒性作用和某些疾病有一定的联系。在对毒作用方式进行分类的基础上，再对大量化合物进行检测，最终可以在对基因表达模式了解更细微但又可区分的基础上鉴定出许多毒作用机制亚型。当数据积累足够多时，就可将一种未知毒性的新化合物的图谱与已知的基因图谱进行比较，并预测其属于哪一种毒作用类型。在此初筛基础上，可进一步通过实验直接证实或修正毒作用方式或毒理学结果。

由于微阵列技术允许同时监测数千个基因在 mRNA 水平上的改变，科学家可以同时进行针对不同暴露化合物导致的不同的基因表达模式的研究，极大地提高了工作效率。目前在组学技术方面常用的毒性机制研究包含毒理基因组学分析、转录组学研究毒性机制、毒理蛋白质组学分析、毒理代谢组学检测分析等。

（二）化合物安全性的预测

组织特异性基因表达谱的发现或毒作用的预测是毒理基因组学应用于预测化合物毒性的理论基础。通过基因微阵列分析基因组在 mRNA 水平上的改变，得到具有"诊断功能"的基因表达谱，并与已知标准参照物的基因表达谱比较，从而预测待测物的毒性。例如有研究者利用 DNA 微阵列采用盲法研究了 23 种化合物对 SD 大鼠肝基因表达谱的影响，根据基因表达谱的变化对化合物进行毒性分类预测，结果显示其中 22 种化合物的分类是正确的。

（三）毒作用量效关系确定

对化合物的危险性进行评估时，量效关系的确定是评估的核心内容，但其毒作用的量效关系有时十分复杂，例如通过损伤 DNA 而诱发肿瘤的化合物，在低剂量下其毒效应与其危险性呈线性关系，而一些 DNA 损伤剂在低剂量下由于细胞对 DNA 损伤的有效修复而表现出非线性的量效关系。对于这些复杂的变化，利用微阵列技术可以在很宽的剂量范围内对上万个基因表达的改变进行分类，以便对无论是通过受体系统还是非受体系统起作用的化学物质的线性或非线性量效关系曲线进行划分。在与毒性有关的基因检测中，可以将发现的高度相关指标和最敏感的生物学终点与适当的危险性评价模型结合起来，用于化合物的危险性评估。微阵列技术更适用于不同剂量范围内的毒性研究，例如细胞毒性研究以及与细胞增殖相关的基因表达改变研究等，这为评估包括非线性模式在内的多种量效关系模式提供了更为可行的方法。

（四）动物毒性试验结果外推

如何科学准确地将毒理学动物实验结果外推到人类是毒理学安全性评价领域的一个难题，毒性基因微阵列的应用将有利于该问题的解决。毒物在不同生物体内的毒代动力学，即在血液中的分布和代谢资料，是不同物种试验结果互推的重要依据，而关键基因序列的改变可以作为毒物代谢的终点。因此比较动物和人类特定组织毒性相关基因微阵列表达谱，寻找在动物和人类基因表达谱中均发生改变的关键基因序列（即桥接生物标志物），可以科学地将动物毒性试验结果外推到人。通过桥接生物标志物将动物实验资料与人类健康联系起来，可大大减少危险度评价过程中的不确定性。若动物和人类基因表达谱中存在桥接生物标志物，则外推把握性较高；反之，则说明外推理论依据不足。由于进行人类毒理学试验有明显局限性，所以现在广泛采用体外培养的人类细胞替代人体内试验。

（五）人体暴露评价

现有的暴露评价方法基于血液或组织中化学物质水平测定或基于毒性生物标志物检测，例如 DNA 加合物测定、微核分析等。而微阵列测量的是基因表达谱的改变，有可能成为新的非常有用的生物标志物。使用 DNA 微阵列技术可以对外周血淋巴细胞或组织活检中的基因表达进行评价。在一项志愿者参加的确定化学物质剂量水平的研究中，可发现在化学物质作用前后表达水平发生显著改变的基因。有研究者应用 DNA 微阵列技术，研究人类胎儿脐带血管上皮细胞在暴露于多种化合物的情况下，与正常胎儿脐带的基因表达谱相比发生的变化，从而评价化合物对胎儿的长期毒效应。实验中评价的化合物均可在部分胎儿脐带中检出。该评价结果可与传统的危险性评价实验结果相结合进行评价，对创建新型毒理学评价模式进行了探索。

（六）混合物的暴露情况研究

人类对化合物的实际暴露往往是长期低剂量的。由于大量的化学物进入人类生活，人类经常处于大量的已知或未知化学混合物的暴露中。传统整体动物实验需要消耗大量动物、资金且工作量巨大，难以进行混合物毒作用的交互作用研究和评价。而微阵列对于已经明确毒效应的动物体系，可通过将混合物作用下的基因表达改变与每一单个化合物作用下基因表达改变的总数加以比较，来评估两种以上化学物质间的相互作用；对含有各种未知化学物质或未知毒作用特性的已知化合物的混合物，则可依照实验动物或人原代细胞中的基因表达的改变进行评价，将这种由混合物产生的混合 DNA 指纹与不同作用模式群的整体数据库进行比较，可确定混合物中各种化学物质的毒作用类型，并确定该化合物对人体的潜在有害效应。

第五节 新替代技术和动物模型

一、细胞毒理学技术

细胞毒理学（cellular toxicology）通过研究食品中有害因子在机体细胞中的毒性作用、毒物代谢及毒效应作用机制，来对食品进行安全性分析。体外细胞毒理学评价技术的试验周期短、成本低，易于深入研究作用机制。在限定条件下，测定细胞水平的效应，可根据毒物代谢动力学模型将此结果外推，并应用到体内研究中。相对于复杂的体内反应，细胞毒理试验简化了所监测的事件，测定过程相对于体内试验可重复性好，更加快速且易于量化，完全符合 3R 原则。体外细胞培养可避免体内神经、内分泌系统和营养物质等的干扰，也容易研究待测物的剂量与作用时间效应，因此细胞模型在评价潜在毒物对细胞代谢或药物代谢的影响方面是最合适的体外试验模型。细胞内代谢引起的指示剂颜色变化可直接检测，但细胞毒理学分析也存在一些局限性，这是因为细胞离开了机体整体环境，独立生长在体外环境，其生物学性状发生了某些改变，所获得的结果可能与人体或动物体的整体试验结果存在一定差异。因此，细胞毒理学实验结果存在着由体外试验结果推论体内试验结果准确性的问题。

细胞毒理学实验常用于判断外源性有害因子对细胞的一般毒性及评价可能引起的潜在毒性作用，可通过光学显微镜等设备直接观察细胞受损的性质与程度，例如细胞的形态学改变、生长速度减慢、贴壁性差、退化、死亡及完整性受损等。由于大多数有毒物质体内与体外的毒效应一致，因此一般毒性评价具有很高的参考价值。从哺乳动物或人体的不同组织器官分离出的不同类型的细胞，可以用来评价不同毒物的细胞特异性毒性。体外细胞模型在评价毒物的诱变和致癌性方面应用非常广泛，相关的实验包括基因点突变、染色体畸变、染色体显带、姐妹染色单体互换、DNA损伤、程序外DNA合成和细胞恶性转化等的分析。

二、器官芯片

器官芯片（organs-on-chips，OoC）是一种利用微加工技术在微流控芯片上制造能够模拟人类器官的主要功能的仿生系统，具有微流控技术的微型化、集成化、低消耗特点，能够精确控制多个系统参数（例如化学浓度梯度、流体剪切力等），从而模拟人体器官的复杂结构、微环境和生理学功能。相较于传统的二维细胞培养模式，器官芯片更贴近生理模型，未来将会逐渐成为一种仿生、高效、节能的毒理学评价和研究工具。目前在毒理学研究中常见的器官芯片包括肝脏芯片、肾脏芯片和肠道芯片。

（一）肝脏芯片

肝脏具有多种重要功能，对维持体内环境的稳态起着重要的作用，包括调节血糖水平、合成各种血浆蛋白、解毒和免疫调节等。天然产物和合成食物成分等外源性物质的生物转化均主要发生在肝脏内。因此，肝脏是最易受外来物质影响的器官。迄今为止，许多动物或体外模型被用于测试药物代谢和检查肝毒性。然而，在二维培养中存在广泛的物种差异或肝细胞快速脱分化，容易导致肝表型和功能的丧失，因而这些模型远不能令人满意。三维培养技术能够增强细胞间的相互作用，创造一个更接近人体的微环境，从而增强肝细胞在体外的特异功能。现有的肝脏芯片多着眼于在芯片上建立肝脏的部分生理学模型，例如胆小管、肝小叶、肝血窦模型等，并且利用这些模型进行毒理学相关研究。肝脏芯片的主要优势在于能够在微米尺度形成具有部分肝功能的肝细胞簇，从而能够建立更加接近人体形态学的肝模型，并能够在较长时间内保持肝脏特异的功能。许多药物短期内并不表现出肝毒性，只有在长期或多次给药后才表现出肝毒性，这就要求体外模型需保持表型稳定，同时在长期培养期间能够保持其形态、活力以及肝细胞特异的功能，并保持其代谢能力。此外，由于肝脏各区域的氧分压和营养物质浓度不同，中心静脉和门静脉段的肝细胞板功能各不相同，对肝毒性的反应也不同。在芯片中加入荧光探针，可实时模拟肝脏损伤过程。

肝脏芯片在食品毒理学方面有广阔的应用空间，但在肝脏芯片发展中仍有许多问题尚待解决。例如，肝脏芯片的建立依赖于各种肝细胞和肝微组织。细胞的起源在很大程度上决定了体外模型的功能和结果的可靠性，人原代肝细胞被认为是体外模型检测肝毒性的金标准，然而其来源十分有限，因此维持肝细胞体外功能仍是科学界的一大难题。干细胞可分化成任何具有特殊功能的细胞类型，未来有潜力应用到个体化药物和肝毒性试验中。此外，迄今为止还没有一种模型能够收集胆汁，过多的胆汁积累会导致肝毒性，因而具有胆汁收集系统的模型将能更准确地反映肝毒性。目前只有体内模型才能模拟体内药物分布的各个方面，单个肝器官无法解释药物进入体内的药代动力学变化，例如小肠的吸收、药物在体内的分布以及肾脏的排泄。另外，肠道和肠道微生物群及肾脏会影响药物的系统利用及毒性，适合长期培养的多器官芯片将会是未来发展的关键。

（二）肾脏芯片

肾脏利用过滤、再吸收和分泌机制产生尿液以严格调节机体血液中所有化合物、离子和水的含量，同时将外源毒素和代谢物及时排出体外。在排泄途径上，药物会引起不良反应，例如细胞毒性和炎症，应用准确的肾脏模型对于了解肾毒性非常重要，肾脏芯片就主要用于解决此问题。每个肾脏由数百万个肾单位组成，每个肾单位又由肾小体（最初的过滤单位）和肾小管组成，其中过滤后剩余的分子被重新吸收回血液。肾小管的每一段均表达特定的基因，具有特定的功能。肾脏中流体剪切应力决定了肾小管上皮细胞的基因表达，与顶端-基底极化或细胞骨架重组有关。

目前的肾脏芯片系统从简单到复杂不等。在结构上，一些芯片最初设计为培养体系，细胞在培养箱中接种，培养基不断流向管状上皮细胞的顶端。在该体系中引入多孔膜，使细胞的基底侧暴露于培养基中，可形成细胞极性并产生肾脏芯片。这种芯片可促进药物转运蛋白在细胞正确的位置表达，这在传统的二维细胞培养系统中是难以实现的。但肾脏芯片的开发仍处于早期阶段，在这些芯片中模拟的微环境相对较为简单，因为该类芯片大多数只使用了一到两种类型的肾细胞，无法模拟完整的肾单位。有肾脏芯片使用了肾血管内皮细胞、足细胞和肾小管上皮细胞来模仿具有肾小球和肾小管功能的肾单位系统，并将牛血清白蛋白引入到液体中以区分"肾血流"与"肾小球滤过液"，该系统由三种不同类型的细胞组成，在维持其功能的同时提供了一个微环境，并可以粗略模拟肾脏清除药物的过程。然而，这种方法仍然存在一定的局限性。值得注意的是，肾小球和肾小管中的物质交换区域与实际肾单位中的相应区域不匹配，肾血流动力学的模拟过于简单。

（三）肠道芯片

肠道具有许多重要的生理功能，尤其是在药物和营养物质的运输与口服吸收方面，这是毒代动力学的关键阶段之一。此外，许多药物的副作用会影响胃肠道功能，例如引发肠炎。近年来，越来越多的证据表明肠道菌群对肠道健康有巨大的影响。由于宿主细胞和微生物的生长条件难以匹配，这种特性在体外不常被研究。因此，要评价食源性毒物对肠道的影响，需要一个可模拟其复杂构造和功能的有效模型。传统的体外肠上皮细胞培养技术主要使用静态培养模型，这种三维细胞培养技术在多孔膜支持的细胞实现了上皮细胞层顶部/底部外侧环境的模拟。然而，作为一个良好的肠道预测模型，它仍然缺少肠道组织的关键特征。肠道芯片比此系统有了很大进步，典型的肠道芯片由两个排列整齐的微通道组成，其是将聚二甲基硅氧烷（PDMS）预聚物浇铸在制备的微模具上，并由一层覆盖有细胞外基质（ECM）的多孔柔性膜隔开，再由人体肠道上皮细胞排列而成的。生理蠕动运动和肠道微环境通过在微通道上产生低剪切应力的低流速（30 μL/h）流动的液体以及对位于微通道两侧的真空室施加循环抽吸来重建，从而使多孔膜周期性地拉伸和放松。这种循环抽吸由计算机控制的真空管调节。该种肠道芯片提供了一个比传统静态培养模型（如 Transwell 小室）更好的全肠模型，通过重现对人体肠道功能至关重要的多种动态物理和功能特征，以及组建一个受控微流体环境，用于研究体内物质的运输、吸收和毒性，其模拟的机械微环境（蠕动运动和腔内流体流动）也允许肠道菌群的正常生长，而不会影响人类细胞的生存能力。

三、体外结肠菌群模拟技术

体外模拟肠道菌群发酵通常有两种模型，批次发酵和连续发酵。

（一）批次发酵模型

批次发酵模型是将粪便菌群悬浮液接种于模拟结肠发酵培养基中进行发酵，期间不再添加新的营养物，且模型一般为厌氧管/瓶或生物反应器。此模型简单、易操作、实验成本低，但缺点为菌群发酵产生的短链脂肪酸等代谢产物持续积累，会导致发酵系统 pH 降低，从而抑制细菌增殖和活力。系统中细菌的生长主要依靠接种浓度和底物消耗速率控制。低细胞浓度接种的系统呈现出典型的 S 型生长曲线，发酵前期存在丰富的营养物质，随后营养物质被消耗，同时产生有毒代谢产物并持续积累，菌群生长受到抑制。因此，此模型仅适用于短期发酵的相关研究，以及底物对肠道菌群生理和生物多样性的影响。

（二）连续发酵模型

连续发酵模型通过连续补充营养底物和排出代谢产物，达到延长微生物发酵时间的目的。连续发酵模型分为单相和多相连续发酵模型，其中，单相连续发酵模型能够较好模拟盲肠和升结肠的消化情况，常被用于阐明近端结肠功能和代谢活动。然而，人体肠道环境是一个多相环境，分为升结肠、横结肠和降结肠三个区域，每个区域在代谢活力和微生物组成上均存在差异。因此，多相连续发酵模型设置了不同反应器来模拟肠道不同阶段，能更准确模拟肠道微生态环境。人体肠道微生物生态模拟系统（SHIME）是一种成熟的模拟胃肠道消化和菌群的装置，主要由胃、小肠、升结肠、横结肠和降结肠 5 个部分组成，由蠕动泵实现食物及胃肠液的转移，可以研究化学物质从进入胃部一直到排泄之间整个消化系统中的生物化学行为，且可以研究肠道菌群对化学物质的代谢行为。该方法增加了结肠模拟环境，引入了肠道菌群，可用于研究食源性有毒污染物或其体内转化物在人体胃肠道系统内的代谢情况。食源性有毒污染物或其体内转化物在肠道菌群的作用下，有时可能会代谢成生物富集系数更高、毒性更大的代谢产物。因此，为了准确评估化学物质对人体健康的风险，不仅应当了解该化合物的生物可及性，其在人体肠道环境中的代谢也是一个不可忽略的重要因素。

四、模式生物和转基因动物

（一）模式生物

近年来食品毒理学评价方法中 3R 原则越来越受到广泛重视。随着新化学品合成速度不断提高，合成数量日益增长，以啮齿类动物实验为代表的传统模式已不能满足日益增长的化学品安全性毒理学评价的需求，亟须新的模式生物以取代传统动物。

其中，斑马鱼（鲤科短担尼鱼属的小型硬骨鱼）作为模式生物在食品毒理学评价中得到越来越广泛的应用。斑马鱼的 3 万多个基因与人类基因同源性高达 70%，在遗传筛选中获得的突变体被证实与人类疾病表型一致，其中很多基因已被克隆，且与人类基因功能相似。斑马鱼是一种优良的人类疾病模型，将斑马鱼胚胎暴露于小分子化合物后，胚胎发生改变的分子水平的信号通路与人类毒性反应有高度的相关性。斑马鱼胚胎和幼鱼体型小，成鱼繁殖能力强，有一系列的致死、亚致死、致畸毒性反应可供观察和分析。与哺乳动物相比，斑马鱼最大的优势是便于进行高通量筛选和高内涵分析（High content analysis，HCA）。HCA可以在细胞水平针对生物体内多系统、多途径、多种靶标进行高通量动态监测，通过观察细胞形态预测环境毒物的毒性，实现早期、快速、高通量检测，是一种高效的筛选技术。每次检测只需要少量的样品，可置于多孔板内进行平行试验，方便自动化检测，适合以图像为基础检测环境毒物对胚胎形成和发育的影响。斑马鱼的胚胎透明易观察，在光学显微镜下，还可清楚地动态观察胚胎发育的各个阶段，正确定位毒作用位点。

秀丽隐杆线虫（简称线虫）是毒理学研究中另外一种重要的模式生物。线虫的遗传背景清楚，生命周期短，虫体半透明易于观察。线虫体型微小，成虫长约 1 mm，能被培养于 96

孔板中，使得高通量筛检成为可能。线虫生命周期短，从卵到成虫仅需 3 天，寿命约为 20 天，使得快速筛检成为可能。虫体半透明，可在显微镜下直接观察，易于生物学表型数据采集分析。而且线虫是多细胞生物，与体外单一细胞相比，能够实现整体生物器官水平终点的检测以及化学品与机体相互影响作用结局的观察。线虫饲养条件简单、廉价、易操作，能够极大降低检测成本。此外，线虫与人的基因同源性为 60%~80%，很多高等动物（如人）所具备的基本生理过程、氧化应激反应以及多数信号传导通路在线虫体内也具有保守性。理论上，以线虫毒性效应表型来预测人类健康风险的准确性高于体外细胞模型。

（二）转基因动物

转基因动物是指借助基因工程技术，将外源目的基因导入生殖细胞、胚胎干细胞和早期胚胎，并与受体染色体稳定整合，经各种发育途径得到的携带外源基因遗传信息的子代动物，同时也包括利用同源重组或 RNA 干扰等方法获得的基因剔除动物。转基因动物模型主要用于毒理学机制研究，尤其是化学物质致癌性和致突变性的毒性机制研究。在应用方面，经济合作与发展组织（OECD）也推出了转基因动物致突变试验指南草案，将其与传统的 2 年致癌试验相结合，有望用于化学物质的风险评估。

目前已经有多个与独立反应有关的基因在转基因动物模型中进行了研究。例如，砷甲基转移酶（AS3MT）在体内可以催化无机砷转化为一甲基肿酸，*AS3MT* 基因敲除动物常用于有关砷在体内代谢、分布、排泄影响的研究。芳香烃受体（AHR）在体内介导多环芳烃和卤代多环芳烃等化学物质的毒理学效应，导入 *AHR* 基因的转基因小鼠模型能够更好地反映上述化学物质对人的毒性机制和效应，可用来探索芳香烃受体在内分泌功能、细胞生长、细胞凋亡、生殖及免疫中的生理和毒理学作用。此外，在报告基因应用方面，雌激素反应元件（ERE）启动子控制的表达萤光素酶（Luc）转基因小鼠模型已成为一个成熟的毒理学评价模型，可利用生物发光成像技术研究雌激素受体转录活性，适用于急性或长期毒性的定量分析。

 本章小结

本章介绍了计算毒理学技术、聚合酶链反应技术、生物芯片技术、毒理基因组学技术、新替代技术和动物模型等技术的基本原理及其在食品毒理学中应用。随着科学技术的不断进步，新技术的发展将突破以传统实验动物为基础的高剂量暴露毒理学测试方法，推动未来食品毒理学的不断更新和改革。

◆ 思考题 ◆

1. 简述定量结构-活性关系（QSAR）研究技术和交叉参照技术的步骤。
2. 简述聚合酶链反应技术（PCR）、生物芯片技术、毒理基因组学技术在毒理学研究中的应用。

➥ 参考文献

[1] 李宁，马良. 食品毒理学 [M]. 3 版. 北京：中国农业大学出版社，2021.

［2］张双庆. 食品毒理学［M］. 北京：中国轻工业出版社，2019.

［3］刘宁，沈明浩. 食品毒理学［M］. 北京：中国轻工业出版社，2007.

［4］张立实，李宁. 食品毒理学［M］. 北京：科学出版社，2017.

［5］兰洁，王雪，黄芝瑛，等. 基于计算毒理学的遗传毒性评价研究进展［J］. 中国药事，2022，36（10）：1203-1209.

［6］王佳淇，彭炜，丁飞. 细胞和计算毒理学研究新烟碱类污染物的潜在神经毒性及其构-效关系［C］//中国毒理学会. 中国毒理学会第十次全国毒理学大会论文集，2023.

［7］喻敏，彭炜，丁飞. 计算化学和毒理学研究新烟碱类污染物对人体的潜在神经毒性及其构-效关系［C］//中国毒理学会. 中国毒理学会第十次全国毒理学大会论文集. 北京：中国毒理学会，2023.

［8］管娜，王莹，戎志毅，等. 交叉参照的基本原理及研究进展［J］. 毒理学杂志，2022，36（02）：96-101.

第十二章

毒理学实验室质量控制

 学习要求

掌握：GLP 的基本概念、GLP 的基本内容和实施 GLP 的必要性。
了解：国内外 GLP 的发展历史和现状。
理解：GLP 实验室认可的重要性。

 案例讨论

　　20 世纪 70 年代，"反应停"事件后，美国食品药品管理局（FDA）工作人员对药物进行审评时发现其安全性研究报告前后数据不一致，存在实验室作弊迹象，研究报告可信度严重存疑。就此，美国食品药品管理局于 1976 年颁发了 GLP（良好实验室规范）法规，规定对不符合 GLP 标准的实验室出具的药物非临床安全性研究资料不予承认，此举标志着现代 GLP 的诞生。在美国的带动下，英国、日本、法国、瑞典等国家先后颁布了 GLP 文件，也逐渐成为国际上通行的药物安全研究质量规范文件。

　　问题：1. 反应停事件对大家有何启发？

　　　　　2. 如何通过强化非临床研究质量管理提高药物临床试验的安全性评估质量？

第一节　概述

一、毒理学实验室质量管理体系的产生背景及意义

　　食品安全问题已成为当前全世界关注的焦点。食品毒理学是一门研究食品对人体健康影响的学科，而在进行食品毒理学研究时需要使用实验室，食品毒理学检验是保障食品安全的重要手段。食品毒理学实验以动物实验为主，经典的研究方法主要是体内试验和体外试验。

体内试验以实验动物或模式生物为模型，旨在将外源化学物对实验动物的毒性外推至人，以评价外源化学物对人的损伤效应和健康风险；体外试验主要以原代培养细胞或细胞系为模型，常用于筛选、预测毒性及探讨机制。此外，人体观察和流行病学研究可对动物实验结果在人群中进行进一步确认。但食品毒理学实验室的检测能力和检验质量在不同地区、不同行业、不同级别的实验室间相差较为悬殊，导致检验结果的准确性和可靠性较难得到保证。

结合我国实际情况，制定全国统一的食品毒理学实验室质量控制规范，以促进我国食品毒理学实验室的质量管理水平和检验技术水平的提高，改变我国食品毒理学实验室管理缺乏统一标准和与国际标准不接轨的现状，为食品安全控制工作提供强有力的技术支撑。

二、毒理学实验室质量管理体系的国内外现状

食品安全强调的是食品中不应含有可能损害或威胁人体健康的物质或因素。食品安全检验涉及多个学科和专业，其中毒理学安全性评价是必不可少的，也是非常重要的一个方面。食品毒理学实验对实验室环境和人员素质、管理水平等方面的要求相对较高，具有其专业特点，主要原因如下：①毒理学实验主要以实验动物作为实验对象，实验室必须配备符合规范要求的实验动物房，而达标的动物房通常造价不菲，且不易维护；②一批体外替代试验已发展和成熟，实验室建设上除满足动物实验的需要外还需配备整套的组织、细胞培养的体外实验设施；③毒理学实验主要通过对实验动物的血液学、病理学、生物化学等多种指标的检测来评价物质的安全性，因此对具有一定规模的毒理学实验室来说，功能齐全的血液学、组织病理学、生物化学等检测设备是必需的；④动物实验要求实验人员有娴熟的实验技能，较高的动物伦理学素养；⑤毒理学实验属生物学实验，实验结果受较多因素影响，许多实验结果以观察、判断、评分的形式获得，主观性较强，要求实验人员有扎实的专业基础、丰富的经验和高度的责任心。

当前，我国对食品等与健康相关的产品进行毒理学检验的机构主要是疾病预防控制部门、检验检疫部门以及某些高校实验室，一般都是以《检测和校准实验室能力的通用要求》（GB/T 27025—2019/ISO/IEC 17025：2017）为依据建立质量管理体系，专业针对性和可操作性不够强，实验室在实际应用过程中，还需结合专业特点对管理要求和技术要求进行适当的补充和细化。我国的国家标准 GB 15193.2—2014《食品安全国家标准　食品毒理学实验室操作规范》对毒理学实验室的管理工作和规范操作提出了一些要求。但随着实验室管理要求的不断提升，美国、加拿大、日本、欧盟等已制定法案，要求实验室在对诸如食品、药品、化学品等物质进行某些毒理学检验研究时必须要符合"良好实验室规范（GLP）"，以此来保证检验结果的正确性和可靠性。

实验室是产品质量监管的关键环节，食品毒理学检测实验室检测数据的正确性和公正性关系到市场上出售的食品的安全性，因此对食品毒理学检测实验室进行规范化管理，确保食品毒理学检测实验室检测数据的准确性和有效性是非常重要的。

由于我国对于食品类产品的检验程序以及检验模式与国外存在一定差异，因此，照搬国外的 GLP 规范用于食品产品的常规检验不仅会极大地浪费资源，也会因为需检验的样品数量过多而无法实施。我国食品毒理学实验室需要操作性强、专业特点突出并着眼于保证检验质量的操作规范。为了保证实验室操作安全，我国制定了一系列相关标准。

第二节　GLP 实验室

一、概述

　　实验质量控制是保证实验资料具备真实性、准确性和科学性的先决条件。良好实验室规范（good laboratory practice，GLP）广义上是指严格实验室管理（包括实验室建设、设备和人员条件、各种管理制度和操作规程以及实验室资格的认可等）的一整套规章制度，并对实验设计、操作、记录、报告、监督等整个研究环节做出明确的规范要求，是确保实验数据有效性的一种质量体系。GLP 是一种规范的管理性文件，能严格控制可能影响实验结果准确性的各种主客观因素，最大程度排除由于偶然误差给实验结果带来不良影响的风险，降低实验误差，以确保实验结果的真实性、完整性和可靠性。它主要适用于医药、农药、食品添加剂、化妆品、兽药等领域的安全性评价试验。GLP 涉及实验室的组织机构、人员、设施、设备、实验材料、实验方案、实验记录、总结报告等方面。

　　GLP 起源于 20 世纪 70 年代，当时美国食品药品管理局（Food and Drug Administration，FDA）发现一些药物安全性评价试验存在数据造假和质量控制不严的问题，为了确保新药试验中临床前安全数据的有效性，FDA 制定了一套针对药物非临床研究的质量体系标准。1978 年，美国正式发布了《药物非临床实验室规范》（21CFR Part 58），这是世界上第一个 GLP 法规。随后，欧盟、日本、澳大利亚等也相继制定了自己的 GLP 法规或指南。1981 年，经济合作与发展组织（Organization for Economic Co-operation and Development，OECD）发布了《良好实验室规范原则》，为国际 GLP 合作和互认提供了统一的基础。

　　中国自 20 世纪 80 年代开始引入良好实验室规范（GLP）理念。1999 年，中国发布了《药物非临床研究质量管理规范》（GB 14923—1999），这是中国首个 GLP 国家标准。1997 年，中国加入了经济合作与发展组织（OECD）的 GLP 合作与互认协议。2020 年，中国发布了《科研实验室良好规范》（GB/T 27425—2020），该标准等同采用 ISO/IEC 17025：2017，是实验室能力认可的通用标准，并非 GLP 标准，并于 2021 年 6 月 1 日开始实施。截至目前，中国尚未制定针对所有科研实验室的强制性 GLP 国家标准。

　　GLP 最早起源于药品研究，药品 GLP 是指药品非临床（或临床前）研究的质量管理规范。随后，GLP 的概念逐渐扩展到其他有毒有害物质（如农药、环境和食品污染物、工业毒物、射线等）的实验室安全性评价，以及各类健康相关产品（食品和保健食品、化妆品、涉水产品、消毒产品等）的实验室评价（包括安全性和功效学评价），甚至还包括了对临床实验室大部分试验工作的管理。

　　目前，GLP 主要针对医药、农药、食品添加剂、化妆品、兽药等化学品的安全性评价试验。GLP 已成为一种重要的国际通用的质量管理体系，并作为化学品进入国际市场、国内新药登记注册所必须遵循的准则。通过严格控制化学品安全性评价试验的各个环节，降低试验误差，确保能找到支持报告结果真实性的原始资料，使不同国家实验室所得到的结果具有可比性，并能互相承认和接受，最大程度地避免技术上的不统一性。因此，实施 GLP 原则可以更加有效地促进人类健康和环境保护工作。

　　我国国家法规要求，对化学品进行毒理学安全性评价，要自觉遵守 GLP 原则，在靶器官毒理学、细胞毒理学、分子毒理学等研究中尽管没有强制性 GLP 规定，但其有关原则有利于这些研究的实施和质量保证。

GLP 是一种法规性文件，用于规范与人类健康、环境有关的非临床安全性评价研究的一整套组织管理体系，包括试验计划、实施过程、监督、记录、档案和报告的管理。

实施 GLP 的主要目的如下。①提供试验研究的进行、报告和归档等方面确切可靠的管理手段，严格控制试验过程各环节中的各种主客观因素，降低试验误差，确保试验资料的完整性、准确性、真实性和可靠性，最大程度排除偶然误差带来的影响，促进试验质量的提高。②保证试验数据的统一性、规范性和可比性，实现试验数据的相互认可，避免重复试验，消除贸易技术壁垒，促进国际贸易的发展。③提高化学品登记、许可评审的科学性、正确性和公正性，更好地保护人类健康和环境安全。

因此，可以说目前 GLP 的适用范围已经覆盖了与人类健康有关的所有实验室研究工作，并有进一步向与整个环境和生物圈有关的实验室研究工作扩展的趋势。

二、GLP 的基本内容及组织体系

（一）GLP 的基本内容

对于承担不同产品或化学物质检验工作的实验室，其实施的 GLP 内容和要求亦不完全相同，但因为只有保证有关安全性评价试验的计划、实施及其过程的可靠性，才能保证试验数据的可信性，因此 GLP 的基本原则、要求与内容是相似的，通常包括以下 6 个基本要求：①对组织机构和人员的要求；②对实验设施、仪器设备和实验材料的要求；③标准操作规程（SOP）；④对研究工作实施过程的要求；⑤对档案及其管理工作的要求；⑥实验室资格认证及监督检查。

（二）GLP 的组织体系

GLP 实验室的组织机构见图 12-1。机构负责人必须全面履行职责；工作人员要接受相应的意识教育和技能培训；建筑和设备、仪器要正常维护，良好运转；试验要有明确的方案、计划、程序、规范；试验必须按书面指令进行；全部数据应有完好的记录和档案；终结报告必须准确反映和记录采用的方法和全部数据。

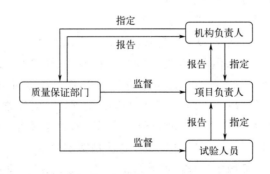

图 12-1　GLP 实验室的组织机构示意图

此外，GLP 特别强调质量保证（quality assurance，QA），包括独立行使职权的质量保证部门（quality assurance unit，QAU）和有监督检查权利的质量保证人员，明确规定"第三者监督，非研究人员担任，对总负责人负责"等。GLP 的 QA 精神实质在于从客观上保证试验的可信度。QA 的职责：①计划是否正确记载了 GLP 规定的各个项目；②试验是否严格、准确地按试验方案和标准操作规程进行；③评价报告是否建立在正确记录的基础上，得到正确的分析与结论；④评价动物及其设施、供试品调制、记录和档案等是否正常。

质量保证人员由机构负责人直接任命，直接对机构负责，并且熟悉试验过程。质量保证人员不参与所监督项目的试验工作。质量保证人员应监督环境设施、设备及标准物质是否符合试验要求，试验项目是否严格按照试验计划进行，试验操作是否规范，是否严格按照现有的 SOP 进行，检验数据及结果评价是否正确等。质量保证人员应实施检查，如实保存检查记录并签字、存档。检查发现的问题应及时通知项目负责人和实验室负责人，必要时有权暂停试验。

（三） GLP 的主要构成要素

1. GLP 的组织机构和工作人员

（1）**试验机构管理者**（test facility management）：是机构内最终负责确保该试验机构遵循 GLP 原则和运行的人员。为了保证研究准确圆满完成，试验机构管理者不仅要统筹安排机构内的人员、资金、仪器、设备、试剂、材料等，还要负责制定主进度表，安排好整个机构的研究计划。

在各个研究开始前，试验机构管理者应分别任命"项目负责人"并设立"质量保证部门"。前者必须是具有业务能力，能对整项研究负责的专家，后者必须独立于研究，从而可以从"第三者"的角度客观地监督试验过程。

研究开始后，试验机构管理者要对整个研究负起监督责任，保证研究不偏离研究计划和 GLP 原则的要求。对质量保证部门所报告的任何对于 GLP 的偏差，试验机构管理者需让项目负责人及时了解并督促其采取纠正措施。

为了保证各个研究的顺利进行，试验机构管理者还应注重机构内部人员的业务分工、培训教育、健康安全管理等。

（2）**项目负责人**（study director，SD）：是某一项具体研究或试验的总负责人。根据各国 GLP 中对 SD 职责的规定，GLP 实验室中的 SD 即我们通常所称的项目负责人或课题负责人。SD 是由 GLP 机构或实验室的管理者聘任、任命或指定的。

试验开始前，SD 应通过各种途径了解受试物（试验样品）的化学结构特点、药理作用和其他有关资料，并根据有关试验的国家标准、规范和 GLP 的规定，制定试验方案（或接受委托方提供的试验方案），送交 QAU 审查和实验室负责人审批。然后将整个试验的日程安排分送给与试验有关的业务部门。同时必须检查已有的 SOP 情况，检查试验工作记录、存在和可能出现的问题及采取的处理措施并及时记录备查。试验结束后，SD 要收集各业务部门有关的试验记录，进行统计处理，利用毒理学、生理学、病理学和生物化学等学科的知识进行去粗取精、去伪存真、实事求是的分析，并撰写出最终报告。然后将试验方案、各种原始记录、各种标本及最终报告等按 GLP 的规定送档案室保管。

由此可见，SD 是试验机构中具体组织管理的核心人物。SD 必须具备较坚实的相关学科的理论基础、较为广博的知识结构和丰富的相关工作经验。一些国家已明确规定，博士毕业后要参加安全性评价试验工作四年后才有担任 SD 的资格。

SD 的主要职责是：①全面负责该项研究工作的运行管理；②制定试验方案（试验计划书），提出修订或补充相应的 SOP 的建议，分析研究结果，撰写总结报告；③严格执行试验方案的规定，若有修改，应经本机构或实验室负责人批准；④确保参与该项研究的全体人员明确各自所承担的工作，并掌握相应的 SOP；⑤掌握研究工作进展，检查各种试验记录，确保其及时、直接（原始）、准确和清楚；⑥详细记录试验中出现的意外情况和补救措施，以及影响试验质量的不可预测因素及处理措施；⑦试验结束后，将试验方案、原始资料、标本、各种有关记录文件和最终报告等，送资料档案室保存；⑧确保研究工作各环节符合 GLP 的要求，并按照 QAU 的指导和建议进行相应的改进和完善。

（3）**质量保证部门**（quality assurance unit，QAU）：是指机构内负责保证其各项工作符合 GLP 规范要求的部门或组织。QAU 是 GLP 建设的关键，有了良好的试验计划和 SOP，并不一定能保证有高质量的试验结果。在试验方案的制定和试验进行的各个环节中，由于人为的疏忽，或由于个人的习惯等因素，难免会产生一些错误、遗漏或执行不当之处。例如，所制定的试验方案不一定完全符合 GLP 的要求，某些试验操作不一定完全能够准确地执行相应的 SOP，原始记录、统计计算的错误和检验报告的书写或打印错误等。如果没有一套行之有效的质量保证体系，则无法保证试验结果的真实性和可靠性，为了保证各种试验工作的质量和客观性、可靠性，并使其能够严格达到 GLP 的要求，试验机构必须建立独立的 QAU，对试验的全过程进行审查和检查，以确保实验设施、人员、各种试验操作和业务管理等符合 GLP 的规定。因此，建立 QAU 和培养 QA 人员是贯彻执行 GLP 和确保试验质量的关键环节。

QAU 的主要职责是：①对各种试验和检验过程的核查，包括对试验操作现场（试验条件、试验方案和主要操作环节）的核查，以及对原始记录、数据、报告和档案的审核等，对每项研究或检验实施检查和监督时应在记录上签名并妥善保存以备查；②一般性检查及报告，包括对实验室和动物饲养设施、设备、仪器和试剂管理状态的检查，对原始数据、资料档案管理情况的检查，对检验人员的检查及考核，对有关组织和系统的运行情况及其记录的检查等，此类检查应包括定期检查及不定期抽查，检查后应及时向试验机构负责人和项目负责人报告检查发现的问题，提出解决问题的建议，并写出检查报告；③保存本机构的各类工作计划表、试验方案和总结报告的副本；④参与 SOP 的制定，并保存它的副本；⑤参与机构认证、评估和上级有关部门检查的准备工作。

每一项研究都应该有一个质量保证负责人，其职责是：①以"第三者"的身份和客观的立场进行审查，不参加具体试验；②制订 QAU 的工作计划并检查其实施情况；③确认试验是否严格按 GLP 和 SOP 进行；④确认本机构中进行的各类工作符合 GLP 的要求及最终报告的正确性；⑤SOP、总体工作计划、试验方案、实验设施相关资料复印件等重要资料的保存。

（4）**研究人员**：是具体承担试验的人。他们应在项目负责人的指导下，遵循研究计划的要求，按照标准操作程序进行工作；应经常确认作业程序，尽最大可能防止由于个人疏忽产生的偶然误差；应对试验进行详细的观察和充分的记录，将试验中发生的可能影响试验结果的任何情况及时报告给项目负责人。

2. 标准操作规程（standard operating procedure，SOP）

编写和使用 SOP 的主要目的是保证试验操作的重现性和试验结果数据的可信性。接受过教育和培训的人员按 SOP 进行试验时，其试验操作及操作结果的重现性较好，亦即在同一研究机构或实验室内，由不同的人按 SOP 进行操作和试验，可保证能够达到较一致的结果。编写和建立一套合乎 GLP 要求且合乎本研究机构实际情况的标准操作规程（SOP）是 GLP 软件建设的主要内容。在 SOP 的建设方面，人的作用是主要的，经费是次要的。因此，在进行 GLP 实验室建设时，通常的做法是先从制定 SOP 开始。

SOP 需在实践中不断加以完善和修订。必须注意的是，SOP 应有良好的可操作性，而不能将其视为一种形式。一套合格的、可操作性强的 SOP 必须经过实践—修订—再实践—再修订的长期反复过程才能逐渐形成。SOP 的编写、修订和管理过程本身也应有相应的 SOP 来加以规范。一般而言，下列工作都需要制定相应的 SOP：①SOP 的编写、修订和管理；②动物房与实验室的准备及环境因素的调控，实验设施及仪器设备的维护、保养、校正、使用和管理，计算机系统的操作和管理；③试验样品和对照物的接收、标识、保存、处理、配制、领用及取样分析；④实验动物的运输、检疫、编号、分配、搬运及饲养管理，实验动物的观察记录及试验操作，动物的尸检以及组织病理学检查，濒死或已死亡动物的检查处理；⑤各种试验和分析样品、标本的采集、编号，指标的检查、测定和检验等操作技术；⑥各种试验数据的统计、处理与计算；⑦质量保证工作制度与措施；⑧试验操作人员的防护和保护措施，废弃物处理和防止污染环境的措施，实验室工作人员的健康检查制度等。

除上述工作以外，研究机构或实验室认为有必要制定 SOP 的其他工作也应制定相应的 SOP。SOP 必须经质量保证部门签字确认并经机构负责人批准方为有效。失效的 SOP 需留一份存档，其余应及时销毁。SOP 的制定、修改、生效日期及分发、销毁情况应记入档案并妥善保存。SOP 的存放应以方便使用为原则。研究或试验过程中任何偏离或违反 SOP 的操作，不论问题大小，都应及时向项目负责人报告或经项目负责人批准，并在原始资料中清楚地记录。SOP 的重大改动，应经质量保证部门确认，并经研究机构或实验室负责人书面批准。

3. 动物饲养设施

在 GLP 所要求的硬件设施中，以实验动物的饲养及其配套设施最为重要。一方面是由于试验样品各种生理、毒理和药理作用的评价主要根据动物实验的资料；另一方面则是因为实验动物有较大的个体差异并处于不断变化的状态，饲养环境条件稍有变化即可导致试验结果的偏差。

动物饲养设施应包括：①不同种属、品系或不同试验项目的动物的饲养和管理设施；②动物的检疫和患病动物的隔离治疗设施；③收集和处置试验废弃物和动物尸体的设施；④清洗和消毒设施；⑤对于已知具有危害（具有挥发性、放射性、生物危害性）的试验样品和对照物，应有相应的饲养和管理设施；⑥动物饲料、垫料、笼具及其他动物用品的存放设施。

以上各类设施的配置应合理，防止与试验系统相互污染。易腐败变质的物品应有适当的保管措施。动物饲养环境使用的清洁剂、消毒剂及杀虫剂等，不应影响试验结果，并应详细记录其名称、浓度、使用方法及使用的时间等。动物的饲料和饮水应定期检验，确保其符合营养标准且影响试验结果的污染因素低于规定的限度，检验结果应作为原始资料保存。

4. 研究计划与实施、原始记录和最终报告

研究计划经质量保证人员审查后，由项目负责人书面批准。接受他人委托的研究，研究计划应经委托方审查认可。研究计划应包括：①研究专题的名称或代号及研究目的；②实验机构和委托方的名称及地址；③项目负责人和参加试验的工作人员姓名；④受试物和对照品的名称、缩写名、代号、批号、有关理化性质及生物特性；⑤试验系统及选择理由；⑥实验动物的种、系、数量、年龄、性别、体重范围、来源和等级；⑦实验动物的识别方法；⑧实验动物饲养管理的环境条件；⑨饲料名称或代号；⑩试验用的溶媒、乳化剂及其他介质信息；⑪受试物和对照品的给药途径、方法、剂量、频率和用药期限及选择的理由；⑫所用方法的国家标准、规范或指南等文件的名称；⑬各种指标的检测频率和方法；⑭数据统计处理方法；⑮试验资料的保存地点。

研究过程中需要修改研究计划时，应经质量保证人员审查，机构负责人批准。变更的内容、理由及日期应记入档案，并与原研究计划一起保存。项目负责人全面负责研究专题的运行管理。参加研究的工作人员应严格按照相应的 SOP 执行试验方案，发现异常现象时应及时向项目负责人报告。

研究工作结束后，项目负责人应及时完成最终报告，签名盖章后交质量保证部门负责人审查和签署意见，机构负责人批准。最终报告应包括：①研究专题的名称或代号及研究目的；②试验机构和委托方的名称和地址；③研究起止日期；④试验样品和对照物的名称、缩写名、代号、批号、稳定性、含量、浓度、纯度、组分及其他特性；⑤实验动物的种、系、数量、年龄、性别、体重范围、来源、动物合格证号及发证单位、接收日期和饲养条件；⑥试验样品和对照物的给药途径、剂量、方法、频率和给药期限；⑦试验样品和对照物的剂量设计依据；⑧影响研究可靠性和造成研究工作偏离试验计划的异常情况；⑨各种指标检测的频率和方法；⑩项目负责人和所有参加工作的人员姓名和承担的工作；⑪分析数据所用的统计方法；⑫试验结果和结论；⑬原始资料和标本的贮存处。

最终报告经机构负责人签字后，需要修改或补充时，有关人员应详细说明修改或补充的内容、理由和日期，经项目负责人认可，并经质量保证部门负责人审查和机构负责人批准。

5. 实验室资格认证与监督检查

为确保 GLP 得到准确贯彻执行，各国都规定了对 GLP 机构或实验室的资格认定、检查和监督措施。各国检查和评价的标准有所不同，但检查的内容一般都很广，通常包括：组织管理体系，各类工作人员的文化层次、专业工作经历及培训记录，SOP 的制定和管理，是否与所进行的试验工作相适应；实验室内是否随手可得到相应的 SOP；质量保证部门的工作，各类试验工作的运行和管理，档案室及其档案管理是否规范；仪器设备的维修、保管和使用记录，环境调控的实施记录是否完整；动物房及其配套设施是否合理；各种运行线路能否明确地分开；研究计划及试验总结是否符合 GLP 的规定；原始记录的质量等。检查的方式包括评阅 GLP 机构或实验室按检查要求提供的材料，询问实验室有关人员，查阅有关资料，试验现场检查等。

GLP 认证是指国家药品监督管理局对药物非临床安全性评价研究机构的组织管理体系、人员、实验设施、仪器设备、试验项目的运行与管理等进行检查，并对其是否符合 GLP 作出评定。GLP 认证分为申请与受理、资料审查与现场检查以及审核与公告三大环节。

资格认证程序为：①实验室向有关主管部门提出申请；②主管部门向申请 GLP 检查的实验室发放检查资料编写纲要；③实验室按要求提交检查资料；④检查组从该实验室完成的试验一览表中随机选择 10 个左右的试验，要求提供有关的原始资料；⑤检查组对该实验室的原始资料进行审核；⑥检查组对实验室进行 GLP 检查（通常 5 d）；⑦检查组完成 GLP 检查报告并作出评价；⑧主管部门认可检查组的评价报告，颁发 GLP 合格证书。

三、GLP 质量管理体系在我国的应用现状和展望

我国从 1991 年起开始起草 GLP，1993 年原国家科委颁布了《药品非临床研究质量管理规定》（试行），于 1994 年 1 月生效。1998 年国务院机构改革后，国家药品监督管理局根据国际上 GLP 的发展和我国的实际情况，修改和颁布了《药品非临床研究质量管理规范》（试行），于 1999 年 11 月 1 日起施行。

随着世界经济的发展和社会的进步，化学品在人们的生活中发挥着越来越重要的作用。

国际社会越来越重视人类健康和环境保护，不断出台新的化学品管理法规。1981年，经济合作与发展组织（Organization for Economic Co-operation and Development，OECD）采纳了其理事会决议"关于化学品评估中的数据互认"文件中的GLP原则。经过多年的发展完善，OECD的GLP原则日趋成熟，并在多个地区和国家（包括欧洲、美国、日本、新加坡等）被采用。从2008年开始，联合国《全球化学品统一分类和标签制度》（*Globally Harmonized System of Classification and Labelling of Chemicals*，GHS），要求所有国家对化学品进行分类和危险性公示。2008年6月1日，欧盟REACH（关于化学品注册、评估、授权与限制）法规正式开始实施。联合国GHS和欧盟REACH法规都要求全面提供化学品的健康危害和环境危害数据，为了保证全球检测数据的一致性和可比性，所有检测数据应来自通过GLP认可的实验室。

中国政府历来对保护环境、保障人民健康安全、实施可持续发展战略高度重视，特别是在加入世界贸易组织后，在化学品管理方面积极与国际接轨。为了突破国外化学品贸易的技术壁垒，完善我国的化学品安全评价实验室体系，以及推动我国加入OECD/GLP数据互认协议（MAD），2008年山东出入境检验检疫局和中国检验检疫科学研究院将OECD的15个GLP文件转化为我国良好实验室规范系列国家标准发布，这标志着我国加入经济合作与发展组织良好实验室规范（OECD/GLP）数据互认协议工作有了实质性的进展。

为方便进出口贸易，使我国的产品在国内就能获得GLP实验室的检测服务，按照国际通行原则建立我国的GLP检测实验室以及实验室评价体系，实现我国GLP实验室检测数据获得国际互认，中国良好实验室（GLP）建设进入了新的建设阶段。

目前，经历了三十余年的应用，我国GLP建设已从药品领域拓展到农药、化妆品和化学品等新领域。2012年，环境保护部制定发布《化学品测试合格实验室管理办法》，将OECD的GLP原则要求引入化学品GLP监管，标志着我国化学品GLP建设向前迈出了重要一步。2016年，环境保护部发布《关于规范化学品测试机构管理的公告》（2016年第85号）、《新化学物质环境管理登记生态毒理测试数据现场核查指南》（2017年第70号），对GLP的监管模式做了调整，由事先检查考核变为事中事后监管。公告发布实施后，自2017年起，生态环境部要求为新化学物质登记提供注册数据的境内机构，进行GLP符合性自我检查，加强信息公开，对于不符合GLP原则的测试数据，一经查实，不予用于新化学物质注册登记。

我国与GLP建设相关的政府管理部门主要有5个，其职能分工为：药品监督管理局负责药品方面的；国家认证认可监督管理委员会（简称"国家认监委"）负责我国进行化学品安全评价的GLP实验室的评价；农业农村部负责农药、兽药和饲料添加剂方面的（分别由不同机构负责）；生态环境部负责工业化学新物质；国家卫生健康委员会负责化妆品方面的。具体见表12-1。

表 12-1　中国 GLP 建设分管部门及各部门职能

序号	中国 GLP 建设相关的政府管理部门	部门职能	试验范围	备注
1	国家药品监督管理局	药品	①单次给药毒性试验；②多次给药毒性试验；③生殖毒性试验；④遗传毒性试验；⑤致癌试验；⑥局部毒性试验；⑦免疫原性试验；⑧安全性药理试验；⑨毒代动力学试验；⑩依赖性试验	60余家机构通过认证（截至2018年底）

续表

序号	中国 GLP 建设相关的政府管理部门	部门职能	试验范围	备注
2	国家认证认可监督管理委员会	化学品安全评价方面	开展生态毒性测试报告	7 家机构通过认证
3	农业农村部	农药、兽药和饲料添加剂方面	理化性质测试、毒性研究等	29 家机构通过检查认定
4	生态环境部	工业化学新物质	理化性质测试，毒性研究，致突变研究，水生和陆生生物的环境毒性研究，水、土壤和空气中行为学研究，生物体内积累	9 家机构通过认证
5	国家卫生健康委员会	化妆品方面	新原料的毒理学实验等	60 余家机构通过认证（截至 2018 年底）

目前，全球已有 30 多个国家或组织建立了相应的 GLP 管理法规、监管计划和检查手册等来指导相关机构建立和遵守 GLP 法规。我国化学品 GLP 监管体系建设起步较晚，而且遵从的法律位阶也较低，依据是 2012 年环境保护部令《新化学物质环境管理办法》。目前，我国国内开展化学品 GLP 监管配套技术文件只有生态环境部发布的 2 份公告以及国家认监委发布的 GLP 原则系列国家标准，化学品 GLP 监管程序、配套表格、检查报告格式和化学品测试试验方法等均未经标准化。化学品 GLP 监管人力物力缺乏，监管体系尚不健全，需要借鉴发达国家化学品 GLP 体系建设经验，结合国内化学品管理要求，提升我国 GLP 监管体系和监管能力。

第三节　GLP 实验室认可

一、概述

GLP 适用于法规所要求的所有非临床健康和环境安全研究，包括医药、农药、食品添加剂与饲料添加剂、化妆品、兽药和类似产品的注册或申请许可证，以及工业化学品管理。通过严格控制化学品安全性评价试验的各个环节，即严格控制可能影响试验结果准确性的各种主客观因素，降低试验误差，确保能找到支持报告结果真实性的原始资料，使不同实验室所得到的结果具有可比性，并能互相承认和接受，最大程度地避免技术上的差异。

实验室认可向社会传递经过证实的实验室从事特定检测或校准活动能力的信任，不仅能使用户在选择实验室时能够更加明智和理性，增强用户的支付意愿，而且极大地提升了实验室的质量管理和技术能力。历经 70 余年的发展，认可使得"一次检测、全球承认"成为现实。

世界上第一个国家实验室认可机构（national association of testing authorities，NATA）于 1947 年在澳大利亚成立。经过 70 余年的发展，认可已成为国际通行的质量管理手段和贸易便利化工具，发展非常迅猛，目前已有 77 个国家和经济体的 81 家认可机构签署了国际互认协议，占世界经济总量 95％的国家的认可机构加入了国际或区域认可合作组织。为了推动认证认可活动在全球的发展，国际认可论坛（英文缩写 IAF）和国际实验室认可合作组织（International Laboratory Accreditation Cooperation，ILAC）于 2007 年确定，自 2008 年起每年的 6 月 9 日为世界认可日。

我国的认可工作可追溯到 1980 年，原国家标准总局和原国家进出口商品检验局组团首次参加了 ILAC 大会，标志着国际认可活动在我国的萌芽。为满足加入世界贸易组织和参与经济全球化的需要，我国于 2002 年建立和实施了集中统一的认可制度。自从 2003 年欧盟 REACH 法规开始在全世界范围内受到评议以后，随着国内对 REACH 法规研究的不断深入，有关化学品注册时需要 GLP 实验室出具数据的信息引起了原国家质检总局和国家认监委的高度重视，并迅速认识到这有可能成为制约我国化学品出口贸易的重要技术性壁垒。REACH 法规的实施对国际化工及相关产品的贸易产生相当重要的影响。REACH 法规的原则之一就是"没有数据就没有市场"，"数据"指的是化学品的理化性质和毒理数据，数据互认是减轻企业费用和商品进入欧盟市场的重要措施，特别是在毒理学实验方面，欧盟要求提供数据的实验室必须是 GLP 实验室。但当时我国在工业化学品安全性评价领域的 GLP 监控体系建设还是空白。此外，我国还不是 GLP 数据互认协定的签署方，国内 GLP 监控体系尚未得到 OECD 国家和国际组织的承认，因此，我国出具的 GLP 化学品安全评价不被欧盟承认，对我国化学品的生产和贸易来说非常不利。在此背景下，国家认监委和中国合格评定国家认可委员会（CNAS）为尽快建立和完善我国的化学品安全评价实验室体系，满足欧盟 REACH 法规等国外法律法规关于化学品安全性的要求，从 2004 年开始启动了化学品安全性评价实验室的 GLP 监控体系建设工作，组织翻译了 OECD 的 GLP 系列文件并等同转化为我国国家标准。2008 年 CNAS 在上海化工研究院开始了 GLP 试点评价工作。

中国国家认证认可监督管理委员会（CNCA）已组织开展良好实验室操作规范的实验室认证和认可工作。符合 GLP 要求的实验室称为 GLP 实验室，目前开展评价的领域主要为：化学领域中的理化性质测试，毒性研究，水生和陆生生物的环境毒性研究，水、土壤和空气中行为学研究，化学物质的生物富集实验，残留研究，生态系统影响研究等。

2013 年，我国认可的管理体系认证证书约占全球总量的 20%，连续 10 年位居世界第一；认可的实验室数量占国际互认实验室总量的 13%，位居世界第一；认可的检验机构数量占国际互认检验机构总量的 5%，位居国际前列。

作为国家质量基础的重要组成部分，认可是政府构建产品监管体系的关键要素，是政府降低监管成本、减少行政风险、优化资源配置的有效手段，是从源头上保证质量安全、保护环境和社会公众利益的有效途径。作为市场经济运行的基础性制度，认可有效规范了市场秩序，促进了对外贸易和产业经济发展，是贸易各方互信互利的纽带。

二、中国认可机构基本情况

中国合格评定国家认可委员会（China National Accreditation Service for Conformity Assessment，CNAS）是根据《中华人民共和国认证认可条例》（国务院令第 390 号）的规定，由国家认证认可监督管理委员会批准设立并授权的国家唯一认可机构，统一负责对认证机构、实验室和检验机构等相关机构的认可工作。

中国合格评定国家认可委员会由原中国认证机构国家认可委员会（CNAB）和原中国实验室国家认可委员会（CNAL）合并而成。CNAS 通过评价、监督合格评定机构（如认证机构、实验室、检查机构）的管理和活动，确认其是否有能力开展相应的合格评定活动（如认证、检测和校准、检查等），确认其合格评定活动的权威性，发挥认可约束作用。

中国合格评定国家认可委员会组织机构包括全体委员会、执行委员会、认证机构专门委员会、实验室专门委员会、检验机构专门委员会、评定专门委员会、申诉专门委员会、最终用户专门委员会、审定与核查机构专门委员会和 CNAS 秘书处。其中，全体委员会分别由来自政府部门、合格评定机构、合格评定服务对象、合格评定使用方和专业机构与技术专家等各利益相关方代表组成，确保各方共同参与认可工作，并监督认可制度的有序运行；下设若干专业委员会，以确保具备广泛的专业知识和技术能力，使认可工作体现行业技术特点，满足不同专业的要求。

中国合格评定国家认可委员会依据国际标准 ISO/IEC 17011：2017《合格评定 认可机构要求》的要求运作，建立了国际化的认可制度和工作程序，按照国际通行的原则开展认可工作，其宗旨是推进合格评定机构按照相关的规定要求加强建设，促进合格评定机构持续以公正的行为、科学的手段、准确的结果有效地为社会提供服务。

中国合格评定国家认可委员会秘书处设在中国合格评定国家认可中心。中国合格评定国家认可中心是原国家质量监督检验检疫总局直属事业单位，是 CNAS 的法律实体，承担开展认可活动所引发的法律责任，由国家认证认可监督管理委员会全权负责管理。

三、中国认可制度、业务情况

认可的目的是依据国际通行标准，证实实验室、检验机构等合格评定机构具有开展特定合格评定活动的技术能力和管理能力，增强对合格评定能力的信任，提升合格评定结果的可信性，促进市场运行、政府监管和国际贸易的效率，实现其"证实能力、传递信任、服务发展"的核心价值。

认可作为市场经济运行的基础性制度，既是国家技术基础的组成部分，又是符合世界贸易组织（英文缩写 WTO）规则的技术性贸易措施。由于国情不同，为充分发挥认可制度的作用，我国的认可制度既与国际通行做法一致，又与中国的实际情况相结合，即国际化与中国化相结合的认可制度。其国际化体现在认可准则采用相应的国际标准，认可运行机制符合相关国际标准要求，确保与国际接轨；中国化则体现在按照原国家质量监督检验检疫总局和国家认证认可监督管理委员会的相关工作方针，创造性地建立了一些中国化的认可监督管理机制与措施，包括创新的认可评价机制、与行政监管紧密联系的认可工作机制、与最终用户紧密联系的认可反馈机制等，以适应我国的国情特点。

四、展望

目前随着 CNAS 的 GLP 技术评价的试验机构和实验室数量的增加，CNCA/CNAS 的 GLP 监控体系在国内外的影响力也不断扩大。由于 OECD/GLP 的 MAD 体系已经成为世界各国在化学品安全管理上的主流认识，为了进一步助推 GLP 实验室的发展，我们应该加强我国化学品实验室 GLP 建设，突破国际贸易壁垒，促进我国国际贸易。

 本章小结

本章首先介绍了毒理学实验室质量管理体系的产生背景、意义及其国内外现状；其次介绍了 GLP 的基本概念、发展历史和现状，并着重强调了 GLP 的基本内容和实施 GLP 的必要性，阐述了 GLP 实验室认可能极大地提升实验室的质量管理和技术能力，并促进我国对外贸易和产业经济发展；最后介绍了我国认可机构基本情况。

◆ 思考题 ◆

1. 良好实验室规范主要由哪几部分构成？
2. 论述我国 GLP 实验室建设的发展现状和应用前景。

参考文献

[1] 张双庆. 食品毒理学 [M]. 北京：中国轻工业出版社，2019.

[2] 单毓娟. 食品毒理学 [M]. 2 版. 北京：科学出版社，2019.

[3] 唐焕文，靳曙光. 毒理学基础实验指导 [M]. 北京：科学出版社，2010.

[4] 杨杏芬，罗建波，黄俊明，等.《食品安全毒理学实验室质量控制规范》研究 [J]. 毒理学杂志，2005，19（3）：319-320.

[5] GB 15193.2—2014. 食品安全国家标准　食品毒理学实验室操作规范.

[6] 车礼东，由瑞华，张少岩. 良好实验室规范（GLP）国家标准理解与应用 [M]. 北京：中国标准出版社，2009.

[7] 苏华，严峰，武思拓，等. GLP 实验室建设研究进展 [J]. 广东化工，2020，47（414）：121-122.

[8] 葛海虹，赵静，王蕾，等. 国际化学品 GLP 监管体系发展概况与启示 [J]. 生态毒理学报，2020，15（3）：11-20.

[9] 全国认证认可标准化技术委员会. GB/T 27406—2008《实验室质量控制规范　食品毒理学检测》理解与实施. 北京：中国标准出版社，2009.

[10] 全国认证认可标准化技术委员会实验室认可分技术委员会秘书处. 实验室认可作用与贡献案例集 [M]. 北京：中国标准出版社，2015.

附　录

实验部分

实验一　基础实验操作

一、实验目的

食品毒理学研究常要用实验动物如大鼠、小鼠、豚鼠和家兔来进行各种实验，通过对动物实验的观察和分析来研究毒作用，获得毒物的毒性、剂量-反应关系、毒作用机制等方面的资料，因此动物实验是毒理学研究中重要的手段之一。

通过本次实习学习毒理学实验中有关动物实验的基本操作技术，掌握实验动物的选择、动物抓取、染毒方法等技术。

二、实验材料与设备

1. 实验动物

SPF（无特定病原体）级昆明小鼠雌雄各半，6～8 周龄，体重 25～30 g。

2. 实验试剂

苦味酸溶液（3％～5％）、75％酒精。

3. 实验设备

天平、灌胃针、小鼠笼、1 mL 医用注射器等。

三、实验内容

（一）健康动物的选择

无论选择哪种种属品系的动物进行实验，均要求选择健康的实验动物。健康动物检查时要求达到：外观体形丰满，被毛浓密有光泽、紧贴体表，眼睛明亮，行动迅速，反应灵活，食欲及营养状况良好。选择时重点检查以下项目：

① 眼睛：明亮，瞳孔双侧等圆，无分泌物。

② 耳：耳道无分泌物溢出，耳郭无脓疮。

③ 鼻：无喷嚏，无浆性黏液分泌物。

④ 皮肤：无创伤，无脓疮、疥癣、湿疹。

⑤ 颈部：要求颈项端正，如有歪斜提示可能存在内耳疾患，不应选作实验动物。

⑥消化道：无呕吐、腹泻，粪便成形，肛门附近被毛洁净。

⑦神经系统：无震颤、麻痹。若动物（大鼠、小鼠）出现圆圈动作或提尾倒置呈圆圈摆动，应放弃选用该动物。

⑧四肢及尾：四肢、趾及尾无红肿及溃疡。

（二）实验动物的性别鉴定

动物性别不同对毒物的敏感性也不同，这可能与性激素、肝微粒体羟基化反应有关，也随受试物而异。因此，要根据实验要求选择性别，一般实验如对性别无特殊要求，则宜选用雌雄动物各半。

1. 大鼠、小鼠

主要依肛门与生殖器间的距离加以区分。间距大者为雄性，小者为雌性。雌性鼠的生殖器与肛门之间有一无毛小沟，距离较近。雄性可见明显的阴囊，生殖器突起较雌鼠大，肛门和生殖器之间长毛。另外成年雄性鼠卧位可见到睾丸，雌性鼠在腹部可见乳头。

2. 豚鼠

主要通过生殖器形态来判断。雌性豚鼠外生殖器阴蒂突起比较小，用拇指按住阴蒂突起，余指拨开大阴唇的皱褶，可见阴道口呈"V"形（注意发情间期的闭锁现象，有一种除了发情和分娩时外，关闭阴道口的结构）。雄性豚鼠外生殖器有包皮覆盖的阴茎小隆起，用拇指按住其基部包皮，可见龟头向外突出。

3. 家兔

幼兔的性别鉴定主要以尿道开口部与肛门之间的距离及尿道开口部的形状来判别。哺乳期仔兔，雄性尿道开口部与肛门之间的距离较远，为雌性的 $1.5\sim2$ 倍，雌性较近。雌性尿道开口扁形，大小与肛门同；雄性圆形，略小于肛门。1月龄仔兔，雄性生殖孔呈圆形，翻出可见呈圆柱体的突起；雌性生殖孔呈 Y 形，翻出仅见有裂缝，裂缝及于肛门。3月龄以上成年兔，雄性阴囊明显而雌性无阴囊；雄性头大，短而圆，而雌性头小，略呈长形。

（三）实验动物的抓取和固定

正确地抓取、固定动物，是为了在不损害动物健康、不影响观察指标并防止被动物咬伤的前提下，确保实验顺利进行。

1. 小鼠的抓取方法

首先用右手从笼盒内抓取鼠尾提起，注意不可抓尾尖，放在鼠笼盖或实验台上向后拉尾巴，在其向前爬行时，迅速用左手拇指和示指抓住小鼠的两耳和颈部皮肤，将鼠体置于左手掌心中，把后肢拉直，以无名指按住鼠尾，小指按住后腿即可固定。

2. 大鼠的抓取方法

大鼠的抓取基本同小鼠，只是大鼠比小鼠性情凶猛，不易用袭击方法抓取。为避免咬伤，可戴上帆布或棉纱手套。采用左手固定法，用拇指和示指捏住鼠耳，余下三指紧捏鼠背皮肤，置于左手掌心中，即可固定。

3. 豚鼠的抓取方法

豚鼠胆小易受惊，在抓取时要稳、准、迅速。用手掌迅速扣住鼠背，抓住其肩胛上方，以拇指和示指环握颈部，另一只手托住臀部即可固定。

4. 兔的抓取方法

用右手抓住兔颈部的毛皮提起，然后左手托住其臀部或腹部，让其体重的大部分重量集中在左手上，即可固定。注意不要抓取双耳或抓提腹部。

（四）实验动物的称重、编号和标记

1. 称重

大、小鼠秤的感应量需在 0.1 g 以下。根据实验的不同要求，选择一定数量的大、小鼠，要求在同一组内、同性别动物体重差异应小于平均体重的 10%，不同组间同性别小鼠体重均值差异应小于 5%。

2. 编号

动物编号方法有多种。大、小鼠常用编号方法有染色法、剪耳法、烙印法、挂牌法。

（1）**染色法**：是用化学试剂在动物身体明显部位如躯干、四肢等处进行涂染，或用不同颜色等来区别各组动物，是实验室最常用、最容易掌握的方法。分为单色染色法和双色染色法。单色染色法一般用苦味酸。一般头部为 1，右前肢为 2，右侧腹部为 3，右后肢为 4，尾基部为 5，左后肢为 6，左侧腹部为 7，左前肢为 8，背部为 9。双色染色法是采用两种颜色同时进行染色标记的方法。例如用苦味酸（黄色）染色标记作为个位数字，用品红（红色）染色标记作为十位数字。个位数的染色标记方法同单色染色法；十位数的染色标记方法参照单色染色法，即左前肢为 10 号、左侧腹部 20 号、左后肢 30 号、头部 40 号、背部 50 号、尾根部 60 号、右前肢 70 号、右侧腹部 80 号、右后肢 90 号，第 100 号不作染色标记。

（2）**剪耳法**：在耳朵不同部位剪一小孔代表某个号码。常以右耳代表个位，左耳代表十位。或与染色法配合使用，右耳剪孔代表十位。

（3）**烙印法**：是指用刺数钳在动物耳上刺上号码，然后用棉签蘸着溶在酒精中的黑墨在刺号上加以涂抹，烙印前最好预先用酒精对烙印部位消毒。

（4）**挂牌**：将金属的牌号固定于实验动物的耳上，大动物可系于颈上。

（五）实验动物染毒途径和方法

食品毒理学实验中染毒途径的选择，应尽可能模拟人接触该受试物的方式。最常用的染毒途径为经口、经呼吸道、经皮及注射途径。不同途径的吸收速率，一般是：静脉注射＞吸入＞肌内注射＞腹腔注射＞皮下注射＞经口＞皮内注射＞其他途径（如经皮等）。毒理学主要采用经口（胃肠道）染毒，常用灌胃、喂饲和吞咽胶囊等方式。

1. 经口染毒

（1）**灌胃**：将受试物配制成溶液或混悬液，以灌胃针或注射器经导管注入胃内。灌胃深度一般至剑突下，最好利用等容量灌胃法，即将受试物配制成不同浓度，实验动物单位体重的灌胃容量相同。大鼠隔夜禁食，小鼠可禁食 4 h（因小鼠消化吸收和代谢速度较快），均正常饮水。灌胃后 2~4 h 提供饲料。经口多次染毒，一般不禁食，但应每日定时染毒。灌胃法优点是剂量准确，缺点是工作量大，并有伤及食管或误入气管的可能。

（2）**吞咽胶囊**：将一定剂量的受试物装入胶囊中，放至动物的舌后部，迫使动物咽下。此法剂量准确，适用于易挥发、易水解和有异味的受试物。

（3）**喂饲**：将受试物掺入动物饲料或饮水中供实验动物自行摄入。饲料中掺入受试物不应超过 5%，以免造成饲料营养成分改变而影响实验动物的生长发育。喂饲法符合人类接触受试物的实际情况，但缺点多，如适口性差的受试物，实验动物拒食；易挥发或易水解的受试物不适用。而且，实验动物应单笼喂饲，以食物消耗量计算其实际染毒剂量。

2. 经皮肤染毒

经皮肤染毒的目的有两种，一种是经皮染毒毒性试验，另一种是皮肤刺激和致敏试验。皮肤刺激试验常用兔和豚鼠，皮肤致敏试验用豚鼠。

3. 经呼吸道染毒

经呼吸道染毒可分为吸入染毒和气管内注入。

（1）**静式吸入染毒**：将一定数量的啮齿类动物放在密闭的染毒柜中，加入易挥发的液态受试物或气态受试物使成一定浓度。静式吸入染毒简易，但缺点较多，主要是随实验进行氧分压降低（因此，实验动物数量有限制），柜内受试物浓度也逐渐下降（由于动物吸入消耗、为被毛及染毒柜壁吸附所致），而且实验动物有经皮吸收的可能。

（2）**动式吸入染毒**：动式吸入染毒设备由染毒柜、机械通风系统和配气系统三部分构成，对设备的要求较高，优点是在染毒过程中染毒柜内氧分压及受试物浓度较稳定，缺点是受试物的消耗量大，并容易污染环境。

（3）**气管内注入**：此法用于建立急性中毒模型及尘肺研究。

4. 注射染毒

以注射途径染毒，对非啮齿类动物可模拟人临床药物注射途径，而啮齿类动物的尾静脉和肌内注射难以多次染毒，必要时可改为皮下注射或腹腔注射。注射染毒，静脉注射应控制速度，大鼠尾静脉注射最好控制在 10 秒以上。在遗传毒理学实验中有时也用腹腔注射，但在致畸试验、肝 UDS 研究中不应该用腹腔注射，避免可能的损伤和局部高浓度对靶器官的影响。此外，在注射前应注意局部消毒。

（1）**皮下注射（SC）**：注射时以左手拇指和示指提起皮肤，将连有针头的注射器刺入皮下。皮下注射部位犬、猫多在大腿外侧，豚鼠在大腿内侧或小腹部，大鼠可在下腹部。兔在背部或耳根部注射。

（2）**皮内注射（ID）**：皮内注射时需将注射的局部脱去被毛，消毒后。用左手拇指和示指按住皮肤并使之绷紧，在两指之间，用结核菌素注射器连细针头，紧贴皮肤表层刺入皮内，然后向上挑起并再稍刺入，即可注射药液，此时可见皮肤表面隆起一白色小皮丘。

（3）**肌内注射（IM）**：应选肌肉发达、无大血管通过的部位，一般多选臀部。注射时垂直迅速刺入肌肉，回抽针栓如无回血，即可进行注射。给小鼠、大鼠等小动物作肌内注射时，用左手抓住鼠两耳和头部皮肤，右手取连有针头的注射器，将针头刺入大腿外侧肌肉，将药液注入。

（4）**静脉注射（Ⅳ）**

① 小鼠和大鼠：一般采用尾静脉注射，鼠尾静脉有 3 根，左右两侧及背侧各一根，左右两侧尾静脉比较容易固定，多采用。操作时先将动物固定在鼠筒内，使尾巴露出，尾部用 45~50 ℃的温水浸润半分钟或用酒精擦拭使血管扩张，并可使表皮角质软化，以左手拇指和示指捏住鼠尾两侧，使静脉充盈，用中指从下面托起尾巴，以无名指和小指夹住尾巴的末梢，右手持注射器连细针头，使针头与静脉平行（小于 30 度），从距尾尖 2~3 cm 处进针，此处皮薄易于刺入，先回抽，再缓注少量药液，如无阻力，表示针头已进入静脉，可继续注

入。注射完毕后棉球压迫止血或把尾部向注射侧弯曲以止血。

②兔：兔耳部血管分布清晰，兔耳中央为动脉，耳外缘为静脉。耳缘静脉表浅易固定，常用。先拔去注射部位的被毛，用手指弹动或轻揉兔耳，使静脉充盈，左手示指和中指夹住静脉的近端，拇指绷紧静脉的远端，无名指及小指垫在下面，右手持注射器连 6 号针头尽量从静脉的远端刺入，移动拇指于针头上以固定针头，放开示指和中指，将药液注入，然后拔出针头，用手压迫针眼片刻。

（5）**腹腔注射（IP）**：大鼠、小鼠腹腔注射时，以左手抓住动物，使腹部向上，右手将注射针头于左（或右）下腹部刺入皮下，使针头向前推约 0.5 cm，再以 45°角穿过腹肌，固定针头，缓缓注入药液，为避免伤及内脏，可使动物处于头低位，使内脏移向上腹。主要实验动物为家兔，进针部位为下腹部的腹白线旁 1cm 处。

腹腔注射适合刺激性小的水溶性药物，它的优点在于腹腔膜及网膜血管丰富，吸收面积大等。

四、实验结果

熟练掌握动物实验的基本操作技术，如实验动物的选择、动物抓取、染毒方法等。

实验二　生物材料的采集和制备

一、实验目的

掌握食品毒理学实验中常用实验动物生物材料的采集和制备技术。

二、实验原理

研究食物中化合物的毒效应，常需测定动物接触外源化学物后，血液、尿液和组织中的化合物或其代谢产物的浓度，以及分析测定化合物所致的生物化学变化。为此，采集和制备生物材料就成为食品毒理学的重要基础技术之一。

三、实验材料与设备

1. 实验动物

SPF 级实验大、小鼠雌雄各半，6～8 周龄，体重 25～30 g；家兔。

2. 实验试剂

抗凝剂 0.5%肝素生理盐水溶液、生理盐水或某种缓冲液、碘酒、酒精棉球、干棉球、滤纸等。

3. 实验设备

电子天平（感量 0.1 g 和 0.0001 g），动物秤，胶头滴管，量筒，烧杯，饲养笼，兔盒，兔固定架，大、小鼠固定板，注射器（1，2，5 和 10 mL）及相应针头，解剖剪刀（或大鼠断头器），解剖镊子，匀浆器，培养皿（直径 5～10 cm），离心机（4000 r/min），实验鼠代谢笼等。

四、实验内容

（一）采血

1. 大鼠与小鼠采血方法

（1）**剪鼠尾采血**：剪鼠尾采血适用于少量多次采血的实验。将动物固定后，把鼠尾浸入 45～50 ℃温水中，使尾静脉充血，擦干，再用酒精棉球擦拭消毒。剪去尾尖 1～2 mm（小鼠）或 3～5 mm（大鼠），使血液顺管壁自由流入试管或用血红蛋白吸管吸取。采血结束后，消毒伤口并用干棉球压迫止血。或不剪尾，直接用 1 mL 针筒连接 4 号针头，直接刺破尾静脉采血。从动物福利角度出发，鼠尾采血应优先选择用于需血量较少的连续多次采血，如血常规或血糖的动态监测等。

（2）**眼眶后静脉丛采血**：操作者以左手固定小鼠或大鼠，拇指和示指尽量将鼠头部皮肤捏紧，或轻轻压迫颈部两侧，使鼠眼球突出，眶后静脉丛充血，右手持毛细采血管，以 45°从内眼角刺入，并向下旋转，感觉刺入静脉丛后，再向外边退边吸，当得到所需血量后，放松加于颈部的压力，并拔出采血器，以防穿刺孔出血。此方法在短期内可重复采血，小鼠一次可采血 0.2～0.3 mL，大鼠可采血约 0.5 mL。

（3）**腹主动脉采血**：腹主动脉采血适用于大、小鼠实验终末期采血，取血量大、不易溶血，适用于多项目检测，但操作比较复杂，技术性较强，应注意掌握适宜的麻醉深度，防止心脏骤停，减少出血及大鼠躁动。

（4）**心脏采血**：心脏采血为无菌采血，采血量大，此方法需在麻醉状态下进行，操作时，选择胸部左侧心脏搏动最强处进针，缓慢回抽针筒可见血液流入针管，避免气体进入心脏。心脏采血所采血液为循环血液，由于其会给动物带来潜在的痛感，引起心包出血以及心包填塞等，故常用于实验终末期的动物采血。

（5）**断头采血**：操作者左手握住动物，右手持剪刀，快速剪断头颈部，倒立动物将血液滴入容器。注意防止断毛落入容器中。有条件时，也可用大鼠断头器断头。

（6）**摘眼球法采血**：右手取一眼科弯头镊，在鼠右或左侧眼球根部将眼球摘去，并将鼠倒置；头向下，抽取血液。

2. 家兔采血方法

（1）**耳缘静脉采血**：将家兔在兔盒中固定，拔掉一侧耳缘部细毛，轻轻以手指弹耳，使耳缘静脉充血，酒精消毒。左手压迫耳根，右手持针刺破静脉，收集血液，或直接用注射器进针耳缘静脉采血。

（2）**心脏采血**：将家兔以仰卧位固定于兔台上，在左侧胸 3～4 肋部位剪毛，常规消毒。于第 3～4 肋近胸骨左缘处，手触心搏最强部位进针，见血后采血。采血毕，迅速拔针，用酒精棉球压迫止血。

实验动物采血量见附表 1。

附表 1　实验动物采血量

动物品种	最大安全采血量/mL	最小致死采血量/mL
小鼠	0.1	0.3
大鼠	1.0	2.0

动物品种	最大安全采血量/mL	最小致死采血量/mL
豚鼠	5.0	10.0
家兔	10.0	40.0

（二）尿液收集

代谢笼法适用于小鼠和大鼠的尿液采集。代谢笼是能通过笼子底部的大小便分离漏斗将尿液和粪便分开而达到收集动物尿液目的的一种特殊装置。

兔、狗等大动物，也可用导尿法收集尿液。为使所收集的尿液满足实验需要，可在收集尿液前给动物灌胃一定量的水。

（三）组织匀浆的制备

1. 动物安乐死的方法

颈椎脱臼法、空气栓塞法、放血法、断头法、药物法等。选择哪种安乐死方法，要根据动物的品种（系）、实验目的、对脏器和组织细胞各阶段生理生化反应有无影响来确定。

2. 脏器剥离

动物处死后快速取出所需完整脏器，放置于冰浴装置中，用 0～5 ℃生理盐水洗去血污等，再用滤纸吸干脏器表面水分，称重，定量留取所需组织备用。需要时，脏器用冷生理盐水灌流除去血液，再进行如上处理。如果需暂时保存脏器样本，则应放入液氮中速冻，再保存于−70 ℃超低温冰箱。

3. 匀浆制备

将定量称取的脏器放置于匀浆器中，按设计要求加入一定比例的溶液（加入何种溶液依实验测定内容而定）。在低温下（0～10 ℃），以一定的转速研磨组织、匀浆，分离组织细胞组分。

五、实验结果

熟练掌握常用实验动物生物材料的采集方法。

实验三　小鼠皮肤刺激试验

一、试验目的

学习皮肤染毒技术，了解受试物对皮肤是否有刺激或腐蚀作用。

二、试验原理

有些化学毒物与皮肤接触后可经皮肤吸收引起机体中毒，或引起皮肤、黏膜局部损伤。因此，经皮肤接触毒性试验在毒理学中占有重要位置。皮肤刺激试验，不涉及免疫学机制，研究一次、多次或持续与受试物接触所引起的局部炎症反应。

三、实验材料与设备

1. 实验动物

SPF 级昆明小鼠雌雄各半，6～8 周龄，体重 25～30 g。

2. 实验试剂

辣椒粉、100％酒精、脱毛膏、医用棉签等。

3. 实验设备

电子天平（感量 0.1 g 和 0.0001 g）、胶头滴管、量筒、烧杯、饲养笼等。

四、试验内容

1. 小鼠脱毛

用脱毛膏脱去小鼠被毛。

2. 小鼠染毒操作

本次采用涂布法染毒。用医用棉签将不同浓度（10％、20％和30％）的辣椒液均匀涂布于脱毛的皮肤上（皮肤完整和不完整），在其上覆盖纱布，并用胶布固定。于染毒后 30 min、60 min、2 h 分别观察染毒部位的皮肤，有无红斑和水肿，有无水泡、糜烂、渗出等症状。记录症状并判断辣椒油对皮肤的刺激性。

3. 皮肤局部刺激作用的观察方法和评价

皮肤局部刺激评价依据皮肤刺激反应评分标准（附表2）及皮肤刺激强度评价标准（附表3）。

附表 2　皮肤刺激反应评分标准

刺激反应	分值
红斑	
无红斑	0
轻度红斑（勉强可见）	1
中度红斑（明显可见）	2
重度红斑	3
紫红色红斑到轻度焦痂形成	4
水肿	
无水肿	0
轻度水肿（勉强可见）	1
中度水肿（明显隆起）	2
重度水肿（皮肤隆起1 mm，轮廓清楚）	3
严重水肿（皮肤隆起1 mm以上并有扩大）	4
最高总分值	8

附表 3　皮肤刺激强度评价标准

分值	评价
0～0.49	无刺激性
0.50～2.99	轻度刺激性
3.00～5.99	重度刺激性
6.00～8.00	强刺激性

五、试验结果

观察不同浓度的辣椒液对小鼠皮肤（完整和不完整）的刺激作用，并做出皮肤刺激性分级的判断。

六、试验注意事项

在小鼠染毒过程中，注意观察皮肤刺激随时间的变化情况。

实验四　经口急性毒性试验及半数致死剂量（LD_{50}）的测定

一、试验目的

外源化学物经口染毒的方法是毒理学评价中常用的方法，也是进行其他毒理学实验的依据。根据急性毒性试验结果，可初步了解受试物的毒性强度、性质和可能的靶器官，为进一步进行毒理学实验剂量的选择、实验观察项目的设定提供依据。

通过该试验，学习外源化学物急性毒性试验的设计原则，掌握大、小鼠经口灌胃技术和求算 LD_{50} 的方法。

二、试验原理

急性毒性试验的原理是动物一次或 24 h 内多次接触外源化学物后，观察急性毒性反应及其程度，以及中毒死亡的原因及特征，了解受试动物毒性反应的剂量-反应关系，求出 LD_{50}。

当评价外源化学物的毒性时，通常先进行急性经口染毒毒性试验即经口 LD_{50} 测定，以提供关于短期内经口染毒可能对健康引起的危害的毒性资料。经口 LD_{50} 可以作为化合物急性毒性分级和毒性比较的依据，而且还可为其他染毒途径的急性毒性试验及进一步的亚急性和慢性试验提供参考资料。LD_{50} 是指一个毒物在实验群体中引起半数动物死亡的剂量。实际上 LD_{50} 是一个以实验动物死亡为终指标，依据其剂量-反应（死亡）关系并经过统计学方法处理得到的统计值。下面介绍两种常用的急性毒性试验设计方法。

三、实验材料与设备

1. 实验动物
SPF 级昆明小鼠雌雄各半，7～12 周龄，体重 25～30 g。

2. 实验试剂
受试化学物（亚硝酸钠）、苦味酸酒精饱和液和中性红染色液、酒精棉球。

3. 实验设备
注射器、胶头滴管、容量瓶、烧杯、灌胃针、电子天平（感量 0.1 g 和 0.0001 g）、外科手术剪、镊子、饲养笼。

四、试验内容

1. 改良寇氏法（Karber）
（1）健康动物的选择和性别鉴定：见实验一。

（2）**动物称重、编号与随机分组**：见实验一。

（3）**预试验**：查阅资料求出受试化学物的大致致死范围（0～100%），按等比级数设计5～7个剂量组。

（4）**正式试验**

① 取小鼠50只，体重（20±2）g，雌雄各半，随机分为5组，10只/组。

② 剂量按等比级数增减，相邻两剂量比值1：（0.6～0.9），设4～5个剂量组。

③ 灌胃：亚硝酸钠溶液，5个剂量组。

④ LD_{50}：按改良寇氏法公式进行计算。

$$LD_{50} = lg^{-1} \left[X_m - i \left(\Sigma p - 0.5 \right) \right]$$

式中，X_m 为最大剂量组剂量对数值；i 为相邻两组剂量高剂量与低剂量之比的对数（相邻两组剂量对数值的差值）；p 为各组动物死亡率，用小数表示；Σp 为各组动物死亡率之和。

$$SlgLD_{50} = i \times \sqrt{\sum \frac{pq}{n}}$$

$$S_{x_{50}} = i \times \sqrt{\sum \frac{pq}{n}}$$

式中，$S_{x_{50}}$ 为 $lgLD_{50}$ 的标准误；p 为各组动物死亡率；q 为各组动物存活率，$q = 1 - p$；n 为每组动物数。

$$X_{50} = lgLD_{50}$$

LD_{50} 的95%可信限 $= lg^{-1}(X_{50} \pm 1.96 S_{x_{50}})$

LD_{50} 的平均可信限 $= LD_{50} \pm (LD_{50}$ 的95%可信限的高限 $-$ 低限)/2

⑤ 计算每只动物实际灌胃量：每只动物实际灌胃量 $= 0.02$ mL/g×该鼠体重。

⑥中毒症状观察：观察要点见第7章相关内容。染毒后认真观察中毒发生、发展过程，以及中毒特点和毒作用靶器官。观察期间每3 d称重一次。对死亡动物和试验结束时的存活动物全部称重，作病理学检查，取病变组织做病理组织学检查，为亚慢性、慢性和其他毒性试验剂量和观察指标选择提供参考依据，并按附表4做好记录。

附表4　急性毒性试验观察记录表

组别	动物编号	性别	染毒剂量/(mg/kg)	染毒时间	症状及出现时间	死亡时间	体重/g		

2. 霍恩氏法

霍恩氏法的特点为：可采用两个固定的剂量系列，每组4只或5只动物。一般在预试验中使用较大的剂量公比，估计出 LD_{50} 的大致范围。然后选择正式试验的剂量系列。

（1）**剂量设计**：经预试验，小鼠亚硝酸钠经口灌胃的浓度大致范围为40～450 mg/kg。若试验分四组，本次试验按2.15倍系列，则选择46.4 mg/kg、100 mg/kg、215 mg/kg、464 mg/kg四个试验剂量。

（2）**配制各剂量组药物浓度**：本试验采用1.5%灌胃剂量（10 g体重灌胃0.15 mL），

最高剂量组 464 mg/kg，应配的药液浓度为 $c =$（464 mg/kg）$\div$（15 mL/kg）$=$ 30.9 mg/mL。

由于各组剂量的组间公比为 2.15，故以下各组药液浓度只要将该药依次稀释 2.15 倍即可。

（3）**计算每只动物实际灌胃量**：每只动物实际灌胃量 $=$ 0.15 mL/10 g $\times$ 该鼠体重。

（4）**灌胃**。

（5）**观察记录**：同前。

（6）**试验结果**：查 Horn 氏表即可。

五、试验结果

根据实验动物的中毒症状、死亡时间、LD_{50} 及急性毒作用特点，按受试化学物种类分别参照相应化学物经口急性毒性分级标准进行评定，初步判断该受试化学物的毒性大小及毒性特征。

六、试验注意事项

1. 不要一味将注意力集中在高剂量组的动物，因为这些动物往往死亡很快，反而不容易观察到中毒的发展过程。

2. 观察记录应尽量完整，具体。

实验五　小鼠骨髓细胞微核试验

一、试验目的

掌握小鼠骨髓细胞微核试验的原理；学习小鼠骨髓细胞微核标本制备和计数的方法。

二、试验原理

微核是在细胞的有丝分裂后期染色体有规律地进入子细胞形成细胞核时，仍然留在细胞质中的染色单体或染色体的无着丝粒断片或环。在末期后，它单独形成一个或几个规则的次核，被包含在细胞的胞质内，由于比细胞核小得多故称微核。这种情况的出现往往是受到断裂剂作用的结果，也可能在受到纺锤体毒物的作用时，主核没能形成，代之以一组小核。此时小核往往比一般典型的微核稍大。

三、实验材料与设备

1. 实验动物

SPF 级昆明小鼠雌雄各半，7～12 周龄，体重 25～30 g。

2. 实验试剂

（1）**小牛血清**：小牛血清滤菌后放入 56 ℃恒温水浴设备保温 1 h 进行灭活。通常贮存于 4 ℃冰箱里。亦可用大、小鼠血清代替。

（2）**Giemsa 染液**：称取 Giemsa 3.8 g，加入 375 mL 甲醇（分析纯）研磨，待完全溶解后，再加入 125 mL 甘油。置 37 ℃恒温箱中保温 48 h，振摇数次。过滤，两周后用。

（3）Giemsa 应用液：取 1 份 Giemsa 染液与 9 份磷酸盐缓冲液混合而成。临用时配制。

（4）**磷酸盐缓冲液（pH 6.8）**：取 1/15 mol/L 磷酸二氢钾溶液 50.40 mL 和 1/15 mol/L 磷酸氢二钠溶液 49.60 mL，两者混合均匀即成。

① 1/15 mol/L 磷酸二氢钾（KH_2PO_4）溶液：取分析纯 KH_2PO_4（无水）9.06 g，用蒸馏水溶解并定容至 1000 mL。

② 1/15 mol/L 磷酸氢二钠（Na_2HPO_4）溶液：取分析纯 Na_2HPO_4 9.45 g，加蒸馏水溶解并定容至 1000 mL。

3. 实验设备

解剖剪，解剖镊子，解剖盘，生物显微镜，载玻片等。

四、试验内容

1. 受试物配制

一般用蒸馏水作溶剂，如受试物不溶于水，可用食用油或其他溶剂配成悬浊液。本试验所用受试物由实验指导老师确定，任一农药、兽药或食品添加剂均可。

2. 染毒

（1）途径：根据研究目的或受试物性质不同，原则上可尽量采用人类接触受试物的途径；通常采用灌胃法和腹腔注射。

（2）染毒次数：多次染毒法（每天染毒一次，连续 4 天，第五天取样）或两次染毒法（处死前 30 h＋处死前 6 h）

（3）计量及分组：受试物应设三个剂量组，最高剂量组原则上为动物出现严重中毒表现和/或个别动物出现死亡的剂量，一般可取 $1/2LD_{50}$，低剂量组应不表现出毒性，分别取 1/4 和 $1/8LD_{50}$ 作为中、低剂量。同时设立阳性（环磷酰胺）和阴性对照（溶剂组）。

3. 制片

最后一次染毒后，脱颈椎处死小鼠，迅速剪取其胸骨或股骨，剔去肌肉，用干净纱布擦拭，剪去每节骨骺端，用小型止血钳挤出骨髓液，与载玻片一端预先滴好的一滴小牛血清混匀后推片，长度为 2～3 cm。或用小牛血清冲洗股骨骨髓腔制成细胞悬液涂片，涂片自然干燥后放入甲醇中固定 5～10 min。将固定好的涂片放入 Giemsa 应用液中，染色 10～15 min。染色完成后立即用 pH6.8 的磷酸盐缓冲液或蒸馏水冲洗、晾干。

4. 镜检并观察计数

先以低倍镜、高倍镜粗检，选择细胞分布均匀、疏密适度、形态完整、染色良好的区域，再在油镜下按一定顺序进行嗜多染红细胞（PCE）和微核计数。PCE 细胞呈灰蓝色，成熟红细胞呈橘黄色。典型的微核多为单个、圆形，边缘光滑整齐，嗜色性与核质一致，呈紫红色或蓝紫色，直径通常为红细胞的 1/20～1/5。PCE 细胞中微核多为一个，也可有两个或以上微核，此时仍按有微核的 PCE 计算。

五、试验结果

选择细胞完整、分散均匀，着色适当的区域，在油镜下观察。以有核细胞形态完好作为判断制片优劣的标准。本法系观察嗜多染红细胞的微核。用 Giemsa 染色法，嗜多染红细胞呈灰蓝色，成熟红细胞呈粉红色。

用双盲法阅片。每只动物计数 1000 个嗜多染红细胞，观察含有微核的嗜多染红细胞数，微核率以千分率表示。观察嗜多染红细胞与成熟红细胞（PCE/RBC），可作为细胞毒性指标之一。一般计数 200 个红细胞。受试物组未成熟红细胞占红细胞总数的比例不应少于对照组的 20%。

试验数据一般采用卡方检验、泊松分布或双侧 t 检验等统计方法处理，并按动物性别分别统计。

六、试验注意事项

试验组与对照组相比，微核率有明显的剂量-反应关系并有统计学意义时，即可确认为阳性结果。若统计学上差异有显著性，但无剂量-反应关系时，则须进行重复试验。结果能重复者可确定为阳性。一般阴性对照组的微核率<5‰，供参考。但应有本实验室所用实验动物的自发微核率作参考。

实验六　小鼠精子畸形实验

一、实验目的

本实验可用来检测食品中化合物在体内对生殖细胞的致突变作用。通过实验，学习和掌握小鼠精子畸形实验的原理和步骤。

二、实验原理

精子畸形是指精子的形状异常和异常精子数量的增加。生殖系统对化学毒物的作用十分敏感，在其他系统还未出现毒性反应前，生殖系统可能已出现了损害。正常情况下，哺乳动物的精液中也存在少量的畸形精子，但在某些化学毒物的作用下，特别是在可引起生殖细胞遗传性损伤的化学毒物作用下，哺乳动物睾丸产生的畸形精子数量可大量增加。因此，可以通过检查雄性哺乳动物接触化学毒物后精子畸形率的高低，来反映该化学毒物的生殖毒性和对生殖细胞潜在的致突变性。

目前，化学毒物引起精子畸形的机制尚未完全清楚。正常情况下，精子的发生和成熟过程受多种基因调控，一旦这些基因中的一个或多个在化学毒物的作用下发生突变，就会导致畸形精子数量大量增加。一般认为，常染色体上的基因控制精子畸形，Y 连锁基因控制畸形精子的表现。某些特异的染色体重排，如性、常染色体易位，是化学毒物诱发哺乳动物畸形率增高的主要机制。

由于精子畸形有可能影响生殖，因此，当受检物引起精子畸形率增高时，即使不一定是化合物诱发生殖细胞突变的结果，但也表明受试物直接或间接损害精子，从而可能影响生殖。

各种诱变剂作用于精子的不同发育阶段，可在接触该诱变剂后不同时间出现精子畸形。一般认为精原细胞后期或初级精母细胞早期（精原干细胞→初级精母细胞→次级精母细胞→精细胞→精子）的生殖细胞对化学诱变剂较为敏感，故一般在接触诱变剂后第四周最易出现精子畸形或畸形率增高。

三、实验材料与设备

1. 实验动物
SPF 级成年雄性昆明小鼠，6～8 周龄、体重 25～35 g。

2. 实验试剂
环磷酰胺、2.5%伊红染液。

3. 实验设备
普通光学显微镜、天平（感量 0.1 g）、解剖板、手术剪、眼科小镊子、滤纸、擦镜纸、30 mm 培养皿、小漏斗、试管、胶头滴管、载玻片、1 mL 注射器、染色缸、晾片架等。

四、实验内容

1. 受试物配制
一般用蒸馏水作溶剂，如受试物不溶于水，可用食用油或其他溶剂配成悬浊液。本实验所用受试物由实验指导老师确定，任一农药、兽药或食品添加剂均可。

2. 染毒途径
原则上可尽量采用人类接触受试物的途径：通常采用灌胃法和腹腔注射。腹腔注射，连续五次给药（有报告认为，连续五次给药更具有重现性）。

3. 计量及分组
受试物应设三个剂量组，最高剂量组原则上为动物出现严重中毒表现和/或个别动物出现死亡的剂量，一般可取 $1/2LD_{50}$，低剂量组应不表现出毒性，分别取 $1/4$ 和 $1/8LD_{50}$ 作为中、低剂量。另设阳性（环磷酰胺）和阴性对照（溶剂组）。每组至少有 5 只存活动物。阳性对照组用环磷酰胺 40～60 mg/(kg·bw) 进行腹腔注射。每天染毒一次，第 6 天取样。

4. 制片
① 染毒的第 6 天颈椎脱臼处死小鼠，剪开腹腔，摘取双侧附睾，放入盛有约 3 mL 生理盐水的小培养皿内。
② 用眼科小镊子把附睾剪碎。
③ 用四层擦镜纸，放在小漏斗上进行过滤，滤液放入试管内。
④ 加入 2.5%伊红染液 2 滴，用滴管轻轻（柔和）吹打 10 次。
⑤ 吸取 1～2 滴含精子和伊红染液的生理盐水置于载玻片上，用滴管平推制片，晾干。

5. 镜检
在高倍镜下检查精子形态，可加上蓝色或绿色滤光片。每只小鼠检查完整的精子 1000 条。精子畸形主要表现在头部，可分为：不定形头、大头、双头及双尾等形态（附图 1）。

六、实验结果

判断双头、双尾时，要注意与两条精子的部分重叠相鉴别。无尾精子、头部重叠或整个精子重叠的均不计数。除记录下畸形精子数外，还要分别记录下各种类型畸形的精子数，进行畸形类型的构成比分析。

评价精子畸形阳性的标准是：实验组畸变率至少为阴性对照组的 2 倍或将每一给药组的结果与阴性对照组比较，用非参数等秩和检验方法统计处理有显著差异。

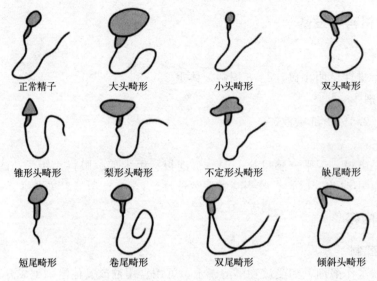

附图 1　小鼠精子畸形形态图

精子畸形实验可以作为毒性试验的量性生殖毒性的终点，但它的用途通常仅限于那些具有明显生殖细胞毒性的化学物质，因此，当化学物质具有很轻微的作用时，其终点观察的意义是有限的。

据已知的资料统计：①精子畸形实验阳性的化学物质是致癌原［特异性为 2/2（100％）］；②受试的全部已知致癌原中只有 43％在精子畸形实验中为阳性，采用致死剂量也只有 54％阳性［灵敏度为 20/64（43％和 54％）］；③非致癌原在精子畸形实验中百分之百阴性。这些资料提示阳性结果对评价化学物质潜在致癌性有一定的价值，但阴性结果（达到致死剂量时）的意义还不清楚。

精子畸形实验分析记录见附表 5。

附表 5　精子畸形实验分析记录

受试物名称_____　剂量_____mg/kg　动物种类_____
标　本　号_____　制片日期_____　镜检日期_____
片盒中位号_____　镜检者_____　检查精子总数_____

畸形精子记录

形态 组别	无钩	香蕉形	无定形	胖头	尾折叠	双头	双尾	其他

七、实验注意事项

镜检时，要注意区分两条精子部分重叠所造成的假双头和假双尾精子。头部重叠或全部重叠的精子、无尾精子不进行计数。正常小鼠精子畸变率为 1.3％。